主编　顾振华

食品药品安全监管工作指南

上海科学技术出版社

图书在版编目(CIP)数据

食品药品安全监管工作指南 / 顾振华主编. —上海：上海科学技术出版社，2017.1

ISBN 978-7-5478-3292-9

Ⅰ.①食… Ⅱ.①顾… Ⅲ.①食品卫生—监管制度—中国—指南②药品管理—监管制度—中国—指南
Ⅳ.①R155.5-62②R954-62

中国版本图书馆 CIP 数据核字(2016)第 243777 号

食品药品安全监管工作指南

主编 顾振华

上海世纪出版股份有限公司
上 海 科 学 技 术 出 版 社 出版
(上海钦州南路 71 号 邮政编码 200235)

上海世纪出版股份有限公司发行中心发行
200001 上海福建中路 193 号 www.ewen.co

字数：1000 千字 印张 42.25
2017 年 1 月第 1 版 2017 年 1 月第 1 次印刷
ISBN 978-7-5478-3292-9/R·1249
定价：98.00 元

内容提要

本书是食品(保健食品)、药品、化妆品、医疗器械安全监管工作实践经验的总结,旨在对食品药品监管工作的依据、要求、工作程序和操作方法等进行指导和规范。全书分行政许可、行政检查、行政处罚、监测抽检、举报投诉、突发事故处置、行政管理等7篇,共25章。本书是在《食品和化妆品安全监管工作指南》(上海科学技术出版社,2009年)的基础上,根据当前监管工作的实际需求增加了药品、医疗器械安全监管以及相关的内容。本书以国家食品、药品、化妆品和医疗器械方面的法律法规以及国家食品药品监督管理总局工作要求为主,结合上海市食品药品监管工作实践经验编写,较为全面地反映了当前食品药品监管工作中的操作规范和先进的执法水平,专业性和系统性更强,并介绍了近年来监督抽检、突发事件应急处置以及食品药品安全快速检测等重点工作和监管技术,全面阐述了新形势下食品药品安全监管工作的特点。

本书内容翔实,语言简练,通俗易懂,将法律知识、专业知识和实践经验融合在一起,使读者能较容易地了解食品药品安全监管的基本知识、常用方法、一般程序及相应的文书要求等。本书既可作为基层食品药品监管人员的工作指导手册,又可作为食品药品监管部门执法人员依法行政、规范执法的培训教材,对基层食品药品安全监管执法人员可起到指导作用。

编委会

序　言

食品药品是特殊产品，其质量和安全将直接影响人民群众身体健康和生命安全。近年来随着我国社会经济的快速发展、人们生活水平的提高，党和政府对食品药品安全高度重视，并将食品药品安全纳入公共安全体系。公共安全连着千家万户，确保公共安全事关人民群众生命财产安全，事关改革发展稳定大局，习近平总书记提出要用最严谨的标准、最严格的监管、最严厉的处罚、最严肃的问责，加快建立科学完善的食品药品安全治理体系，严把从农田到餐桌、从实验室到医院的每一道防线。食品药品安全监管责任重于泰山，如何提高食品药品监管队伍的执法水平，提高食品药品安全监管能力，真正贯彻落实"四个最严"要求，着力解决群众反映的食品安全问题，一直是食品药品监管职能部门的努力方向。

从2005年起，上海市积极开展食品药品监管体制改革，建立市、区两级食品药品安全委员会及其办公室，探索市场监管综合执法体制改革，推进食品药品安全监管重心下移，加强食品药品专业监管基础上的综合执法，进一步落实地方政府责任，进一步完善了"两级政府、三级管理、四级网络"的监管体系。在食品药品监管体制改革和实践中，上海市食品药品监管部门积极探索食品药品安全监管的新机制、新模式和新手段，强化监管法规、制度和标准建设，形成了一套比较成熟有效的食品药品安全监管工作模式和先进的技术支撑体系，对规范上海市食品药品市场秩序，提升城市食品药品安全监管能力，提升本市食品安全

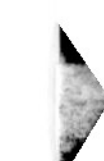

水平，维护公众的饮食用药安全，发挥了积极的作用。

《食品药品安全监管工作指南》是对上海市食品药品安全监管工作实践的总结和回顾。全书内容翔实，条理清晰，切合当前监管实际，对食品药品安全监管工作的重点环节梳理到位，全面体现了当前食品药品监管工作的特点和重点，兼具系统性、操作性和先进性。

本书的出版对进一步提升食品药品安全监管工作水平，规范和统一执法行为，强化执法人员依法行政意识，尤其是在当前建设市民满意的食品安全城市工作中，对基层食品药品监管工作具有指导作用，可以作为各级食品药品监管人员的参考工具，也可供各类食品(保健食品)、药品、化妆品和医疗器械生产经营企业质量管理人员参考。鉴于我国食品药品安全监管工作的开展历史还比较短，当前监管体制改革还在不断深化，各种新情况、新问题还会不断出现，监管实践需要不断探索，因此本书也难免会存在不足之处，希望广大的食品药品安全监管工作者、监管理论研究的专家学者予以指导和指正，共同推动我国的食品药品安全监管工作的发展。

上海市食品药品安全委员会办公室主任
上海市食品药品监督管理局党委书记、局长　阎祖强

前　言

党的十八届三中全会提出“推进国家治理体系和治理能力现代化”，对食品药品监管部门来说，就是要推进食品药品安全治理体系和治理能力现代化。加强监管执法队伍的能力建设、规范监管工作行为，是提升食品药品安全保障能力的两个重要抓手。为此我们组织了食品药品监管的骨干力量，在对上海市食品药品安全监管工作经验总结、分析的基础上，以国家法律、法规、规章、规范性文件、技术规范等为主要依据，结合上海市监管工作的实际，编写了《食品药品安全监管工作指南》。

全书分为行政许可、行政检查、行政处罚、监测抽检、举报投诉、突发事故处置、行政管理 7 篇，共 25 章。行政许可篇共有 5 章，在行政许可工作概述的基础上，重点阐述了食品药品许可工作的程序、要求及文书制作等，并对食品药品广告审查，食品药品生产经营相关的 HACCP、GMP、GSP 等认证管理工作做了相应的介绍。行政检查篇共 6 章，重点阐述食品药品行政检查的工作程序与要求以及重大活动食品安全监督保障工作的程序和要求。行政处罚篇共有 3 章，重点阐述食品药品行政处罚工作的程序、要求，并附有处罚文书的样本。监测抽检篇共 5 章，重点阐述食品、化妆品安全风险监测、食品药品监督抽检的程序与规范、快速检测规范（食品、药品、化妆品），对药品化妆品不良反应、医疗器械不良事件的监测提出了工作要求，介绍了各类监测抽检文书的制作。投诉举报篇共 2 章，分别对投诉举报处置的程序、要求以及举报奖励做了全面的介绍。突发事故处置篇共 3 章，重点阐述了食物中毒定义和特点、分级和管辖、处置流程以及药品和医疗器械安全突发事件的处置流程，对食品药品召回过程中的监督管理也提出了具体的工作规范、要求。行政管理篇则对食品药品安全现场执法装备以及监管档案的管理要求作了简单的介绍。

全书力求将法律知识、专业知识以及实践经验融会贯通，使执法人员能较容易地掌握食品药品安全监管工作的基本要求、基本方法以及相应的程序等，从而促使食品药品安全监管工作进一步规范化、制度化、科学化。

本书主要是对上海市食品药品安全监管工作经验的总结，从工作内容、方法和要求等方面介绍了上海的地方工作特色，仅供大家参考。由于我们的水平有限，书中难免会有一些不当之处，敬请读者批评和指正。

编　者

2016 年 6 月

目　录

第一篇　行政许可

第二篇 行政检查

第三篇　行政处罚

第四篇　监测抽检

第六篇　突发事故处置

第七篇　行政管理

第一篇

行政许可

第一章 行政许可工作概述

第一节　食品药品行政许可概述

一、目的和意义

行政许可是行政管理中最常用、最有效的手段之一，它具有先介性、预防性的特点。监管工作在生产经营行为发生之前介入，使得监管关口前移，消除可能存在的隐患，降低了发生不良后果的风险。近年来国家提出要按照放管结合原则，对涉及公共安全、环境保护及直接关系群众生命财产安全等特定活动的许可事项，强化市场准入管理和风险防控，以更有效地“管”促进更有效地“放”。因此对于食品（含食品添加剂、保健食品，下同）、药品（含药包装材料，下同）、医疗器械、化妆品（以下简称“食品药品”）等关乎人民群众健康利益的许可项目进行了保留并加以强化。依照法律、法规、规章以及标准和技术规范，实行食品药品行政许可，仍将是食品药品监管工作最重要的一环。

二、设定和实施食品药品行政许可的基本原则

《行政许可法》提出，设定和实施行政许可应当遵循的基本原则有：法定原则，公开、公平、公正原则，便民、高效原则，救济原则，信赖保护原则等。做好食品药品行政许可的实施工作，要求食品药品监管部门及其工作人员既要准确适用食品药品法律、法规和规章的具体条款，还需要对《行政许可法》的指导思想、基本宗旨、适用范围、基本原则等有整体的把握。

（一）法定原则

设定和实施行政许可，应当依照法定的权限、范围、条件和程序。根据《行政许可法》规定，法律、行政法规、地方法规，必要时，国务院可以采用发布决定的方式设定行政许可。尚未制定法律、行政法规和地方性法规的，因行政管理的需要，确需立即实施行政许可的，省、自治区、直辖市人民政府规章可以设定临时性的行政许可。临时性的行政许可实施满一年需要继续实施的，应当提请本级人民代表大会及其常务委员会制定地方性法规。

地方性法规和省、自治区、直辖市人民政府规章，不得设定应当由国家统一确定的公民、法人或者其他组织的资格、资质的行政许可；不得设定企业或者其他组织的设立登记及其前置性行政

许可。其设定的行政许可，不得限制其他地区的个人或者企业到本地区从事生产经营和提供服务，不得限制其他地区的商品进入本地区市场。

（二）公开、公平、公正原则

设定和实施行政许可，应当遵循公开、公平、公正的原则。有关行政许可的规定应当公布，未经公布的，不得作为实施行政许可的依据；行政许可的实施和结果，除涉及国家秘密、商业秘密或者个人隐私的外，应当公开；符合法定条件、标准的，申请人有依法取得行政许可的平等权利，行政机关不得歧视。

（三）便民、高效原则

设定和实施行政许可，应当遵循便民的原则，提高办事效率，提供优质服务。

（四）救济原则

公民、法人或者其他组织对行政机关实施行政许可，享有陈述权、申辩权；有权依法申请行政复议或者提起行政诉讼；其合法权益因行政机关违法实施行政许可受到损害的，有权依法要求赔偿。

（五）信赖保护原则

信赖保护原则的基本含义是：行政决定一旦作出，就被推定为合法有效。公民、法人或者其他组织依法取得的行政许可受法律保护，行政机关不得擅自改变已经生效的行政许可。但如果行政许可所依据的法律、法规、规章修改或者废止，或者准予行政许可所依据的客观情况发生重大变化的，为了公共利益的需要，行政机关可以依法变更或者撤回已经生效的行政许可，由此给公民、法人或者其他组织造成财产损失的，行政机关应当依法给予补偿。

三、上海市食品药品行政执法市、区两级行政审批的事权划分

依据：《中华人民共和国行政许可法》《中华人民共和国食品安全法》《中华人民共和国药品管理法》《上海市实施〈中华人民共和国食品安全法〉办法》《中华人民共和国药品管理法实施条例》《医疗器械监督管理条例》《化妆品卫生监督条例》《上海市食品药品监管局行政权力清单和行政责任清单(2015 年版)》等相关规定。

（一）市食品药品监管局

(1) 负责实施 59 项食品药品行政审批事项(表 1－1)。

(2) 根据食品药品法律法规的调整和国务院取消和下放行政审批事项的要求，及时对市区两级行政审批事项进行调整和上报；负责对区市场局开展业务培训和指导。

表 1－1 市级食品药品行政审批事项

序号	行政审批事项名称	法律依据
1	药物临床试验机构资格认定(初审)	《药品管理法》第二十九条第一款、《药物临床试验机构资格认定办法(试行)》第十条
2	医疗机构制剂临床审批	《药品管理法》第二十五条、《医疗机构制剂注册管理办法(试行)》第十九条
3	医疗机构制剂注册	《药品管理法》第二十五条、《医疗机构制剂注册管理办法(试行)》第二十四条

（续表）

序号	行政审批事项名称	法 律 依 据
4	医疗机构制剂调剂审批	《药品管理法》第二十五条、《〈医疗机构制剂注册管理办法〉（试行）》第二十六条
5	药品进口备案	《药品管理法》第四十条、《药品管理法实施条例》第三十八条、《药品进口管理办法》第十三条
6	进口药材登记备案	《药品管理法》第四十条、《进口药材管理办法（试行）》第三十条
7	已有国家标准药品注册（初审）	《药品管理法》第三十一条、《药品注册管理办法》第七十五条
8	中药保护品种的申请（初审）	《中药品种保护条例》第五条、第九条
9	新药临床试验申请（初审）	《药品管理法》第二十九条、《药品管理法实施条例》第二十九条、《药品注册管理办法》第五十条、第五十一条
10	新药证书和生产申请（初审）	《药品管理法》第二十九条、第三十一条、《药品管理法实施条例》第二十九条、《药品注册管理办法》第五十六条
11	新的药用辅料注册申请（初审）	《国务院对确需保留的行政审批项目设定行政许可的决定》（中华人民共和国国务院令第 412 号）第 356 项、《关于印发药用辅料注册申报资料要求的函》
12	已有国家标准的药用辅料注册申请（初审）	《国务院对确需保留的行政审批项目设定行政许可的决定》（中华人民共和国国务院令第 412 号）第 356 项、《关于印发药用辅料注册申报资料要求的函》（食药监注函[2005]61 号）
13	药品 GMP 认证	《药品管理法》第九条、《药品管理法实施条例》第五条
14	开办药品生产企业申请	《药品管理法》第七条第一款
15	药品生产企业接受境外制药厂商委托加工药品备案	《药品管理法》第十三条、《接受境外制药厂商委托加工药品备案管理规定》（国食药监安[2005]541 号）第七条、第八条
16	医疗机构配制制剂许可	《药品管理法》第二十三条
17	医疗机构放射性药品使用许可	《放射性药品管理办法》第二十三条第一款
18	麻醉药品、第一类精神药品和第二类精神药品原料药定点生产（审批）	《麻醉药品和精神药品管理条例》第十六条
19	第二类精神药品制剂定点生产审批	《麻醉药品和精神药品管理条例》第十六条
20	药品生产企业接受境外制药厂商委托加工麻醉药品或精神药品以及含麻醉药品或精神药品复方制剂（初审）	《药品管理法》第十三条、《麻醉药品和精神药品生产管理办法（试行）》第八条
21	麻醉药品、第一类精神药品和第二类精神药品原料药生产计划和麻醉药品、第一类精神药品需用计划	《麻醉药品和精神药品管理条例》第三十四条
22	毒性药品收购、经营批发审批	《药品管理法》第十四条、《医疗用毒性药品管理办法》第五条、《关于切实加强医疗用毒性药品监管的通知》（国药监安[2002]368 号）
23	罂粟壳经营（批发）审批	《医疗用毒性药品管理办法》第五条，《罂粟壳管理暂行规定》第十一条
24	蛋白同化制剂、肽类激素出口许可证审批	《反兴奋剂条例》第十二条
25	药品经营企业从事第二类精神药品批发业务的审批	《麻醉药品和精神药品管理条例》第二十四条

（续表）

序号	行政审批事项名称	法 律 依 据
26	第二类精神药品原料药需用计划备案审查	《麻醉药品和精神药品管理条例》第三十四条第二款，《麻醉药品和精神药品生产管理办法（试行）》第十一条
27	科研、教学购用麻醉药品、精神药品（含对照品）以及医疗用毒性药品的审批	《麻醉药品和精神药品管理条例》第三十五条第二款
28	非药品生产企业《咖啡因购用证明》审批	《麻醉药品和精神药品管理条例》第三十五条第一款、《麻醉药品和精神药品生产管理办法（试行）》第十三条
29	药品委托生产	《药品管理法》第十三条
30	医疗机构中药制剂委托配制	《药品管理法》第十三条，《药品管理法实施条例》第二十三条
31	第二类医疗器械产品注册	《医疗器械监督管理条例》第八条、第十一条第一款
32	第二、三类医疗器械生产许可	《医疗器械监督管理条例》第二十二条
33	第二、三类医疗器械委托生产备案	《医疗器械监督管理条例》第二十八条、《医疗器械生产监督管理办法》第三十条
34	保健食品广告审查	《食品安全法》第七十九条、《保健食品广告审查暂行规定》第二条
35	药品广告审查	《药品管理法》第五十九条
36	药品广告异地备案	《药品管理法实施条例》第五十三条第三款、《药品广告审查办法》第十二条
37	医疗器械广告审查	《医疗器械监督管理条例》第四十五条
38	互联网药品交易服务	《国务院对确需保留的行政审批项目设定行政许可的决定》（中华人民共和国国务院令第 412 号）第 354 项、《互联网药品交易服务审批暂行规定》第五条第二款
39	药品、医疗器械、互联网药品信息服务审批	《互联网药品信息服务管理办法》第五条
40	委托、被委托储存、配送药品	《关于加强药品监督管理促进药品现代物流发展的意见》（国食药监市[2005]160 号）
41	药品 GSP 认证（药品零售企业 GSP 认证除外）	《药品管理法》第十六条、《药品管理法实施条例》第十三条
42	药品经营企业许可（药品零售企业除外）	《药品管理法》第十四条
43	第三类医疗器械经营许可（第三方物流）	《医疗器械监督管理条例》第三十一条第一款、《医疗器械经营监督管理办法》第三十六条
44	化妆品生产许可	《国家食品药品监督管理总局关于化妆品生产许可有关事项的公告》（2015 年第 265 号）
45	化妆品生产企业卫生条件审核	《健康相关产品卫生行政许可程序》第九条
46	执业药师注册	《国务院对确需保留的行政审批项目设定行政许可的决定》（中华人民共和国国务院令第 412 号）第 355 项
47	药品类易制毒化学品购买许可	《易制毒化学品管理条例》第十五条
48	国产非特殊用途化妆品备案	《化妆品卫生监督条例实施细则》第十九条
49	区域性批发企业需就近向其他省、自治区、直辖市行政区域内的取得麻醉药品和第一类精神药品使用资格的医疗机构销售麻醉药品和第一类精神药品的审批	《国务院关于取消和下放一批行政审批项目等事项的决定》（国发〔2013〕44 号）第 82 项、《麻醉药品和精神药品管理条例》第二十四条第一款

（续表）

序号	行政审批事项名称	法律依据
50	食品生产许可证核发（特殊食品）	《食品安全法》第三十五条第一款、《食品生产许可管理办法》第七条第二款
51	药品再注册	《药品管理法实施条例》第四十二条、国家食品药品监管总局《关于做好药品再注册审查审批工作的补充通知》（国食药监注〔2010〕394号）
52	经营第一类中的药品类易制毒化学品审批	《国务院关于取消和下放一批行政审批项目的决定》（国发〔2014〕5号）第43项、《易制毒化学品管理条例》第十条
53	蛋白同化制剂、肽类激素进口准许证核发	《反兴奋剂条例》第十一条，《国务院关于取消和下放一批行政审批项目的决定》（国发〔2014〕5号）第44项
54	医疗器械临床试验备案	《医疗器械监督管理条例》第十八条
55	生产第一类中的药品类易制毒化学品审批	《易制毒化学品管理条例》第八条、《国务院关于取消和调整一批行政审批项目等事项的决定》（国发〔2014〕50号）
56	蛋白同化制剂、肽类激素经营批发审批	《反兴奋剂条例》第九条
57	麻醉药品和第一类精神药品区域性批发企业经营审批	《麻醉药品和精神药品管理条例》第二十四条第一款
58	全国性批发企业向取得麻醉药品和第一类精神药品使用资格的医疗机构销售麻醉药品和第一类精神药品审批	《麻醉药品和精神药品管理条例》第二十五条第二款
59	区域性批发企业从定点生产企业购买麻醉药品和第一类精神药品审批	《麻醉药品和精神药品生产管理办法（试行）》第二十八条第二款

（二）区市场监管部门

（1）负责实施18项食品药品行政审批事项（表1－2）。

表1－2　区级食品药品行政审批事项

序号	审批事项	法律依据
1	食品经营许可	《食品安全法》第三十五条第一款、《食品经营许可管理办法》第二条第一款
2	药品零售企业许可	《药品管理法》第十四条第一款
3	第三类医疗器械经营许可（第三方物流除外）	《医疗器械监督管理条例》第三十一条第一款
4	食品生产加工企业使用复原乳生产液态奶备案	《国务院办公厅关于加强液态奶生产经营管理的通知》（国办发明电〔2005〕24号）
5	食品生产加工小作坊准许生产证核发	《食品安全法》第三十六条、《上海市实施〈中华人民共和国食品安全法〉办法》第二十九条第一款
6	上海市工业化豆芽生产企业备案	《上海市工业化豆芽生产企业备案管理办法》（沪质技监食〔2013〕88号）第二条第一款
7	第二类医疗器械经营备案	《医疗器械监督管理条例》第三十条
8	食品生产许可证核发（特殊食品除外）	《食品安全法》第三十五条第一款、《食品生产许可管理办法》第七条第一款
9	第一类医疗器械产品备案	《医疗器械监督管理条例》第十条第一款

（续表）

序号	审批事项	法律依据
10	第一类医疗器械生产企业备案	《医疗器械监督管理条例》第二十一条
11	《麻醉药品、精神药品邮寄证明》审批	《麻醉药品和精神药品管理条例》第五十四条第一款、《国务院关于第六批取消和调整行政审批项目的决定》(国发〔2012〕52号)附件2第114项
12	《麻醉药品、第一类精神药品运输证明》审批	《麻醉药品和精神药品管理条例》第五十二条第一款、《国务院关于第六批取消和调整行政审批项目的决定》(国发〔2012〕52号)附件2第113项
13	药品零售连锁企业从事第二类精神药品制剂零售业务的审批	《麻醉药品和精神药品管理条例》第三十一条
14	毒性药品经营(零售)审批	《药品管理法》第十四条、《医疗用毒性药品管理办法》第五条、《关于切实加强医疗用毒性药品监管的通知》(国药监安〔2002〕368号)
15	罂粟壳经营(零售)审批	《药品管理法》第十四条、《麻醉药品和精神药品管理条例》第八十五条、《罂粟壳管理暂行规定》第十一条
16	生产出口医疗器械信息备案	《医疗器械生产监督管理办法》第七十条
17	药品零售企业GSP认证	《中华人民共和国药品管理法实施条例》第十三条第二款、《国务院关于第六批取消和调整行政审批项目的决定》(国发〔2012〕52号)附件2第112项
18	国产非特殊用途化妆品备案(一级审查)	《化妆品卫生监督条例实施细则》第十九条

(2) 承担市食品药品监管局委托实施的下列3项行政审批中的现场审查环节相关工作：①科研、教学购用麻醉药品、精神药品(含对照品)以及医疗用毒性药品审批；②非药品生产企业《咖啡因购用证明》审批；③国产非特殊用途化妆品备案后3个月内现场检查。

(3) 派员参与市食品药品监管局组织的食品生产许可、食品添加剂生产许可和保健食品卫生许可现场核查。

(4) 派员参与市食品药品监管局组织的药品生产企业许可、医疗器械生产许可、化妆品生产许可的现场核查。

(5) 及时做好食品药品行政审批事项承接。

（何　瑾　傅伟华）

第二节　食品药品行政许可文书制作

一、食品药品监管行政许可文书的概念

为了保证食品药品的质量，确保人民群众饮食用药安全，食品药品监督管理部门依法对食品(含保健食品)、化妆品及药品、医疗器械的研制、生产、经营、使用等环节进行有效控制，只允许符合条件者从事食品药品特定活动。食品药品监督管理部门实施的行政许可事项数量大，种类多，必须依法实施，严格把好食品药品的市场准入关。通过行政许可，对申请人的研究、生产、经营能

力、条件等进行审查，防止不具备条件的经济组织或个人从事该项活动，有效地保护人民群众饮食用药合法权益不受侵害。食品药品行政许可，是指食品药品监督管理部门根据行政相对人的申请，经依法审查，通过颁发许可证件或行政许可决定等形式，依法作出准予或者不准予特定的行政相对人从事食品药品特定活动的行政行为。食品药品监管行政许可文书是指食品药品监督管理部门在依法实施食品药品行政许可的过程中，依法作出准予或者不准予特定的行政相对人从事食品药品特定活动而制作的具有法律效力或法律意义的法律文书。

二、食品药品监管行政许可文书的特点

（一）合法性

制作许可文书是食品药品监督管理部门行政执法活动的一种表现，必须严格依照相关的程序法和实体法的规定进行。合法性表现为：一是许可文书种类必须有法律依据；二是许可文书制作的事项、内容和程序也要服从法律具体条文的要求；三是其审批和适用过程也不得违反法律规定。

食品药品监督管理部门应当依法制作许可文书，既不得滥用职权，不该许可的乱许可，也不得不作为，如：违法增设许可条件，该许可的不许可；应当制作许可文书的，不制作；应当履行告知义务的，不告知；应当说明理由的，不说明等。同时，应当注意依法定的期限制作相应的文书。

（二）合理性

制作许可文书，是运用法律解决实施行政许可中相关问题的文字表述，实际上存在着许可文书制作主体对相关问题和法律规则进行解释的过程，只有合理的法律解释，才符合合法性的要求。法律规范是抽象的、概括的规定，运用法律解决具体问题时，往往由于人们的认识水平差别，对同一法律规定会有不同的解释，因此，制作许可文书时，运用和解释法律必须使用理性的方法，排除个人的偏见。

同时，还要注意许可文书的形式合理性。一是许可文书规范结构样式，应当合理；二是许可文书中内在结构和内容构成，应当合理。法律对许可文书的内容有明确的规定，许可文书的格式设计应当合理，能够准确、全面、具体地反映法律规定的内容，使许可文书能做到内容完备、真实、齐全、合法。

（三）强制性

许可文书的强制性表现在许可文书必须由法律规定的主体以法定程序来制作。这里包括制作主体的强制性规定、制作程序的强制性规定和制作时效的强制性规定。如《行政许可法》第三十二条第一款第四项规定：行政主体对“申请材料不齐全或者不符合法定形式的，应当当场或者在5日内一次告知申请人需要补正的全部内容，逾期不告知的，自收到申请材料之日起即为受理”。这里，对《补充材料通知书》的制作主体、程序、时效都做了明确的规定。许可文书的强制性还表现在许可文书（如《行政许可决定书》）一经制作必须依法执行，非经法定程序不得任意改变。

（四）规范性

许可文书应当符合一定的标准，也就是说制作许可文书应符合拟制的范式，包括名称、大小、文号、用纸、字体等都要符合规定的条件。同时，每一种许可文书在规范样式的设置时，应当具备形式合理性，这样才可能为制作者所接受和遵守。

行政许可是依申请的行政行为，食品药品监督管理部门实施行政许可，除了即时办结的行政许可外，一般行政许可办理过程可分为申请、受理、审查、决定、送达、变更与延续6个阶段，在行

政许可办理的各个阶段，食品药品监督管理行政执法人员依法制作和使用相应的行政许可文书，应当注意掌握行政许可文书的以上特点，努力提高文书的质量。

三、食品药品监管行政许可文书的分类和制作要求

按照不同的标准，可将许可文书做不同的分类，如根据制作格式的不同，可将许可文书分为填写式文书、表格式文书、笔录式和制作式文书；根据适用对象不同，可分为内部文书和外部文书；按照实施行政许可的不同环节，将许可文书分为：申请与受理文书、审查文书、决定文书三类。

食品药品监督管理部门在制作许可文书时，必须严格遵守《行政许可法》《食品安全法》《药品管理法》等法律、法规、规章的规定制作许可文书，实施行政许可，不得越权，不得滥用权力。

（一）许可文书制作必须履行完备的法律手续

制作各类许可文书都要履行一定的法律手续，如《接收材料凭证》须由受理人员制作，申请人、经办人双方签名。

（二）案卷材料齐全，排列有序

行政许可决定作出后，应当将办理该项行政许可的文书和申请材料及时整理归档。每个案卷要有目录，注明案卷内文书材料名称、材料份数、页数，便于查阅。案卷文书材料顺序一般按照行政许可办理顺序排列，遇到申请材料数量多时，为了便于查阅许可文书，了解实施行政许可情况，可将案卷分为两个部分，第一部分是许可文书，按文书制作的时间顺序排列；第二部分是申请材料，按申请人提交材料的时间顺序排列。

（三）保密义务

许可文书制作主体和人员，在制作许可文书或者实施行政许可（如药品注册）过程中，对获悉的申请人的技术秘密、商业秘密、个人隐私，负有保密义务。

（何　瑾　傅伟华）

第二章 食品药品生产经营的行政许可

第一节 食品生产的行政许可

根据《食品安全法》的规定，国家对食品生产和食品添加剂生产实行许可制度。食品、食品添加剂生产的行政许可是食品(含保健食品、婴幼儿配方食品、特殊医学用途配方食品，下同)和食品添加剂生产企业依法向食品药品监管部门提出行政许可申请，食品药品监管部门依法向申请人作出行政许可决定的行为。食品、食品添加剂生产的行政许可也是食品药品监管部门依法对食品、食品添加剂生产企业的食品安全监管措施之一。食品和食品添加剂生产企业应当依法取得许可后，方可从事生产活动。食品生产加工小作坊的行政许可按照各地制定的相关规定。

一、食品生产企业的行政许可

(一) 定义

1. 食品

是指各种供人食用或者饮用的成品和原料以及按照传统既是食品又是中药材的物品，但是不包括以治疗为目的的物品。

2. 保健食品

是指声称具有保健功能或者以补充维生素、矿物质等营养物质为目的的食品。能够调节人体功能，不以治疗疾病为目的，含有特定功能成分，适宜于特定人群食用，有规定食用量。

3. 婴幼儿配方食品

是指以乳类及乳蛋白制品和(或)大豆及大豆蛋白制品为主要原料，加入适量的维生素、矿物质和(或)其他成分，仅用物理方法生产加工制成的液态或粉状产品，适用于婴幼儿食用，其营养成分能满足婴儿的正常营养需要或较大婴儿和幼儿的部分营养需要。

4. 特殊医学用途配方食品

是指为了满足进食受限、消化吸收障碍、代谢紊乱或特定疾病状态人群对营养素或膳食的特殊需要，专门加工配制而成的配方食品，包括适用于1岁以上人群的特殊医学用途配方食品和适用于0～12月龄的特殊医学用途婴儿配方食品。

（二）许可范围

在中华人民共和国境内，企业从事食品生产活动应当取得食品生产许可，未取得食品生产许可，不得从事食品生产活动。

（三）办理依据

(1)《中华人民共和国食品安全法》及其实施条例。

(2)《食品生产许可管理办法》。

(3)《食品生产许可审查通则》以及相应的审查细则。

（四）办理机构及权限

(1) 国家食品药品监督管理总局负责监督指导全国食品生产许可管理工作，负责制定食品生产许可审查通则和审查细则；统一规定食品生产许可证书式样、编号规则和标志式样。

(2) 省、自治区、直辖市食品药品监督管理部门可以根据食品类别和食品安全风险状况，确定市、县级食品药品监督管理部门的食品生产许可管理权限；负责保健食品、特殊医学用途配方食品、婴幼儿配方食品的生产许可；根据本行政区域食品生产许可审查工作的需要，对地方特色食品等食品可以制定食品生产许可审查细则，报国家食品药品监督管理总局备案。国家食品药品监督管理总局制定公布相关食品生产许可审查细则后，地方特色食品等食品生产许可审查细则自行废止。

(3) 市、县级食品药品监督管理部门按照省级食品药品监督管理部门的规定，负责本行政区域内的食品生产许可管理工作。

（五）食品生产许可申请

① 申请人

企业法人、合伙企业、个人独资企业、个体工商户等，以营业执照载明的主体作为食品生产许可申请人。申请食品生产许可，应当先行取得营业执照等合法主体资格。

② 申请项目

食品生产许可按照一企一证原则，即同一个食品生产者从事食品生产活动，应当取得一个食品生产许可证。在一个场所从事食品生产活动的，每个食品生产者按照下列类别申请一个食品生产许可证：粮食加工品，食用油、油脂及其制品，调味品，肉制品，乳制品，饮料，方便食品，饼干，罐头，冷冻饮品，速冻食品，薯类和膨化食品，糖果制品(含巧克力及制品)，茶叶及相关制品，酒类，蔬菜制品，水果制品，炒货食品及坚果制品，蛋制品，可可及焙炒咖啡产品，食糖，水产制品，淀粉及淀粉制品，糕点，豆制品，蜂产品，保健食品，特殊医学用途配方食品，婴幼儿配方食品，特殊膳食食品和其他食品等 31 个食品类别。国家食品药品监督管理总局可以根据监督管理工作需要对食品类别进行调整。

③ 许可条件

申请食品生产许可，食品生产者应当符合基本下列条件：

(1) 具有与生产的食品品种、数量相适应的食品原料处理和食品加工、包装、贮存等场所，保持该场所环境整洁，并与有毒、有害场所以及其他污染源保持规定的距离。

(2) 具有与生产的食品品种、数量相适应的生产设备或者设施，有相应的消毒、更衣、盥洗、采光、照明、通风、防腐、防尘、防蝇、防鼠、防虫、洗涤以及处理废水、存放垃圾和废弃物的设备或者设施；保健食品生产工艺有原料提取、纯化等前处理工序的，需要具备与生产的品种、数量相适应的原料前处理设备或者设施。

（3）有专职或者兼职的食品安全管理人员和保证食品安全的规章制度。

（4）具有合理的设备布局和工艺流程，防止待加工食品与直接入口食品、原料与成品交叉污染，避免食品接触有毒物、不洁物。

（5）法律、法规规定的其他条件。

4. 申请材料

申请食品生产许可的申请人，应当向所在地县级以上地方食品药品监督管理部门提交下列材料：

（1）食品生产许可申请书。

（2）营业执照复印件。

（3）食品生产加工场所及其周围环境平面图、各功能区间布局平面图、工艺设备布局图和食品生产工艺流程图。

（4）食品生产主要设备、设施清单。

（5）进货查验记录、生产过程控制、出厂检验记录、食品安全自查、从业人员健康管理、不安全食品召回、食品安全事故处置等保证食品安全的规章制度。

申请人委托他人办理食品生产许可申请的，代理人应当提交授权委托书以及代理人的身份证明文件。

申请保健食品、特殊医学用途配方食品、婴幼儿配方食品的生产许可，还应当提交与所生产食品相适应的生产质量管理体系文件以及相关注册和备案文件。

（六）食品生产许可的受理

1. 受理决定

县级以上地方食品药品监督管理部门对申请人提出的行政许可申请，应当根据下列情况分别作出受理决定。

（1）申请材料存在可以当场更正的错误的，应当允许申请人当场更正，由申请人在更正处签名或者盖章，注明更正日期。

（2）申请材料不齐全或者不符合法定形式的，应当当场或者在5个工作日内一次告知申请人需要补正的全部内容，当场告知的，应当将申请材料退回申请人；在5个工作日内告知的，应当收取申请材料并出具收到申请材料的凭据。逾期不告知的，自收到申请材料之日起即为受理。

（3）申请事项属于本机关职权范围，申请材料齐全、符合法定形式，或者申请人按照本机关的要求提交全部补正申请材料的，应当受理行政许可申请。确认准予受理的，制作《行政许可申请受理通知书》并出具收到申请材料的凭据。

2. 不予受理

有下列情形之一的，县级以上地方食品药品监督管理部门应当对申请人提出的申请作出不予受理决定，出具不予受理通知书，说明不予受理的理由，并告知申请人依法享有申请行政复议或者提起行政诉讼的权利。

（1）申请事项不属于生产许可证管理范围的。

（2）申请事项不属于本部门管理范围的。

（3）因食品安全犯罪被判处有期徒刑以上刑罚的，终身不得从事食品生产经营管理工作，也不得担任食品生产经营企业食品安全管理人员。

（4）被吊销生产许可证的食品生产者及其法定代表人、直接负责的主管人员和其他直接责任人员自处罚决定作出之日起5年内不得申请食品生产许可。

(5) 被许可人以欺骗、贿赂等不正当手段取得食品生产许可的，撤销许可，被许可人在3年内不得再次申请食品生产许可。

(6) 申请人隐瞒真实情况或者提供虚假材料申请食品生产许可的，在1年内不得再次申请食品生产许可。

(7) 其他法定不予受理情形。

(七) 食品生产许可的审查审批

1 材料审核

受理申请后，食品药品监督管理部门应当依照法律、法规、规章、《食品生产许可审查通则》(2016版)、食品生产许可审查细则和有关标准及规范性文件的规定，对申请人提交的申请材料进行审查，主要包括以下内容：

(1) 对申请人提交的申请材料的种类、数量、内容、填写方式以及复印材料与原件的符合性等方面进行审查，申请材料均须由申请人的法定代表人或负责人签名，并加盖申请人公章。复印件应当由申请人注明“与原件一致”，并加盖申请人公章。

(2) 食品生产许可申请书应当使用钢笔、签字笔填写或打印，字迹应当清晰、工整，修改处应当签名并加盖申请人公章。申请书中各项内容填写完整、规范、准确。

(3) 申请人名称、法定代表人或负责人、社会信用代码或营业执照注册号、住所等填写内容应当与营业执照一致，所申请生产许可的食品类别应当在营业执照载明的经营范围内，且营业执照在有效期限内。

(4) 申证产品的类别编号、类别名称及品种明细应当按照食品生产许可分类目录填写。

(5) 申请材料中的食品安全管理制度设置应当完整。

(6) 申请人应当配备食品安全管理人员及专业技术人员，并定期进行培训和考核。

(7) 申请人及从事食品生产管理工作的食品安全管理人员应当未受到从业禁止。

(8) 食品生产加工场所及其周围环境平面图、食品生产加工场所各功能区间布局平面图、工艺设备布局图、食品生产工艺流程图等图表清晰，生产场所、主要设备设施布局合理、工艺流程符合审查细则和所执行标准规定的要求。

(9) 食品生产加工场所及其周围环境平面图、食品生产加工场所各功能区间布局平面图、工艺设备布局图应当按比例标注。

(10) 发现申请人存在隐瞒有关情况或者提供虚假申请材料的，应当及时依法处理。

2 现场核查

(1) 应当组织现场核查的情形

1) 新申请食品生产许可的，应当组织现场核查。

2) 申请变更的，申请人声明其生产场所发生变迁，或者现有工艺设备布局和工艺流程、主要生产设备设施、食品类别等事项发生变化的，应当对变化情况组织现场核查；其他生产条件发生变化，可能影响食品安全的，也应当就变化情况组织现场核查。

3) 申请延续的，申请人声明生产条件发生变化，可能影响食品安全的，应当组织对变化情况进行现场核查。

4) 申请变更、延续的，审查部门决定需要对申请材料内容、食品类别、与相关审查细则及执行标准要求相符情况进行核实的，应当组织现场核查。

5）申请人的生产场所迁出原发证的食品药品监督管理部门管辖范围的，应当重新申请食品生产许可，迁入地许可机关应当依照本通则的规定组织申请材料审查和现场核查。

6）申请人食品安全信用信息记录载明监督抽检不合格、监督检查不符合、发生过食品安全事故，以及其他保障食品安全方面存在隐患的。

7）法律、法规和规章规定需要实施现场核查的其他情形。

（2）现场核查要求

1）核查人员

食品生产许可的现场核查由2名以上有资质的食品生产许可审查员组成核查组，必要时可以邀请技术专家参加。核查组按照《食品生产许可审查通则》（2016版）和各类食品生产许可审查细则的要求，对企业进行现场核查。现场核查范围主要包括生产场所、设备设施、设备布局和工艺流程、人员管理、管理制度及其执行情况，以及按规定需要查验试制产品检验合格报告。现场审查前，审核人员应熟悉和了解现场审查的内容及申请人的有关情况，携带现场审查所需的文书。

核查组由符合要求的核查人员组成，不得少于2人。核查组实行组长负责制，组长由审查部门指定。负责对申请人实施食品安全日常监督管理的食品药品监督管理部门或其派出机构应当派出监管人员作为观察员参加现场核查工作。观察员应当支持、配合并全程观察核查组的现场核查工作，但不作为核查组成员，不参与对申请人生产条件的评分及核查结论的判定。观察员对现场核查程序、过程、结果有异议的，可在现场核查结束后3个工作日内书面向许可机关报告。

因申请人下列原因导致现场核查无法正常开展的，核查组应当如实报告审查部门，本次核查按照未通过现场核查作出结论：

Ⅰ．不配合实施现场核查的。

Ⅱ．现场核查时生产设备设施不能正常运行的。

Ⅲ．存在隐瞒有关情况或提供虚假申请材料的。

Ⅳ．其他因申请人主观原因导致现场核查无法正常开展的。

因不可抗力原因，或者供电、供水等客观原因导致现场核查无法正常开展的，申请人应当向许可机关书面提出许可中止申请。中止时间应当不超过10个工作日，中止时间不计入食品生产许可审批时限。

因申请人涉嫌食品安全违法且被食品药品监督管理部门立案调查的，许可机关应当中止生产许可程序，中止时间不计入食品生产许可审批时限。

2）核查程序

审查部门应当自收到申请材料之日起3个工作日内组成核查组，负责对申请人进行现场核查，并将现场核查决定书面通知申请人及负责对申请人实施食品安全日常监督管理的食品药品监督管理部门。

核查组应当召开首次会议，由核查组长向申请人介绍核查目的、依据、内容、工作程序、核查人员及工作安排等内容。

核查组实施现场核查时，应当依据《食品、食品添加剂生产许可现场核查评分记录表》（见2016版《食品生产许可审查通则》附件2）中所列核查项目，采取核查现场、查阅文件、核对材料及询问相关人员等方法实施现场核查。必要时，核查组可以对申请人的食品安全管理人员、专业技术人员进行抽查考核。

核查组长应当召集核查人员对各自负责的核查项目的评分意见共同研究，汇总核查情况，形成初步核查意见，并与申请人进行沟通。

核查组对核查情况和申请人的反馈意见进行会商后，应当根据不同食品类别的现场核查情况分别进行评分判定，并汇总评分结果，形成核查结论，填写《食品、食品添加剂生产许可现场核查报告》(见 2016 版《食品生产许可审查通则》附件 3)。《食品、食品添加剂生产许可现场核查报告》应当现场交申请人留存一份。

核查组应当召开末次会议，由核查组长宣布核查结论，组织核查人员及申请人在《食品、食品添加剂生产许可现场核查评分记录表》《食品、食品添加剂生产许可现场核查报告》上签署意见并签名、盖章。申请人拒绝签名、盖章的，核查人员应当在《食品、食品添加剂生产许可现场核查报告》上注明情况。观察员应当在《食品、食品添加剂生产许可现场核查报告》上签字确认。

参加首、末次会议人员应当包括申请人的法定代表人(负责人)或其代理人、相关食品安全管理人员、专业技术人员、核查组成员及观察员。参加首、末次会议人员应当在《现场核查首末次会议签到表》上签到。代理人应当提交授权委托书和代理人的身份证明文件。

(3) 现场核查内容和核查结论

在食品生产许可现场核查时，核查组按照《食品生产许可审查细则》(2016 版)和各食品生产许可审查细则的要求，从生产场所、设备设施、设备布局和工艺流程、人员管理、管理制度、试制品检验合格报告等方面进行现场核查。

在生产场所方面，核查申请人提交的材料是否与现场一致，其生产场所周边和厂区环境、布局和各功能区划分、厂房及生产车间相关材质等是否符合有关规定和要求。申请人在生产场所外建立或者租用外设仓库的，应当承诺符合《食品、食品添加剂生产许可现场核查评分记录表》中关于库房的要求，并提供相关影像资料。必要时，核查组可以对外设仓库实施现场核查。

在设备设施方面，核查申请人提交的生产设备设施清单是否与现场一致，生产设备设施材质、性能等是否符合规定并满足生产需要；申请人自行对原辅料及出厂产品进行检验的，是否具备审查细则规定的检验设备设施，性能和精度是否满足检验需要。

在设备布局和工艺流程方面，核查申请人提交的设备布局图和工艺流程图是否与现场一致，设备布局、工艺流程是否符合规定要求，并能防止交叉污染。

在人员管理方面，核查申请人是否配备申请材料所列明的食品安全管理人员及专业技术人员；是否建立生产相关岗位的培训及从业人员健康管理制度；从事接触直接入口食品工作的食品生产人员是否取得健康证明。

在管理制度方面，核查申请人的进货查验记录、生产过程控制、出厂检验记录、食品安全自查、不安全食品召回、不合格品管理、食品安全事故处置及审查细则规定的其他保证食品安全的管理制度是否齐全，内容是否符合法律法规等相关规定。

在试制产品检验合格报告方面，现场核查时，核查组可以根据食品生产工艺流程等要求，按申请人生产食品所执行的食品安全标准和产品标准核查试制食品检验合格报告。试制产品检验合格报告可以由申请人自行检验，或者委托有资质的食品检验机构出具。试制产品检验报告的具体要求按审查细则的有关规定执行。

审查细则对现场核查相关内容进行细化或者有补充要求的，应当一并核查，并在《食品、食品添加剂生产许可现场核查评分记录表》中记录。

申请变更及延续的，申请人声明其生产条件发生变化的，审查部门应当依照本通则的规定就申请人声明的生产条件变化情况组织现场核查。

现场核查按照《食品、食品添加剂生产许可现场核查评分记录表》的项目得分进行判定。核查项目单项得分无0分项且总得分率≥85%的，该食品类别及品种明细判定为通过现场核查；核查项目单项得分有0分项或者总得分率<85%的，该食品类别及品种明细判定为未通过现场核查。

③ 审查听证

县级以上地方食品药品监督管理部门认为食品生产许可申请涉及公共利益的重大事项，需要听证的，应当向社会公告并举行听证。

(1) 听证告知：食品生产许可直接涉及申请人与他人之间重大利益关系的，县级以上地方食品药品监督管理部门在作出行政许可决定前，应当告知申请人、利害关系人享有要求听证的权利。

(2) 组织听证：申请人、利害关系人在被告知听证权利之日起5个工作日内提出听证申请的，食品药品监督管理部门应当在20个工作日内组织听证。听证期限不计算在行政许可审查期限之内。

④ 审批

除可以当场作出行政许可决定的外，县级以上地方食品药品监督管理部门应当自受理申请之日起20个工作日内作出是否准予行政许可的决定。因特殊原因需要延长期限的，经本行政机关负责人批准，可以延长10个工作日，并应当将延长期限的理由告知申请人。

(1) 准予批准：对符合条件的，作出准予生产许可的决定，并自作出决定之日起10个工作日内向申请人颁发食品生产许可证。

(2) 不予批准：对不符合条件的，应当及时作出不予许可的书面决定并说明理由，同时告知申请人依法享有申请行政复议或者提起行政诉讼的权利。

(八) 食品生产许可证

食品生产许可证分为正本、副本。正本、副本具有同等法律效力。

① 食品生产许可证有效期

食品生产许可证有效期5年。

② 食品生产许可证的内容

县级以上地方食品药品监督管理部门应当在食品生产许可证载明下列内容：

(1) 食品生产许可证正本：生产者名称、社会信用代码(个体生产者为身份证号码)、法定代表人(负责人)、住所、生产地址、食品类别、许可证编号、有效期、日常监督管理机构、日常监督管理人员、投诉举报电话、发证机关、签发人、发证日期和二维码。

(2) 食品生产许可证副本：还应载明食品明细和外设仓库(包括自有和租赁)具体地址。生产保健食品、特殊医学用途配方食品、婴幼儿配方食品的，还应当载明产品注册批准文号或者备案登记号；接受委托生产保健食品的，还应当载明委托企业名称及住所等相关信息。

③ 食品生产许可证编号：由SC("生产"的汉语拼音字母缩写)和14位阿拉伯数字组成。数字从左至右依次为：3位食品类别编码、2位省(自治区、直辖市)代码、2位市(地)代码、2位县(区)代码、4位顺序码、1位校验码。

(九) 食品生产许可的变更与延续

① 变更申请

食品生产许可证有效期内，现有工艺设备布局和工艺流程、主要生产设备设施、食品类别等事项发生变化，需要变更食品生产许可证载明的许可事项的，食品生产者应当在变化后 10 个工作日内向原发证的食品药品监督管理部门提出变更申请。

生产场所迁出原发证的食品药品监督管理部门管辖范围的，应当重新申请食品生产许可。

食品生产许可证副本载明的同一食品类别内的事项、外设仓库地址发生变化的，食品生产者应当在变化后 10 个工作日内向原发证的食品药品监督管理部门报告。

② 变更申请材料

申请变更食品生产许可的，食品生产者应当提交下列申请材料。

(1) 食品生产许可变更申请书。

(2) 食品生产许可证正本、副本。

(3) 与变更食品生产许可事项有关的其他材料。

③ 延续申请

食品生产者需要延续依法取得的食品生产许可的有效期的，应当在该食品生产许可有效期届满 30 个工作日前，向原发证的食品药品监督管理部门提出申请。

④ 延续申请材料

食品生产者申请延续食品生产许可，应当提交下列材料。

(1) 食品生产许可延续申请书。

(2) 食品生产许可证正本、副本。

(3) 保健食品、特殊医学用途配方食品、婴幼儿配方食品的生产企业申请延续食品生产许可的，还应当提供生产质量管理体系运行情况的自查报告。

(4) 与延续食品生产许可事项有关的其他材料。

⑤ 变更与延续的审核审查

(1) 材料审查：县级以上地方食品药品监督管理部门应当对变更与延续食品生产许可的申请材料进行审查。

(2) 现场核查：申请人声明生产条件未发生变化的，县级以上地方食品药品监督管理部门可以不再进行现场核查。申请人的生产条件发生变化，可能影响食品安全的，食品药品监督管理部门应当就变化情况进行现场核查。

保健食品、特殊医学用途配方食品、婴幼儿配方食品注册或者备案的生产工艺发生变化的，应当先办理注册或者备案变更手续。

⑥ 变更与延续的决定

原发证的食品药品监督管理部门根据下列情况作出变更与延续的审查决定。

(1) 决定准予变更：应当向申请人颁发新的食品生产许可证。食品生产许可证编号不变，发证日期为食品药品监督管理部门作出变更许可决定的日期，有效期与原证书一致。但是，对因迁址等原因而进行全面现场核查的，其换发的食品生产许可证有效期自发证之日起计算。

对因产品有关标准、要求发生改变，国家和省级食品药品监督管理部门决定组织重新核查而换发的食品生产许可证，其发证日期以重新批准日期为准，有效期自重新发证之日起计算。

(2) 决定准予延续：应当在该食品生产许可有效期届满前作出准予延续的决定，发给新的食品生产许可证件(食品生产许可证保留原证号)，有效期自食品药品监督管理部门作出延续许可决定之日起计算。收回原食品生产许可证件。

(3) 决定不予变更或者延续：对经审核不符合条件的，作出不予变更或者延续的书面决定，并说明理由。

（十）食品生产许可证的补证与注销

1. 补证申请

食品生产许可证件损坏或遗失的，应当向原发证的食品药品监督管理部门申请补办，并提交下列材料：

(1) 食品生产许可证补办申请书。

(2) 食品生产许可证遗失的，申请人应当提交在县级以上地方食品药品监督管理部门网站或者其他县级以上主要媒体上刊登遗失公告的材料；食品生产许可证损坏的，应当提交损坏的食品生产许可证原件。

2. 许可证的补发

补证申请材料符合要求的，县级以上地方食品药品监督管理部门应当在受理后 20 个工作日内予以补发。

因遗失、损坏补发的食品生产许可证，许可证编号不变，发证日期和有效期与原证书保持一致。

3. 许可证的注销

食品生产者终止食品生产，食品生产许可被撤回、撤销或者食品生产许可证被吊销的，应当在 30 个工作日内向原发证的食品药品监督管理部门申请办理注销手续，并向原发证的食品药品监督管理部门提交下列材料：

(1) 食品生产许可注销申请书。

(2) 食品生产许可证正本、副本。

(3) 与注销食品生产许可有关的其他材料。

有下列情形之一，食品生产者未按规定申请办理注销手续的，原发证的食品药品监督管理部门应当依法办理食品生产许可注销手续。

(1) 食品生产许可有效期届满未申请延续的。

(2) 食品生产者主体资格依法终止的。

(3) 食品生产许可依法被撤回、撤销或者食品生产许可证依法被吊销的。

(4) 因不可抗力导致食品生产许可事项无法实施的。

(5) 法律法规规定的应当注销食品生产许可的其他情形。

食品生产许可被注销的，许可证编号不得再次使用。

二、食品添加剂生产企业的行政许可

食品添加剂生产企业的行政许可是食品安全监管部门依法对食品添加剂生产企业的一种监管措施。根据《食品安全法》的规定，国家对食品添加剂生产实行许可制度。

（一）定义

食品添加剂，是指为改善食品品质和色、香、味以及为防腐、保鲜和加工工艺的需要而加入食品中的人工合成或者天然物质，包括营养强化剂。食品添加剂应当经国务院卫生行政部门批准，并以标准、公告等方式公布。

（二）许可范围

在中华人民共和国境内从事食品添加剂生产活动应当取得食品添加剂生产许可。实施食品添加剂生产许可按照《食品生产许可办法》的规定执行,食品添加剂生产许可申请符合条件的,依法颁发食品生产许可证,并标注食品添加剂。

(三) 办理依据

(1)《中华人民共和国食品安全法》及其实施条例。

(2)《食品生产许可管理办法》。

(3)《食品生产许可审查通则》以及食品添加剂生产许可审查细则。

(四) 办理机构及权限

(1) 国家食品药品监督管理总局负责制定食品添加剂生产许可审查细则,监督指导全国食品生产许可管理工作。

(2) 省、自治区、直辖市食品药品监督管理部门可以根据食品安全风险状况,确定市、县级食品药品监督管理部门的食品添加剂生产许可管理权限。

(3) 市、县级食品药品监督管理部门按照省级食品药品监督管理部门的规定,负责本行政区域内的食品添加剂生产许可管理工作。

(五) 食品添加剂生产许可申请

1 申请人

企业法人、合伙企业、个人独资企业、个体工商户等,以营业执照载明的主体作为食品添加剂生产许可的申请人。申请食品添加剂生产许可的,应当先行取得营业执照等合法主体资格。

2 许可条件

企业取得食品添加剂生产许可,应当具备与所生产食品添加剂品种相适应的场所、生产设备或者设施、食品安全管理人员、专业技术人员和管理制度。

3 食品添加剂生产许可的申请材料

申请食品添加剂生产许可,提交食品添加剂生产许可申请书、营业执照复印件、食品添加剂生产加工场所及其周围环境平面图和生产加工各功能区间布局平面图、食品添加剂生产主要设备、设施清单及布局图和食品添加剂安全自查、进货查验记录、出厂检验记录等保证食品添加剂安全的规章制度。

(六) 食品添加剂生产许可的受理

1 受理决定

食品药品监督管理部门应当对申请人提出的食品添加剂生产许可申请进行审核,符合下列要求的作出受理决定,并出具受理通知书。

(1) 申请材料存在可以当场更正的错误的,应当允许申请人当场更正,由申请人在更正处签名或者盖章,注明更正日期。

(2) 申请材料不完整或不符合法定形式的,应当当场或者 5 个工作日内一次性告知申请人需要补正的全部内容,并制作《行政许可申请材料补正告知书》。逾期不告知的,视为受理。

(3) 申请事项属于部门职权范围,申请材料齐全、符合法定形式,或者申请人按要求提交全部补正申请材料的,应当在 5 个工作日内受理生产许可申请,并向申请人发出《行政许可申请受理通知书》和《申请材料清单》。

2 不予受理决定

有下列情形之一的,食品药品监督管理部门应当做出不予受理的决定,出具《行政许可申请不予受理决定书》,说明不予受理的理由,并告知申请人依法享有申请行政复议或者提起行政诉讼的权利。

（1）申请事项不属于生产许可证管理范围的。

（2）申请事项不属于本部门管理范围的。

（3）因食品安全犯罪被判处有期徒刑以上刑罚的，终身不得从事食品生产经营管理工作，也不得担任食品生产经营企业食品安全管理人员。

（4）被吊销生产许可证的食品生产者及其法定代表人、直接负责的主管人员和其他直接责任人员，自处罚决定作出之日起 5 年内提出食品添加剂生产许可申请的。

（5）申请企业原以欺骗、贿赂等不正当手段所取得的生产许可证被依法撤消，其 3 年内再次提出食品添加剂生产许可申请的。

（6）申请企业因隐瞒有关情况或者提供虚假材料提出申请，经查实后，不予受理；其 1 年内再次提出食品添加剂生产许可申请的。

（7）其他法定不予受理情形。

（七）食品添加剂生产许可的审查审批

1 材料审核

受理申请后，省食品药品监督管理部门应当依照法律、法规、规章、《食品生产许可审查通则》（2016 版）、《食品添加剂生产许可审查通则》（2010 版）和有关标准及规范性文件的规定，对申请人提供的材料进行以下内容的审核。

（1）对申请人提交的申请材料的种类、数量、内容、填写方式以及复印材料与原件的符合性等方面进行审查，申请材料均须由申请人的法定代表人或负责人签名，并加盖申请人公章。复印件应当由申请人注明“与原件一致”，并加盖申请人公章。

（2）食品生产许可申请书应当使用钢笔、签字笔填写或打印，字迹应当清晰、工整，修改处应当签名并加盖申请人公章。申请书中各项内容填写完整、规范、准确。

（3）申请人名称、法定代表人或负责人、社会信用代码或营业执照注册号、住所等填写内容应当与营业执照一致，所申请生产许可的食品类别应当在营业执照载明的经营范围内，且营业执照在有效期限内。

（4）申证食品添加剂产品的类别编号、类别名称及品种明细应当按照食品生产许可分类目录填写。

（5）申请材料中的食品安全管理制度设置应当完整。

（6）申请人应当配备食品安全管理人员及专业技术人员，并定期进行培训和考核。

（7）申请人及从事食品生产管理工作的食品安全管理人员应当未受到从业禁止。

（8）食品生产加工场所及其周围环境平面图、食品生产加工场所各功能区间布局平面图、工艺设备布局图、食品生产工艺流程图等图表清晰，生产场所、主要设备设施布局合理、工艺流程符合审查细则和所执行标准规定的要求。

（9）食品生产加工场所及其周围环境平面图、食品生产加工场所各功能区间布局平面图、工艺设备布局图应当按比例标注。

（10）发现申请人存在隐瞒有关情况或者提供虚假申请材料的，应当及时依法处理。

2 现场核查

（1）应当组织现场核查的情形

1）新申请食品添加剂生产许可的，应当组织现场核查。

2）申请变更的，申请人声明其生产场所发生变迁，或者现有工艺设备布局和工艺流程、主要生产设备设施、食品类别等事项发生变化的，应当对变化情况组织现场核查；其他生产条件发生变化，可能影响食品安全的，也应当就变化情况组织现场核查。

3）申请延续的，申请人声明生产条件发生变化，可能影响食品安全的，应当组织对变化情况进行现场核查。

4）申请变更、延续的，审查部门决定需要对申请材料内容、食品类别、与相关审查细则及执行标准要求相符情况进行核实的，应当组织现场核查。

5）申请人的生产场所迁出原发证的食品药品监督管理部门管辖范围的，应当重新申请食品生产许可，迁入地许可机关应当依照本通则的规定组织申请材料审查和现场核查。

6）申请人食品安全信用信息记录载明监督抽检不合格、监督检查不符合、发生过食品安全事故，以及其他保障食品安全方面存在隐患的。

7）法律、法规和规章规定需要实施现场核查的其他情形。

（2）核查人员：现场核查应具有相应法律知识和食品添加剂生产许可专业知识，经国家食品药品监管部门组织考核合格，并取得食品添加剂生产许可证注册审查员证书。审查员证书有效期为 3 年，获得审查员资格证书的人员在证书有效期内还应接受食品药品监管部门组织的培训。

（3）现场核查要求：食品生产许可的现场核查由 2 名以上有资质的食品生产许可审查员组成核查组，必要时可以邀请技术专家参加。核查组按照《食品生产许可审查通则》（2016 版）和《食品添加剂生产许可审查通则》（2010 版）的要求，对企业进行现场核查。现场核查范围主要包括生产场所、设备设施、设备布局和工艺流程、人员管理、管理制度及其执行情况，以及按规定需要查验试制产品检验合格报告。现场审查前，审核人员应熟悉和了解现场审查的内容及申请人的有关情况，携带现场审查所需的文书。

核查组由符合要求的核查人员组成，不得少于 2 人。核查组实行组长负责制，组长由审查部门指定。负责对申请人实施食品安全日常监督管理的食品药品监督管理部门或其派出机构应当派出监管人员作为观察员参加现场核查工作。观察员应当支持、配合并全程观察核查组的现场核查工作，但不作为核查组成员，不参与对申请人生产条件的评分及核查结论的判定。观察员对现场核查程序、过程、结果有异议的，可在现场核查结束后 3 个工作日内书面向许可机关报告。因申请人下列原因导致现场核查无法正常开展的，核查组应当如实报告审查部门，本次核查按照未通过现场核查作出结论：①不配合实施现场核查的；②现场核查时生产设备设施不能正常运行的；③存在隐瞒有关情况或提供虚假申请材料的；④其他因申请人主观原因导致现场核查无法正常开展的。

因不可抗力原因，或者供电、供水等客观原因导致现场核查无法正常开展的，申请人应当向许可机关书面提出许可中止申请。中止时间应当不超过 10 个工作日，中止时间不计入食品生产许可审批时限。

因申请人涉嫌食品安全违法且被食品药品监督管理部门立案调查的，许可机关应当中止生产许可程序，中止时间不计入食品生产许可审批时限。

（4）现场核查的程序：审查部门应当自收到申请材料之日起 3 个工作日内组成核查组，负责对申请人进行现场核查，并将现场核查决定书面通知申请人及负责对申请人实施食品安全日常监督管理的食品药品监督管理部门。

核查组应当召开首次会议，由核查组长向申请人介绍核查目的、依据、内容、工作程序、核查人员及工作安排等内容。

核查组实施现场核查时，应当依据《食品、食品添加剂生产许可现场核查评分记录表》(见2016版《食品生产许可审查通则》附件2)中所列核查项目，采取核查现场、查阅文件、核对材料及询问相关人员等方法实施现场核查。必要时，核查组可以对申请人的食品安全管理人员、专业技术人员进行抽查考核。

核查组长应当召集核查人员对各自负责的核查项目的评分意见共同研究，汇总核查情况，形成初步核查意见，并与申请人进行沟通。

核查组对核查情况和申请人的反馈意见进行会商后，应当根据不同食品类别的现场核查情况分别进行评分判定，并汇总评分结果，形成核查结论，填写《食品、食品添加剂生产许可现场核查报告》(见2016版《食品生产许可审查通则》附件3)。《食品、食品添加剂生产许可现场核查报告》应当现场交申请人留存一份。

核查组应当召开末次会议，由核查组长宣布核查结论，组织核查人员及申请人在《食品、食品添加剂生产许可现场核查评分记录表》《食品、食品添加剂生产许可现场核查报告》上签署意见并签名、盖章。申请人拒绝签名、盖章的，核查人员应当在《食品、食品添加剂生产许可现场核查报告》上注明情况。观察员应当在《食品、食品添加剂生产许可现场核查报告》上签字确认。

参加首、末次会议人员应当包括申请人的法定代表人(负责人)或其代理人、相关食品安全管理人员、专业技术人员、核查组成员及观察员。参加首、末次会议人员应当在《现场核查首末次会议签到表》上签到。代理人应当提交授权委托书和代理人的身份证明文件。

(5) 现场核查内容和核查结论：核查组按照《食品生产许可审查细则》(2016版)和《食品添加剂生产许可审查通则》(2010版)的要求，从生产场所、设备设施、设备布局和工艺流程、人员管理、管理制度、试制品检验合格报告等方面进行现场核查，确认企业是否具备生产所申请食品添加剂的条件。

在生产场所方面，核查申请人提交的材料是否与现场一致，其生产场所周边和厂区环境、布局和各功能区划分、厂房及生产车间相关材质等是否符合有关规定和要求。申请人在生产场所外建立或者租用外设仓库的，应当承诺符合《食品、食品添加剂生产许可现场核查评分记录表》中关于库房的要求，并提供相关影像资料。必要时，核查组可以对外设仓库实施现场核查。

在设备设施方面，核查申请人提交的生产设备设施清单是否与现场一致，生产设备设施材质、性能等是否符合规定并满足生产需要；申请人自行对原辅料及出厂产品进行检验的，是否具备审查细则规定的检验设备设施，性能和精度是否满足检验需要。

在设备布局和工艺流程方面，核查申请人提交的设备布局图和工艺流程图是否与现场一致，设备布局、工艺流程是否符合规定要求，并能防止交叉污染。实施复配食品添加剂现场核查时，核查组应当依据有关规定，根据复配食品添加剂品种特点，核查复配食品添加剂配方组成、有害物质及致病菌是否符合食品安全国家标准。

在人员管理方面，核查申请人是否配备申请材料所列明的食品安全管理人员及专业技术人员；是否建立生产相关岗位的培训及从业人员健康管理制度；从事接触直接入口食品工作的食品生产人员是否取得健康证明。

在管理制度方面，核查申请人的进货查验记录、生产过程控制、出厂检验记录、食品安全自查、不安全食品召回、不合格品管理、食品安全事故处置及审查细则规定的其他保证食品安全的管理制度是否齐全，内容是否符合法律法规等相关规定。

在试制产品检验合格报告方面，现场核查时，核查组可以根据食品添加剂品种，按申请人生产食品添加剂所执行的食品安全标准核查试制食品添加剂检验合格报告。试制产品检验合格报告可以由申请人自行检验，或者委托有资质的食品检验机构出具。试制产品检验报告的具体要求按审查细则的有关规定执行。

审查细则对现场核查相关内容进行细化或者有补充要求的，应当一并核查，并在《食品、食品添加剂生产许可现场核查评分记录表》中记录。

申请变更及延续的，申请人声明其生产条件发生变化的，审查部门应当依照本通则的规定就申请人声明的生产条件变化情况组织现场核查。

现场核查按照《食品、食品添加剂生产许可现场核查评分记录表》的项目得分进行判定。核查项目单项得分无 0 分项且总得分率≥85％的，该食品类别及品种明细判定为通过现场核查；核查项目单项得分有 0 分项或者总得分率＜85％的，该食品类别及品种明细判定为未通过现场核查。

③ 许可听证

县级以上地方食品药品监督管理部门认为食品添加剂生产许可申请涉及公共利益的重大事项，需要听证的，应当向社会公告并举行听证。

(1) 听证告知：食品添加剂生产许可直接涉及申请人与他人之间重大利益关系的，县级以上地方食品药品监督管理部门在作出行政许可决定前，应当告知申请人、利害关系人享有要求听证的权利。

(2) 组织听证：申请人、利害关系人在被告知听证权利之日起 5 个工作日内提出听证申请的，食品药品监督管理部门应当在 20 个工作日内组织听证。听证期限不计算在行政许可审查期限之内。

④ 许可决定

(1) 决定期限：除可以当场作出行政许可决定的外，县级以上食品药品监督管理部门应当自受理申请之日起 20 个工作日内作出是否准予行政许可的决定。因特殊原因需要延长期限的，经本行政机关负责人批准，可以延长 10 个工作日，并应当将延长期限的理由告知申请人。

(2) 许可决定：食品药品监督管理部门应当根据申请材料审查和现场核查等情况，对符合条件的，作出准予经营许可的决定，并自作出决定之日起 10 个工作日内向申请人颁发食品生产许可证；对不符合条件的，应当及时作出不予许可的书面决定并说明理由，同时告知申请人依法享有申请行政复议或者提起行政诉讼的权利。

（八）食品生产许可证的制作

食品生产许可证分为正本、副本。正本、副本具有同等法律效力。

① 许可证有效期

食品生产许可证发证日期为许可决定作出的日期，有效期为 5 年。

② 许可证内容

食品药品监督管理部门应当在食品生产许可证正本载明：生产者名称、社会信用代码（个体生产者为身份证号码）、法定代表人（负责人）、住所、生产地址、食品类别、许可证编号、有效期、日常监督管理机构、日常监督管理人员、投诉举报电话、发证机关、签发人、发证日期和二维码。

在副本还应当载明食品添加剂的明细和外设仓库（包括自有和租赁）具体地址。

③ 食品生产许可证编号

由 SC("生产"的汉语拼音字母缩写)和 14 位阿拉伯数字组成。数字从左至右依次为:3 位食品类别编码、2 位省(自治区、直辖市)代码、2 位市(地)代码、2 位县(区)代码、4 位顺序码、1 位校验码。

(九) 食品添加剂生产许可的变更与延续

① 变更申请

食品生产许可证有效期内,现有工艺设备布局和工艺流程、主要生产设备设施、食品类别等事项发生变化,需要变更食品生产许可证载明的许可事项的,食品添加剂生产企业应当在变化后 10 个工作日内向原发证的食品药品监督管理部门提出变更申请。

生产场所迁出原发证的食品药品监督管理部门管辖范围的,应当重新申请食品生产许可。

食品生产许可证副本载明的同一食品类别内的事项、外设仓库地址发生变化的,食品生产者应当在变化后 10 个工作日内向原发证的食品药品监督管理部门报告。

② 变更申请材料

食品添加剂生产许可变更的,食品添加剂生产企业应当向原发证的食品药品监督管理部门提交下列申请材料。

(1) 食品生产许可变更申请书。

(2) 食品生产许可证正本、副本。

(3) 与变更食品生产许可事项有关的其他材料。

③ 延续申请

食品添加剂生产者需要延续依法取得的食品生产许可的有效期的,应当在该食品生产许可有效期届满 30 个工作日前,向原发证的食品药品监督管理部门提出申请。

④ 延续申请材料

食品添加剂生产者申请延续食品生产许可,应当向原发证的食品药品监督管理部门提交下列材料。

(1) 食品生产许可延续申请书。

(2) 食品生产许可证正本、副本。

(3) 与延续食品生产许可事项有关的其他材料。

⑤ 变更与延续的审查

食品药品监督管理部门应当按照下列要求,对变更或者延续食品生产许可的申请材料进行审查。

(1) 申请人声明生产条件未发生变化的,可以不再进行现场核查。

(2) 申请人的生产条件发生变化,可能影响食品安全的,应当就变化情况进行现场核查。

⑥ 变更与延续的审查决定

原发证的食品药品监督管理部门根据下列情况作出变更与延续的审查决定:

(1) 决定准予变更:应当向申请人颁发新的食品生产许可证。食品生产许可证编号不变,发证日期为食品药品监督管理部门作出变更许可决定的日期,有效期与原证书一致。但是,对因迁址等原因而进行全面现场核查的,其换发的食品生产许可证有效期自发证之日起计算。

对因产品有关标准、要求发生改变,国家和省级食品药品监督管理部门决定组织重新核查而换发的食品生产许可证,其发证日期以重新批准日期为准,有效期自重新发证之日起计算。

(2) 决定准予延续：食品药品监督管理部门应当根据被许可人的延续申请，在该食品生产许可有效期届满前作出是否准予延续的决定。准予延续的应当向申请人颁发新的食品生产许可证，许可证编号不变，有效期自食品药品监督管理部门作出延续许可决定之日起计算。

(3) 不予变更或者延续：对不符合变更或者许可要求的，或者逾期未申请延续的，应当作出不予变更或者延续食品生产许可的书面决定，并说明理由。食品生产许可证未准予延续的，原视频生产许可证自有效期届满之日起失效。

(十) 食品生产许可证的补办与注销

1 补办申请

食品添加剂生产企业取得食品生产许可后，食品添加剂生产许可证书遗失或者损毁，应当及时向原发证机关提出补办生产许可证申请，并提交下列材料：

(1) 食品生产许可证补办申请书。

(2) 食品生产许可证遗失的，申请人应当提交在县级以上地方食品药品监督管理部门网站或者其他县级以上主要媒体上刊登遗失公告的材料；食品生产许可证损坏的，应当提交损坏的食品生产许可证原件。

2 许可证的补发

材料符合要求的，食品药品监督管理部门应当在受理后20个工作日内予以补发。

因遗失、损坏补发的食品生产许可证，许可证编号不变，发证日期和有效期与原证书保持一致。

3 注销申请

食品添加剂生产者终止食品生产，食品生产许可被撤回、撤销或者食品生产许可证被吊销的，应当在30个工作日内向原发证的食品药品监督管理部门申请办理注销手续，提交下列材料。

(1) 食品生产许可注销申请书。

(2) 食品生产许可证正本、副本。

(3) 与注销食品生产许可有关的其他材料。

4 许可证的注销

有下列情形之一，食品添加剂生产者未按规定申请办理注销手续的，原发证的食品药品监督管理部门应当依法办理食品生产许可注销手续。

(1) 食品生产许可有效期届满未申请延续的。

(2) 食品添加剂生产者主体资格依法终止的。

(3) 食品生产许可依法被撤回、撤销或者食品生产许可证依法被吊销的。

(4) 因不可抗力导致食品生产许可事项无法实施的。

(5) 法律法规规定的应当注销食品生产许可的其他情形。

食品生产许可被注销的，许可证编号不得再次使用。

三、食品生产企业许可的归档

县级以上地方食品药品监督管理部门发放食品生产许可证后，有关资料应当及时整理归档。

(陈向荣)

第二节　食品经营的行政许可

根据《食品安全法》的规定，国家对食品经营活动实行许可制度。食品经营行政许可是食品销售经营者、餐饮服务经营者和单位食堂依法向有关食品药品监管部门提出行政许可申请，食品药品监管部门依法向申请人作出行政许可决定的行为。食品经营行政许可也是食品安全监管部门依法对食品销售经营者、餐饮服务经营者和单位食堂进行食品安全监管的措施之一。从事食品销售和餐饮服务经营活动的，应当依法取得许可。食品摊贩的行政许可按照各地制定的相关规定。

一、食品销售行政许可

（一）定义

1. 非实物方式

指食品经营者在其经营场所通过食品实样展示、签约、开具发票、资金往来等形式从事食品购销和管理的经营方式。

2. 预包装食品

指预先定量包装或者制作在包装材料和容器中的食品。包括预先定量包装以及预先定量制作在包装材料和容器中并且在一定量限范围内具有统一的质量或体积标识的食品。

3. 散装食品

指不预先确定销售单元，按基本计量单位进行定价、销售的有简单包装或无包装的食品。非定量包装，如为了防止运输过程污染，商店称量销售，带包装纸的非定量包装小块糖（球）或小块巧克力属于散装食品。

4. 熟食卤味

指使用肉类、水产品、蛋、豆制品、蔬菜通过加工的烧（熏）烤、灌肠、酱卤、冷拌、糟醉等熟制加工而成的食品。

5. 冷冻冷藏

食品供应链各环节（储存、运输、销售）需要通过冷冻冷藏保证质量和品质的食品。

6. 直接入口食品

不经加工可以直接食（饮）用的食品。

7. 非直接入口食品

非经加工不可以直接食（饮）用的食品。

8. 乳制品

以生鲜牛（羊）乳及其制品为主要原料，经加工制成的产品：包括液体乳（巴氏杀菌乳、灭菌乳、调制乳、发酵乳）；乳粉（全脂乳粉、脱脂乳粉、全脂加糖乳粉、调制乳粉、特殊配方乳粉、牛初乳粉）；其他乳制品（炼乳、奶油、干酪、固态成型乳制品等）。

9. 婴幼儿配方乳粉

使用牛乳或羊乳及其加工制品（乳清粉、乳清蛋白、脱脂乳粉、全脂乳粉等）为主要原料，加入适量的维生素、矿物质和其他辅料，使用法律法规及标准规定所要求的条件，加工制作供婴幼儿

(3周岁以内)食用的婴儿配方乳粉、较大婴儿配方乳粉、幼儿配方乳粉。

(二) 许可范围

在中华人民共和国境内,从事食品销售活动的,应当依法取得食品经营许可。

(三) 办理依据

(1)《中华人民共和国食品安全法》及其实施条例。

(2)《食品经营许可管理办法》。

(3)《食品经营许可审查通则》。

(四) 办理机构及其权限

(1) 国家食品药品监督管理总局负责监督指导全国食品经营许可管理工作;负责制定食品经营许可审查通则;负责制定食品经营许可证正本、副本式样以及许可文书。

(2) 省、自治区、直辖市食品药品监督管理部门负责本行政区域食品经营许可证的印制、发放等食品经营许可管理工作;可以根据食品类别和食品安全风险状况,确定省、市、县级食品药品监督管理部门的食品经营许可管理权限。

(3) 市、县级食品药品监督管理部门按照省级食品药品监督管理部门的规定,负责本行政区域内的食品经营许可管理工作。

(五) 食品销售经营许可的申请

1 申请人

企业法人、合伙企业、个人独资企业、个体工商户等以营业执照载明的主体可作为食品销售的申请人。申请食品经营许可前应当先行取得营业执照等合法主体资格。

2 食品经营主体业态和经营项目

食品销售经营者应当按照一地一证原则,在一个场所从事食品销售经营活动的,申请一个食品经营许可证,并按照下列食品经营主体业态和经营项目分类提出申请。

(1) 食品经营主体业态:分为食品销售经营者、餐饮服务经营者、单位食堂。食品经营者申请通过网络经营、建立中央厨房或者从事集体用餐配送的,应当选择相应的经营主体业态。

(2) 食品经营项目:分为预包装食品销售(含冷藏冷冻食品、不含冷藏冷冻食品)、散装食品销售(含冷藏冷冻食品、不含冷藏冷冻食品)、特殊食品销售(保健食品、特殊医学用途配方食品、婴幼儿配方乳粉、其他婴幼儿配方食品)、其他类食品销售;热食类食品制售、冷食类食品制售、生食类食品制售、糕点类食品制售、自制饮品制售、其他类食品制售等。

列入其他类食品销售和其他类食品制售的具体品种应当报国家食品药品监督管理总局批准后执行,并明确标注。具有热、冷、生、固态、液态等多种情形,难以明确归类的食品,可以按照食品安全风险等级最高的情形进行归类。

国家食品药品监督管理总局可以根据监督管理工作需要对食品经营项目类别进行调整。

3 不需要申请食品经营许可的情形

从事下列食品经营活动的,不需要申请食品经营许可。

(1) 取得食品许可的食品生产者在其生产场所经营其生产食品的。

(2) 经营食用农产品的。

(3) 经营食品添加剂的。

(4) 其他法律法规有特别规定的。

④ 基本条件

食品销售经营者申请食品经营许可时，应当符合下列条件。

(1) 具有与经营的食品品种、数量相适应的食品原料处理和食品加工、销售、贮存等场所，保持该场所环境整洁，并与有毒、有害场所以及其他污染源保持规定的距离。

(2) 具有与经营的食品品种、数量相适应的经营设备或者设施，有相应的消毒、更衣、盥洗、采光、照明、通风、防腐、防尘、防蝇、防鼠、防虫、洗涤以及处理废水、存放垃圾和废弃物的设备或者设施。

(3) 有专职或者兼职的食品安全管理人员和保证食品安全的规章制度。

(4) 具有合理的设备布局和工艺流程，防止待加工食品与直接入口食品、原料与成品交叉污染，避免食品接触有毒物、不洁物。

(5) 法律、法规规定的其他条件。

⑤ 一般申请材料

食品销售经营者申请一般食品经营许可时，应当向申请人所在地县级以上地方食品药品监督管理部门提交下列材料。

(1) 食品经营许可申请书。

(2) 营业执照或者其他主体资格证明文件复印件。

(3) 与食品经营相适应的主要设备设施布局、操作流程、房屋证明等文件。

(4) 食品安全自查、从业人员健康管理、进货查验记录、食品安全事故处置等保证食品安全的规章制度。

(5) 食品销售经营场所房屋证明文件，包括经营场所为自有房产的，需提交房屋产权证原件、复印件和《经营场所平面图》；经营场所为租赁房屋的需提交租赁协议，出租方房屋产权证原件、复印件、《经营场所平面图》。

⑥ 自动售货申请材料

利用自动售货设备从事食品销售的，申请人还应当提交自动售货设备的产品合格证明、具体放置地点，经营者名称、住所、联系方式、食品经营许可证的公示方法等材料。

⑦ 网络销售申请材料

利用互联网从事食品经营的，还应当提交具有可现场登陆申请人网站/网页或网店等功能的设施设备，以及网络管理部门批准的相关文件。

⑧ 现场制售申请材料

从事现场制售食品活动的，还当提交以下申请材料。

(1) 加工制作工艺流程，包括工艺流程图及文字说明。加工操作规程应包括对食品粗加工、切配、烹调、凉菜配制、现榨果蔬汁及水果拼盘、点心加工、裱花操作、烧烤加工、生食海产品加工等各道操作工序的具体规定和详细的操作方法与要求。

(2) 加工制作设备设施清单(包括生产设备名称、型号及数量)。

(3) 烹调加工类和烧烤类现场制售还需取得环保部门污水、油烟、废气等的排放及设施符合要求的证明材料。

⑨ 委托申请

申请人委托他人办理食品经营许可申请的，代理人应当提交授权委托书以及代理人的身份证明文件。

（六）食品销售经营许可的受理

1. 受理决定

县级以上地方食品药品监督管理部门应当对申请人提出的食品销售经营许可申请进行审核，符合下列要求的作出受理决定，并出具受理通知书。

(1) 申请材料存在可以当场更正的错误的，应当允许申请人当场更正，由申请人在更正处签名或者盖章，注明更正日期。

(2) 申请材料不齐全或者不符合法定形式的，应当当场或者在5个工作日内一次告知申请人需要补正的全部内容。当场告知的，应当将申请材料退回申请人；在5个工作日内告知的，应当收取申请材料并出具收到申请材料的凭据。逾期不告知的，自收到申请材料之日起即为受理。

(3) 申请材料齐全、符合法定形式，或者申请人按照要求提交全部补正材料的，应当受理食品经营许可申请。

2. 不予受理决定

县级以上地方食品药品监督管理部门应当对申请人提出的食品销售经营许可申请进行审核，属于下列情形的作出不予受理决定，出具不予受理通知书，说明不予受理的理由，并告知申请人依法享有申请行政复议或者提起行政诉讼的权利：

(1) 申请事项依法不需要取得食品经营许可的。

(2) 申请事项依法不属于食品药品监督管理部门职权范围的，应当即时告知申请人向有关行政机关申请。

（七）食品销售经营许可的审查审批

1. 材料审查

县级以上地方食品药品监督管理部门应当对申请人提交的许可申请材料进行审查。

2. 现场核查

县级以上地方食品药品监督管理部门应当对需要对申请材料的实质内容进行核实的，应当进行现场核查，可以委托下级食品药品监督管理部门，对受理的食品经营许可申请进行现场核查。仅申请预包装食品销售（不含冷藏冷冻食品）的，可以不进行现场核查。

(1) 现场核查程序：核查人员不少于两人，核查时项申请人出示表明执法身份的证件，说明理由。运用有关专业技术手段对申请人的现场进行测试，并做好记录；填写《食品经营许可现场核查表》，制作现场核查记录（记录现场核查表中不符合项的具体情况等）。核查人员和申请人应当在核查表和核查记录上签名。申请人拒绝签名的，核查人员应当注明拒签情况。

(2) 现场核查内容：现场核查的内容主要包括下列内容。

1) 选址：地势干燥、有给排水条件和电力供应的地区，不得设在易受到污染的区域。

2) 经营场所设置、布局、分隔、面积。

3) 食品和非食品库房分开设置，冷藏、冷冻柜（库）数量和结构能使原料、半成品和成品分开存放，有明显区分标识。

在经营场所外设置仓库（包括自有和租赁）的，可以委托仓库所在地食品药品监管部门核查。

(3) 现场制售经营的现场核查内容：从事现场制售经营活动的，还应当对下列内容进行核查。

1) 食品加工场所的设置与其食品供应方式和品种是否相适应，现场制作直接入口食品的，设置操作专间或专用操作场所。

2）各加工操作场所按照原料进入、原料处理、半成品加工、成品供应的顺序合理布局。用于原料、半成品、成品的工具、用具和容器，有明显的区分标识，存放区域分开设置。

3）食品处理区地面采用合适的材料，并设有排水系统，排水流向从高清洁区向低清洁区，排水沟出口设金属隔栅或网罩。

4）食品处理区天花板采用合适材料涂覆或装修，清洁度要求较高区域屋顶若为不平整的结构或有管道通过，加设平整、易于清洁的吊顶；水蒸气较多的场所的天花板有适当的坡度。

5）消毒设施数量满足使用要求，位置合理，设施旁有清洗消毒标识。

6）配备能正常运转的工用具清洗消毒保洁设施，热力消毒和化学消毒配备足够的水池，与其他清洗水池分开。

7）食品原料、清洁工具清洗水池：粗加工操作场所分别设动物性食品、植物性食品、水产品3类食品原料的清洗水池，水池数量或容量满足要求并以明显标识区分；设清洁工具、用具的清洗水池，其位置不会污染食品及其加工制作过程。

8）废弃物暂存设施及管理记录：食品处理区设存放废弃物或垃圾的容器，其容器与加工用容器有明显区分的标识。

(4) 核查人员应当自接受现场核查任务之日起10个工作日内，完成对经营场所的现场核查。

许可听证

县级以上地方食品药品监督管理部门认为食品销售经营许可申请涉及公共利益的重大事项，需要听证的，应当向社会公告并举行听证。

(1) 听证告知：食品销售经营许可直接涉及申请人与他人之间重大利益关系的，县级以上地方食品药品监督管理部门在作出行政许可决定前，应当告知申请人、利害关系人享有要求听证的权利。

(2) 组织听证：申请人、利害关系人在被告知听证权利之日起5个工作日内提出听证申请的，食品药品监督管理部门应当在20个工作日内组织听证。听证期限不计算在行政许可审查期限之内。

许可决定

(1) 决定期限：除可以当场作出行政许可决定的外，县级以上地方食品药品监督管理部门应当自受理申请之日起20个工作日内作出是否准予行政许可的决定。因特殊原因需要延长期限的，经本行政机关负责人批准，可以延长10个工作日，并应当将延长期限的理由告知申请人。

(2) 许可决定：县级以上地方食品药品监督管理部门应当根据申请材料审查和现场核查等情况，对符合条件的，作出准予经营许可的决定，并自作出决定之日起10个工作日内向申请人颁发食品经营许可证；对不符合条件的，应当及时作出不予许可的书面决定并说明理由，同时告知申请人依法享有申请行政复议或者提起行政诉讼的权利。

(八) 食品经营许可证

食品经营许可证分为正本、副本。正本、副本具有同等法律效力。

许可证有效期

食品经营许可证发证日期为许可决定作出的日期，有效期为5年。

许可证内容

县级以上地方食品药品监督管理部门应当在食品经营许可证应当载明经营者名称、社会信用代码(个体经营者为身份证号码)、法定代表人(负责人)、住所、经营场所、主体业态、经营项目、许可证编号、有效期、日常监督管理机构、日常监督管理人员、投诉举报电话、发证机关、签发人、发证日期和二维码等信息。

在经营场所外设置仓库(包括自有和租赁)的,还应当在副本中载明仓库具体地址。

3 许可的编号

食品经营许可证编号由JY("经营"的汉语拼音字母缩写)和14位阿拉伯数字组成。数字从左至右依次为:1位主体业态代码、2位省(自治区、直辖市)代码、2位市(地)代码、2位县(区)代码、6位顺序码、1位校验码。

(九) 食品经营许可证的变更与延续

1 变更申请

食品经营许可证载明的许可事项发生变化的,食品销售经营者应当在变化后10个工作日内向原发证的食品药品监督管理部门申请变更经营许可。

经营场所发生变化的,应当重新申请食品经营许可。外设仓库地址发生变化的,食品经营者应当在变化后10个工作日内向原发证的食品药品监督管理部门报告。

2 变更申请材料

食品经营者申请变更食品经营许可的,应当向原发证的食品药品监督管理部门提交下列申请材料。

(1) 食品经营许可变更申请书。

(2) 食品经营许可证正本、副本。

(3) 与变更食品经营许可事项有关的其他材料。

3 延续申请

食品经营者需要延续依法取得的食品经营许可的有效期的,应当在该食品经营许可有效期届满30个工作日前,向原发证的食品药品监督管理部门提出申请。

4 延续申请材料

食品经营者申请延续食品经营许可的,应当向原发证的食品药品监督管理部门提交下列材料。

(1) 食品经营许可延续申请书。

(2) 食品经营许可证正本、副本。

(3) 与延续食品经营许可事项有关的其他材料。

5 变更和延续的审查

(1) 县级以上地方食品药品监督管理部门应当对变更或者延续食品经营许可的申请材料进行审查。

(2) 申请人声明经营条件未发生变化、不改变设施和布局的,县级以上地方食品药品监督管理部门可以不再进行现场核查。

(3) 申请人的经营条件发生变化,可能影响食品安全的,食品药品监督管理部门应当就变化情况进行现场核查。

6 变更和延续的审查决定

原发证的食品药品监督管理部门根据下列情况作出变更与延续的审查决定。

(1) 决定准予变更:应当向申请人颁发新的食品经营许可证。食品经营许可证编号不变,发证日期为食品药品监督管理部门作出变更许可决定的日期，有效期与原证书一致。

(2) 决定准予延续：应当向申请人颁发新的食品经营许可证，许可证编号不变，有效期自食品药品监督管理部门作出延续许可决定之日起计算。

(3) 决定不予变更或者延续：不符合许可条件的，应当作出不予变更或者延续食品经营许可的书面决定，并说明理由。依法不予延续的或逾期未申请延续的，原食品经营许可证号作废，并办理注销手续。

(十) 食品经营许可证的补发与注销

1. 补证申请

食品经营者遗失、损坏食品经营许可证的，应当向原发证的食品药品监督管理部门申请补办，并提交下列材料。

(1) 食品经营许可证补办申请书。

(2) 食品经营许可证遗失的，申请人应当提交在县级以上地方食品药品监督管理部门网站或者其他县级以上主要媒体上刊登遗失公告的材料；食品经营许可证损坏的，应当提交损坏的食品经营许可证原件。

2. 许可证的补发

经审核符合要求的，县级以上地方食品药品监督管理部门应当在受理后 20 个工作日内予以补发。

因遗失、损坏补发的食品经营许可证，许可证编号不变，发证日期和有效期与原证书保持一致。

3. 注销申请

食品经营者终止食品经营活动，食品经营许可被撤回、撤销或者食品经营许可证被吊销的，应当在 30 个工作日内向原发证的食品药品监督管理部门申请办理注销手续，并提交下列材料。

(1) 食品经营许可注销申请书。

(2) 食品经营许可证正本、副本。

(3) 与注销食品经营许可有关的其他材料。

4. 注销决定

有下列情形之一，食品销售经营者未按规定申请办理注销手续的，原发证的食品药品监督管理部门应当依法办理食品经营许可注销手续。

(1) 食品经营许可证有效期届满未申请延续的。

(2) 食品销售经营者主体资格依法终止的。

(3) 食品经营许可证依法被撤回、撤销或者食品经营许可证依法被吊销的。

(4) 因不可抗力导致食品销售经营许可事项无法实施的。

(5) 法律法规规定的应当注销食品经营许可证的其他情形。

食品经营许可被注销的，许可证编号不得再次使用。

二、餐饮服务行政许可

餐饮服务许可是为了贯彻预防为主的方针，依据国家和地方有关食品安全法律、法规、规章以及卫生标准和技术规范的要求，对申请人提出申请的项目和所具备的材料以及生产经营的设施、设备和条件进行审核，以保证餐饮服务单位在符合食品安全要求的生产经营管理体系、基本设施和设备等条件下，从事餐饮服务，维护正常的餐饮服务秩序，保护消费者健康。

(一) 定义

1. 餐饮服务

是指通过即时制作加工、商业销售和服务性劳动等，向消费者提供食品和消费场所及设施的服务活动。

2. 单位食堂

是指企业、机关、事业单位、社会团体、民办非企业单位设立的主要为本单位员工、职工提供餐饮服务的食堂。

3. 集体用餐配送单位

是指根据服务对象订购要求，集中加工、分送食品但不提供就餐场所的单位。

4. 中央厨房

是指由餐饮连锁企业建立的，具有独立场所及设施设备，集中完成食品成品或半成品加工制作，并直接配送给餐饮服务单位的单位。

(二) 许可范围

在中华人民共和国境内，企业从事餐饮服务经营和单位食堂的，应当取得食品经营许可，未取得食品经营许可的，不得从事食品生产活动，餐饮服务包括公共餐饮单位、集体用餐配送单位、中央厨房等。

(三) 办理依据

(1)《中华人民共和国食品安全法》及其实施条例。

(2)《食品经营许可管理办法》。

(3)《食品经营许可审查通则》。

(4)《餐饮服务食品安全监管管理办法》。

(四) 办事机构及其权限

(1) 国家食品药品监督管理总局负责监督指导全国食品经营许可管理工作；负责制定食品经营许可审查通则；负责制定食品经营许可证正本、副本式样以及许可文书。

(2) 省、自治区、直辖市食品药品监督管理部门负责本行政区域食品经营许可证的印制、发放等食品经营许可管理工作；可以根据食品类别和食品安全风险状况，确定省、市、县级食品药品监督管理部门的食品经营许可管理权限。

(3) 市、县级食品药品监督管理部门按照省级食品药品监督管理部门的规定，负责本行政区域内的食品经营许可管理工作。

(五) 餐饮服务经营和单位食堂许可申请

1. 申请人

下列人员可以作为餐饮服务经营和单位食堂许可申请人。

(1) 企业法人、合伙企业、个人独资企业、个体工商户等以营业执照载明的主体作为餐饮服务经营申请人。申请食品经营许可前应当先行取得营业执照等合法主体资格。

(2) 机关、事业单位、社会团体、民办非企业单位、企业等申办单位食堂，以机关或者事业单位法人登记证、社会团体登记证或者营业执照等载明的主体作为单位食堂申请人。

2. 经营主体业态和经营项目分类

(1) 主体业态：分为餐饮服务经营者、单位食堂。申请通过网络经营、建立中央厨房或者从事集体用餐配送的，应当在选择的主体业态后以括号标注。

(2) 食品经营项目：分为热食类食品制售、冷食类食品制售、生食类食品制售、糕点类食品制售、自制饮品制售、其他类食品制售等。

列入其他类食品制售的具体品种应当报国家食品药品监督管理总局批准后执行，并明确标注。具有热、冷、生、固态、液态等多种情形，难以明确归类的食品，可以按照食品安全风险等级最高的情形进行归类。

国家食品药品监督管理总局可以根据监督管理工作需要对食品经营项目类别进行调整。

餐饮服务经营者的基本条件

从事餐饮服务活动的，应当符合下列基本条件。

(1) 具有与经营的食品品种、数量相适应的食品原料处理和食品加工、销售、贮存等场所，保持该场所环境整洁，并与有毒、有害场所以及其他污染源保持规定的距离。

(2) 具有与经营的食品品种、数量相适应的经营设备或者设施，有相应的消毒、更衣、盥洗、采光、照明、通风、防腐、防尘、防蝇、防鼠、防虫、洗涤以及处理废水、存放垃圾和废弃物的设备或者设施。

(3) 有专职或者兼职的食品安全管理人员和保证食品安全的规章制度。

(4) 具有合理的设备布局和工艺流程，防止待加工食品与直接入口食品、原料与成品交叉污染，避免食品接触有毒物、不洁物。

(5) 法律、法规规定的其他条件。

申请材料

申请餐饮服务经营和单位食堂许可的，申请人应当向所在地县级以上地方食品药品监督管理部门提交下列材料。

(1)《食品经营许可证》申请书。

(2) 相关部门核准主体资格的证明材料复印件(如企业营业执照、事业单位法人证书、民办非企业登记证书等由工商、编委、民政部门核发的单位登记证明；申请建筑工地食堂，提交证明建筑工地合法性的证明材料，如《建筑工程施工许可证》)。

(3) 餐饮服务经营和单位食堂场所和设备布局、工艺流程、卫生设施等示意图(应当标明用途、面积、尺寸、比例、人流物流、设备设施位置等)。

(4) 法定代表人(负责人或者业主)的身份证明(复印件)(申请建筑工地食堂，提交建筑工程项目部经理任命书复印件、建筑工程项目部经理身份证复印件)。

(5) 食品安全规章制度目录及具体相关制度。

(6) 有专职或者兼职的食品安全管理人员有关食品安全知识的培训和考核结果(上海市还规定，需要食品药品监管部门对餐饮服务提供者的负责人、食品安全管理人员、关键环节操作人员的培训考核合格证明)。

(7) 属委托办理的，提供委托代理人资格证明，包括法定代表人(或负责人、业主)委托书及委托代理人身份证明(复印件)。

(8) 经营场所属于非居住性用房的房屋产权证明(复印件)，租赁经营的还需提供租赁协议(复印件)(申请建筑工地食堂，提交建筑工地食堂在建筑工地中的位置示意图)。

(9) 法律、法规、规章和本办法规定提供的其他材料。

(10) 特殊要求

申请集体用餐配送、中央厨房《餐饮服务许可证》的，还应当提交以下材料。

1）生产、制作工艺流程。包括工艺流程图及文字说明，内容应涵盖制作、包装材料的处理、加工过程及主要技术条件。

2）生产、制作设备设施及运输配送车辆情况。包括生产设备的名称、型号和数量、运输配送车辆的行驶证明(复印件)；委托第三方物流公司配送的餐饮服务企业，应提供该物流公司的工商营业执照、双方签订的委托运输配送协议以及证明运输车辆符合配送条件(常温、冷藏)的有关资料。

3）检验设施。包括检验设施名称、型号及数量。

4）食品卫生检验人员的资格证明材料(复印件)。

5）申请集体用餐配送的，应提供生产能力与申报的生产方式与数量相适应的相关材料。

6）申请中央厨房《餐饮服务许可证》的，除前款规定的材料外，还应当提交餐饮连锁企业的有关证明材料、《中央厨房配送食品品种审查申请表》；加工配送即食食品的，还应当提交该食品的食品安全标准。

（六）餐饮服务经营和单位食堂许可受理

1 受理决定

县级以上地方食品药品监督管理部门应当对申请人提出的餐饮服务经营和单位食堂许可申请进行审核，符合下列要求的作出受理决定，并出具受理通知书。

(1) 申请材料存在可以当场更正的错误的，应当允许申请人当场更正，由申请人在更正处签名或者盖章，注明更正日期。

(2) 申请材料不齐全或者不符合法定形式的，应当当场或者在5个工作日内一次告知申请人需要补正的全部内容。当场告知的，应当将申请材料退回申请人；在5个工作日内告知的，应当收取申请材料并出具收到申请材料的凭据。逾期不告知的，自收到申请材料之日起即为受理。

(3) 申请材料齐全、符合法定形式，或者申请人按照要求提交全部补正材料的，应当受理食品经营许可申请。

2 不予受理决定

县级以上地方食品药品监督管理部门应当对申请人提出的餐饮服务经营和单位食堂许可申请进行审核，属于下列情形的作出不予受理决定，出具不予受理通知书，说明不予受理的理由，并告知申请人依法享有申请行政复议或者提起行政诉讼的权利。

(1) 申请事项依法不需要取得食品经营许可的。

(2) 申请事项依法不属于食品药品监督管理部门职权范围的，应当即时告知申请人向有关行政机关申请。

（七）餐饮服务经营和单位食堂许可审查审批

1 材料审查

县级以上地方食品药品监督管理部门应当对申请人提交的许可申请材料进行审查。需要对申请材料的实质内容进行核实的，应当进行现场核查。

2 现场核查

(1) 现场核查程序：食品药品监督管理部门应当按照下列程序进行现场核查，可以委托下级食品药品监督管理部门，对受理的食品经营许可申请进行现场核查。

1）核查人员不少于两人，出示表明执法身份的证件，说明理由。

2）可运用有关专业技术手段对申请人的现场进行测试，并做好记录。

3）填写《餐饮服务经营和食堂许可现场核查表》，制作现场核查记录（记录现场核查表中不符合项的具体情况等）。核查人员和申请人应当在核查表和核查记录上签名。申请人拒绝签名的，核查人员应当注明拒签情况。

餐饮服务经营和单位食堂在场所外设置仓库（包括自有和租赁）的，食品药品安全监管部门可以委托仓库所在地食品药品安全监管部门进行现场核查。

（2）现场核查一般的要求：现场核查的内容主要包括下列内容：

1）选址：地势干燥、有给排水条件和电力供应的地区，不得设在易受到污染的区域。

2）场所设置、布局、分隔、面积：①设置与食品供应方式和品种相适应的加工操作场所，各场所均设在室内，食品处理区内不得设置厕所、浴室等生活场所及设施。有熟食卤味、裱花操作应设置专间，食堂备餐、制作现榨果蔬汁和水果拼盘、加工生食海产品，设置操作专间或专用操作场所。②各加工操作场所按照原料进入、原料处理、半成品加工、成品供应的顺序合理布局。用于原料、半成品、成品的工具、用具和容器，有明显的区分标识，存放区域分开设置。③食品处理区面积应与就餐场所面积相适应。④烹调场所换气量符合 JGJ64《饮食建筑设计规范》要求。

3）食品处理区地面与排水：地面采用合适的材料，并设有排水系统，排水流向从高清洁区向低清洁区，排水沟出口设金属隔栅或网罩。

4）食品处理区墙壁、门窗：墙壁采用合适的浅色材料，各类专用操作场所设合适材料制成的墙裙；外界直接相通的门和可开启的窗设防蝇装置，各类场所采用合适的坚固材料制作。

5）食品处理区天花板：采用合适材料涂覆或装修，清洁度要求较高区域屋顶若为不平整的结构或有管道通过，加设平整、易于清洁的吊顶；水蒸气较多的场所的天花板有适当的坡度。

6）洗手消毒设施：数量满足使用要求，位置合理，设施旁有清洗消毒标识；

7）餐用具清洗消毒保洁设施：配备能正常运转的备设施，热力消毒和化学消毒配备足够的水池；餐用具清洗消毒水池专用，与其他清洗水池分开；设专供存放消毒后餐用具的保洁设施。

8）食品原料、清洁工具清洗水池：粗加工操作场所分别设动物性食品、植物性食品、水产品3类食品原料的清洗水池，水池数量或容量满足要求并以明显标识区分；设清洁工具、用具的清洗水池，其位置不会污染食品及其加工制作过程。

9）设备、工具和容器：食品和非食品库房分开设置，冷藏、冷冻柜（库）数量和结构能使原料、半成品和成品分开存放，有明显区分标识。

10）通风排烟设施：烹调场所采用机械排风，产生油烟的设备上部加设附有机械排风及油烟过滤的排气装置，过滤器便于清洗和更换。排气口设金属隔栅或网罩。

11）采光照明设施：光源不改变所观察食品的天然颜色，安装在暴露食品正上方的照明设施使用防护罩，冷冻（藏）库房使用防爆灯。

12）废弃物暂存设施及管理记录：食品处理区设存放废弃物或垃圾的容器，其容器与加工用容器有明显区分的标识（上海市还规定，产生餐厨废弃食用油脂的餐饮服务经营者和单位食堂还必须与具有餐厨废弃食用油脂收运资质的单位签订餐厨废弃食用油脂的收运合同以及餐厨废弃食用油脂管理记录台账）。

13）库房和食品贮存场所：食品和非食品库房分开设置；冷藏、冷冻柜（库）其数量和结构能使原料、半成品和成品分开存放，有明显区分标识，并设温度计指示温度；除冷库外的库房有良好的通风、防潮、防鼠设施。

14）专间：专间无明沟、地漏带水封，只设一扇合适材料制作的门；设空调设施、温度显示装置、空气消毒设施、流动水源、工具清洗消毒水池；需要直接接触成品的用水，应加装净水设施；熟食间、裱花间设专用冷藏设施；专间入口设有洗手、消毒、更衣设施的通过式预进间。

15）专用操作场所：专用操作场所设置在清洁操作区内，有明显标识与其他场所区分，使用的设备、工具、容器应专用，存放区域应有明显标识；内设置流动水源和工具清洗消毒水池，需要直接接触成品的用水，应加装净水设施。

16）更衣室：为独立间隔并与加工经营场所处于同一建筑物内，有足够大小的空间、足够数量的更衣设施和适当的照明。

17）厕所：厕所不设在食品处理区，采用水冲式，整体材料应合适，设有效排气装置，有适当照明，为封闭式或外界相通的窗户设纱窗，出口附近应设洗手设施。

18）食品安全规章制度：建立与《食品安全法》及其管理条例、餐饮服务监督管理办法等规定的食品安全规章制度，制度内容应与本单位的实际情况相适应，并便于操作和执行。

（3）集体用餐配送单位现场核查的特殊要求：除一般要求外，集体用餐配送单位现场核查还应当包括以下内容。

1）加工方式：冷藏、加热保温、高温灭菌三种方式加工。

2）运输车辆：配备与供应数量相适应的封闭式专用运输车辆，车辆内部结构平整，便于清洗；冷藏盒饭运输车辆配备制冷装置，使运输时盒饭中心温度保持在10℃以下。

3）食品检验和留样：设置开展食品和环节表面菌落总数、大肠菌群检验的检验室，配备相应检验设备；配备具有对标准规定的检验项目进行检验设施和检验人员；配备留样专用容器和冰箱。

4）盒饭、桶饭生产单位加工特定条件：①生产加工场地面积；②冷藏盒饭的冷却设备：应配备盒饭冷却设备或设立盒饭冷却专间；采用专间方式冷却的，专间应内设降温、紫外线灭菌灯、温度计等设施；③冷藏盒饭再加热设施：配备中心加热点，或供餐点配备再加热设施；④加热保温盒饭加热保温设施：生产加热保温盒饭的，配备膳食加热设施，以及膳食储存、配送时的保温设施；⑤桶饭加热保温设施：配备膳食加热设施，以及膳食储存、配送时的保温设施；⑥桶饭分餐专间：符合专间要求，并满足分餐的需要；配备桶饭分餐专用操作台；⑦餐具：盒饭使用的餐具为一次性或不锈钢等其他符合工艺要求的材质制成。

（4）中央厨房现场核查的特殊要求：除一般要求外，中央厨房现场核查还应当包括以下内容：

1）加工配送品种：符合规定；加工工艺和产品特性符合已纳入食品生产许可范围的，应符合食品生产许可的审查标准和要求。

2）运输设备：配备与加工食品品种、数量以及贮存要求相适应的封闭式专用运输冷藏车辆，车辆内部结构平整，易清洗。

3）食品检验和留样：设置与加工制作的食品品种相适应的检验室；配备与检验项目相适应的检验设施和检验人员；配备留样专用容器和冷藏设施，以及留样管理人员。

③ 许可听证

县级以上地方食品药品监督管理部门认为餐饮服务经营和单位食堂许可申请涉及公共利益的重大事项，需要听证的，应当向社会公告并举行听证。

（1）听证告知：餐饮服务经营和单位食堂许可直接涉及申请人与他人之间重大利益关系的，

县级以上地方食品药品监督管理部门在作出行政许可决定前，应当告知申请人、利害关系人享有要求听证的权利。

(2) 组织听证：申请人、利害关系人在被告知听证权利之日起5个工作日内提出听证申请的，食品药品监督管理部门应当在20个工作日内组织听证。听证期限不计算在行政许可审查期限之内。

许可决定

(1) 决定期限：除可以当场作出行政许可决定的外，县级以上地方食品药品监督管理部门应当自受理申请之日起20个工作日内作出是否准予行政许可的决定。因特殊原因需要延长期限的，经本行政机关负责人批准，可以延长10个工作日，并应当将延长期限的理由告知申请人。

(2) 许可决定：县级以上地方食品药品监督管理部门应当根据申请材料审查和现场核查等情况，对符合条件的，作出准予经营许可的决定，并自作出决定之日起10个工作日内向申请人颁发食品经营许可证；对不符合条件的，应当及时作出不予许可的书面决定并说明理由，同时告知申请人依法享有申请行政复议或者提起行政诉讼的权利。

(八) 食品经营许可证

食品经营许可证分为正本、副本。正本、副本具有同等法律效力。

许可证有效期

食品经营许可证发证日期为许可决定作出的日期，有效期为5年。

许可证内容

县级以上地方食品药品监督管理部门应当在食品经营许可证应当载明经营者名称、社会信用代码(个体经营者为身份证号码)、法定代表人(负责人)、住所、经营场所、主体业态、经营项目、许可证编号、有效期、日常监督管理机构、日常监督管理人员、投诉举报电话、发证机关、签发人、发证日期和二维码等信息。

在餐饮服务经营和单位食堂场所外设置仓库(包括自有和租赁)的，还应当在副本中载明仓库具体地址。

许可的编号

食品经营许可证编号由JY(“经营”的汉语拼音字母缩写)和14位阿拉伯数字组成。数字从左至右依次为：1位主体业态代码、2位省(自治区、直辖市)代码、2位市(地)代码、2位县(区)代码、6位顺序码、1位校验码。

(九) 餐饮服务经营和单位食堂许可的变更与延续

变更范围

食品经营许可证载明的许可事项发生变化的，餐饮服务经营者和单位食堂应当在变化后10个工作日内向原发证的食品药品监督管理部门申请变更经营许可。经营场所发生变化的，应当重新申请食品经营许可。外设仓库地址发生变化的，食品经营者应当在变化后10个工作日内向原发证的食品药品监督管理部门报告。

变更申请

原发证食品监管部门对申请者提交餐饮服务经营和单位食堂许可证变更申请时，对下列资料进行审查。

(1)《食品经营许可证》变更申请书。

(2) 原《食品经营许可证》复印件。

(3) 属委托办理的，提供委托代理人资格证明，包括法定代表人(或负责人、业主)委托书及委托代理人身份证明复印件。

(4) 申请许可证单位名称、法定代表人(负责人、业主)、路名或门牌号变更的，应提供有关部门核准变更的证明材料。

(5) 申请其他有关事项变更的，应提供与变更有关的各项材料。

(6) 法律、法规、规章、规范性文件规定或监管部门要求提供的其他材料。

③ 延续申请

餐饮服务经营者和单位食堂需要延续依法取得的食品经营许可的有效期的，应当在该食品经营许可有效期届满 30 个工作日前，向原发证的食品药品监督管理部门提出申请。

④ 延续申请材料

餐饮服务经营者和单位食堂申请延续时，应当向原发证的食品监管部门提交下列资料。

(1)《食品经营许可证》延续申请书。

(2) 原《食品经营许可证》(复印件)。

(3) 证明餐饮服务经营者和单位食堂主体资格的证明材料，如营业执照、组织机构代码证或事业单位法人证书等(复印件)。

(4) 负责人、食品安全管理人员、关键环节操作人员的有效食品安全培训合格证明(复印件)。

(5) 原许可的经营场所、布局流程、卫生设施、餐厨垃圾及废弃食用油脂管理等内容有无变化的说明材料。

(6) 属委托办理的，提供委托代理人资格证明，包括法定代表人(或负责人、业主)委托书及委托代理人身份证明(复印件)。

(7) 法律、法规、规章、规范性文件规定或监管部门要求提供的其他材料。

申请延续中央厨房《食品经营许可证》的，除前款规定的材料外，还应当提交《中央厨房配送食品品种审查申请表》。

对申请内容有变化的，如企业名称、法定代表人(负责人)、路名或门牌号、许可类别和备注项目等，应当依法申请许可证变更。

⑤ 变更与延续的审查

(1) 县级以上地方食品药品监督管理部门应当对变更或者延续餐饮服务经营和单位食堂许可的申请材料进行审查。

(2) 申请人声明经营条件未发生变化的，县级以上地方食品药品监督管理部门可以不再进行现场核查。

(3) 申请人的经营条件发生变化，可能影响食品安全的，食品药品监督管理部门应当就变化情况进行现场核查。

⑥ 变更与延续的审查决定

原发证的食品药品监督管理部门根据下列情况作出变更与延续的审查决定。

(1) 决定准予变更：应当向申请人颁发新的食品经营许可证。食品经营许可证编号不变，发证日期为食品药品监督管理部门作出变更许可决定的日期，有效期与原证书一致。

(2) 决定准予延续：应当向申请人颁发新的食品经营许可证，许可证编号不变，有效期自食品药品监督管理部门作出延续许可决定之日起计算。

(3) 决定不予变更和延续：对不符合许可条件的，应当作出不予变更或者延续食品经营许可的书面决定，并说明理由。

（十）餐饮服务经营和单位食堂许可的补发与注销

1. 补发申请

食品经营许可证遗失、损坏的，餐饮服务经营者和单位食堂应当向原发证的食品药品监督管理部门申请补办，并提交下列材料。

（1）食品经营许可证补办申请书。

（2）食品经营许可证遗失的，申请人应当提交在县级以上地方食品药品监督管理部门网站或者其他县级以上主要媒体上刊登遗失公告的材料；食品经营许可证损坏的，应当提交损坏的食品经营许可证原件。

2. 许可证的补发

（1）对补发申请材料符合要求的，县级以上地方食品药品监督管理部门应当在受理后20个工作日内予以补发。

（2）因遗失、损坏补发的食品经营许可证，许可证编号不变，发证日期和有效期与原证书保持一致。

3. 注销申请

餐饮服务经营者和单位食堂终止餐饮服务经营，食品经营许可被撤回、撤销或者食品经营许可证被吊销的，应当在30个工作日内向原发证的食品药品监督管理部门申请办理注销手续，并提交下列材料。

（1）食品经营许可注销申请书。

（2）食品经营许可证正本、副本。

（3）与注销食品经营许可有关的其他材料。

4. 食品经营许可证的注销

有下列情形之一的，餐饮服务经营者和单位食堂未按规定申请办理注销手续的，原发证的食品药品监督管理部门应当依法办理食品经营许可注销手续。

（1）食品经营许可证有效期届满未申请延续的。

（2）餐饮服务经营者单位食堂主体资格依法终止的。

（3）食品经营许可证依法被撤回、撤销或者食品经营许可证依法被吊销的。

（4）因不可抗力导致食品经营许可事项无法实施的。

（5）法律法规规定的应当注销食品经营许可证的其他情形。

食品经营许可证被注销的，许可证编号不得再次使用。

三、食品经营许可工作的监督检查

1. 加强许可督查

食品药品监管部门应当加强对实施食品经营许可工作的监督检查，发现违反规定实施食品经营许可的，应当及时予以纠正。

市食品药品监管局发现区（县）监管部门违反规定实施食品经营许可的，应当责令区（县）监管部门限期纠正或者直接予以纠正。

2. 接收社会监督

食品药品监管部门及其工作人员履行食品经营许可职责，应当自觉接受食品销售经营者、餐饮服务经营者和单位食堂以及社会的监督。

食品药品监管部门接到有关违反规定实施食品经营许可的举报，应当及时进行核实；情况属实的，应当立即纠正。

③ 行政责任追究

食品药品监管部门工作人员违反相关规定实施食品经营许可许可的，由上级食品药品监督管理部门责令限期整改，并通报批评；对有关工作人员追究行政责任，给予批评教育、离岗培训、调离执法岗位或者取消执法资格等处理。

有关人员违法违规审批造成后果的，应当按照下列原则追究行政责任：

(1) 申请人不符合食品经营许可条件，承办人出具申请人符合食品经营许可条件的意见的，追究承办人行政责任。

(2) 承办人认为申请人不符合食品经营许可条件，主管领导仍然违法违规批准发放《食品经营许可证》的，追究主管领导的行政责任。

(3) 承办人和主管领导均有过错的，主要追究主管领导的行政责任。

四、食品经营许可的归档

县级以上地方食品药品监督管理部门应当建立食品经营许可档案管理制度，将办理食品经营许可的有关材料、发证情况及时整理成册和归档。

（郭术廷 沈伟涛）

第三节 药品生产经营的行政许可

一、药品生产的行政许可

(一) 目的意义

为加强药品监督管理，保证药品质量，保障人体用药安全，维护人民身体健康和用药的合法权益，根据我国药品相关法律、法规、规章要求，国家对药品生产实施行政许可制度。

(二) 工作依据

根据《中华人民共和国行政许可法》《中华人民共和国药品管理法》《中华人民共和国药品管理法实施条例》《药品生产监督管理办法》等法律、法规、规章要求，对药品生产企业提交的行政许可申请进行审批。

(三) 方法与要求

① 申请资料的审查

省级食品药品监督管理部门对药品生产许可证的申请，应当审查申请人提交的有关资料。

(1)《药品生产许可证》申请：省级食品药品监督管理部门针对药品生产企业提交的《药品生产许可证》申请，对下列资料进行审查。

1) 申请报告。

2)《药品生产许可证登记表》。

3）申请人的基本情况及其相关证明文件。

4）拟办企业的基本情况，包括拟办企业名称、生产品种、剂型、设备、工艺及生产能力；拟办企业的场地、周边环境、基础设施等条件说明以及投资规模等情况说明。

5）营业执照复印件或工商行政管理部门出具的拟办企业名称预先核准通知书，生产地址及注册地址、企业类型、法定代表人或者企业负责人。

6）拟办企业的组织机构图（注明各部门的职责及相互关系、部门负责人）。

7）拟办企业的法定代表人、企业负责人、部门负责人简历，学历和职称证书；依法经过资格认定的药学及相关专业技术人员、工程技术人员、技术工人登记表，并标明所在部门及岗位；高级、中级、初级技术人员的比例情况表。

8）拟办企业的周边环境图、总平面布置图、仓储平面布置图、质量检验场所平面布置图。

9）拟办企业生产工艺布局平面图（包括更衣室、盥洗间、人流和物流通道、气闸等，并标明人、物流向和空气洁净度等级），空气净化系统的送风、回风、排风平面布置图，工艺设备平面布置图。

10）拟生产的范围、剂型、品种、质量标准及依据。

11）拟生产剂型及品种的工艺流程图，并注明主要质量控制点与项目。

12）空气净化系统、制水系统、主要设备验证概况；生产、检验仪器、仪表、衡器校验情况。

13）主要生产设备及检验仪器目录。

14）拟办企业生产管理、质量管理文件目录。

（2）《药品生产许可证》变更：省级食品药品监督管理部门针对药品生产企业提交的《药品生产许可证》变更申请，对下列资料进行审查。

1）变更生产范围、生产地址：①《〈药品生产许可证〉变更申请表》；②关于变更总体情况的说明；③拟办企业的周边环境图、总平面布置图、仓储平面布置图、质量检验场所平面布置图；④拟办企业生产工艺布局平面图，空气净化系统的送风、回风、排风平面布置图，工艺设备平面布置图；⑤申请的剂型、品种及依据标准；⑥申请的剂型或品种的工艺流程图，并注明主要质量控制点与项目；⑦空气净化系统、制水系统、主要设备验证概况；生产、检验仪器、仪表、衡器校验情况；⑧主要生产设备及检验仪器目录；⑨拟办企业生产管理、质量管理文件目录；⑩《药品生产许可证》正副本原件。

2）变更企业负责人：①《〈药品生产许可证〉变更申请表》；②拟变更企业负责人的任命文件或有关证明材料；③拟变更企业负责人的履历（包括学历、专业、职称）；④拟变更企业负责人的学历、职称等证明文件复印件；⑤《药品生产许可证》正副本原件。

3）变更企业名称、注册地址、企业类型：①《〈药品生产许可证〉变更申请表》；②工商营业执照复印件；③《药品生产许可证》正副本原件。

4）变更法定代表人：①《〈药品生产许可证〉变更申请表》；②工商营业执照复印件；③拟变更法定代表人的履历（包括学历、专业、职称）；④拟变更法定代表人的学历、职称等证明文件复印件；⑤《药品生产许可证》正副本原件。

（3）《药品生产许可证》补证：省级食品药品监督管理部门针对药品生产企业提交的《药品生产许可证》补证申请，对下列资料进行审查：①申请报告；②在本省、自治区、直辖市发行量大的报纸媒体上登载的遗失声明。

（4）《药品生产许可证》换发：省级食品药品监督管理部门针对药品生产企业提交的《药品生产许可证》换发申请，对下列资料进行审查：①《药品生产许可证换发申请表》；②《药品生产许可证换发补充信息表》;③原《药品生产许可证》正、副本全本复印件;④企业营业执照正、副本全本复印件;⑤各生产范围和品种有效期内的《药品 GMP 证书》复印件(含正在申请重新认证的证书);⑥厂区总平面布置图、生产车间平面布置图(标注设备、洁净级别)、仓储平面布置图、质量检验场所平面布置图(含动物室);⑦企业自查报告;⑧申请定点生产麻醉药品和精神药品的企业还需提交相应品种安全管理情况、存在问题及改进措施;⑨企业对申报资料真实性、书面资料与电子文档内容一致性的承诺书。

(5)《药品生产许可证》注销:省级食品药品监督管理部门针对药品生产企业提交的《药品生产许可证》注销申请,对下列资料进行审查:①申请报告;②《药品生产许可证》正副本原件。

② 生产场地的审查

省级食品药品监督管理部门对《药品生产许可证》申请以及生产地址(地点变化)、生产范围的变更申请,应当组织技术审评部门对药品生产企业进行现场检查。

(1) 检查程序

现场检查应由至少两名检查人员组成检查组、实行组长负责制。通过检查现场、调查询问、查验记录等方式对申请企业实地情况与申报资料的相符性进行核实,记录现场检查情况。现场检查情况须经企业法定代表人或企业负责人签字确认。

(2) 检查重点及技术审查标准

1) 管理及技术人员:具有依法经过资格认定的药学技术人员、工程技术人员及相应的技术工人,企业法定代表人或者企业负责人、质量负责人无《药品管理法》第七十六条规定的情形。

2) 厂房、设施和卫生环境:具有与其药品生产相适应的厂房、设施和卫生环境。

3) 质量机构、人员、仪器设备:具有能对所生产药品进行质量管理和质量检验的机构、人员以及必要的仪器设备。

4) 规章制度:具有保证药品质量的规章制度。

③ 综合评审

现场检查结束后,由检查组长对被检查企业提交的整改报告进行审核,以确认企业对检查中发现的缺陷进行了整改或制定了整改计划;为统一把握药品生产许可的技术审查标准,公正评价申请许可的企业,技术审评部门应组织综合评审会,对已实施现场检查的企业进行综合评定,作出技术审评结论:符合药品生产许可技术审查标准的,技术审评结论为合格;不符合药品生产许可技术审查标准的,技术审评结论为不合格。

④ 行政审批

省级食品药品监督管理部门对申请人的条件、申请材料、实地审核情况等内容进行审查,对技术审评结论进行核准,认为符合要求和法定程序的,作出准予许可的决定;不符合要求和法定程序的,作出不予许可的决定。

二、药品批发企业行政许可

(一) 目的

为规范药品经营行为,加强药品批发企业管理,保证药品质量,保障人民用药安全,国家对药品批发经营实行许可证管理制度。

(二) 依据

《中华人民共和国药品管理法》《中华人民共和国药品管理法实施条例》《药品经营许可证管

理办法》《药品经营质量管理规范》。

（三）程序

1. 许可对象

本市拟开办和已开办药品批发的企业。药品批发企业，是指将购进的药品销售给药品生产企业、药品经营企业、医疗机构的药品经营企业。

2. 许可部门

上海市食品药品监督管理局。

3. 许可条件

药品批发企业必须具备以下条件。

（1）具有保证所经营药品质量的规章制度。

（2）企业、企业法定代表人、企业负责人、质量管理负责人、质量管理部门负责人无《药品管理法》第75条、第82条规定的情形。

（3）具有与经营规模相适应的一定数量的执业药师。质量管理负责人、质量管理部门负责人具有大学以上学历，执业药师，且有一定药品经营质量管理经验。

（4）具有能够保证药品储存质量要求的、与其经营品种和规模相适应的常温库、阴凉库、冷库。仓库中具有适合药品储存的专用货架和实现药品入库、传送、分拣、上架、出库现代物流系统的装置和设备。

（5）具有独立的计算机管理信息系统，能覆盖企业内药品的购进、储存、销售以及经营和质量控制的全过程；能全面记录企业经营管理及实施《药品经营质量管理规范》方面的信息；符合《药品经营质量管理规范》对药品经营各环节的要求，并具有可以实现接受当地（食品）药品监管部门（机构）监管的条件。

（6）具有符合《药品经营质量管理规范》对药品营业场所及辅助、办公用房以及仓库管理、仓库内药品质量安全保障和进出库、在库储存与养护方面的条件。

国家对经营麻醉药品、精神药品、医疗用毒性药品、预防性生物制品另有规定的，从其规定。

4. 许可申请

（1）新办：药品批发企业新办包括筹建、验收两个环节。

1）筹建：申请人向上海市食品药品监督管理局做出书面筹建申请，携带办事人员法人委托书，需提交材料（加盖公章）见表2-1。

表2-1　药品批发企业新办筹建申请需提交的材料

序号	提交材料名称	原件/复印件	份数	纸质/电子报件
1	组建、投资企业（人）或合作伙伴的基本情况、合作合同或协议	原件/复印件	1	纸质
2	拟办企业法定代表人、合伙人或投资者身份证复印件（交验原件）及个人简历	复印件/原件	1	纸质
3	企业负责人（总经理）大专以上学历证书、简历、身份证复印件（交验原件）	复印件/原件	1	纸质
4	分管药品经营质量管理负责人大学本科以上（含）学历证书、简历、身份证复印件、执业药师资格证书复印件（交验原件）。从事药品经营质量管理工作经历证明	复印件/原件	1	纸质

（续表）

序号	提交材料名称	原件/复印件	份数	纸质/电子报件
5	质量管理部门负责人大学本科以上（含）学历证书、简历、身份证、执业药师资格证书复印件（交验原件）。从事药品经营质量管理工作经历证明	复印件/原件	1	纸质
6	拟经营药品的范围	原件	1	纸质
7	现代物流系统、信息系统可行性项目计划书	原件	1	纸质
8	拟设注册地、营业场所、设备、仓储设施及周边卫生环境等概况、房屋产权证或使用权证明及租赁协议	复印件		
9	承诺书	原件	1	纸质

2）验收：申办人完成筹建后，提出验收申请，携带办事人员法人委托书，提交材料（加盖公章）见表2-2。

表2-2 药品批发企业新办验收需提交的材料

序号	提交材料名称	原件/复印件	份数	纸质/电子报件
1	《上海市药品批发企业验收申请审查表》	原件	1	纸质
2	《营业执照》复印件（交验原件）	复印件	1	纸质
3	拟办企业组织机构、质量机构情况及网络图	原件	1	纸质
4	质量管理文件	复印件/原件	1	纸质
5	质量相关部门（质量管理、验收、养护、仓库等）及药学专业人员花名册	复印件	1	纸质
6	药学专业技术人员资格证书及执业药师注册证复印件（交验原件）	复印件	1	纸质
7	仓储设备目录、营业场所和仓库平面布局图及房屋产权证或使用权证明及租赁合同复印件（交验原件）	复印件	1	纸质
8	现代物流系统、信息系统项目竣工交付使用合同复印件（交验原件）	复印件		

书面申请时，企业应一并提交网上申请（下同）。网址：http://xuke.shfda.gov.cn。

国家对经营麻醉药品、精神药品、医疗用毒性药品、预防性生物制品另有规定的，从其规定。

（2）依申请变更：药品批发企业申请变更《药品经营许可证》许可事项，应向上海市食品药品监督管理局提出书面申请（企业法人的非法人分支机构变更《药品经营许可证》许可事项的，必须出具上级法人签署意见的变更申请书），说明变更目的和理由及企业经营状况、药学技术人员及仓库等情况，提交《药品经营许可证》副本和《营业执照》复印件（加盖公章，交验原件）、办事人员法人委托书并提交以下有关材料（加盖公章）。

1）企业注册地址、仓库地址（包括增减仓库、委托配送单位）的变更：需提交的材料见表2-3。

表2-3 变更企业注册地址、仓库地址需提交的材料

序号	提交材料名称	原件/复印件	份数	纸质/电子报件
1	营业场所、仓库平面布局图	原件	1	纸质
2	房屋产权证、使用权证明、租赁合同复印件（交验原件）。委托配送单位变更的，提交《委托、被委托药品储存配送业务确认件》	复印件	1	纸质

2）企业法定代表人、企业负责人、质量负责人、质量管理部门负责人的变更：需提交的材料见表 2－4。

表 2－4　变更企业法人、企业负责人、质量负责人、质量管理部门负责人需提交的材料

序号	提交材料名称	原件/复印件	份数	纸质/电子报件
1	企业上级部门的批文或董事会决议、人员任命文件	复印件	1	纸质
2	变更后人员的学历、简历、职称、身份证、执业药师注册证复印件（交验原件）	复印件	1	纸质

3）经营范围变更：需提交的材料见表 2－5。

表 2－5　变更经营范围需提交的材料

序号	提交材料名称	原件/复印件	份数	纸质/电子报件
1	与经营范围相适应，依法经过资格认定的药学专业技术人员资格证书及执业药师注册证、身份证复印件（交验原件）	复印件	1	纸质
2	仓库平面布局图	复印件	1	纸质
3	与经营范围适应的药品经营质量管理制度	复印件	1	纸质

药品批发企业申请登记事项变更应向上海市食品药品监督管理局提出书面申请，提交《药品经营许可证》副本和《营业执照》复印件（加盖公章，交验原件）。

申请变更企业注册地址、仓库地址（包括增减仓库）、经营范围的企业，自收到准予许可决定的批文后，应按规定实施筹建。筹建完毕，向上海市食品药品监督管理局提交《上海市药品批发企业变更验收申请审查表》报告筹建及需要说明的情况，申请变更验收。

（3）换证：《药品经营许可证》有效期 5 年。有效期届满，需要继续经营药品的，药品批发企业应当在有效期届满前 6 个月内申请换发《药品经营许可证》，需提交的材料见表 2－6。

表 2－6　换证需提交的材料

序号	提交材料名称	原件/复印件	份数	纸质/电子报件
1	换证申请报告	原件	1	纸质
2	内审报告	原件	1	纸质
3	《药品经营许可证》正副本	原件	1	纸质
4	《营业执照》正副本复印件（交验原件）	复印件	1	纸质
5	法人委托书	原件	1	纸质

（4）注销：《药品经营许可证》有效期内的药品批发企业。申请注销时，应提交注销申请报告、《药品经营许可证》正副本、《营业执照》正副本复印件（交验原件）、办事人员法人委托书等书面材料。

（5）补证：《药品经营许可证》有效期内的药品批发企业许可证遗失后补证。申请补证时，应提交补证申请报告、指定的媒体上登载遗失声明、办事人员法人委托书等书面材料。

许可审批

（1）受理：受理人员按照申请资料目录和申请资料要求对申请材料的完整性进行核对。应

对递交资料人员身份进行核实确认。递交资料人员应为申请人(法定代表人)或其委托代理人,并携带个人有效身份证明原件。受理人员按照规定要求,对申请作出受理、补正或不予受理决定。

(2) 审查与决定:收到完整申请材料之日起,在规定时限内按要求进行审查。申请验收的,自收到完整申请验收材料之日起,在规定时限内组织验收。验收由至少两名检查人员对企业进行现场检查,对企业质量管理情况按照《药品经营质量管理规范》要求进行评价,提出合格或不合格验收意见。验收评定结果须经企业法定代表人或企业负责人签字确认并加盖公章。

审查、验收符合条件的,报部门负责人审核并由所在单位负责人审批后,作出准予许可的决定,发出行政许可文书。同时,按规定发放或变更《药品经营许可证》。认为不符合要求和法定形式的,作出不予许可的决定,发出不予行政许可的文书。

三、药品零售连锁企业行政许可

(一) 目的

为加强药品监督管理,保证药品质量,保障人体用药安全,维护人民身体健康和用药的合法权益,国家对药品经营实行许可证管理制度。

(二) 依据

根据《药品管理法》《药品管理法实施条例》有关规定,从事药品经营活动,需要先向食品药品监督管理部门申领《药品经营许可证》,并通过《药品经营质量管理规范》认证。

(三) 程序

1 审批条件

(1) 药品零售连锁企业开办:开办药品零售连锁企业,须经上海市食品药品监督管理局批准并发给《药品经营许可证》。开办药品零售连锁企业必须具备以下条件:

1) 具有保证所经营药品质量的规章制度。

2) 企业、企业法定代表人、企业负责人、质量管理负责人、质量管理部门负责人无《药品管理法》第 75 条、第 82 条规定的情形。

3) 具有与经营规模相适应的一定数量的执业药师。质量管理负责人具有大学以上学历、质量管理部门负责人具有大专以上学历,执业药师,且有一定药品经营质量管理经验。

4) 具有能够保证药品储存质量要求的、与其经营品种和规模相适应的常温库、阴凉库、冷库(药品委托药品批发企业配送除外)。

5) 具有与各门店联网的计算机管理信息系统,能覆盖企业内药品的购进、储存、销售以及经营和质量控制的全过程;能全面记录企业经营管理及实施《药品经营质量管理规范》方面的信息;符合《药品经营质量管理规范》对药品经营各环节的要求,并具有可以实现接受当地(食品)药品监管部门(机构)监管的条件。

6) 具有符合《药品经营质量管理规范》对药品营业场所及辅助、办公用房以及仓库管理、仓库内药品质量安全保障和进出库、在库储存与养护方面的条件。

国家对经营麻醉药品、精神药品、医疗用毒性药品、预防性生物制品另有规定的,从其规定。

(2) 药品零售连锁企业变更:针对《药品经营许可证》有效期内的药品零售连锁企业。

《药品经营许可证》许可事项变更是指持《药品经营许可证》的药品零售连锁企业申请经营范围、注册地址、仓库地址(包括增减仓库、委托配送批发企业)、企业法定代表人、企业负责人、质量负责人以及质量管理部门负责人的变更。登记事项变更是指上述事项以外的其他事项的变更。

企业分立、合并、重组(股权变更)、改变经营方式按照《药品经营许可证管理办法》(国家食品药品监督管理局令第 6 号)的规定重新办理《药品经营许可证》(按药品零售连锁企业新开办办理)。

(3) 药品零售连锁企业换证：持有效《药品经营许可证》且有效期届满前 6 个月内的药品零售连锁企业。

(4) 药品零售连锁企业注销：《药品经营许可证》有效期内的药品零售连锁企业。

(5) 药品零售连锁企业补证：《药品经营许可证》有效期内的药品零售连锁企业许可证遗失后补证。申请补证时，应提交补证申请报告、指定的媒体上登载遗失声明、办事人员法人委托书等书面材料。

申请材料

(1) 药品零售连锁企业开办：申请人向上海市食品药品监督管理局做出书面筹建申请，并提交以下材料(加盖公章)。

1) 拟开办药品零售连锁企业，申办人应已有 10 家(含)以上零售药店(直营)。

2) 所属连锁门店《药品经营许可证》和《营业执照》复印件；所属连锁门店合作合同或协议。

3) 拟办企业法定代表人、合伙人或投资者身份证复印件(交验原件)及个人简历。

4) 企业负责人(总经理)大专以上学历证书、简历、身份证复印件(交验原件)。

5) 分管药品经营质量管理负责人大学本科以上(含)学历证书、简历、身份证复印件、执业药师资格证书复印件(交验原件)。从事药品经营质量管理工作经历证明。

6) 质量管理部门负责人大学专科以上(含)学历证书、简历、身份证、执业药师资格证书复印件(交验原件)。从事药品经营质量管理工作经历证明。

7) 拟经营药品的范围。

8) 所属连锁门店企业负责人、质量负责人和依法经过资格认定的药学专业技术人员花名册。

9) 连锁总部办公地房屋使用意向证明(产权证和租赁意向协议)复印件(交验原件)。

10) 设置配送中心的连锁企业，需提交仓库房屋使用意向证明(产权证和租赁意向协议)复印件(交验原件)；委托配送连锁企业需提交委托配送意向书。

11) 承诺书。

12) 法律法规和规章规定的其他相关资料：申办人完成筹建后，提出验收申请，并提交以下材料(加盖公章)：①《上海市药品零售连锁企业验收审查表》；②《营业执照》复印件(交验原件)；③拟办企业组织机构、质量机构情况及网络图；④质量管理文件；⑤质量相关部门(质量管理、门店管理、人事管理、配送中心等)及药学专业人员花名册；⑥药学专业技术人员资格证书及执业药师注册证复印件(交验原件)；⑦办公场所和仓库(配送中心)平面布局图及房屋产权证或使用权证明及租赁合同复印件(交验原件)；委托配送连锁企业需提交与委托方签订的药品质量保证协议书；⑧计算机信息系统项目竣工交付使用合同复印件(交验原件)；⑨法律、法规和规章规定的其他相关材料。

(2) 药品零售连锁企业变更

1) 药品零售连锁企业申请变更《药品经营许可证》许可事项，应向上海市食品药品监督管理局提出书面申请，说明变更目的和理由及企业经营状况、药学技术人员及仓库等情况，提交《药品经营许可证》副本和《营业执照》复印件(加盖公章,交验原件),并提交以下有关材料(加盖公章)。

Ⅰ 企业注册地址、仓库地址(包括增减仓库、委托配送批发企业)的变更:①营业(办公)场所、仓库平面布局图;②房屋产权证、使用权证明、租赁合同复印件(交验原件);③法律、法规和规章规定的其他相关资料。

Ⅱ 企业法定代表人、企业负责人、质量负责人、质量管理部门负责人的变更:①企业上级部门的批文或董事会决议、人员任命文件;②变更后人员的学历、简历、职称、身份证、执业药师注册证复印件(交验原件);③法律、法规和规章规定的其他相关资料。

Ⅲ 经营范围变更:①与经营范围相适应,依法经过资格认定的药学专业技术人员资格证书及执业药师注册证、身份证复印件(交验原件);②仓库平面布局图;③与经营范围适应的药品经营质量管理制度;④法律法规规定的其他相关证明材料。

2) 药品零售连锁企业申请登记事项变更应向上海市食品药品监督管理局提出书面申请,提交《药品经营许可证》副本和《营业执照》复印件(加盖公章,交验原件)。

3) 申请变更企业注册地址、仓库地址(包括增减仓库、委托配送批发企业)、经营范围的企业,自收到准予许可决定的批文后,应按规定实施筹建。筹建完毕,向上海市食品药品监督管理局提交《上海市药品零售连锁企业变更验收审查表》报告筹建及需要说明的情况,申请变更验收。

4) 申请变更企业名称、注册地址的企业,需同时提交《药品经营质量管理规范认证证书》原件。《药品经营许可证》变更完成时,对《药品经营质量管理规范认证证书》相应项目一并变更,并重新打印。

(3) 药品零售连锁企业换证:换证申请报告、内审报告、《药品经营许可证》正副本、《营业执照》正副本复印件(交验原件)。

(4) 药品零售连锁企业注销:注销申请报告。所有申请需同时提交网上申请。网址:http://xuke.shfda.gov.cn。

(5) 药品零售连锁企业补证:企业提交补证报告,并在发证机关指定的媒体上登载遗失声明。

⑧ 办理程序

药品零售连锁企业开办分为筹建程序和验收程序。

(1) 筹建程序

1) 受理

Ⅰ 受理流程

ⅰ 受理人员按照申请资料目录和申请资料要求对申请材料的完整性进行核对。应对递交资料人员身份进行核实确认。递交资料人员应为申请人(法定代表人)或其委托代理人,并携带个人有效身份证明原件。

ⅱ 申请事项属于本部门职权范围,材料齐全、符合法定形式,或者申请人按照要求提交全部补正申请材料的,应当接收申请人的有关申请材料,并发放《受理通知书》。申请材料存在可以当场更正的错误的,应当允许申请人当场更正。

ⅲ 材料不齐全或者不符合法定形式的,应当当场或在5个工作日内向申请人发出《补正材料通知书》,一次性告知需要补正的全部内容。逾期不告知的,自收到申请材料之日起即为受理。

ⅳ 申请事项不属于本部门职权范围的,应当即时作出不予受理决定,发放《不予受理通知书》,并告知申请人向有关部门申请。

ⅴ 接收材料后，不能当场发出《受理通知书》《不予受理通知书》或《补正材料通知书》的，应当发放《行政许可申请(补正)材料接收凭证》。

Ⅱ 收件材料提交

受理人员将申请材料整理后，于2日内转交职能处室审核人员。

2）审核

Ⅰ 职能处室审核人员进行材料审查

按要求对申请材料进行审核，必要时可听取申请人、利害关系人意见。

Ⅱ 审核意见

ⅰ 申请材料符合标准的，提出予以筹建的审核意见。

ⅱ 不符合标准的，提出不予许可的审核意见和理由，将申请材料和审核意见一并转处室负责人。

3）审查与决定

Ⅰ 职能处室处长审查

职能处室负责人对经办人提出的审核意见进行审查，并提出准予或不予筹建的意见(不予的，需书面陈述不予理由)。

Ⅱ 分管局长审批

ⅰ 分管局长在收到企业申请材料及职能处室提出的意见后，依据有关规定，对意见进行审批，并根据如下情况分别作出审批决定。

ⅱ 认为符合要求和法定形式的，作出准予筹建的决定。

ⅲ 认为不符合上述要求和法定形式的，作出不予筹建的决定。

4）送达

Ⅰ 打印决定文书

经办人员接到审批结论后，核发《准予筹建许可决定书》或《不予许可决定书》。《不予许可决定书》应陈述不予筹建的理由，并同时告知申请人有申请行政复议和行政诉讼的权利。

Ⅱ 送达

受理台在收到《准予筹建许可决定书》或《不予许可决定书》当日，应通知申请人领取。受理台应对领取人身份进行核实确认。领取人应为申请人(法定代表人)或其委托代理人，并携带个人有效身份证明原件，委托代理人应同时提交委托人签名或者盖章的授权委托书，委托书应载明委托事项及权限。领取时填写《送达回执》，并经双方签字确认。

(2) 验收程序

1）受理

Ⅰ 受理流程

ⅰ 受理人员按照申请资料目录和申请资料要求对申请材料的完整性进行核对。应对递交资料人员身份进行核实确认。递交资料人员应为申请人(法定代表人)或其委托代理人，并携带个人有效身份证明原件。

ⅱ 申请事项属于本部门职权范围，材料齐全、符合法定形式，或者申请人按照要求提交全部补正申请材料的，应当接收申请人的有关申请材料，并发放《受理通知书》。申请材料存在可以当场更正的错误的，应当允许申请人当场更正。

ⅲ 申请材料不齐全或者不符合法定形式的，应当当场或者在5个工作日内向申请人发出

《补正材料通知书》,一次性告知需要补正的全部内容。逾期不告知的,自收到申请材料之日起即为受理。

ⅳ 申请事项不属于本部门职权范围的,应当即时作出不予受理决定,发放《不予受理通知书》,并告知申请人向有关部门申请。

ⅴ 接收材料后,不能当场发出《受理通知书》《不予受理通知书》或《补正材料通知书》的,应当发放《行政许可申请(补正)材料接收凭证》。

Ⅱ 收件材料提交

受理人员将申请材料整理后,于2日内转交职能处室审核人员。

2) 审核

Ⅰ 职能处室审核人员进行材料审核

按要求对申请材料进行审核,必要时可听取申请人、利害关系人意见。

Ⅱ 现场检查

由至少两名检查人员对企业进行现场检查。检查人员通过检查现场、调查询问、查验记录等方式,对申请企业实地情况与申报资料的相符性进行核实,对照《药品经营质量管理规范》等规定,提出检查意见和综合评价并签字。检查意见应经企业法定代表人或企业负责人签字确认,加盖公章。

Ⅲ 审核意见

申请材料和企业现场检查符合标准的,提出予以许可的审核意见。

不符合标准的,提出不予许可的审核意见和理由,将申请材料、现场检查材料和审核意见一并转处室负责人。

3) 审查与决定

Ⅰ 职能处室处长审查

职能处室负责人对经办人提出的审核意见进行审查,并提出准予或不予许可的意见(不予的,需书面陈述不予理由)。

Ⅱ 分管局长审批

分管局长在收到企业申请材料及职能处室提出的意见后,依据有关规定,对意见进行审批,并根据如下情况分别作出审批决定。

认为符合要求和法定形式的,作出准予许可的决定。

认为不符合上述要求和法定形式的,作出不予许可的决定。

4) 证件制作与送达

Ⅰ 打印决定文书

经办人员接到审批结论后,核发《准予许可决定书》或《不予许可决定书》。《不予许可决定书》应陈述不予许可的理由,同时告知申请人有申请行政复议和行政诉讼的权利。

Ⅱ 打印许可证

自作出准予行政许可决定之日起10日内,受理人员打印《药品经营许可证》正、副本。

Ⅲ 送达

受理台通知申请人领取《准予许可决定书》或《不予许可决定书》及《药品经营许可证》。受理台应对领取人身份进行核实确认。领取人应为申请人(法定代表人)或其委托代理人,并携带个人有效身份证明原件,委托代理人应同时提交委托人签名或者盖章的授权委托书,委托书应载明委托事项及权限。领取时填写《送达回执》，并经双方签字确认。

（3）药品零售连锁企业变更：申请者应当在变更之前30日内，向上海市食品药品监督管理局提出申请；未经批准，不得变更许可事项。企业因违法经营已被食品药品监督管理部门立案调查，尚未结案的；或已经做出行政处罚决定，尚未履行处罚的，食品药品监督管理部门应暂停受理其《药品经营许可证》的变更申请。

1）许可事项变更的审批：上海市食品药品监督管理局自收到企业申请变更完整材料之日起15个工作日内做出审核决定。同意变更的，做出准予许可决定。不同意变更的，书面告知企业不同意变更的理由和原因，并告知申请人若不服决定，可以自收到书面通知书之日起60日内向国家食品药品监督管理总局或上海市人民政府申请行政复议或在3个月内向黄浦区人民法院提起行政诉讼。

申请变更法定代表人、企业负责人、质量负责人、质量管理部门负责人的企业自收到准予许可决定的批文后即可到上海市食品药品监督管理局办理《药品经营许可证》变更手续。

2）许可事项变更的验收：申请变更企业注册地址、仓库地址（包括增减仓库、委托配送批发企业）、经营范围的企业，自收到完整验收申请材料之日起20个工作日内，依据《药品经营质量管理规范》和其他相关规定组织验收，符合条件的，按变更后的内容重新核发《药品经营许可证》正本，收回原《药品经营许可证》正本，并将变更内容在《药品经营许可证》副本中予以记录，变更后的《药品经营许可证》有效期不变。不符合条件的，应当书面通知申办人并说明理由，并告知申办人若不服决定可以自收到书面通知书之日起60日内向国家食品药品监督管理总局或上海市人民政府申请行政复议或在6个月内向黄浦区人民法院提起诉讼。申请企业可以在条件符合后，依法重新申报许可验收。

药品零售连锁企业申请登记事项变更应向上海市食品药品监督管理局提出书面申请，提交《药品经营许可证》副本和《营业执照》复印件（加盖公章，交验原件）。药品零售连锁企业变更企业名称的需持工商行政管理部门核发的《企业名称预先核准通知书》到上海市食品药品监督管理局办理变更登记手续。《药品经营许可证》登记事项变更后，应由原发证机关在《药品经营许可证》副本上记录变更的内容和时间，并按变更后的内容重新核发《药品经营许可证》正本，收回原《药品经营许可证》正本。变更后的《药品经营许可证》有效期不变。

陈述申辩听证，从《行政许可法》的规定。

3）药品零售连锁企业换证：申请者应当在许可证届满前6个月内，向上海市食品药品监督管理局提出换证申请。企业因违法经营已被食品药品监督管理部门立案调查，尚未结案的；或已经做出行政处罚决定，尚未履行处罚的，食品药品监督管理部门应暂停受理其《药品经营许可证》的换证申请。

上海市食品药品监督管理局收到药品零售连锁企业完整换证申请材料之日起20个工作日内，对申报材料进行审查（需要现场检查的，完成现场检查）。审查符合条件的，收回原证，换发新证。不符合条件的，可限期3个月进行整改，整改后仍不符合条件的，注销原《药品经营许可证》。

不予换证的，应当书面通知申办人并说明理由，并告知申办人若不服决定可以自收到书面通知书之日起60日内向国家食品药品监督管理总局或上海市人民政府申请行政复议或在6个月内向黄浦区人民法院提起诉讼。

4）药品零售连锁企业注销：上海市食品药品监督管理局收到药品零售连锁企业完整注销申请材料之日起20个工作日内，对申报材料进行审查。符合条件的，准予注销《药品经营许可证》。

5）药品零售连锁企业补证：企业提交补证报告，并在发证机关指定的媒体上登载遗失声明。发证机关在企业登载遗失声明之日起满1个月后，按原核准事项补发《药品经营许可证》。

4 办理期限

（1）药品零售连锁企业开办：上海市食品药品监督管理局应当自收到完整申请材料之日起30个工作日内，依据法律法规和规范性文件规定，作出是否同意筹建的决定。申请人完成拟办企业筹建后，应当向市食品药品监督管理局申请验收。市食品药品监督管理局应当自收到完整申请验收材料之日起30个工作日内组织验收；符合条件的，发给《药品经营许可证》。

（2）药品零售连锁企业变更

1）上海市食品药品监督管理局自收到企业申请变更完整材料之日起15个工作日内做出审核决定。

2）申请变更企业注册地址、仓库地址（包括增减仓库、委托配送批发企业）、经营范围的企业，收到审核决定后进行筹建。完成筹建后，应当向原审批机构申请验收。原审批机构应当自收到完整申请验收材料之日起20个工作日内，依据《药品经营质量管理规范》等相关规定组织验收，并做出是否准予变更的决定。

（3）药品零售连锁企业换证：收到药品零售连锁企业完整换证申请材料之日起20个工作日做出是否准予换证的决定，符合条件的，发给《药品经营许可证》。

（4）药品零售连锁企业注销：收到药品零售连锁企业完整注销申请材料之日起20个工作日做出是否准予注销《药品经营许可证》的决定。

（5）药品零售连锁企业补证：企业提交补证报告，并在发证机关指定的媒体上登载遗失声明。发证机关在企业登载遗失声明之日起满1个月后，按原核准事项补发《药品经营许可证》。

四、药品零售企业行政许可

（一）目的

为加强药品监督管理，保证药品质量，保障人体用药安全，维护人民身体健康和用药的合法权益，国家对药品经营实行许可证管理制度。

（二）依据

根据《药品管理法》《药品管理法实施条例》有关规定，从事药品经营活动，需要先向食品药品监督管理部门申领《药品经营许可证》，并通过《药品经营质量管理规范》认证。

（三）程序

1 审批条件

开办药品零售企业，须经企业所在地县级以上地方药品监督管理部门批准并发给《药品经营许可证》。开办药品经营企业必须具备以下条件。

（1）应符合当地常住人口数量、地域、交通状况和实际需要的要求。

（2）符合方便群众购药的原则。

（3）具有保证所经营药品质量的规章制度。

（4）具有依法经过资格认定的药学技术人员。

（5）企业、企业法定代表人、企业负责人、质量负责人无《药品管理法》第75条、第82条规定情形的。

（6）具有与所经营药品相适应的营业场所、设备、仓储设施以及卫生环境。在超市等其他商业企业内设立零售药店的，必须具有独立的区域。

(7) 具有能够配备满足当地消费者所需药品的能力。

申请材料

(1) 申办人提出拟办企业筹建申请须提交以下资料。

1)《药品零售企业筹建申请表》。

2) 拟办企业法定代表人、企业负责人、质量负责人的学历、执业资格或职称证明原件、复印件及个人简历及专业技术人员资格证书、聘书。

3) 拟经营药品的范围。

4) 拟设营业场所、仓储设施、设备情况。

5) 申请人委托代理人办理行政许可申请的，应当向代理人出具有明确委托权限的授权委托书。代理人应当向受理窗口提交委托书。

6) 企业必须如实提交有关材料和反映真实情况，并对申请资料实质内容的真实性负责。

(2) 申办人完成筹建后，提出验收申请，并提交以下资料。

1)《药品零售企业许可申请表》。

2) 工商行政管理部门核发的《企业名称预先核准通知书》或《营业执照》复印件(交验原件)。

3) 房屋使用证明(产权证和租赁协议)复印件(交验原件)。

4) 经营场所和仓库平面布局图。

5) 依法经过资格认定的药学专业技术人员资格证书及聘书，企业质量负责人还须递交经市食品药品监督管理局考核的合格证书。

6) 企业质量管理文件及主要设施、设备目录。

7) 申请人委托代理人办理行政许可申请的，应当向代理人出具有明确委托权限的授权委托书。代理人应当向受理窗口提交委托书。

8) 企业必须如实提交有关材料和反映真实情况，并对申请资料实质内容的真实性负责。

办理程序

(1) 筹建程序

1) 受理

Ⅰ 受理流程

ⅰ 受理人员按照申请资料目录和申请资料要求对申请材料的完整性进行核对。应对递交资料人员身份进行核实确认。递交资料人员应为申请人(法定代表人)或其委托代理人，并携带个人有效身份证明原件。

ⅱ 申请事项属于本部门职权范围，材料齐全、符合法定形式，或者申请人按照要求提交全部补正申请材料的，应当接收申请人的有关申请材料，并发放受理通知书。申请材料存在可以当场更正的错误的，应当允许申请人当场更正。

ⅲ 申请材料不齐全或者不符合法定形式的，应当当场或者在5个工作日内向申请人发出《补正材料通知书》，一次性告知需要补正的全部内容。逾期不告知的，自收到申请材料之日起即为受理。

ⅳ 申请事项不属于本部门职权范围的，应当即时作出不予受理决定，发放《不予受理通知书》，并告知申请人向有关部门申请。

ⅴ 接收材料后，不能当场发出《受理通知书》《不予受理通知书》或《补正材料通知书》的，应当发放《行政许可申请(补正)材料接收凭证》。

Ⅱ 收件凭证的送达：受理人员将申请材料整理后，填写《行政许可移送表》，签字并注明日期，由移送人员于受理当日转交职能处室审核人员，交接双方须填写《行政许可移送表》，签字并注明日期，并将《受理通知书》一同移送审核人员。

2）审核

Ⅰ 职能处室审核人员进行材料审核：按审核标准对申请材料进行审核，有必要时可听取申请人、利害关系人意见。

Ⅱ 现场检查：由至少两名检查人员对企业进行现场检查。检查人员通过检查现场、调查询问、查验记录等方式对申请企业实地情况与申报资料的相符性进行核实，作出核查意见和综合评价。核查意见应经企业法定代表人或企业负责人签字确认，加盖公章。

Ⅲ 审核意见

ⅰ 申请材料和企业现场检查符合标准的，提出予以筹建的审核意见，填写《行政许可审批流程表(一)》[以下简称《审批流程表(一)》]，将申请材料和审核意见一并转复审人员。

ⅱ 不符合标准的，提出不予许可的审核意见和理由，填写《审批流程表(一)》，将申请材料和审核意见一并转复审人员。

ⅲ 听取申请人、相关利害人意见。经办人对申请材料进行实质审核和现场勘察后发现，该许可申请直接涉及申请人与他人之间重大利益关系的，应当告知申请人和利害关系人依法享有陈述、申辩或者听证的权利。在接到申请人、利害关系人陈述、申辩或听证申请后，应提前告知申请人及利害关系人陈述、申辩或举行听证的时间。陈述、申辩及听证均应有记录。

3）审查与决定

Ⅰ 职能部门负责人复审：职能部门负责人对经办人提出的审查意见进行审核，并提出准予或不准予筹建的结论(不准予需书面陈述不准予理由)。

Ⅱ 分管局长审定：分管领导在收到企业申请材料及职能科室提出的审核结论后，依据有关规定，对职能科室提出的审核结论进行核准，并根据如下不同情况分别作出审批决定。

经核准，认为符合上述要求和法定形式的，作出准予筹建的决定。

经核准，认为不符合上述要求和法定形式的，作出不予筹建的决定，并书面陈述理由。

4）送达

Ⅰ 打印决定文书：经办人员接到审批结论后，核发《准予筹建药品零售企业通知书》或《药品零售企业不予筹建通知书》。《药品零售企业不予筹建通知书》应陈述不予筹建的理由，并同时告知申请人有申请行政复议和行政诉讼的权利。

Ⅱ 送达：受理台在收到《准予筹建药品零售企业通知书》或《药品零售企业不予筹建通知书》当日，应通知申请人领取。受理台应对领取人身份进行核实确认。领取人应为申请人(法定代表人)或其委托代理人，并携带个人有效身份证明原件，委托代理人应同时提交委托人签名或者盖章的授权委托书，委托书应载明委托事项及权限。领取时填写《送达回执》，并经双方签字确认。

(2）许可程序

1）受理

Ⅰ 受理流程

ⅰ 受理人员按照申请资料目录和申请资料要求对申请材料的完整性进行核对。应对递交资料人员身份进行核实确认。递交资料人员应为申请人(法定代表人)或其委托代理人，并携带个人有效身份证明原件。

ⅱ 申请事项属于本部门职权范围，材料齐全、符合法定形式，或者申请人按照要求提交全部补正申请材料的，应当接收申请人的有关申请材料，并发放受理通知书。申请材料存在可以当场更正的错误的，应当允许申请人当场更正。

ⅲ 申请材料不齐全或者不符合法定形式的，应当当场或者在5个工作日内向申请人发出《补正材料通知书》，一次性告知需要补正的全部内容。逾期不告知的，自收到申请材料之日起即为受理。

ⅳ 申请事项不属于本部门职权范围的，应当即时作出不予受理决定，发放《不予受理通知书》，并告知申请人向有关部门申请。

ⅴ 接收材料后，不能当场发出《受理通知书》《不予受理通知书》或《补正材料通知书》的，应当发放《行政许可申请(补正)材料接收凭证》。

Ⅱ 收件凭证的送达：受理人员将申请材料整理后，填写《行政许可移送表》，签字并注明日期，由移送人员于受理当日转交职能处室审核人员，交接双方须填写《行政许可移送表》，签字并注明日期，并将《受理通知书》一同移送审核人员。

2）审核

Ⅰ 职能处室审核人员进行材料审核：按审核标准对申请材料进行审核，有必要时可听取申请人、利害关系人意见。

Ⅱ 现场检查：由至少两名检查人员对企业进行现场检查。检查人员通过检查现场、调查询问、查验记录等方式对申请企业实地情况与申报资料的相符性进行核实，作出核查意见和综合评价并签字。核查意见应经企业法定代表或企业负责人签字确认，加盖公章。

Ⅲ 审核意见

ⅰ 申请材料和企业现场检查符合标准的，提出予以许可的审核意见，填写《行政许可审批流程表(一)》[以下简称《审批流程表(一)》]，将申请材料和审核意见一并转复审人员。

ⅱ 不符合标准的，提出不予许可的审核意见和理由，填写《审批流程表(一)》，将申请材料和审核意见一并转复审人员。

ⅲ 听取申请人、相关利害人意见。经办人对申请材料进行实质和现场勘察后发现，该许可申请直接涉及申请人与他人之间重大利益关系的，应当告知申请人和利害关系人依法享有陈述、申辩或者听证的权利。在接到申请人、利害关系人陈述、申辩或听证申请后，应提前告知申请人及利害关系人陈述、申辩或举行听证的时间。陈述、申辩及听证均应有记录。

3）审查与决定

Ⅰ 职能部门负责人复审：职能部门负责人对经办人提出的审查意见进行审核，并提出准予或不准予行政许可的结论(不准予需书面陈述不准予理由)。

Ⅱ 主管局长审定：分管领导在收到企业申请材料及职能科室提出的行政许可结论后，依据有关规定，对职能科室提出的行政许可审核结论进行核准，并根据如下不同情况分别作出审批决定。

经核准，认为符合上述要求和法定形式的，作出准予许可的决定。

经核准，认为不符合上述要求和法定形式的，作出不予许可的决定，并书面陈述理由。

证件制作与送达

(1) 打印决定文书：经办人员接到审批结论后，核发《准予药品零售企业行政许可决定书》或

《药品零售企业不予许可通知书》。《药品零售企业不予许可通知书》应陈述不予许可的理由，并同时告知申请人有申请行政复议和行政诉讼的权利。

(2) 打印许可证：自作出准予药品零售企业行政许可决定之日起10日内，打印《药品经营许可证》正、副本。

(3) 送达：受理台在收到《准予药品零售企业行政许可决定书》或《药品零售企业不予许可通知书》及《药品经营许可证》当日，应通知申请人领取。受理台应对领取人身份进行核实确认。领取人应为申请人(法定代表人)或其委托代理人，并携带个人有效身份证明原件，委托代理人应同时提交委托人签名或者盖章的授权委托书，委托书应载明委托事项及权限。领取时填写《送达回执》，并经双方签字确认。

⑤ 办理期限

受理申请的药品监督管理机构应当自收到申请之日起30个工作日内，依据国务院药品监督管理部门的规定，结合当地常住人口数量、地域、交通状况和实际需要进行审查，作出是否同意筹建的决定。申办人完成拟办企业筹建后，应当向原审批机构申请验收。原审批机构应当自收到申请之日起15个工作日内，依据《药品管理法》第十五条规定的开办条件组织验收；符合条件的，发给《药品经营许可证》。

⑥ 备注

药品零售企业变更相关事项，参照药品零售连锁企业申请材料、办理程序、证件制作与送达、办理期限等程序、时限要求执行。

(李梦龙 陈 佶)

第四节 医疗器械生产经营的行政许可

一、第二、三类医疗器械生产许可

(一) 许可依据

(1)《医疗器械监督管理条例》第二十二条。

(2)《医疗器械生产监督管理办法》第七、八、十四、十五、十六、十七、十九条。

(二) 许可对象

从事第二、三类医疗器械生产的企业。

(三) 许可部门

从事第二类、第三类医疗器械生产的企业应当向所在地省、自治区、直辖市食品药品监督管理部门申请生产许可。

(四) 许可条件

从事医疗器械生产活动，应当具备下列条件。

(1) 有与生产的医疗器械相适应的生产场地、环境条件、生产设备以及专业技术人员。

(2) 有对生产的医疗器械进行质量检验的机构或者专职检验人员以及检验设备。

(3) 有保证医疗器械质量的管理制度。

(4) 有与生产的医疗器械相适应的售后服务能力。

(5) 产品研制、生产工艺文件规定的要求。

(五) 许可申请

开办第二类、第三类医疗器械生产企业的，应当向所在地省、自治区、直辖市食品药品监督管理部门申请生产许可，并提交以下资料：

(1) 营业执照、组织机构代码证复印件。

(2) 申请企业持有的所生产医疗器械的注册证及产品技术要求复印件。

(3) 法定代表人、企业负责人身份证明复印件。

(4) 生产、质量和技术负责人的身份、学历、职称证明复印件。

(5) 生产管理、质量检验岗位从业人员学历、职称一览表。

(6) 生产场地的证明文件，有特殊生产环境要求的还应当提交设施、环境的证明文件复印件。

(7) 主要生产设备和检验设备目录。

(8) 质量手册和程序文件。

(9) 工艺流程图。

(10) 经办人授权证明。

(11) 其他证明资料。

《医疗器械生产许可证》变更时，医疗器械生产企业应当向原发证部门提交开办资料中涉及变更内容的有关资料。其中企业名称、法定代表人、企业负责人、住所变更或者生产地址文字性变更的，医疗器械生产企业应当在变更后30个工作日内，向原发证部门办理《医疗器械生产许可证》变更登记，并提交相关部门的证明资料。

受托生产第二类、第三类医疗器械的，受托方办理增加受托生产产品信息时，还应当提交以下资料：

(1) 委托方和受托方营业执照、组织机构代码证复印件。

(2) 受托方《医疗器械生产许可证》复印件。

(3) 委托方医疗器械委托生产备案凭证复印件。

(4) 委托生产合同复印件。

(5) 委托生产医疗器械拟采用的说明书和标签样稿。

(6) 委托方对受托方质量管理体系的认可声明。

(7) 委托方关于委托生产医疗器械质量、销售及售后服务责任的自我保证声明。

受托生产不属于按照创新医疗器械特别审批程序审批的境内医疗器械的，还应当提交委托方的《医疗器械生产许可证》复印件；属于按照创新医疗器械特别审批程序审批的境内医疗器械的，应当提交创新医疗器械特别审批证明资料。

《医疗器械生产许可证》有效期届满延续的，医疗器械生产企业应当自有效期届满6个月前，向原发证部门提出《医疗器械生产许可证》延续申请。

因分立、合并而存续的医疗器械生产企业，应当依照《医疗器械生产监督管理办法》的规定申请变更许可；因企业分立、合并而解散的医疗器械生产企业，应当申请注销《医疗器械生产许可证》；因企业分立、合并而新设立的医疗器械生产企业应当申请办理《医疗器械生产许可证》。

《医疗器械生产许可证》遗失的，医疗器械生产企业应当立即在原发证部门指定的媒体上登载遗失声明。自登载遗失声明之日起满1个月后，向原发证部门申请补发。

（六）许可审批

省、自治区、直辖市食品药品监督管理部门收到申请后，应当根据下列情况分别作出处理：

（1）申请事项属于其职权范围，申请资料齐全、符合法定形式的，应当受理申请；

（2）申请资料不齐全或者不符合法定形式的，应当当场或者在5个工作日内一次告知申请人需要补正的全部内容，逾期不告知的，自收到申请资料之日起即为受理；

（3）申请资料存在可以当场更正的错误的，应当允许申请人当场更正；

（4）申请事项不属于本部门职权范围的，应当即时作出不予受理的决定，并告知申请人向有关行政部门申请。

省、自治区、直辖市食品药品监督管理部门受理或者不予受理医疗器械生产许可申请的，应当出具受理或者不予受理的通知书。

省、自治区、直辖市食品药品监督管理部门应当自受理之日起30个工作日内对申请资料进行审核，并按照医疗器械生产质量管理规范的要求开展现场核查。现场核查应当根据情况，避免重复核查。需要整改的，整改时间不计入审核时限。

符合规定条件的，依法作出准予许可的书面决定，并于10个工作日内发给《医疗器械生产许可证》；不符合规定条件的，作出不予许可的书面决定，并说明理由。

（七）许可证件

许可证件为《医疗器械生产许可证》，有效期为5年，载明许可证编号、企业名称、法定代表人、企业负责人、住所、生产地址、生产范围、发证部门、发证日期和有效期限等事项。《医疗器械生产许可证》附医疗器械生产产品登记表，载明生产产品名称、注册号等信息。

受托方《医疗器械生产许可证》生产产品登记表中的受托生产产品应当注明“受托生产”字样和受托生产期限。

二、第一类医疗器械生产备案

（一）备案依据

（1）《医疗器械监督管理条例》第二十一条。

（2）《医疗器械生产监督管理办法》第十一条、二十一条。

（二）备案对象

从事第一类医疗器械生产的企业。

（三）备案部门

第一类医疗器械生产企业应当向所在地设区的市级食品药品监督管理部门办理第一类医疗器械生产备案。

（四）备案条件

从事第一类医疗器械生产的企业应当具备以下条件：

（1）有与生产的医疗器械相适应的生产场地、环境条件、生产设备以及专业技术人员。

（2）有对生产的医疗器械进行质量检验的机构或者专职检验人员以及检验设备。

（3）有保证医疗器械质量的管理制度。

（4）有与生产的医疗器械相适应的售后服务能力。

（5）产品研制、生产工艺文件规定的要求。

(五) 备案申请

办理第一类医疗器械生产备案时应当提交以下资料：

(1) 营业执照、组织机构代码证复印件。

(2) 备案企业持有的所生产医疗器械的备案凭证复印件及产品技术要求复印件。

(3) 法定代表人、企业负责人身份证明复印件。

(4) 生产、质量和技术负责人的身份、学历、职称证明复印件。

(5) 生产管理、质量检验岗位从业人员学历、职称一览表。

(6) 生产场地的证明文件，有特殊生产环境要求的还应当提交设施、环境的证明文件复印件。

(7) 主要生产设备和检验设备目录。

(8) 质量手册和程序文件。

(9) 工艺流程图。

(10) 经办人授权证明。

(11) 其他证明资料。

受托方办理增加受托生产产品信息或者第一类医疗器械生产备案变更时，还应当提交以下资料：

(1) 委托方和受托方营业执照、组织机构代码证复印件。

(2) 受托方第一类医疗器械生产备案凭证复印件。

(3) 委托方医疗器械委托生产备案凭证复印件。

(4) 委托生产合同复印件。

(5) 委托生产医疗器械拟采用的说明书和标签样稿。

(6) 委托方对受托方质量管理体系的认可声明。

(7) 委托方关于委托生产医疗器械质量、销售及售后服务责任的自我保证声明。

受托生产不属于按照创新医疗器械特别审批程序审批的境内医疗器械的，还应当提交委托方的第一类医疗器械生产备案凭证复印件；属于按照创新医疗器械特别审批程序审批的境内医疗器械的，应当提交创新医疗器械特别审批证明资料。

(六) 备案审核

食品药品监督管理部门应当当场对企业提交资料的完整性进行核对，符合规定条件的予以备案，发给第一类医疗器械生产备案凭证。

(七) 备案证件

备案证件为《第一类医疗器械生产备案凭证》，载明企业名称、住所、生产地址、法定代表人、企业负责人、生产范围、产品名称、产品备案号登载日期等信息。如果属于受托生产的，还应当注明“受托生产”和委托生产的期限。

三、医疗器械生产企业委托生产

(一) 备案依据

(1)《医疗器械监督管理条例》第二十八条。

(2)《医疗器械生产监督管理办法》第二十六条、第三十条。

(二) 备案对象

从事医疗器械委托生产的企业。

（三）备案部门

委托生产第二类、第三类医疗器械的，委托方应当向所在地省、自治区、直辖市食品药品监督管理部门办理委托生产备案；委托生产第一类医疗器械的，委托方应当向所在地设区的市级食品药品监督管理部门办理委托生产备案。

（四）备案条件

医疗器械委托生产的委托方应当是委托生产医疗器械的境内注册人或者备案人。其中，委托生产不属于按照创新医疗器械特别审批程序审批的境内医疗器械的，委托方应当取得委托生产医疗器械的生产许可或者办理第一类医疗器械生产备案。

具有高风险的植入性医疗器械不得委托生产，具体目录由国家食品药品监督管理总局制定、调整并公布。

委托方在同一时期只能将同一医疗器械产品委托一家医疗器械生产企业（绝对控股企业除外）进行生产。

（五）备案申请

办理医疗器械委托生产备案时应当提交以下资料。

（1）委托生产医疗器械的注册证或者备案凭证复印件。

（2）委托方和受托方企业营业执照和组织机构代码证复印件。

（3）受托方的《医疗器械生产许可证》或者第一类医疗器械生产备案凭证复印件。

（4）委托生产合同复印件。

（5）经办人授权证明。

委托生产不属于按照创新医疗器械特别审批程序审批的境内医疗器械的，还应当提交委托方的《医疗器械生产许可证》或者第一类医疗器械生产备案凭证复印件；属于按照创新医疗器械特别审批程序审批的境内医疗器械的，应当提交创新医疗器械特别审批证明资料。

（六）备案审核

备案部门收到备案资料后，应当根据上述备案条件，对企业提交材料的完整性进行核对。符合规定条件的，食品药品监督管理部门应当发给医疗器械委托生产备案凭证。

（七）备案证件

备案证件为《医疗器械委托生产备案凭证》，载明委托生产双方的企业名称、组织机构代码、生产许可/备案编号、住所、生产地址、法定代表人、企业负责人、委托产品名称、产品注册号/备案号、委托期限等信息。

四、出口医疗器械备案

（一）备案依据

《医疗器械生产监督管理办法》第七十条。

（二）备案对象

从事医疗器械出口的生产企业。

（三）备案部门

生产出口医疗器械的企业应当将产品相关信息向所在地设区的市级食品药品监督管理部门备案。

（四）备案条件

生产出口医疗器械的，应当保证其生产的医疗器械符合进口国（地区）的要求。生产企业接受境外企业委托生产在境外上市销售的医疗器械的，应当取得医疗器械质量管理体系第三方认证或者同类产品境内生产许可或者备案。

（五）备案申请

出口医疗器械的生产企业应当将出口产品相关信息向所在地设区的市级食品药品监督管理部门备案。相关信息包括出口产品、生产企业、出口企业、销往国家（地区）以及是否境外企业委托生产等内容。

（六）备案审核

食品药品监管部门应当当场对企业提交资料的完整性进行核对，符合规定条件的予以备案。

（七）备案证件

备案证件为《医疗器械出口备案表》，载明生产企业名称、生产地址、是否具有生产许可证或者备案、是否具有第三方认证、出口产品名称、是否境内注册/备案、出口企业名称、出口企业地址、销往国家（地区）、是否境外委托境内生产、出口合同编号和期限、产品规格、包装规格、出口数量等信息。

五、第三类医疗器械经营企业许可

（一）目的

为规范医疗器械经营行为，加强医疗器械监督管理，保证医疗器械质量，保障人民用械安全，国家对第三类医疗器械经营实行许可证管理制度。

（二）依据

（1）《医疗器械监督管理条例》。

（2）《医疗器械经营监督管理办法》。

（三）程序

许可对象

从事第三类医疗器械经营的企业。

许可部门

从事第三类医疗器械经营的企业应当向经营场所地址所在区的食品药品监督管理部门提出申请（为其他医疗器械生产经营企业提供存储配送服务除外）。

许可条件

从事医疗器械经营活动，应当具备下列条件。

（1）具有与经营范围和经营规模相适应的质量管理机构或者质量管理人员，质量管理人员应当具有国家认可的相关专业学历或者职称。

（2）具有与经营范围和经营规模相适应的经营、贮存场所。

（3）具有与经营范围和经营规模相适应的贮存条件，全部委托其他医疗器械经营企业贮存的可以不设立库房。

（4）具有与经营的医疗器械相适应的质量管理制度。

（5）具备与经营的医疗器械相适应的专业指导、技术培训和售后服务的能力，或者约定由相关机构提供技术支持。

(6) 具备符合医疗器械经营管理要求的计算机信息管理系统，保证经营的产品可追溯。

④ 许可申请

提交以下资料：

(1) 营业执照和组织机构代码证复印件。

(2) 法定代表人、企业负责人、质量负责人的身份证明、学历或者职称证明复印件。

(3) 组织机构与部门设置说明。

(4) 经营范围、经营方式说明。

(5) 经营场所、库房地址的地理位置图、平面图、房屋产权证明文件或者租赁协议(附房屋产权证明文件)复印件。

(6) 经营设施、设备目录。

(7) 经营质量管理制度、工作程序等文件目录。

(8) 计算机信息管理系统基本情况介绍和功能说明。

(9) 经办人授权证明。

(10) 其他证明材料。

《医疗器械经营许可证》变更时，医疗器械经营企业应当向原发证部门提交开办资料中涉及变更内容的有关资料。

⑤ 许可审批

(1) 受理

1) 申请事项属于其职权范围，申请资料齐全、符合法定形式的，应当受理申请。

2) 申请资料不齐全或者不符合法定形式的，应当当场或者在 5 个工作日内一次告知申请人需要补正的全部内容，逾期不告知的，自收到申请资料之日起即为受理。

3) 申请资料存在可以当场更正的错误的，应当允许申请人当场更正。

4) 申请事项不属于本部门职权范围的，应当即时做出不予受理的决定，并告知申请人向有关行政部门申请。

受理或者不予受理医疗器械经营许可申请的，应当出具受理或者不予受理的通知书。

(2) 审查

1) 第三类医疗器械经营企业新开：自受理之日起 30 个工作日内对申请资料进行审核，并按照医疗器械经营质量管理规范的要求开展现场核查。需要整改的，整改时间不计入审核时限。

2) 第三类医疗器械经营企业依申请变更：自收到变更申请之日起 15 个工作日内进行审核，并做出准予变更或者不予变更的决定；需要按照医疗器械经营质量管理规范的要求开展现场核查的，自收到变更申请之日起 30 个工作日内做出准予变更或者不予变更的决定。需要整改的，整改时间不计入审核时限。不予变更的，应当书面说明理由并告知申请人。变更后的《医疗器械经营许可证》编号和有效期限不变。

3) 第三类医疗器械经营企业延续：有效期届满需要延续的，医疗器械经营企业应当在有效期届满 6 个月前，向原发证部门提出《医疗器械经营许可证》延续申请。对延续申请进行审核，必要时开展现场核查，在《医疗器械经营许可证》有效期届满前做出是否准予延续的决定。符合规定条件的，准予延续，延续后的《医疗器械经营许可证》编号不变。不符合规定条件的，责令限期整改；整改后仍不符合规定条件的，不予延续，并书面说明理由。逾期未做出决定的，视为准予延续。

4）第三类医疗器械经营企业补发：《医疗器械经营许可证》遗失的，医疗器械经营企业应当立即在原发证部门指定的媒体上登载遗失声明。自登载遗失声明之日起满1个月后，向原发证部门申请补发。补发的《医疗器械经营许可证》编号和有效期限与原证一致。

注：因分立、合并而存续的医疗器械经营企业，应当依照本办法规定申请变更许可；因企业分立、合并而解散的，应当申请注销《医疗器械经营许可证》；因企业分立、合并而新设立的，应当申请办理《医疗器械经营许可证》。

（3）决定：符合规定条件的，依法做出准予许可的书面决定，并于10个工作日内发给《医疗器械经营许可证》；不符合规定条件的，做出不予许可的书面决定，并说明理由。

5 许可证件

许可证件为《医疗器械经营许可证》，有效期为5年，载明许可证编号、企业名称、法定代表人、企业负责人、住所、经营场所、经营方式、经营范围、库房地址、发证部门、发证日期和有效期限等事项。

六、第二类医疗器械经营企业备案

（一）目的

为规范医疗器械经营行为，加强医疗器械监督管理，保证医疗器械质量，保障人民用械安全，国家对第二类医疗器械经营实行备案管理。

（二）依据

（1）《医疗器械监督管理条例》。

（2）《医疗器械经营监督管理办法》。

（三）程序

1 备案对象

从事第二类医疗器械经营的企业。

2 备案部门

从事第二类医疗器械经营的企业应当向经营场所地址所在区的食品药品监督管理部门提出申请。

3 备案条件

应当具备以下条件。

（1）具有与经营范围和经营规模相适应的质量管理机构或者质量管理人员，质量管理人员应当具有国家认可的相关专业学历或者职称。

（2）具有与经营范围和经营规模相适应的经营、贮存场所。

（3）具有与经营范围和经营规模相适应的贮存条件，全部委托其他医疗器械经营企业贮存的可以不设立库房。

（4）具有与经营的医疗器械相适应的质量管理制度。

（5）具备与经营的医疗器械相适应的专业指导、技术培训和售后服务的能力，或者约定由相关机构提供技术支持。

鼓励从事第二类医疗器械经营的企业建立符合医疗器械经营质量管理要求的计算机信息管理系统。

4 备案申请

提交以下资料。

(1) 营业执照和组织机构代码证复印件。

(2) 法定代表人、企业负责人、质量负责人的身份证明、学历或者职称证明复印件。

(3) 组织机构与部门设置说明。

(4) 经营范围、经营方式说明。

(5) 经营场所、库房地址的地理位置图、平面图、房屋产权证明文件或者租赁协议(附房屋产权证明文件)复印件。

(6) 经营设施、设备目录。

(7) 经营质量管理制度、工作程序等文件目录。

(8) 经办人授权证明。

(9) 其他证明材料。

5 备案审核

食品药品监督管理部门应当当场对企业提交资料的完整性进行核对,符合规定条件的予以备案,发给《第二类医疗器械经营备案凭证》。

6 备案证件

备案证件为《第二类医疗器械经营备案凭证》,载明编号、企业名称、法定代表人、企业负责人、住所、经营场所、经营方式、经营范围、库房地址、备案部门、备案日期等事项。

(林森勇 张 玮 陈 佶 陈 蔚)

第五节 化妆品生产的行政许可

一、目的意义

化妆品满足的是人们对于美化生活的需求,其产品质量安全关乎人民群众健康利益。产品是生产出来的,为保障化妆品产品质量和消费者使用安全,自 20 世纪 80 年代以来,国家对于化妆品生产企业一直实行生产许可和卫生许可制度,目的是推动化妆品生产企业在场址选择、设施和人员配备、原料和包材使用、成品贮存、生产过程等方面达到规范化生产的基本要求,切实保障生产产品的质量安全。

二、化妆品生产行政许可历史沿革

(一) 化妆品生产企业卫生许可证

根据 1990 年实施的《化妆品卫生监督条例》规定,我国对化妆品生产实行卫生许可证制度。生产企业取得省级食品药品监督管理部门核发的《化妆品生产企业卫生许可证》后方可组织生产。国家食品药品监督管理总局主管全国化妆品生产企业卫生许可工作,省、自治区、直辖市食品药品监督管理部门负责本辖区内化妆品生产企业卫生许可工作。监管部门审核依据主要为《化妆品卫生监督条例》《化妆品生产企业卫生规范》等。2013 年 10 月 11 日,国家食品药品监督管理总局《关于进一步做好当前化妆品生产许可有关工作的通知》(食药监药化监〔2013〕213 号)明确自发文之日起，凡新开办的化妆品生产企业，应向省级食品药品监管部门提出申请，经省级食品药品监管部门按照原生产企业卫生许可，并参照原生产许可的标准审查，符合要求的，核发《化妆品生产企业卫生许可证》。

（二）化妆品生产企业生产许可证

化妆品生产许可源于工业产品生产许可管理。《全国工业产品生产许可证》由国家质量监督检验检疫总局核发。2013 年，国家食品药品监管总局三定方案明确，国家质检总局化妆品生产行政许可、强制检验的职责划入国家食品药品监督管理总局。同时，按照简政放权的趋势和要求，化妆品生产行政许可与化妆品卫生行政许可两项行政许可整合为一项行政许可。国家食品药品监管总局《关于进一步做好当前化妆品生产许可有关工作的通知》明确：国家质检总局已发放的《全国工业产品生产许可证》和省级食品药品监管部门已发放的《化妆品生产企业卫生许可证》，在有效期内的仍继续有效。上述两个许可证有效期满需要换证的，原许可证有效期自动顺延。此后，国家食品药品监管总局一直研究将原《全国工业产品生产许可证》和《化妆品生产企业卫生许可证》整合为《化妆品生产许可证》。2015 年 12 月 15 日，国家食品药品监督管理总局发布《关于化妆品生产许可有关事项的公告》（2015 年第 265 号），明确对化妆品生产企业实行生产许可制度。从事化妆品生产应当取得食品药品监管部门核发的《化妆品生产许可证》。自 2016 年 1 月 1 日起，凡新办化妆品生产企业，向所在地省级食品药品监管部门提出申请，经审核达到要求的核发《化妆品生产许可证》。2016 年 1 月 1 日至 12 月 31 日，持有有效《全国工业产品生产许可证》或《化妆品生产企业卫生许可证》的化妆品生产企业，可提出换证申请，经审核达到要求的换发《化妆品生产许可证》。

三、办理依据

根据《中华人民共和国行政许可法》《化妆品卫生监督条例》《化妆品卫生监督条例实施细则》《食品药品监管总局关于进一步做好当前化妆品生产许可有关工作的通知》（食药监药化监〔2013〕213 号）、《国家食品药品监督管理总局关于化妆品生产许可有关事项的公告》（2015 年第 265 号）、《食品药品监管总局关于做好化妆品生产许可有关工作的通知》（食药监药化监〔2015〕265 号）等法律法规文件，对化妆品生产企业实施生产许可。

四、办理流程与相关要求

（一）申请资料要求

新办

新开办的化妆品生产企业向省级食品药品监管部门申请《化妆品生产许可证》，相关资料应符合《化妆品生产许可工作规范》要求。2014 年，国务院将化妆品生产许可由原作为工商登记的前置许可改为后置许可，故申请新开办的化妆品生产企业应持有有效工商营业执照，经营范围包括“化妆品生产”相关范围。

申请资料及相关说明如下：

（1）化妆品生产许可证申请表。

（2）厂区总平面图（包括厂区周围 30 m 范围内环境卫生情况）及生产车间（含各功能车间布局）、检验部门、仓库的建筑平面图：标明各车间使用面积及方位、门窗、传递窗口和生产设备位置、人（物）流示意。

(3) 生产设备配置图：标明生产设备配置场所和布局。

(4) 企业工商营业执照复印件：经营范围包括“化妆品生产”等相关范围。

(5) 生产场所合法使用的证明材料(如土地所有权证书、房产证书或租赁协议等)：房产权利人从事化妆品生产活动的，提供土地所有权证或房产证书；房产承租人从事化妆品生产活动的，提供房产证书和与房产权利人签订的租赁协议；新建项目尚未取得产证的，提供规划等相关部门同意建设的有关证明；属系统房产的，提供该系统出具的证明该场所合法及用途的证明等。

(6) 法定代表人身份证明复印件：公安部门核发的身份证、护照、台胞证等相关证件复印件。

(7) 如委托代理人办理的，须另递交委托代理人身份证明复印件和签订的委托书。

(8) 企业质量管理相关文件：至少应包括：质量安全责任人、人员管理、供应商遴选、物料管理(含进货查验记录、产品销售记录制度等)、设施设备管理、生产过程及质量控制(含不良反应监测报告制度、产品召回制度等)、产品检验及留样制度、质量安全事故处置等。

(9) 工艺流程简述及简图；有工艺相同但类别不同的产品共线生产行为的，需提供确保产品安全的管理制度和风险分析报告。

(10) 施工装修说明：包括装修材料、通风、消毒等设施。

(11) 生产车间空气、照度和生产用水卫生检测报告等证明生产环境条件符合需求的检测报告：至少包括：生产用水卫生质量检测报告；车间空气细菌总数检测报告；生产车间和检验场所工作面混合照度的检测报告；生产眼部用护肤类、婴儿和儿童用护肤类化妆品的，其生产车间的灌装间、清洁容器储存间空气洁净度应达到30万级要求，并提供空气净化系统竣工验收文件。具有资质的检验机构出具的、报告期在一年之内。

(12) 按照《化妆品生产许可检查要点》开展自查后撰写的自查报告。

(13) 法律、法规、规章、规范性文件规定需要提供的其他材料。

②依申请变更

持有有效《化妆品生产许可证》的企业向省级食品药品监管部门申请登记事项变更和许可事项变更。

(1) 登记事项变更：企业名称、企业住所、法定代表人、生产地址文字性变化(地理位置等不变)、社会信用代码等事项的变更。

申请资料及相关说明如下：

1) 化妆品生产许可证申请表。

2)《化妆品生产许可证》正、副本：须在有效期内。

3) 相关变更情况说明：说明变更项目、理由及具体变更内容。

4) 法定代表人身份证明复印件。

5) 如委托代理人办理的，须另递交委托代理人身份证明复印件和签订的委托书。

6) 变更前后的营业执照复印件。

7) 法律、法规、规章、规范性文件规定需要提供的其他材料。

(2) 许可事项变更：企业负责人、质量负责人、生产地址、许可项目、生产条件(原生产车间改扩建、生产线变更)、检验能力等事项的变更。

申请资料及相关说明如下：

1) 化妆品生产许可证申请表。

2)《化妆品生产许可证》正、副本：须在有效期内。

3）相关变更情况说明：说明变更项目、理由及具体变更内容。

4）企业工商营业执照复印件。

5）法定代表人身份证明复印件。

6）如委托代理人办理的，须另递交委托代理人身份证明复印件和签订的委托书。

7）变更前后的厂区总平面图（包括厂区周围 30 m 范围内环境卫生情况）及生产车间（含各功能车间布局）、检验部门、仓库的建筑平面图：生产地址、车间改扩建、检验能力变更等涉及布局变动的许可事项提供。

8）变更前后的生产设备配置图：生产地址、许可项目、生产条件、检验能力等涉及设备变动的许可事项提供。

9）变更后的生产场所合法使用的证明材料（如土地所有权证书、房产证书或租赁协议等）：生产地址等变更时提供。

10）变更前后的产品工艺流程简述及简图；有工艺相同但类别不同的产品共线生产行为的，需提供确保产品安全的管理制度和风险分析报告：许可项目、生产线变更等涉及产品工艺变动的许可事项提供。

11）变更前后的施工装修说明：生产地址、车间改扩建、检验能力变更等涉及重新施工的许可事项提供。

12）变更后的生产车间空气、照度和生产用水卫生检测报告等证明生产环境条件符合需求的检测报告，包括：生产用水卫生质量检测报告；车间空气细菌总数检测报告；生产车间和检验场所工作面混合照度的检测报告；生产眼部用护肤类、婴儿和儿童用护肤类化妆品的，其生产车间的灌装间、清洁容器储存间空气洁净度应达到 30 万级要求，并提供空气净化系统竣工验收文件。具有资质的检验机构出具的、报告期在一年之内。生产地址、车间变动、检验能力变更等涉及环境条件变动的许可事项提供。

13）变更前后的企业负责人、质量负责人资质证明：提供相关授权书、相应的学历证书或职称证书等。变更企业负责人、质量负责人时提供。

14）按照《化妆品生产许可检查要点》开展自查后撰写的自查报告。

15）法律、法规、规章、规范性文件规定需要提供的其他材料。

延续

持有有效《化妆品生产许可证》的企业在证件有效期届满三个月前向省级食品药品监管部门申请延续。

申请资料及相关说明如下：

（1）化妆品生产许可证申请表。

（2）原《化妆品生产许可证》正、副本：有效期届满 3 个月前。

（3）企业工商营业执照复印件。

（4）原许可事项内容是否有变化的说明材料：如有变化，根据变化内容另提出相关许可申请，提供相应资料。

（5）法定代表人身份证明复印件。

（6）如委托代理人办理的，须另递交委托代理人身份证明复印件和签订的委托书。

（7）法律、法规、规章、规范性文件规定需要提供的其他材料。

4 补证

企业《化妆品生产许可证》尚在有效期内，因证件遗失（或者损坏）向省级食品药品监管部门申请补发。

申请资料及相关说明如下：

（1）化妆品生产许可申请表。

（2）原《化妆品生产许可证》正、副本：证件污损申请换发的需要提供。证件需尚在有效期内。

（3）企业工商营业执照复印件。

（4）企业在媒体上刊登的遗失并声明作废的相关证明材料：证件遗失申请补发的需要提供。

（5）在省级媒体上刊登的遗失声明：需满 15 日；内容应包括遗失声明（声明作废）所在的版数、发行日期等。

（6）法定代表人身份证明复印件。

（7）如委托代理人办理的，须另递交委托代理人身份证明复印件和签订的委托书。

（8）法律、法规、规章、规范性文件规定需要提供的其他材料。

5 依申请注销

企业由于业务调整等原因，主动向省级食品药品监管部门申请注销《化妆品生产许可证》。

申请资料及相关说明如下：

（1）化妆品生产许可申请表。

（2）《化妆品生产许可证》正、副本。

（3）企业工商营业执照复印件。

（4）企业承诺书：无正在接受行政处罚等未尽事宜、产品已妥善处置等相关事宜。

（5）法定代表人身份证明复印件。

（6）如委托代理人办理的，须另递交委托代理人身份证明复印件和签订的委托书。

（7）法律、法规、规章、规范性文件规定需要提供的其他材料。

（二）申请资料受理

省级食品药品监管部门受理中心在接收企业申报资料时，应当对材料的完整性进行核对，并根据下列情况分别作出处理：

申请事项属于我局职权范围，申请材料齐全、符合法定形式，或者申请人按照要求提交全部补正申请材料的，应当接收申请，并发放《受理通知书》。申请材料存在可以当场更正的错误的，应当允许申请人当场更正。

申请材料不齐全或者不符合法定形式的，应当当场或者在 5 个工作日内向申请人发出《补正材料通知书》，一次性告知需要补正的全部内容，并限期补全。逾期不告知的，自收到申请材料之日起即为受理。申请人逾期不补全的，视为放弃申请。

申请事项依法不需要取得行政许可的，应当即时告知申请人不受理；申请事项不属于我局职权范围的，应当即时作出不予受理决定，发放《不予受理决定书》，并告知申请人向有关部门申请；属于规定的以下依法不予受理情形的，作出不予受理决定：

隐瞒真实情况或者提供虚假材料申请化妆品生产许可的，省级食品药品监管部门不予受理或者不予许可，并给予警告，在一年内不得再次申请化妆品生产许可。

（三）生产许可审查

省级食品药品监管部门对企业申报资料开展实质审查。化妆品生产许可证的新办、延续以及涉及许可事项变更的，除进行资料的实质审查外，还需组织进行现场实地核查。

核查程序

现场实地核查工作至少由两名检查人员承担，组成检查组，并实行组长负责制。通过检查现场、调查询问、查验记录文件等方式对照国家食品药品监管总局《化妆品生产许可工作规范》附件《化妆品生产许可检查要点》逐项开展现场核查，汇总填写检查情况表，经企业法定代表人或企业负责人签字确认并加盖公章。现场核查前，检查人员应当做好下列工作：熟悉和了解现场核查的有关内容及申请人的有关情况；携带现场核查所需的工具、设备；携带现场核查所需的文书。

核查内容

主要包括企业实际情况与申报资料是否相符，对《化妆品生产许可检查要点》105 项各项要求的执行是否符合规定。

缺陷认定

《化妆品生产许可检查要点》共 105 项检查项目，其中关键项目 26 项、一般项目 71 项、推荐项目 8 项；标注“ * ”的项为关键项，标注“推荐”的项为推荐项，其他为一般项，推荐项的内容不作为现场检查的硬性要求。检查中发现不符合要求的项目统称为“缺陷项目”，缺陷项目分为“严重缺陷”和“一般缺陷”。其中关键项目不符合要求者称为“严重缺陷”，一般项目不符合要求者称为“一般缺陷”。

（四）综合评审

现场检查结束后，技术审评部门组织召开综合评审会（上海做法），对已实施现场检查的企业缺陷项目进行综合评定，作出技术审评结论：化妆品生产许可技术审查通过或化妆品生产许可技术审查不通过。

评定标准：①如果拒绝检查或者拒绝提供检查所需要的资料，隐匿、销毁或提供虚假资料的（包括计算机系统资料），直接判定不通过。②严重缺陷项目达到 5 项以上（含 5 项），判定不通过。③所有缺陷项目之和达到 20 项以上（含 20 项），判定不通过。对不符合规定条件的，出具限期整改通知书，整改后仍不符合要求的，不予通过。

（五）行政审批

省级食品药品监管部门对申请人的条件、申请材料、实地审核情况等内容进行审查，对技术审评结论进行核准，认为符合要求和法定程序的，作出准予许可的决定；不符合要求和法定程序的，作出不予许可的决定。

五、办理期限

省级食品药品监管部门应当自受理之日起 60 个工作日内作出行政许可决定（企业补正材料、限期整改时间不计入许可时限）。作出准予行政许可的决定的，应当自作出决定之日起 10 个工作日内向申请人颁发《化妆品生产许可证》。因特殊原因许可审查期限需要延长的，应当依据《行政许可法》的有关规定报经本行政机关负责人批准，可延长 10 日，并将延长期限的理由告知申请人。

六、生产许可证管理

《化妆品生产许可证》分为正本和副本，正本、副本具有同等法律效力。任何单位或个人不得伪造、变造、买卖、出租、出借或者以其他形式非法转让《化妆品生产许可证》。

(一) 许可证有效期

《化妆品生产许可证》有效期为5年。

(二) 许可证内容

《化妆品生产许可证》应载明：许可证编号、企业名称、住所、生产地址、社会信用代码、法定代表人、企业负责人、质量负责人、许可项目、有效期、日常监督管理机构、日常监督管理责任人、发证机关、签发人、发证日期和投诉举报电话等内容。

(三) 许可证编号

《化妆品生产许可证》编号格式为：省、自治区、直辖市简称+妆+年份(4位阿拉伯数字)+流水号(4位阿拉伯数字)。

(金 鑫)

第三章 食品药品的行政许可

第一节 食品的行政许可

食品的行政许可是食品安全监管工作中最常用、最有效的手段之一，它具有先介性、预防性的特点。依据《中华人民共和国食品安全法》以及有关法规和规章的规定，食品药品监管部门对部分特殊食品在生产经营行为发生之前介入，使得监管关口前移，消除可能存在的隐患，降低了发生不良后果的风险。

食品的行政许可包括特殊医学用途配方食品、新食品原料的以及生产婴幼儿配方食品的配方等。

一、特殊医学用途配方食品的注册

在中华人民共和国境内生产和进口特殊医学用途配方食品必须向国家食品药品监管总局申请注册。

(一) 定义

特殊医学用途配方食品是指为了满足进食受限、消化吸收障碍、代谢紊乱或特定疾病状态人群对营养素或膳食的特殊需要，专门加工配制而成的配方食品，包括适用于1岁以上人群的特殊医学用途配方食品和适用于0月龄至12月龄的特殊医学用途婴儿配方食品。特殊医学用途配方食品注册是指国家食品药品监督管理总局根据申请，依照有关规定的程序和要求，对特殊医学用途配方食品的产品配方、生产工艺、标签、说明书以及表明产品安全性、营养充足性和特殊医学用途临床效果进行审查，并决定是否准予注册的审批过程。

(二) 办理依据

(1)《中华人民共和国食品安全法》及其实施条例。

(2)《特殊医学用途配方食品注册管理办法(试行)》。

(三) 办理机构及权限

国家食品药品监督管理总局负责特殊医学用途配方食品的注册管理工作。

国家食品药品监督管理总局行政许可受理机构负责特殊医学用途配方食品注册申请的受理

工作。

国家食品药品监督管理总局食品审评机构负责特殊医学用途配方食品注册的审评工作。

（四）申请

1 申请人

拟在我国境内生产并销售特殊医学用途配方食品的生产企业和拟向我国境内出口特殊医学用途配方食品的境外生产企业。

申请人具备与所生产特殊医学用途配方食品相适应的研发、生产能力，设立特殊医学用途配方食品研发机构，配备专职的产品研发人员、食品安全管理人员和食品安全专业技术人员，按照特殊医学用途配方食品良好生产规范要求建立与所生产食品相适应的生产质量管理体系，具备按照特殊医学用途配方食品国家标准规定的全部项目逐批检验的能力。研发机构中有食品相关专业高级职称或者相应专业能力的人员。

2 申请材料的提交

申请特殊医学用途配方食品注册，向国家食品药品监督管理总局提出，并提交下列材料。

（1）特殊医学用途配方食品注册申请书。

（2）产品研发报告和产品配方设计及依据。

（3）生产工艺资料。

（4）产品标准要求。

（5）产品标签、说明书设计样稿。

（6）试验样品检验报告。

（7）研发、生产和检验能力证明材料。

（8）其他表明产品安全性、营养充足性的材料。

（9）特定全营养配方食品注册，还应提交临床试验报告。

（五）临床试验

1 临床试验机构

特定全营养配方食品需要进行临床试验的，由申请人委托符合要求的临床试验机构出具临床试验报告。临床试验报告包括完整的统计分析报告和数据。临床试验按照特殊医学用途配方食品临床试验质量管理规范开展。

申请人组织开展多中心临床试验的，明确组长单位和统计单位。

2 临床试验样品

申请人对用于临床试验的试验样品和对照样品的质量安全负责。

用于临床试验的试验样品由申请人生产并经检验合格，生产条件符合特殊医学用途配方食品良好生产规范。

（六）受理

受理机构对申请人提出的特殊医学用途配方食品注册申请，根据下列情况分别作出处理：

（1）申请事项依法不需要进行注册的，即时告知申请人不受理。

（2）申请事项依法不属于国家食品药品监督管理总局职权范围的，即时作出不予受理的决定，并告知申请人向有关行政机关申请。

（3）申请材料存在可以当场更正的错误的，允许申请人当场更正。

（4）申请材料不齐全或者不符合法定形式的，当场或者在 5 个工作日内一次告知申请人需要补正的全部内容，逾期不告知的，自收到申请材料之日起即为受理。

（5）申请事项属于国家食品药品监督管理总局职权范围，申请材料齐全、符合法定形式，或者申请人按照要求提交全部补正申请材料的，受理注册申请。

受理机构受理或者不予受理注册申请，出具加盖国家食品药品监督管理总局行政许可受理专用章和注明日期的书面凭证。

（七）审查审评与审批

现场核查

审评机构对申请材料进行审查，并根据实际需要组织对申请人进行现场核查、对试验样品进行抽样检验、对临床试验进行现场核查和对专业问题进行专家论证。

核查机构自接到审评机构通知之日起 20 个工作日内完成对申请人的研发能力、生产能力、检验能力等情况的现场核查，并出具核查报告。

核查机构通知申请人所在地省级食品药品监督管理部门参与现场核查，省级食品药品监督管理部门派员参与现场核查。

核查机构自接到审评机构通知之日起 40 个工作日内完成对临床试验的真实性、完整性、准确性等情况的现场核查，并出具核查报告。

抽样检验

审评机构委托具有法定资质的食品检验机构进行抽样检验。检验机构自接受委托之日起 30 个工作日内完成抽样检验。

审评

审评机构可以从特殊医学用途配方食品注册审评专家库中选取专家，对审评过程中遇到的问题进行论证，并形成专家意见。

审评机构自收到受理材料之日起 60 个工作日内根据核查报告、检验报告以及专家意见完成技术审评工作，并作出审查结论。

审评过程中需要申请人补正材料的，审评机构一次告知需要补正的全部内容。申请人在 6 个月内一次补正材料。补正材料的时间不计算在审评时间内。

特殊情况下需要延长审评时间的，经审评机构负责人同意，可以延长 30 个工作日，延长决定及时书面告知申请人。

审评机构认为申请材料真实，产品科学、安全，生产工艺合理、可行和质量可控，技术要求和检验方法科学、合理的，提出予以注册的建议。

审评机构提出不予注册建议的，向申请人发出拟不予注册的书面通知。申请人对通知有异议的，自收到通知之日起 20 个工作日内向审评机构提出书面复审申请并说明复审理由。复审的内容仅限于原申请事项及申请材料。

审评机构自受理复审申请之日起 30 个工作日内作出复审决定。改变不予注册建议的，书面通知注册申请人。

审批

国家食品药品监督管理总局自受理申请之日起 20 个工作日内对特殊医学用途配方食品注册申请作出是否准予注册的决定。

现场核查、抽样检验、复审所需要的时间不计算在审评和注册决定的期限内。

对于申请进口特殊医学用途配方食品注册的，根据境外生产企业的实际情况，确定境外现场核查和抽样检验时限。

国家食品药品监督管理总局作出准予注册决定的，受理机构自决定之日起10个工作日内颁发、送达特殊医学用途配方食品注册证书；作出不予注册决定的，说明理由，受理机构自决定之日起10个工作日内发出特殊医学用途配方食品不予注册决定，并告知申请人享有依法申请行政复议或者提起行政诉讼的权利。

（八）注册证书

1 注册证书文号的格式

特殊医学用途配方食品注册号的格式为：国食注字TY+4位年号+4位顺序号，其中TY代表特殊医学用途配方食品。

2 注册证书及附件的内容

特殊医学用途配方食品注册证书包括以下内容：①产品名称。②企业名称、生产地址。③注册号及有效期。④产品类别。⑤产品配方。⑥生产工艺。⑦产品标签、说明书。

（九）再注册

1 注册证书的有效期

特殊医学用途配方食品注册证书有效期为5年。

2 延续注册申请

特殊医学用途配方食品注册证书有效期届满，需要继续生产或者进口的，在有效期届满6个月前，向国家食品药品监督管理总局提出延续注册申请，并提交下列材料。

（1）特殊医学用途配方食品延续注册申请书。

（2）特殊医学用途配方食品质量安全管理情况。

（3）特殊医学用途配方食品质量管理体系自查报告。

（4）特殊医学用途配方食品跟踪评价情况。

3 不予延续注册

有下列情形之一的，不予延续注册。

（1）注册人未在规定时间内提出延续注册申请的。

（2）注册产品连续12个月内在省级以上监督抽检中出现3批次以上不合格的。

（3）企业未能保持注册时生产、检验能力的。

（4）其他不符合法律法规以及产品安全性、营养充足性和特殊医学用途临床效果要求的情形。

4 延续注册审查审批

国家食品药品监督管理总局根据需要对延续注册申请进行实质性审查，并在规定的期限（与新发注册申请相关审查审批规定期限一致）内完成延续注册工作。逾期未作决定的，视为准予延续。

国家食品药品监督管理总局准予延续注册的，向申请人换发注册证书，原注册号不变，证书有效期自批准之日起重新计算；不批准延续注册申请的，作出不予延续注册决定。

（十）变更

1 变更申请

申请人需要变更特殊医学用途配方食品注册证书及其附件载明事项的，向国家食品药品监督管理总局提出变更注册申请，并提交下列材料。

(1) 特殊医学用途配方食品变更注册申请书。

(2) 变更注册证书及其附件载明事项的证明材料。

变更审查审批

申请人变更产品配方、生产工艺等可能影响产品安全性、营养充足性以及特殊医学用途临床效果的事项，国家食品药品监督管理总局进行实质性审查，并在规定的期限(与新发注册申请相关审查审批规定期限一致)内完成变更注册工作。

申请人变更企业名称、生产地址名称等不影响产品安全性、营养充足性以及特殊医学用途临床效果的事项，国家食品药品监督管理总局进行核实，并自受理之日起 10 个工作日内作出是否准予变更注册的决定。

国家食品药品监督管理总局准予变更注册申请的，向申请人换发注册证书，原注册号不变，证书有效期不变；不予批准变更注册申请的，作出不予变更注册决定。

(十一) 注销

有下列情形之一的，国家食品药品监督管理总局依法办理特殊医学用途配方食品注册注销手续。

(1) 企业申请注销的。

(2) 有效期届满未延续的。

(3) 企业依法终止的。

(4) 注册依法被撤销、撤回，或者注册证书依法被吊销的。

(5) 法律法规规定注销注册的其他情形。

(十二) 特殊医学用途配方食品的分类

适用于 1 岁以上人群的特殊医学用途配方食品，包括全营养配方食品、特定全营养配方食品、非全营养配方食品。

(1) 全营养配方食品，是指可作为单一营养来源满足目标人群营养需求的特殊医学用途配方食品。

(2) 特定全营养配方食品，是指可作为单一营养来源满足目标人群在特定疾病或医学状况下营养需求的特殊医学用途配方食品。常见特定全营养配方食品有：糖尿病全营养配方食品，呼吸系统疾病全营养配方食品，肾病全营养配方食品，肿瘤全营养配方食品，肝病全营养配方食品，肌肉衰减综合征全营养配方食品，创伤、感染、手术及其他应激状态全营养配方食品，炎性肠病全营养配方食品，食物蛋白过敏全营养配方食品，难治性癫痫全营养配方食品，胃肠道吸收障碍、胰腺炎全营养配方食品，脂肪酸代谢异常全营养配方食品，肥胖、减脂手术全营养配方食品。

(3) 非全营养配方食品，是指可满足目标人群部分营养需求的特殊医学用途配方食品，不适用于作为单一营养来源。常见非全营养配方食品有：营养素组件(蛋白质组件、脂肪组件、碳水化合物组件)，电解质配方，增稠组件，流质配方和氨基酸代谢障碍配方。2. 适用于 0 月龄至 12 月龄的特殊医学用途婴儿配方食品有：无乳糖配方食品或低乳糖配方食品，乳蛋白部分水解配方食品，乳蛋白深度水解配方食品或氨基酸配方食品，早产/低出生体重婴儿配方食品，氨基酸代谢障碍配方食品和母乳营养补充剂。

二、婴幼儿配方乳粉产品配方的注册

在中华人民共和国境内生产销售和进口的婴幼儿配方乳粉配方必须向国家食品药品监督管

理总局申请注册。

（一）定义

(1) 婴幼儿配方乳粉产品配方，是指生产婴幼儿配方乳粉使用的食品原料、食品添加剂及其使用量，以及产品中营养成分的含量。

(2) 婴幼儿配方乳粉产品配方注册，是指国家食品药品监督管理总局根据申请，依照本办法规定的程序和要求，对申请注册的婴幼儿配方乳粉产品配方进行审评，并决定是否准予注册的审批过程。

（二）办理依据

《中华人民共和国食品安全法》及其实施条例。

《婴幼儿配方乳粉产品配方注册管理办法》。

（三）办理机构与权限

国家食品药品监督管理总局负责婴幼儿配方乳粉产品配方注册管理工作。

国家食品药品监督管理总局行政许可受理机构负责婴幼儿配方乳粉产品配方注册申请的受理工作。

国家食品药品监督管理总局食品审评机构负责婴幼儿配方乳粉产品配方注册的审评工作。

（四）申请

1 注册申请人

拟在中华人民共和国境内生产并销售婴幼儿配方乳粉的生产企业或者拟向中华人民共和国出口婴幼儿配方乳粉的境外生产企业为婴幼儿配方乳粉产品配方的注册申请人。

申请人执行粉状婴幼儿配方食品良好生产规范，实施危害分析与关键控制点体系，具备相应的研发能力、生产能力、检验能力。

2 申请材料

申请婴幼儿配方乳粉产品配方注册，应当向国家食品药品监督管理总局提交如下材料。

(1) 婴幼儿配方乳粉产品配方注册申请书。

(2) 产品配方研发报告及生产工艺说明。

(3) 申请人主体资质证明文件。

(4) 原辅料的质量安全标准。

(5) 产品检验报告。

(6) 生产、研发和检验能力的证明材料。

(7) 产品标签、说明书设计样稿。

(8) 其他表明配方科学性、安全性的材料。

3 产品配方的差别

同一企业申请注册的同年龄段产品配方之间应当具有明显差异，并有科学依据证实，每个企业原则上不得超过 3 个系列 9 种产品配方。

（五）受理

国家食品药品监督管理总局应当在 5 个工作日内书面告知申请人受理情况，逾期不告知的，自收到申请材料之日起即为受理。

申请材料不齐全或者不符合法定形式的，应当一次性告知申请人需要补正的全部内容。

注册申请受理后不再接受申请人提交的其他材料。

（六）审查审评与审批

审查

国家食品药品监督管理总局食品审评机构负责组织对产品配方研发能力、研发情况和原始资料，以及申请人执行粉状婴幼儿配方食品良好生产规范、实施危害分析与关键控制点体系的情况和标准规定全部项目检验能力进行现场核查，并出具核查报告。申请人所在地省、自治区、直辖市食品药品监督管理部门参与现场核查。

抽样检验

国家食品药品监督管理总局食品审评机构委托有资质的食品检验机构对企业试制样品进行抽样检验。

审评

国家食品药品监督管理总局食品审评机构从婴幼儿配方乳粉产品配方注册审评专家库中选取专家，组成专家组，对申请人申请材料、现场核查报告、产品检验报告进行技术审评，并作出审评结论。

审批

国家食品药品监督管理总局依据审评结论作出审批决定。准予注册的，向申请人发放《婴幼儿配方乳粉产品配方注册证书》。不予注册的，应当书面告知申请人，并说明理由。

国家食品药品监督管理总局应当自受理之日起 20 个工作日内作出审批决定。现场核查、抽样检验、专家审评所用时间不计算在 20 个工作日内。现场核查时间不得超过 20 个工作日、抽样检验时间不得超过 30 个工作日、专家审评时间不得超过 60 个工作日。

公布

国家食品药品监督管理总局应当公布婴幼儿配方乳粉产品配方批准注册信息。

（七）注册证书

婴幼儿配方乳粉产品配方注册号的格式

婴幼儿配方乳粉产品配方注册号的格式为：国食注字 YP+4 位年号+4 位顺序号，其中 YP 代表婴幼儿配方乳粉产品配方。

婴幼儿配方乳粉产品配方注册批准证书内容

包括产品名称、企业名称、法定代表人、企业地址、产品名称、生产工艺、注册号、批准日期、有效期。

（八）再注册

注册证书有效期

婴幼儿配方乳粉产品配方注册证书有效期为 5 年。

延续申请

婴幼儿配方乳粉产品配方注册证书持有人在证书有效期满仍需要继续使用原婴幼儿配方乳粉产品配方的，应当在有效期届满 6 个月前申请延续，并提交以下材料：①婴幼儿配方乳粉产品配方延续注册申请书；②申请人主体资质证明文件；③企业研发能力、生产能力、检验能力情况；④企业生产质量管理体系自查报告；⑤产品营养、安全方面的跟踪评价情况；⑥申请人所在地省、自治区、直辖市食品药品监督管理部门延续注册意见书；⑦原婴幼儿配方乳粉产品配方注册批准证书。

延续注册审查审批

国家食品药品监督管理总局应当在自受理日起 20 个工作日内作出准予延续或不予延续注

册的决定。准予延续的，向申请人换发注册证书，注册号不变，有效期自批准之日起重新计算；不予延续的，应作出不予延续注册决定。

④ 不予再注册

有下列情形之一的，不予再注册。

(1) 未在规定时限内提出再注册申请的。

(2) 企业在产品配方批准注册后未取得婴幼儿配方乳粉生产许可的。

(3) 产品配方注册的产品一年内在省级以上食品药品监督管理部门监督抽检中出现 2 次以上不合格的。

(4) 企业未能保持生产能力、研发能力和检验能力的。

(5) 企业未如实记录配方注册产品的生产销售信息，实现产品可追溯的。

(6) 其他不符合有关规定的情形。

(九) 变更

① 变更事项

婴幼儿配方乳粉产品配方注册证书持有人在证书有效期内，需要变更注册证书及其附件载明事项的，申请人应当向国家食品药品监督管理总局申请变更。

申请以新产品配方代替已批准注册产品配方的，按新产品配方申请注册。

② 变更申请

变更申请人提出变更婴幼儿配方乳粉产品配方注册申请，应当提交下列申请材料：①婴幼儿配方乳粉产品配方变更注册申请书；②婴幼儿配方乳粉产品配方注册证书及附件；③与变更事项有关的证明材料。

三、新食品原料的安全性审查

在中华人民共和国境内生产、使用和进口的新食品原料的，必须向国家卫生计生委安全性审查后，方可用于食品生产经营。

(一) 定义

① 新食品原料

是指在我国无传统食用习惯的以下物品：①动物、植物和微生物；②从动物、植物和微生物中分离的成分；③原有结构发生改变的食品成分；④其他新研制的食品原料。

新食品原料不包括转基因食品、保健食品、食品添加剂新品种。

② 传统食用习惯

是指某种食品在省辖区域内有 30 年以上作为定型或者非定型包装食品生产经营的历史，并且未载入《中华人民共和国药典》。

③ 实质等同

是指如某个新申报的食品原料与食品或者已公布的新食品原料在种属、来源、生物学特征、主要成分、食用部位、使用量、使用范围和应用人群等方面相同，所采用工艺和质量要求基本一致，可以视为它们是同等安全的，具有实质等同性。

对与食品或者已公告的新食品原料具有实质等同性的，不需要申请新食品原料的安全性审查。

(二) 办理依据

(1)《中华人民共和国食品安全法》及其实施条例。

(2)《新食品原料安全性审查管理办法》。

(3)《新食品原料申报与受理规定》。

(4)《新食品原料安全性审查规程》。

(三) 办理机构及权限

国家卫生计生委负责新食品原料安全性评估材料的审查和许可工作。

国家卫生计生委所属卫生监督中心承担新食品原料安全性评估材料的申报受理、组织开展安全性评估材料的审查等具体工作。

国家卫计委对批准的新食品原料以名单形式公告。根据不同新食品原料的特点,公告内容一般包括:名称、来源、生产工艺、主要成分、质量规格要求、标签标识要求,以及其他需要公告的内容。

(四) 申请

1 申请人

在中华人民共和国境内从事新食品原料生产、使用或者进口的单位或者个人为新食品原料安全性审查申请人。

2 国产食品原料的申请材料

新食品原料安全性审查申请人需要生产、使用或者进口新食品原料的,应当向国家卫生计生委提出申请并提交以下材料:①申请表;②新食品原料研制报告;③安全性评估报告;④生产工艺;⑤执行的相关标准(包括安全要求、质量规格、检验方法等);⑥标签及说明书;⑦国内外研究利用情况和相关安全性评估资料;⑧有助于评审的其他资料;⑨未启封的产品样品 1 件或者原料 30 g。

3 进口新食品原料的申请材料

申请进口新食品原料的,除提交国产新食品原料规定的材料外,还应当提交以下材料:①出口国(地区)相关部门或者机构出具的允许该产品在本国(地区)生产或者销售的证明材料;②生产企业所在国(地区)有关机构或者组织出具的对生产企业审查或者认证的证明材料。

(五) 受理

卫生监督中心接收新食品原料申请材料后,应当向申请人出具《行政许可申请材料接收凭证》,对接收的申请材料进行审核,并根据下列情况在 5 个工作日内分别作出处理。

(1) 不属于新食品原料申报和受理范围的,出具《行政许可申请不予受理决定书》。

(2) 申请材料需要补正的,出具《申请材料补正通知书》,一次性书面告知申请人需要补正的全部内容,补正的申请材料仍然不符合有关要求的,可以要求继续补正。

(3) 申请材料齐全、符合法定形式的,或者申请人按照要求提交全部补正申请材料并符合要求的,予以受理并出具《行政许可申请受理通知书》。

申请人接到《行政许可技术评审延期通知书》后,应当在 1 年内一次性提交全部补充材料原件 1 份。补充材料应当注明提交日期。

逾期未提交的,视为终止申报。如因特殊原因延误的,应在逾期前提交书面说明。

(六) 审查审评与审批

1 审查

国家卫生计生委自受理新食品原料申请之日起 60 日内,应当组织专家对新食品原料安全性评估材料进行审查,作出审查结论。审查过程中需要对生产工艺进行现场核查的,可以组织专家对新食品原料研制及生产现场进行核查，并出具现场核查意见。

2. 专家评审

专家评审委员会应当对下列内容进行重点评审。

(1) 研发报告应当完整、规范，目的明确，依据充分，过程科学。

(2) 生产工艺应当安全合理，加工过程中所用原料、添加剂及加工助剂应当符合我国食品安全标准和有关规定。

(3) 执行的相关标准(包括安全要求、质量规格、检验方法等)应当符合我国食品安全标准和有关规定。

(4) 各成分含量应当在预期摄入水平下对健康不产生影响。

(5) 卫生学检验指标应当符合我国食品安全标准和有关规定。

(6) 毒理学评价报告应当符合《食品安全性毒理学评价程序和方法》(GB15193)规定。

(7) 安全性评估意见的内容、格式及结论应当符合《食品安全风险评估管理规定》的有关规定。

(8) 标签及说明书应当符合我国食品安全国家标准和有关规定。

3. 现场核查

新食品原料技术评审过程中，评审委员会认为需要进行现场核查的，应当向卫生监督中心提出并指定现场核查的重点内容。

(1) 组成现场核查专家组承担现场核查任务，同时应派相关人员负责现场核查的组织和监督工作。省级卫生监督机构应当派 1～2 名专家参与现场核查工作。

(2) 现场核查专家组应当查看生产现场、核准研制及生产记录，针对专家评审委员会指定的重点内容进行核查。必要时，可根据现场情况增加核查内容。

(3) 现场核查专家组根据现场核查情况，提出核查意见并对核查意见负责。参加现场核查的专家不参与所核查产品后续的安全性评审工作，但根据需要可向专家评审委员会介绍核查有关情况。

4. 审查与批准

(1) 专家评审委员会通过评审对新食品原料做出技术评审结论。技术评审结论分为 4 类：延期再审、建议不批准、终止审查和建议批准。

(2) 对技术评审结论为“建议批准”的，卫生监督中心报国家卫生计生委核准后，由国家卫生计生委向社会公开征求意见，征求意见时间为 30 日。

卫生监督中心应当及时组织专家对征集的意见进行研究，并将研究意见和审查建议报送国家卫生计生委。

(3) 国家卫生计生委对卫生监督中心报送的审查建议进行行政审批，对符合食品安全要求的，准予许可并予以公告；对不符合食品安全要求的，不予许可并书面说明理由。卫生监督中心向申请人出具《行政许可审查结论通知书》。

(七) 重新审查

有下列情形之一的，国家卫生计生委应当及时组织对已公布的新食品原料安全性进行重新审查。

(1) 随着科学技术的发展，对新食品原料的安全性有质疑的。

(2) 有证据表明新食品原料的安全性可能存在问题的。

(3) 其他需要重新审查的情形。

对重新审查不符合食品安全要求的新食品原料，国家卫生计生委可以撤销许可。

（江 静）

第二节 保健食品的行政许可

在中华人民共和国境内，生产和进口保健食品的，应当进行保健食品注册或者备案。

一、保健食品的注册

（一）定义

(1) 保健食品，是指声称具有保健功能或者以补充维生素、矿物质等营养物质为目的的食品。能够调节人体功能，不以治疗疾病为目的，含有特定功能成分，适宜于特定人群食用，有规定食用量。

(2) 首次进口的保健食品，是指非同一国家、同一企业、同一配方申请中华人民共和国境内上市销售的保健食品。

(3) 保健食品注册，是指食品药品监督管理部门根据申请人申请，依照法定程序、条件和要求，对申请注册的保健食品的安全、功能声称和质量可控性等相关申请材料进行系统评价和审评，并决定是否准予其注册的审批过程。

（二）办理依据

《中华人民共和国食品安全法》《保健食品注册与备案管理办法》《保健食品管理办法》。

（三）办理机构及权限

国家食品药品监督管理总局负责对使用保健食品原料目录以外原料和首次进口保健食品的注册。

国家食品药品监督管理总局保健食品技术审评机构负责申请注册保健食品的技术审评等工作。

国家食品药品监督管理总局行政受理机构(以下简称受理机构)负责受理保健食品注册材料。

国家食品药品监督管理总局保健食品审评机构(以下简称审评机构)负责组织保健食品审评，管理审评专家。

国家食品药品监督管理总局审核查验机构(以下简称查验机构)负责保健食品注册现场核查工作。

省、自治区、直辖市食品药品监督管理部门配合国家食品药品监督管理总局开展保健食品注册现场核查等工作。

（四）注册申请

注册范围

保健食品注册申请范围包括：①使用保健食品原料目录以外的原料生产经营保健食品的；②首次进口的保健食品(属于补充维生素、矿物质等营养物质的保健食品除外)。

申请人资质

保健食品注册，申请人应具备以下条件。

(1) 申请注册国产保健食品的，是中国境内合法登记的法人或者其他组织；申请注册进口保健食品的，是上市保健食品的境外生产厂商。

(2) 两个以上单位共同研发的保健食品，应当由其中的一个单位申请注册。

③ 国产保健食品注册申请

申请生产国产保健食品注册的单位和个人，应向试制现场所在地省级食品药品监督机构提交下列资料。

(1) 保健食品注册申请表，以及申请人对申请材料真实性负责的法律责任承诺书。

(2) 注册申请人主体登记证明文件复印件。

(3) 产品研发报告，包括研发人、研发时间、研制过程、中试规模以上的验证数据，目录外原料及产品安全性、保健功能、质量可控性的论证报告和相关科学依据，以及根据研发结果综合确定的产品技术要求等。

(4) 产品配方材料，包括原料和辅料的名称及用量、生产工艺、质量标准，必要时还按照规定提供原料使用依据、使用部位的说明、检验合格证明、品种鉴定报告等。

(5) 产品生产工艺材料，包括生产工艺流程简图及说明，关键工艺控制点及说明。

(6) 安全性和保健功能评价材料，包括目录外原料及产品的安全性、保健功能试验评价材料，人群食用评价材料；功效成分或者标志性成分、卫生学、稳定性、菌种鉴定、菌种毒力等试验报告，以及涉及兴奋剂、违禁药物成分等检测报告。

(7) 直接接触保健食品的包装材料种类、名称、相关标准等。

(8) 产品标签、说明书样稿；产品名称中的通用名与注册的药品名称不重名的检索材料。

(9) 3 个最小销售包装样品。

(10) 其他与产品注册审评相关的材料。

④ 进口保健食品注册申请

申请首次进口保健食品注册的，提交除国产保健食品注册申请资料中除申请人有效的合法登记证明文件的复印件以外的所有材料，以及以下资料：①产品生产国(地区)政府主管部门或者法律服务机构出具的注册申请人为上市保健食品境外生产厂商的资质证明文件；②产品生产国(地区)政府主管部门或者法律服务机构出具的保健食品上市销售一年以上的证明文件，或者产品境外销售以及人群食用情况的安全性报告；③产品生产国(地区)或者国际组织与保健食品相关的技术法规或者标准；④产品在生产国(地区)上市的包装、标签、说明书实样。

由境外注册申请人常驻中国代表机构办理注册事务的，提交《外国企业常驻中国代表机构登记证》及其复印件；境外注册申请人委托境内的代理机构办理注册事项的，提交经过公证的委托书原件以及受委托的代理机构营业执照复印件。

(五) 受理

① 受理审查

受理机构收到申请材料后，根据下列情况分别作出处理。

(1) 申请事项依法不需要取得注册的，即时告知注册申请人不受理。

(2) 申请事项依法不属于国家食品药品监督管理总局职权范围的，即时作出不予受理的决定，并告知注册申请人向有关行政机关申请。

(3) 申请材料存在可以当场更正的错误的，允许注册申请人当场更正。

(4) 申请材料不齐全或者不符合法定形式的，当场或者在 5 个工作日内一次告知注册申请人需要补正的全部内容，逾期不告知的，自收到申请材料之日起即为受理。

(5) 申请事项属于国家食品药品监督管理总局职权范围，申请材料齐全、符合法定形式，注册申请人按照要求提交全部补正申请材料的，受理注册申请。

受理或者不予受理注册申请，出具加盖国家食品药品监督管理总局行政许可受理专用章和注明日期的书面凭证。

受理机构在受理后3个工作日内将申请材料一并送交审评机构。

（六）审评审批

1 材料审评

审评机构组织审评专家对申请材料进行审查，并根据实际需要组织查验机构开展现场核查，组织检验机构开展复核检验，在60个工作日内完成审评工作，提交综合审评结论和建议。

特殊情况下需要延长审评时间的，经审评机构负责人同意，可以延长20个工作日，延长决定及时书面告知申请人。

审评机构对申请材料中的下列内容进行审评：①产品研发报告的完整性、合理性和科学性；②产品配方的科学性，及产品安全性和保健功能；③目录外原料及产品的生产工艺合理性、可行性和质量可控性；④产品技术要求和检验方法的科学性和复现性；⑤标签、说明书样稿主要内容以及产品名称的规范性。

审评机构在审评过程中可以调阅原始资料。审评机构认为需要注册申请人补正材料的，一次告知需要补正的全部内容。注册申请人在3个月内按照补正通知的要求一次提供补充材料；审评机构收到补充材料后，审评时间重新计算。注册申请人逾期未提交补充材料或者未完成补正，不足以证明产品安全性、保健功能和质量可控性的，审评机构终止审评，提出不予注册的建议。

2 现场核查

审评机构认为需要开展现场核查的，及时通知查验机构按照申请材料中的产品研发报告、配方、生产工艺等技术要求进行现场核查，并对下线产品封样送复核检验机构检验。

查验机构自接到通知之日起30个工作日内完成现场核查，并将核查报告送交审评机构。

首次进口的保健食品境外现场核查时限，根据境外生产厂商的实际情况确定。

核查报告认为申请材料不真实、无法溯源复现或者存在重大缺陷的，审评机构终止审评，提出不予注册的建议。

3 复核检验

复核检验机构由国家食品药品监督管理总局选择符合条件的食品检验机构承担，严格按照申请材料中的测定方法以及相关说明进行操作，对测定方法的科学性、复现性、适用性进行验证，对产品质量可控性进行复核检验，并自接受委托之日起60个工作日内完成复核检验，将复核检验报告送交审评机构。

首次进口的保健食品境外复核检验时限，根据境外生产厂商的实际情况确定。

复核检验结论认为测定方法不科学、无法复现、不适用或者产品质量不可控的，审评机构终止审评，提出不予注册的建议。

4 复审

审评机构提出不予注册建议的，向注册申请人发出拟不予注册的书面通知。注册申请人对通知有异议的，自收到通知之日起20个工作日内向审评机构提出书面复审申请并说明复审理由。复审的内容仅限于原申请事项及申请材料。

审评机构自受理复审申请之日起30个工作日内作出复审决定。改变不予注册建议的，书面通知注册申请人。

⑤ 审评意见

审评机构认为申请材料真实，产品科学、安全、具有声称的保健功能，生产工艺合理、可行和质量可控，技术要求和检验方法科学、合理的，提出予以注册的建议。

审评机构认为申请材料不真实、产品存在安全性或者质量可控性问题，或者不具备声称的保健功能的，终止审评，提出不予注册的建议。审评机构作出综合审评结论及建议后，在5个工作日内报送国家食品药品监督管理总局。

⑥ 审批

国家食品药品监督管理总局自受理之日起20个工作日内对审评程序和结论的合法性、规范性以及完整性进行审查，并作出准予注册或者不予注册的决定。现场核查、复核检验、复审所需时间不计算在审评和注册决定的期限内。

⑦ 证书送达

国家食品药品监督管理总局作出准予注册或者不予注册的决定后，自作出决定之日起10个工作日内，由受理机构向注册申请人发出保健食品注册证书或者不予注册决定。

注册申请人对国家食品药品监督管理总局作出不予注册的决定有异议的，可以向国家食品药品监督管理总局提出书面行政复议申请或者向法院提出行政诉讼。

⑧ 证书内容

保健食品注册证书载明产品名称、注册人名称和地址、注册号、颁发日期及有效期、保健功能、功效成分或者标志性成分及含量、产品规格、保质期、适宜人群、不适宜人群、注意事项。

保健食品注册证书附件载明产品标签、说明书主要内容和产品技术要求等，产品技术要求包括产品名称、配方、生产工艺、感官要求、鉴别、理化指标、微生物指标、功效成分或者标志性成分含量及检测方法、装量或者重量差异指标（净含量及允许负偏差指标）、原辅料质量要求等内容。

⑨ 证书有效期

保健食品注册证书有效期为5年。变更注册的保健食品注册证书的有效期与原保健食品批准证书的有效期相同。

⑩ 注册号格式

国产保健食品注册号格式为：国食健注G+4位年代号+4位顺序号；进口保健食品注册号格式为：国食健注J+4位年代号+4位顺序号。

⑪ 证书补发

保健食品注册有效期内，保健食品注册证书遗失或者损坏的，保健食品注册人向受理机构提出书面申请并说明理由。因遗失申请补发的，在省、自治区、直辖市食品药品监督管理部门网站上发布遗失声明；因损坏申请补发的，交回保健食品注册证书原件。

国家食品药品监督管理总局在受理后20个工作日内予以补发。补发的保健食品注册证书标注原批准日期，并注明“补发”字样。

（七）变更

① 注册变更范围

保健食品注册变更申请范围包括：变更保健食品注册证书及其附件所载明内容。获得注册的保健食品原料已经列入保健食品原料目录，并符合相关技术要求，保健食品注册人申请变更注册，按照备案程序办理。

变更申请人

保健食品注册人；注册人名称变更的，由变更后的注册申请人申请变更。

国产保健食品注册变更申请材料

申请变更国产保健食品注册的，除提交保健食品注册变更申请表（包括申请人对申请材料真实性负责的法律责任承诺书）、注册申请人主体登记证明文件复印件、保健食品注册证书及其附件的复印件外，还需按照下列情形分别提交材料。

（1）改变注册人名称、地址的变更申请，还需提供该注册人名称、地址变更的证明材料。

（2）改变产品名称的变更申请，还需提供拟变更后的产品通用名与已经注册的药品名称不重名的检索材料。

（3）增加保健食品功能项目的变更申请，还需提供所增加功能项目的功能学试验报告。

（4）改变产品规格、保质期、生产工艺等涉及产品技术要求的变更申请，还需提供证明变更后产品的安全性、保健功能和质量可控性与原注册内容实质等同的材料、依据及变更后 3 批样品符合产品技术要求的全项目检验报告。

（5）改变产品标签、说明书的变更申请，还提供拟变更的保健食品标签、说明书样稿。

进口保健食品变更申请材料

申请进口保健食品注册变更的，还需要补充提交以下材料。

（1）产品生产国（地区）政府主管部门或者法律服务机构出具的注册申请人为上市保健食品境外生产厂商的资质证明文件。

（2）产品生产国（地区）政府主管部门或者法律服务机构出具的保健食品上市销售一年以上的证明文件，或者产品境外销售以及人群食用情况的安全性报告。

（3）产品生产国（地区）或者国际组织与保健食品相关的技术法规或者标准。

（4）产品在生产国（地区）上市的包装、标签、说明书实样。

由境外注册申请人常驻中国代表机构办理注册事务的，提交《外国企业常驻中国代表机构登记证》及其复印件；境外注册申请人委托境内的代理机构办理注册事项的，提交经过公证的委托书原件以及受委托的代理机构营业执照复印件。

（八）注册延续

国产保健食品注册延续申请材料

已经生产销售的保健食品注册证书有效期届满需要延续的，保健食品注册人在有效期届满 6 个月前申请延续。获得注册的保健食品原料已经列入保健食品原料目录，并符合相关技术要求，保健食品注册人申请期满申请延续注册的，按照备案程序办理。

申请延续国产保健食品注册的，提交下列材料：①保健食品延续注册申请表，申请人对申请材料真实性负责的法律责任承诺书；②注册申请人主体登记证明文件复印件；③保健食品注册证书及其附件的复印件；④经省级食品药品监督管理部门核实的注册证书有效期内保健食品的生产销售情况；⑤人群食用情况分析报告、生产质量管理体系运行情况的自查报告以及符合产品技术要求的检验报告。

进口保健食品注册延续申请材料

申请进口保健食品注册延续的，还需要补充提交以下材料：①产品生产国（地区）政府主管部门或者法律服务机构出具的注册申请人为上市保健食品境外生产厂商的资质证明文件；②产品生产国(地区)政府主管部门或者法律服务机构出具的保健食品上市销售一年以上的证明文件,或者产品境外销售以及人群食用情况的安全性报告;③产品生产国(地区)或者国际组织与保健食品相关的技术法规或者标准;④产品在生产国(地区)上市的包装、标签、说明书实样。

由境外注册申请人常驻中国代表机构办理注册事务的,提交《外国企业常驻中国代表机构登记证》及其复印件;境外注册申请人委托境内的代理机构办理注册事项的,提交经过公证的委托书原件以及受委托的代理机构营业执照复印件。

二、保健食品的备案

生产使用的原料已经列入保健食品原料目录的保健食品和首次进口的属于补充维生素、矿物质等营养物质的保健食品,向食品药品监管部门备案。

(一) 定义

保健食品备案,是指保健食品生产企业依照法定程序、条件和要求,将表明产品安全性、保健功能和质量可控性的材料提交食品药品监督管理部门进行存档、公开、备查的过程。

(二) 办理依据

《中华人民共和国食品安全法》及其实施条例。

《保健食品注册与备案管理办法》。

《保健食品管理办法》。

(三) 办理部门及其权限

国家食品药品监督管理总局负责首次进口的属于补充维生素、矿物质等营养物质的保健食品的备案。

省级食品药品监督管理部门负责本行政区域内生产的保健食品的备案。

(四) 备案申请

1 备案范围

保健食品备案范围包括:①生产使用的原料已经列入保健食品原料目录的保健食品;②首次进口的属于补充维生素、矿物质等营养物质的保健食品;③已备案信息发生变化,重新备案的。

2 备案申请人

保健食品备案申请人应当具备以下条件:①国产保健食品的备案人是保健食品生产企业,原注册人可以作为备案人;②进口保健食品的备案人,是上市保健食品境外生产厂商。

3 国产保健食品备案申请材料

申请保健食品备案,应当提交以下材料。

(1) 保健食品备案登记表,以及备案人对提交材料真实性负责的法律责任承诺书。

(2) 备案人主体登记证明文件复印件。

(3) 产品技术要求材料。

(4) 具有合法资质的检验机构出具的符合产品技术要求全项目检验报告。

(5) 产品配方材料,包括原料和辅料的名称及用量、生产工艺、质量标准,必要时还按照规定提供原料使用依据、使用部位的说明、检验合格证明、品种鉴定报告等。

(6) 产品生产工艺材料,包括生产工艺流程简图及说明、关键工艺控制点及说明。

(7) 安全性和保健功能评价材料,包括目录外原料及产品的安全性、保健功能试验评价材料、人群食用评价材料;功效成分或者标志性成分、卫生学、稳定性、菌种鉴定、菌种毒力等试验报告，以及涉及兴奋剂、违禁药物成分等检测报告。

(8) 直接接触保健食品的包装材料种类、名称、相关标准等。

(9) 产品标签、说明书样稿；产品名称中的通用名与注册的药品名称不重名的检索材料。

(10) 其他表明产品安全性和保健功能的材料。

2. 进口保健食品备案申请材料

申请进口保健食品备案的，还应当补充提交以下材料。

(1) 产品生产国(地区)政府主管部门或者法律服务机构出具的注册申请人为上市保健食品境外生产厂商的资质证明文件。

(2) 产品生产国(地区)政府主管部门或者法律服务机构出具的保健食品上市销售一年以上的证明文件，或者产品境外销售以及人群食用情况的安全性报告。

(3) 产品生产国(地区)或者国际组织与保健食品相关的技术法规或者标准。

(4) 产品在生产国(地区)上市的包装、标签、说明书实样。

由境外注册申请人常驻中国代表机构办理注册事务的，提交《外国企业常驻中国代表机构登记证》及其复印件；境外注册申请人委托境内的代理机构办理注册事项的，提交经过公证的委托书原件以及受委托的代理机构营业执照复印件。

(五) 受理与备案

食品药品监督管理部门收到备案材料后，备案材料符合要求的，当场备案；不符合要求的，一次告知备案人补正相关材料。

对备案的保健食品，食品药品监督管理部门按照相关要求的格式制作备案凭证，发放备案号，并将备案信息表中登载的信息在其网站上公布。

保健食品备案信息包括产品名称、备案人名称和地址、备案登记号、登记日期以及产品标签、说明书和技术要求。

国产保健食品备案号格式为：食健备 G+4 位年代号+2 位省级行政区域代码+6 位顺序编号；进口保健食品备案号格式为：食健备 J+4 位年代号+00+6 位顺序编号。

(六) 备案变更

1. 变更申请

已经备案的保健食品，需要变更备案材料的，备案人向原备案机关提交变更说明及相关证明文件。

2. 变更审查

备案材料符合要求的，食品药品监督管理部门将变更情况登载于变更信息中。

(陈向荣)

第三节　食品添加剂的行政许可

在中华人民共和国境内，生产和进口食品添加剂新品种的，必须经国家卫生计生委安全性审查后，方可用于食品生产经营。

一、定义

1. 食品添加剂

是指为改善食品品质和色、香、味以及为防腐、保鲜和加工工艺的需要而加入食品中的人工合成或者天然物质，包括营养强化剂。

2. 食品添加剂新品种

是指未列入食品安全国家标准的食品添加剂品种、未列入国家卫生计生委公告允许使用的食品添加剂品种或者扩大使用范围或者用量的食品添加剂品种。

二、办理依据

《中华人民共和国食品安全法》及其实施条例。

《食品添加剂新品种管理办法》。

《食品添加剂新品种申报与受理规定》。

三、办理机构的权限

国家卫生计生委负责食品添加剂新品种的审查许可工作，组织制定食品添加剂新品种技术评价和审查规范。

国家卫生计生委所属卫生监督中心承担新食品原料安全性评估材料的申报受理、组织开展安全性评估材料的审查等具体工作。

四、申请范围

(1) 未列入《食品安全国家标准——食品添加剂使用标准》(GB2760)中的食品添加剂品种。

(2) 使用的食品范围或者最大使用量超过《食品添加剂使用标准》(GB2760)的规定。

(3) 未列入国家卫生计生委公告允许使用的食品添加剂品种。

五、申请

(一) 申请人

在中华人民共和国境内从事食品添加剂新品种生产、经营、使用或者进口的单位或者个人为食品添加剂新品种安全性审查的申请人。

(二) 申请

1. 食品添加剂新品种的申请材料

申请人当向国家卫生计生委所属卫生监督中心提交以下申报资料原件 1 份，复印件 4 份，申报资料电子文件光盘 1 份以及样品 1 份，按照下列顺序排列，逐项标明页码，使用明显的标志区分，并装订成册。

(1) 食品添加剂新品种申请表。

(2) 食品添加剂的通用名称、功能分类、用量和使用范围。

(3) 证明技术上确有必要和使用效果的资料或者文件。

(4) 食品添加剂的质量规格要求、生产工艺和检验方法，食品中该添加剂的检验方法或者相关情况说明。

(5) 安全性评估材料，包括生产原料或者来源、化学结构和物理特性、生产工艺、毒理学安全性评价资料或者检验报告、质量规格检验报告。

（6）标签、说明书和食品添加剂产品样品。

（7）其他国家（地区）、国际组织允许生产和使用等有助于安全性评估的资料。

（8）申请人的工商登记证明复印件（如个人申报提供申办人身份证明文件复印件）。

食品添加剂品种扩大使用范围或者用量的申请材料

可以免于提交食品添加剂新品种的申请材料中的第（5）项安全性评估材料，但是技术评审中要求补充提供的除外。

首次进口食品添加剂新品种的申请材料

除提交食品添加剂新品种所有8项材料外，还应当提交以下材料。

（1）出口国（地区）相关部门或者机构出具的允许该添加剂在本国（地区）生产或者销售的证明材料。

（2）生产企业所在国（地区）有关机构或者组织出具的对生产企业审查或者认证的证明材料。

（3）受委托申请人应提交委托申报的委托书。

（4）中文译文应有中国公证机关的公证。

申请材料要求

（1）申报资料中除申请表、检验报告以及申请首次进口食品添加剂新品种所增加的4项资料外，所有资料应逐页加盖申请人印章（可以是骑缝章）。申报资料电子文件光盘的封面应当加盖申请人印章。

（2）食品添加剂新品种的通用名称应当为规范的中文名称或简称以及英文名称，功能分类应当为现行食品添加剂国家标准规定的类别，用量应以g/kg（g/L）为单位，使用范围可以参考现行食品添加剂国家标准中的食品范围。

（3）申请人可以将科研文献、研究报告、第三方提供的证明文件、试验性使用效果的研究报告等资料，作为证明技术上确有必要和使用效果的资料或者文件。

（4）安全性评估资料中的质量规格检验报告应当按照申报资料的质量规格要求和检验方法，对3个批次食品添加剂进行检验的检验结果报告。

（5）同一申请人同时申请多个食品添加剂新品种的，应按照不同品种分别申报。

（6）进口食品添加剂在生产国（地区）允许生产销售的证明文件符合下列要求：每个产品应当提供1份证明文件原件，无法提供证明文件原件的，须由文件出具单位确认，或由我国驻产品生产国使（领）馆确认；应载明文件出具单位名称、生产企业名称、产品名称和出具文件的日期；应由产品生产国政府主管部门或行业协会出具；应有出具单位印章或法定代表人（或其授权人）签名；所载明的生产企业名称和产品名称（或商品名称），应与所申报的内容完全一致；凡载明有效期的，申请人应在证明文件的有效期内提出申请；中文译文应有中国公证机关的公证。

（三）受理

对申报材料符合要求的食品添加剂新品种申请，国家卫生计生委自接收申请材料之日起5个工作日内予以受理；申请材料不齐全或者不符合法定形式的，当场或者在5日内一次书面告知申请人需要补正的全部资料；依法不需要取得行政许可的，不予受理并说明理由。

食品添加剂新品种申请受理后，除技术评审中要求补充有关资料外，不再接受申请人提交的其他补充资料。

根据专家评审意见，如需补充资料，申请人应当在1年内提交。逾期不提交资料的，视为终止申报。

未获批准或者终止申报的，申请人可以申请退回已提交的生产企业所在国(地区)有关机构或者组织出具的对生产企业审查或者认证的证明文件和委托申报的委托书。其他申报资料一律不退申请人，由审评机构存档备查。

(四) 技术审查和征求意见

1. 技术审查

国家卫生计生委在受理后60日内组织医学、农业、食品、营养、工艺等方面的专家对食品添加剂新品种技术上确有必要性和安全性评估资料进行技术审查，并作出技术评审结论。对技术评审中需要补充有关资料的，应当及时通知申请人，申请人应当按照要求及时补充有关材料。

2. 现场核实评价

必要时，国家卫生计生委可以组织专家对食品添加剂新品种研制及生产现场进行核实、评价。

3. 验证检验

需要对相关资料和检验结果进行验证检验的，国家卫生计生委将检验项目、检验批次、检验方法等要求告知申请人。安全性验证检验在取得资质认定的检验机构进行。对尚无食品安全国家检验方法标准的，应当首先对检验方法进行验证。

4. 公开征求意见

食品添加剂新品种技术上确有必要和使用效果等情况，国家卫生计生委向社会公开征求意见，同时征求质量监督、工商行政管理、食品药品监督管理、工业和信息化、商务等有关部门和相关行业组织的意见。对有重大意见分歧，或者涉及重大利益关系的，可以举行听证会听取意见。有关意见作为技术评审的参考依据。

(五) 审批和公告

1. 审批

根据技术评审结论，国家卫生计生委决定对在技术上确有必要性和符合食品安全要求的食品添加剂新品种准予许可，并列入允许使用的食品添加剂名单予以公布；对缺乏技术上必要性和不符合食品安全要求的，不予许可并书面说明理由。

2. 公告

国家卫生计生委根据技术上必要性和食品安全风险评估结果，将公告允许使用的食品添加剂的品种、使用范围、用量，并按照食品安全国家标准的程序，制定、公布为食品安全国家标准。

六、重新评估

(一) 重新评估的情形

有下列情形之一的，国家卫生计生委及时组织对食品添加剂进行重新评估。

(1) 科学研究结果或者有证据表明食品添加剂安全性可能存在问题的。

(2) 不再具备技术上必要性的。

(二) 撤销批准

对重新审查认为不符合食品安全要求的，国家卫生计生委可以公告撤销已批准的食品添加剂品种或者修订其使用范围和用量。

（黄启明）

第四节　药品的行政许可

一、概述

药品的行政许可主要是指对拟上市销售的药品安全性、有效性、质量可控性等进行系统评价，并决定是否同意其申请的过程。其包括医疗机构制剂、药品包装材料、中药品种保护等有关审批事项，主要依据是《药品管理办法》《药品管理法实施条例》《药品注册管理办法》等规章及国家颁布的有关技术指导原则。国家食品药品监督管理总局主管全国药品许可工作，负责对药物临床研究、药品生产和进口的审批。上海市食品药品监督管理局受国家总局的委托，负责对药品注册许可资料的完整性、规范性和真实性审核，承担部分委托和补充申请的审批许可工作，并承担医疗机构制剂的审批工作。药品的许可制度是药品质量监管的基础，是确保人民用药安全的一项有效管理措施。

二、药品许可的类型

（一）药品的临床申请

是指本市辖区内生产、研究单位申报未曾在国内上市销售的中药、天然药物、化药及生物制品的新药临床试验，取得《药物临床试验批件》的申请。

申请人应是在中国境内合法登记的并能独立承担民事责任的机构。

（二）药品的注册申请

是指本市辖区内生产、研究单位申报中药、天然药物、化药及生物制品的生产上市，取得《药品注册批件》或《新药证书》的申请，包括新药（含新药证书）申请和仿制药申请。新药（含新药证书）申请是指未曾在境内外上市销售的药品的生产申请；仿制药申请是指生产境内外已上市的药品的注册申请，生物制品按照新药申请的程序申报。

在中国境内合法登记的并能独立承担民事责任的机构均可作为药品注册申请人申请新药证书，也可以通过药品上市许可持有人的形式取得药品生产申请；持有《药品生产许可证》的企业取得核定剂型范围一致的新药生产和仿制药生产申请。

（三）药品的再注册申请

取得国家食品药品监督管理总局核发的药品批准证明文件的药品生产企业，在 5 年有效期满后需继续生产的，企业应在有效期届满前 6 个月提出申请，药品再注册申请是对原批准证明文件有效期的延续。

（四）医疗机构制剂申请

是指医疗机构根据本单位临床需要配制（调剂）自用的固定处方制剂而提出的申请，包括医疗机构制剂临床申请、配制申请、补充申请、再注册及调剂使用申请。医疗机构制剂临床申请是指申请人申请办理《医疗机构制剂临床研究批件》。医疗机构制剂配制申请是指申请人在完成临床研究后，申请取得《医疗机构制剂注册批件》及制剂批准文号。医疗机构制剂补充申请是指对已批准的医疗机构配制制剂的质量标准、工艺、处方、配制地点和委托配制单位等事项变更的申请。医疗机构制剂再注册申请是指批件有效期届满后需要继续配制的，申请人在有效期届满前3个月提出的申请。医疗机构制剂调剂使用申请是指发生灾情、疫情、突发事件或者临床急需而市场没有供应时，需要调剂使用的，向食品药品监管部门提出的申请。

申请人应当是持有《医疗机构执业许可证》和《医疗机构制剂许可证》的医疗机构。未取得《医疗机构制剂许可证》或者无相应制剂剂型的“医院”类别的医疗机构，可以申请医疗机构中药制剂，但是必须同时提出委托配制制剂的申请。

（五）药品进口备案和进口药材备案

药品进口备案是指进口单位取得《进口药品注册证》或《医药产品注册证》后，向允许药品进口的口岸所在地药品监督管理部门申请办理《进口药品通关单》的申请。

进口药材登记备案是指进口单位取得《进口药材批件》后向口岸或者边境口岸食品药品监督管理局申请办理《进口药品通关单》的申请。

（六）药物临床试验机构申请

是指本市医疗机构申请药物临床试验资格认定，取得《药物临床试验资格认定证书》的申请，包括药物临床试验机构资格认定首次申请（初审）、新增专业组申请（初审）、复核申请（初审）。

（七）中药品种保护申请

是指本市生产并已取得药品批准文号的中药品种（中成药、天然药物的提取物及其制剂和中药人工制成品）取得《中药品种保护证书》的申请；经批准的中药品种保护可申请延长保护期；与《国家中药品种保护公告》同品种的在规定时限内可申请同品种保护；中药品种保护生产企业申请变更企业名称等事项，可申请中药品种保护补充申请。

三、药品许可工作的管辖

（一）国家食品药品监督管理总局

药品的临床申请、药品的注册申请、中药品种保护申请、药物临床试验机构申请，由上海市食品药品监督管理局初审，报国家食品药品监督管理总局审批。有关申请要求和表式可查询国家食品药品监督管理总局网站 http://www.cfda.gov.cn。

（二）上海食品药品监督管理局

药品再注册申请、医疗机构制剂申请、药品和进口药材备案由上海市食品药品监督管理局审批和办理。有关申请要求和表式可查询上海市食品药品监督管理局网站 http://www.shfda.gov.cn。

四、行政许可的程序

（一）申请

药品的行政许可办理程序包括申请、形式审查、受理、审查审批、证件制作与送达、文书资料归档、决定公开等环节。申请的资料要求因药品许可申请的类型不同而有不同要求，申请事项须在上海市食品药品监督管理局行政审批信息系统进行网上申报（详见上海市局网站 www.shfda.gov.cn）。

1 药品的临床申请

申请人按照有关技术要求完成试制工作，填写《药品注册申请表》《药品研制情况申报表》（非临床试验用），向市食品药品监管局业务受理中心报送相应的技术申报资料；技术申报资料按照

《药品注册管理办法》附件的要求提交。

药品的注册申请

申请人按照有关技术要求完成试制工作，填写《药品注册申请表》《药品研制情况申报表》（临床试验后用），向市食品药品监管局业务受理中心报送相应的技术申报资料；技术申报资料按照《药品注册管理办法》附件的要求提交。

药品的再注册申请

申请人填写《药品再注册申请表》，并依据《关于印发药品再注册和批准文号清查工作方案的通知》（国食药监注[2007]257 号）的要求提供相关资料。

医疗机构制剂申请

注册申请和配制申请申请人填写《医疗机构制剂注册申请表》，并根据《医疗机构制剂注册管理办法》提交申报资料。补充申请申请人填写《医疗机构制剂补充申请表》，并根据《医疗机构制剂注册管理办法》以及《医疗机构制剂补充申请事项及申报资料要求》提交申报资料。

再注册申请申请人根据《医疗机构制剂注册管理办法》的要求提交申报资料。

本市辖区内申请医疗机构制剂调剂使用的，申请人填写《医疗机构制剂调剂使用申请表》，并根据《医疗机构制剂注册管理办法》提交申报资料。

药品进口备案和进口药材备案

药品进口备案，申请人应当填写《进口药品报验单》，持《进口药品注册证》（或者《医药产品注册证》）（正本或者副本）原件，进口麻醉药品、精神药品还应当持麻醉药品、精神药品《进口准许证》原件，依据《药品进口管理办法》要求提交资料。

进口药材登记备案，申请人填写《进口药材报验单》，持《进口药材批件》，依据《进口药材管理办法（试行）》提交资料。

申请人需登录国家食品药品监督管理总局网站 www. cfda. gov. cn 下载软件，填报和打印《进口药品报验单》或《进口药材报验单》，并同时提交电子数据。

药物临床试验机构申请

申请人填写《药物临床试验机构资格认定申请表》或《药物临床试验机构资格复核申请表》，并按申请表附件的严格提交资料。

中药品种保护申请

申请人填写《中药品种保护申请表》，并按《中药品种保护指导原则》（国食药监注[2009]57号）的要求提供资料。

（二）受理

按照相关许可事项的形式审查要点，局受理中心对申报人资格、申请表以及全套申报资料进行审查。符合要求的予以受理，出具《受理通知书》，对于申报资料不齐全或者不符合形式审查要求的，发出《申请资料补正通知书》，不符合受理条件的，发出《不予受理通知书》。

（三）审核

现场审核

上海市食品药品监督管理局认证审评中心为我局的法定药品许可现场审查机构，检查人员应提前向被核查单位（申请人）发放《现场核查通知书》，告知检查内容和参加人员以及有关注意事项等内容。现场核查主要对申请人提交的相关材料进行核实，记录检查情况，制作现场审核意见，对现场检查结论进行综合评定。必要时按国家食品药品监督管理总局制定的《药品抽样指导原则》，抽取样品送法定检验机构进行检验。

② 资料审核

上海市食品药品监督管理局认证审评中心的药品注册核查人员，依据相关要求对申请资料进行技术审查，结合现场审核意见和检验报告，听取申请人、利害关系人的陈述申辩。申请材料齐全、符合法定形式和审核要求的，提出准予许可的技术审查意见。反之，提出不予许可的审查意见。

（四）审批

上海市食品药品监督管理局经办人员对申请人的条件、申请材料、现场核查意见及技术审核意见等内容进行审查。符合标准的，提出准予许可的审核意见，不符合标准的，提出不予许可的审核意见，并将申请材料和审核意见转报承办部门负责人。

承办部门负责人按照审核标准对办理意见进行复审，提出意见及理由，报局领导审批。局领导在收到企业申请材料及职能处室提出的行政许可结论后，依据有关规定进行核准，并根据不同情况分别作出审批决定，对不予许可的决定，应书面陈述理由。

属于国家食品药品监督管理总局审批的药品许可事项，上海市食品药品监督管理局出具审查意见后报国家总局审批。

（五）其他

证件制作与送达、文书资料归档、决定公开见国家食品药品监督管理总局和上海市食品药品监督管理局的相关网站。

（卫　敏　李　杰　阮秀芳　常云成）

第五节　医疗器械的行政许可

一、概述

（一）医疗器械的定义

医疗器械，是指直接或者间接用于人体的仪器、设备、器具、体外诊断试剂及校准物、材料以及其他类似或者相关的物品，包括所需要的计算机软件；其效用主要通过物理等方式获得，不是通过药理学、免疫学或者代谢的方式获得，或者虽然有这些方式参与但是只起辅助作用；其目的是：①疾病的诊断、预防、监护、治疗或者缓解；②损伤的诊断、监护、治疗、缓解或者功能补偿；③生理结构或者生理过程的检验、替代、调节或者支持；④生命的支持或者维持；⑤妊娠控制；⑥通过对来自人体的样本进行检查，为医疗或者诊断目的提供信息。

体外诊断试剂，是指按医疗器械管理的体外诊断试剂，包括在疾病的预测、预防、诊断、治疗监测、预后观察和健康状态评价的过程中，用于人体样本体外检测的试剂、试剂盒、校准品、质控品等产品。可以单独使用，也可以与仪器、器具、设备或者系统组合使用。

（二）医疗器械的分类

国家对医疗器械按照风险程度实行分类管理。

第一类是风险程度低，实行常规管理可以保证其安全、有效的医疗器械。

第二类是具有中度风险，需要严格控制管理以保证其安全、有效的医疗器械。

第三类是具有较高风险，需要采取特别措施严格控制管理以保证其安全、有效的医疗器械。

评价医疗器械风险程度，应当考虑医疗器械的预期目的、结构特征、使用方法等因素。

其中，体外诊断试剂根据产品风险程度由低到高，同样分为第一类、第二类、第三类产品。

1. 第一类产品

(1) 微生物培养基(不用于微生物鉴别和药敏试验)。

(2) 样本处理用产品，如溶血剂、稀释液、染色液等。

2. 第二类产品

除已明确为第一类、第三类的产品，其他为第二类产品，主要包括：①用于蛋白质检测的试剂；②用于糖类检测的试剂；③用于激素检测的试剂；④用于酶类检测的试剂；⑤用于酯类检测的试剂；⑥用于维生素检测的试剂；⑦用于无机离子检测的试剂；⑧用于药物及药物代谢物检测的试剂；⑨用于自身抗体检测的试剂；⑩用于微生物鉴别或者药敏试验的试剂；⑪用于其他生理、生化或者免疫功能指标检测的试剂。

3. 第三类产品

(1) 与致病性病原体抗原、抗体以及核酸等检测相关的试剂。

(2) 与血型、组织配型相关的试剂。

(3) 与人类基因检测相关的试剂。

(4) 与遗传性疾病相关的试剂。

(5) 与麻醉药品、精神药品、医疗用毒性药品检测相关的试剂。

(6) 与治疗药物作用靶点检测相关的试剂。

(7) 与肿瘤标志物检测相关的试剂。

(8) 与变态反应(过敏原)相关的试剂。

对新研制的尚未列入分类目录的医疗器械，申请人可以依照《医疗器械监督管理条例》有关第三类医疗器械产品注册的规定直接申请产品注册，也可以依据分类规则判断产品类别，并向国务院食品药品监督管理部门申请类别确认后依照本条例的规定，申请注册或者办理产品备案。

提示：体外诊断试剂是一类特殊的产品，在我国绝大多数体外诊断试剂按照医疗器械管理，少部分按药品管理。按药品管理的体外诊断试剂包括用于血源筛查的体外诊断试剂和采用放射性核素标记的体外诊断试剂。体外诊断试剂的监管与一般医疗器械基本相同，但是在产品命名、分类、临床评价以及体系核查等监管环节与一般医疗器械存在差异。对于这些差异，应参考国家食品药品监督管理总局令第 5 号《体外诊断试剂注册管理办法》。

(三) 医疗器械注册和备案的概念

在我国境内销售、使用的医疗器械和体外诊断试剂，应当向食品药品监督管理部门申请注册或者办理备案。医疗器械注册是指食品药品监督管理部门根据医疗器械注册申请人的申请，依照法定程序，对其拟上市产品的安全性、有效性研究及其结果进行系统评价，以决定是否同意其申请的过程。医疗器械备案是指医疗器械备案人向食品药品监督管理部门提交备案资料，食品药品监督管理部门对提交的备案资料存档备查。医疗器械注册人、备案人以自己名义把产品推向市场，对产品负法律责任。

第一类医疗器械实行备案管理。第二类、第三类医疗器械实行注册管理。

境内第一类医疗器械备案，备案人向设区的市级食品药品监督管理部门提交备案资料。境内第二类医疗器械由省、自治区、直辖市食品药品监督管理部门审查，批准后发给医疗器械注册证。境内第三类医疗器械由国家食品药品监督管理总局审查，批准后发给医疗器械注册证。

进口第一类医疗器械备案，备案人向国家食品药品监督管理总局提交备案资料。进口第二类、第三类医疗器械由国家食品药品监督管理总局审查，批准后发给医疗器械注册证。

香港、澳门、台湾地区医疗器械的注册、备案，参照进口医疗器械办理。

医疗器械的行政许可包括产品注册、延续注册、注册变更及产品备案。

二、产品注册

医疗器械注册审批工作由注册受理、技术审评、行政审批三部分组成。其中注册受理环节主要对申请提交的注册资料进行形式审查，技术审评环节负责对产品的安全性和有效性进行审评，同时对申请人进行与产品研制、生产有关的质量管理体系核查，行政审批环节依据技术审评意见决定是否准予注册。

（一）注册受理

申请人向食品药品监督管理部门报送的申报资料应符合如下文件的要求。

（1）《关于公布医疗器械注册申报资料要求和批准证明文件格式的公告》（2014 年第 43 号）。

（2）《关于公布体外诊断试剂注册申报资料要求和批准证明文件格式的公告》（2014 年第 44 号）。

（3）《关于发布医疗器械产品技术要求编写指导原则的通告》（2014 年第 9 号）。

（4）《关于发布体外诊断试剂临床试验技术指导原则的通告》（2014 年第 16 号）。

（5）《关于发布体外诊断试剂说明书编写指导原则的通告》（2014 年第 17 号）。

（6）《医疗器械说明书和标签管理规定》（总局令第 6 号）。

（7）《关于印发境内第三类和进口医疗器械注册审批操作规范的通知》（食药监械管〔2014〕208 号）。

（8）《关于印发境内第二类医疗器械注册审批操作规范的通知》（食药监械管〔2014〕209 号）。

（二）技术审评

1 时限

技术审评机构应当在 60 个工作日内完成第二类医疗器械注册的技术审评工作，在 90 个工作日内完成第三类医疗器械注册的技术审评工作。需要外聘专家审评、药械组合产品需与药品审评机构联合审评的，所需时间不计算在审评时限内。

2 质量管理体系核查

食品药品监督管理部门在组织产品技术审评时可以调阅原始研究资料，并组织对申请人进行与产品研制、生产有关的质量管理体系核查，核查时间不计算在审评时限内。

3 补正资料

技术审评过程中需要申请人补正资料的，技术审评机构应当一次告知需要补正的全部内容。申请人应当在 1 年内按照补正通知的要求一次提供补充资料；技术审评机构应当自收到补充资料之日起 60 个工作日内完成技术审评。申请人补充资料的时间不计算在审评时限内。申请人逾期未提交补充资料的，由技术审评机构终止技术审评，提出不予注册的建议，由食品药品监督管理部门核准后作出不予注册的决定。

（三）行政审批

受理注册申请的食品药品监督管理部门应当在技术审评结束后 20 个工作日内作出决定。对符合安全、有效要求的，准予注册，自作出审批决定之日起 10 个工作日内发给医疗器械注册证，经过核准的产品技术要求以附件形式发给申请人。对不予注册的，应当书面说明理由，并同时告知申请人享有申请复审和依法申请行政复议或者提起行政诉讼的权利。

医疗器械注册证有效期为5年。注册证编号的编排方式为：×1械注×2××××3×4××5××××6。其中：×1为注册审批部门所在地的简称：境内第三类产品、进口第二类和第三类产品为“国”字；境内第二类产品为注册审批部门所在地省、自治区、直辖市简称；×2为注册形式：“准”字适用于境内体外诊断试剂；“进”字适用于进口体外诊断试剂；“许”字适用于香港、澳门、台湾地区的体外诊断试剂；××××3为首次注册年份；×4为产品管理类别；××5为产品分类编码；××××6为首次注册流水号。

（四）不予注册

对于已受理的注册申请，有下列情形之一的，食品药品监督管理部门作出不予注册的决定，并告知申请人。

（1）申请人对拟上市销售医疗器械的安全性、有效性进行的研究及其结果无法证明产品安全、有效的。

（2）注册申报资料虚假的。

（3）注册申报资料内容混乱、矛盾的。

（4）注册申报资料的内容与申报项目明显不符的。

（5）不予注册的其他情形（包括：申请人逾期未提交补充资料的，由技术审评机构终止技术审评，提出不予注册的建议，由食品药品监督管理部门核准后作出不予注册的决定）。

提示：关于实施新修订《医疗器械监督管理条例》过渡期间的问题，2019年之前将会出现新旧两种医疗器械注册证书并存的情况，旧版医疗器械注册证书格式详见原国家食品药品监督管理局第16号令《医疗器械注册管理办法》。新旧法规过渡期问题详见国家食品药品监督管理总局《关于实施〈医疗器械注册管理办法〉和〈体外诊断试剂注册管理办法〉有关事项的通知》（食药监械管[2014]144号）。

三、延续注册

医疗器械注册证有效期届满需要延续注册的，注册人应当在医疗器械注册证有效期届满6个月前，向食品药品监督管理部门申请延续注册。

（1）注册受理：申请人向食品药品监督管理部门报送的申报资料应符合《关于公布医疗器械注册申报资料要求和批准证明文件格式的公告》（2014年第43号）等8项文件的要求。

（2）延续注册申请的注册受理、技术审评、行政审批的程序和产品注册相同。

（3）除下列不予注册情形的，接到延续注册申请的食品药品监督管理部门应当在医疗器械注册证有效期届满前作出准予延续的决定。逾期未作决定的，视为准予延续。

（4）不予注册：有下列情形之一的，不予延续注册。

1）注册人未在规定期限内提出延续注册申请的。

2）医疗器械强制性标准已经修订，该医疗器械不能达到新要求的。

3）对用于治疗罕见疾病以及应对突发公共卫生事件急需的医疗器械，批准注册部门在批准上市时提出要求，注册人未在规定期限内完成医疗器械注册证载明事项的。

4）注册申报资料虚假的。

5）不予注册的其他情形（包括：申请人逾期未提交补充资料的，由技术审评机构终止技术审评，提出不予注册的建议，由食品药品监督管理部门核准后作出不予注册的决定）。

四、注册变更

已注册的第二类、第三类医疗器械，医疗器械注册证及其附件载明的内容发生变化，注册人应当向原注册部门申请注册变更，并按照相关要求提交申报资料。注册变更分为许可事项变更和登记事项变更。

（一）许可事项变更

（1）变更内容：医疗器械的产品名称、型号、规格、结构及组成、适用范围、产品技术要求、进口医疗器械生产地址等发生变化的，注册人应当向原注册部门申请许可事项变更。

其中，体外诊断试剂抗原、抗体等主要材料供应商变更的；检测条件、阳性判断值或者参考区间变更的；注册产品技术要求中所设定的项目、指标、试验方法变更的；包装规格、适用机型变更的；产品储存条件或者产品有效期变更的；增加预期用途，如增加临床适应证、增加临床测定用样本类型的；进口体外诊断试剂生产地址变更的；可能影响产品安全性、有效性的其他变更，注册人应当向原注册部门申请许可事项变更。体外诊断试剂产品基本反应原理改变的；产品阳性判断值或者参考区间改变，并具有新的临床诊断意义的；其他影响产品性能的重大改变，不属于变更申请事项，应当按照注册申请办理。

（2）申请人向食品药品监督管理部门报送的申报资料应符合《关于公布医疗器械注册申报资料要求和批准证明文件格式的公告》（2014 年第 43 号）等 8 项文件的要求。

（3）许可事项变更的注册受理、技术审评、行政审批的程序和产品注册相同。

（4）医疗器械注册变更文件与原医疗器械注册证合并使用，其有效期与该注册证相同。取得注册变更文件后，注册人应当根据变更内容自行修改产品技术要求、说明书和标签。

（二）登记事项变更

（1）变更内容：注册人名称和住所、代理人名称和住所发生变化的，注册人应当向原注册部门申请登记事项变更；境内医疗器械生产地址变更的，注册人应当在相应的生产许可变更后办理注册登记事项变更。

（2）申请人向食品药品监督管理部门报送的申报资料应符合《关于公布医疗器械注册申报资料要求和批准证明文件格式的公告》（2014 年第 43 号）等 8 项文件的要求。

（3）登记事项变更资料符合要求的，食品药品监督管理部门应当在 10 个工作日内发给医疗器械注册变更文件。登记事项变更资料不齐全或者不符合形式审查要求的，食品药品监督管理部门应当一次告知需要补正的全部内容。

（4）医疗器械注册变更文件与原医疗器械注册证合并使用，其有效期与该注册证相同。取得注册变更文件后，注册人应当根据变更内容自行修改产品技术要求、说明书和标签。

五、产品备案

境内第一类医疗器械备案，备案人向设区的市级食品药品监督管理部门提交备案资料。进口第一类医疗器械备案，备案人向国家食品药品监督管理总局提交备案资料。香港、澳门、台湾地区医疗器械的备案，参照进口医疗器械办理。

（一）备案范围

（1）根据《关于发布第一类医疗器械产品目录的通告》（2014 年第 8 号），已列入第一类医疗器械产品目录的医疗器械。

(2) 根据《关于印发体外诊断试剂分类子目录的通知》(食药监械管〔2013〕242号),已列入分类子目录中第一类产品的体外诊断试剂。

(3) 2014年6月1日后,经国家食品药品监督管理总局分类界定,属于第一类产品的医疗器械或体外诊断试剂,如国家食品药品监督管理总局以发布分类界定通知的形式明确的,或者在医疗器械标准管理研究所的分类界定信息系统中明确分类界定意见的。

(4) 属于《关于实施第一类医疗器械备案有关事项的通知》(食药监办械管〔2014〕174号)中规定的第一类医疗器械或体外诊断试剂。

(二) 备案资料要求

备案人应当按照《关于第一类医疗器械备案有关事项的公告》(2014年第26号)的要求提交备案资料,并对备案资料的真实性、完整性、合规性负责。

(三) 备案结果

(1) 备案资料符合要求的,食品药品监督管理部门应当场予以备案,并制作备案凭证,将备案信息在其网站上予以公布。备案人应当将备案号标注在医疗器械说明书和标签中。

(2) 备案资料不齐全或者不符合规定形式的,应当一次告知需要补正的全部内容。

(3) 对不予备案的,应当告知备案人并说明理由。

第一类医疗器械备案凭证不设定有效期,备案号的编排方式为:×1械备××××2××××3号。其中:×1为备案部门所在地的简称:进口第一类医疗器械为“国”字;境内第一类医疗器械为备案部门所在的省、自治区、直辖市简称加所在设区的市级行政区域的简称(无相应设区的市级行政区域时,仅为省、自治区、直辖市的简称);××××2为备案年份;××××3为备案流水号。

(四) 备案变更

已备案的医疗器械,备案信息及备案的产品技术要求发生变化,备案人应当提交变化情况的说明及相关证明文件,向原备案部门提出变更备案信息。食品药品监督管理部门对备案资料符合形式要求的,在其网站上公布备案变更情况,并将备案变更资料存档。

(五) 取消备案

已备案的医疗器械管理类别调整的,备案人应当主动向食品药品监督管理部门提出取消原备案;管理类别调整为第二类或者第三类产品的,应当按照《医疗器械注册管理办法》(国家食品药品监督管理总局令第4号)、《体外诊断试剂注册管理办法》(国家食品药品监督管理总局令第5号)的要求申请注册。

(吴　翊)

第六节　化妆品的行政许可

一、概述

化妆品的行政许可是食品药品监管部门依据《化妆品卫生监督条例》及其实施细则,对化妆品进行审评审批的行政行为。其目的是通过对产品的管理,落实对化妆品生产企业的监管,督促其依照化妆品相关法规、规章、技术标准和规范的要求生产出符合《化妆品安全技术规范》等标准要求的化妆品。化妆品分为特殊用途化妆品和非特殊用途化妆品两大类，特殊用途化妆品是指用于育发、烫发、染发、脱毛、美乳、健美、除臭、祛斑、防晒的化妆品。

二、化妆品许可的类型

（一）国产特殊用途化妆品的行政许可申请

是指本市辖区内化妆品生产企业申报特殊用途化妆品生产，取得《国产特殊用途化妆品行政许可批件》的申请。在中国境内合法登记并能独立承担民事责任的机构均可作为申请人。

（二）进口化妆品的行政许可申请

是指境外化妆品生产企业申报特殊用途化妆品和非特殊用途化妆品进口，取得《进口特殊用途化妆品行政许可批件》和《进口非特殊用途化妆品备案凭证》的申请。境外化妆品生产企业须委托在中国境内合法登记并能独立承担民事责任的机构作为申请人。

（三）国产非特殊用途化妆品的备案申请

是指本市辖区内化妆品生产企业申报非特殊用途化妆品上市销售的申请。在中国境内合法登记并能独立承担民事责任的机构均可作为申请人。

（四）化妆品新原料使用的行政许可申请

是指化妆品或者化妆品原料生产企业申请将天然或者人工原料在国内首次使用于化妆品生产，获得国家食品药品监督管理总局公告准予使用的申请。在中国境内合法登记并能独立承担民事责任的机构均可作为申请人；境外企业须委托在中国境内合法登记并能独立承担民事责任的机构作为申请人。

（五）化妆品行政许可的延续申请

取得国家食品药品监督管理总局核发的行政许可批件（或者备案凭证）的化妆品生产企业，在4年有效期满后需继续生产（进口）的，企业在有效期届满前4个月提出的申请，化妆品行政许可延续申请是对原行政许可批件（或者备案凭证）有效期延续。

三、化妆品许可工作的管辖

（一）国家级食品药品监督管理部门

国产特殊用途化妆品的行政许可申请经上海市食品药品监督管理局进行化妆品生产企业卫生条件审核后，由企业报国家食品药品监督管理总局审批；进口化妆品、化妆品新原料直接报国家食品药品监督管理总局审批。有关申请要求和表式可查询国家食品药品监督管理总局网站http://www.cfda.gov.cn。

（二）省级食品药品监督管理部门

国产非特殊用途化妆品备案由区、县市场监督管理部门审核后，上海市食品药品监督管理局复核、确认。有关申请要求可查询上海食品药品监督管理局网站http://www.shfda.gov.cn。

四、行政许可的程序

（一）申请

化妆品的行政许可办理程序包括申请、形式审查、受理、审查审批、证件制作与送达、文书资料归档、决定公开等环节。申请的资料要求因化妆品许可申请的类型不同而有不同要求，申请事项须在国家食品药品监督管理总局审批系统进行网上申报。

国产特殊用途化妆品的行政许可申请

申请人按照有关技术要求完成试制工作，填写《健康相关产品生产企业卫生条件审核申请表》，向市食品药品监管局业务受理中心报送相应的技术申报资料；技术申报资料按照《健康相关产品行政许可程序》附件的要求提交。取得市局出具的化妆品生产卫生条件审核意见后并经市局封样后，申请人选择化妆品行政许可检验机构进行样品检验。取得行政许可检验机构出具的检验报告后，申请人填写《国产特殊用途化妆品行政许可申请表》，向国家食品药品监督管理总局业务受理中心报送相应的技术申报资料和申报样品；技术申报资料按照《化妆品行政许可申报受理规定》附件的要求提交。

进口特殊用途化妆品和非特殊用途化妆品的行政许可申请

申请人选择化妆品行政许可检验机构进行样品检验。取得行政许可检验机构出具的检验报告后，申请人填写《进口特殊用途化妆品行政许可申请表》或《进口非特殊用途化妆品行政许可申请表》，直接向国家食品药品监督管理总局业务受理中心报送相应的技术申报资料和申报样品；技术申报资料按照《化妆品行政许可申报受理规定》附件的要求提交。

化妆品行政许可的延续申请

申请人填写《化妆品行政许可延续申请表》，向国家食品药品监督管理总局业务受理中心报送相应的技术申报资料和申报样品；资料要求应符合《化妆品行政许可申报受理规定》附件的要求。

国产非特殊用途化妆品的备案申请

申请人按照《关于调整化妆品注册备案管理有关事宜的通告》的要求制作备案材料留存企业备查，并将基本信息通过国家总局统一网络平台报送上海市食品药品监督管理局。

化妆品行政许可的变更申请

申请人填写《化妆品行政许可变更申请表》，向国家食品药品监督管理总局业务受理中心报送相应的技术申报资料和申报样品，资料要求应符合《化妆品行政许可申报受理规定》附件的要求。变更实际生产企业的，需要按照首次申请的要求进行化妆品生产卫生条件审核和检验。

化妆品新原料使用的行政许可申请

申请人填写《化妆品新原料行政许可申请表》，向国家食品药品监督管理总局业务受理中心报送相应的技术申报资料和申报样品；资料要求应符合《化妆品行政许可申报受理规定》附件的要求。

（二）受理

按照化妆品生产卫生条件审核事项的形式审查要点，局受理中心对申报人资格、申请表以及全套申报资料进行审查。符合要求的予以受理，出具《受理通知书》，对于申报资料不齐全或者不符合形式审查要求的，发出《申请资料补正通知书》，不符合受理条件的，发出《不予受理通知书》。国产非特殊用途化妆品备案事项无受理环节，由区县食药监部门直接进行网上审核。

（三）审核

现场审核

上海市食品药品监督管理局认证审评中心为我局的法定现场审查机构，化妆品生产企业卫生条件审核的现场核查主要对受理时提交的相关材料进行核实。记录检查情况，制作现场审核意见，对现场检查结论进行综合评定。国产非特殊用途化妆品备案不需进行现场核查，备案后 3 个月内对企业留存的备案资料和产品进行现场检查。

2 资料审核（含网上审核）

上海市食品药品监督管理局认证审评中心的化妆品核查人员，依据相关的要求对申请资料进行技术审查，对申请材料齐全、符合法定形式的，提出审核意见。国产非特殊用途化妆品备案为对区县食药监部门网上审核意见进行复核。

（四）审批

上海市食品药品监督管理局经办人员对化妆品生产企业卫生条件审核申请人的条件、申请材料、现场核查意见及技术审核意见等内容进行审查。出具化妆品生产卫生条件审核意见的初步意见，并将申请材料和审查意见转报承办部门负责人。国产非特殊用途化妆品备案为局认证审评中心通过网上复核进行意见确认。

承办部门负责人按照审核标准对经办人提出的化妆品生产企业卫生条件审核后报局负责人审批，局领导在收到企业申请材料及职能处室提出的行政许可结论后，依据有关规定进行核准，并根据不同情况分别作出审批决定，对不予许可的决定，应书面陈述理由。

（五）其他

证件制作与送达、文书资料归档见国家食品药品监督管理总局和上海市食品药品监督管理局的相关网站。

（卫　敏　周灯学）

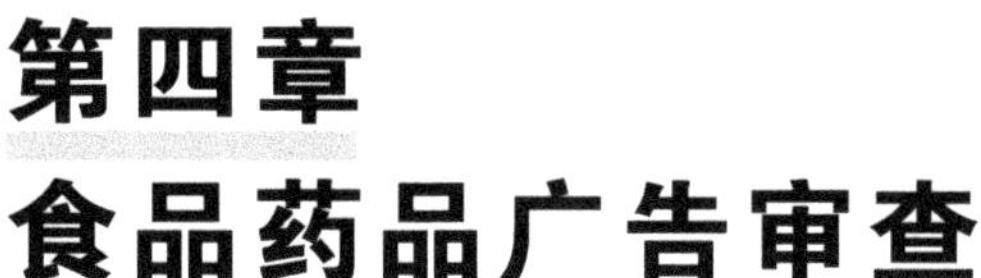

第四章 食品药品广告审查

第一节　保健食品广告的审查

一、目的

为规范保健食品广告内容，保护消费者合法权益，引导大众正确认识保健食品，合理、安全食用保健食品，国家对保健食品广告实行许可审查制度。

二、工作内容

根据《中华人民共和国广告法》《国务院对确需保留的行政审批项目设定行政许可的决定》以及《保健食品广告审查暂行规定》相关要求，食品药品监督管理部门对保健食品广告实行发布前审查。

三、方法与要求

（一）审批条件

（1）申请人为上海市保健食品生产、企业进口保健食品代理机构。

（2）申报资料完整，申报内容不违反保健食品广告审查办理依据。

（二）申请材料

1 行政审批申请材料目录

申请保健食品广告批准文号，应当提交《保健食品广告审查表》一式5份，并附与发布内容相一致的样稿（电视、声音广告须提交制作好的视频、音频光盘。视频为wmv或mpg格式，音频为mp3格式。提交文件不能大于10M）和保健食品广告申请的电子文件（JPG文件和XML文件，JPG文件应小于1MB），该文件通过国家食品药品监督管理总局广告审查申请软件制作，从国家食品药品监督管理总局网站www.sfda.gov.cn直接下载安装，相关网址为：http://www.sfda.gov.cn/WS01/CL0130/34978.html。同时提交以下真实、合法、有效的证明文件：

（1）保健食品批准证明文件复印件。

（2）保健食品生产企业的《食品卫生许可证》复印件。

(3) 申请人和广告代办人的《营业执照》或主体资格证明文件。身份证复印件;如有委托关系,应提交相关的委托书原件。

(4) 保健食品的质量标准、说明书、标签和实际使用的包装。

(5) 广告出现商标、专利等内容的,必须提交相关证明文件的复印件。

(6) 其他确认广告内容真实性的证明文件。

(7) 承诺书。

2 申请文书名称《保健食品广告审查表》

(三) 审批期限

1 受理期限

5 个工作日。

2 办理期限

审批机构应当自受理之日起 20 个工作日内完成审批。

(四) 审查要求

1 申请资质

保健食品广告批准文号的申请人必须是本市保健食品批准证明文件的持有者或者其委托的公民、法人或其他组织。申请进口保健食品广告批准文号,应当向进口保健食品代理机构所在地的保健食品广告审查机关提出。

2 内容合规性

保健食品广告中有关保健功能、产品功效成分及含量、标志性成分及含量、适宜人群、食用量等的宣传,应当以国务院食品药品监督管理部门批准的说明书内容为准,不得任意改变,不得进行扩大或者恶意隐瞒的宣传。保健食品广告须标明保健食品产品名称、保健食品批准文号、保健食品广告批准文号、保健食品标识、保健食品不适宜人群。广告中还必须标明"本品不能代替药物";电视广告中保健食品标识和忠告语必须始终出现。

3 电子文件符合性

电子文件形式、内容及与书面文件一致性的审查;电子成品与文案的一致性审查。

4 广告审查部门审核意见、修改意见和企业修改情况

广告审查意见有法律法规未明确限定,需与上级部门讨论商榷的内容,与广告审查部门讨论,必要时咨询国家食品药品监督管理总局相关部门;广告审查部门给予的修改意见,企业是否修改到位。

(五) 审批证件

《保健食品广告审查表》,注明准予核发的保健食品广告批准文号、批准日期、有效期,有效期限为一年,加盖上海市食品药品监督管理局广告审查专用章。

《保健食品广告审查表》应当载明下列内容:①保健食品名称;②广告类别;③申请人、代办人信息;④证明文件目录;⑤广告发布文案;⑥广告批准文号;⑦发证机关;⑧发证日期;⑨有效期限。

四、评价与考核

(1) 审核要求符合有关规定。

(2) 审核程序符合有关规定。

(3) 审核文书的应用和填写规范。

(4) 审核档案完整、准确并及时归档。

（朱晨茵）

第二节　药品广告的审查

一、目的

为规范药品广告内容，保护消费者合法权益，引导临床医生与大众合理、安全使用药品，国家对药品广告实行许可审查制度。

二、工作内容

根据《中华人民共和国广告法》《中华人民共和国药品法》《中华人民共和国药品管理法实施条例》《国务院对确需保留的行政审批项目设定行政许可的决定》以及《药品广告审查办法》《药品广告审查标准》相关要求，食品药品监督管理部门对药品广告实行发布前审查，对已获得外省市食品药品监督管理局核发的药品广告批准文号，拟在本市发布药品广告进行备案审查。

三、方法与要求

（一）药品广告审查

1. 审批条件

(1) 申请人为上海市药品生产企业、进口药品代理机构。

(2) 申报资料完整，申报内容不违反广告审查办理依据。

2. 申请材料

(1) 行政审批申请材料目录：申请药品广告批准文号，应当提交《药品广告审查表》一式5份，并附与发布内容相一致的样稿（电视、声音广告须提交制作好的视频、音频光盘。视频为wmv或mpg格式，音频为mp3格式。提交文件不能大于10M）和药品广告申请的电子文件(JPG文件和XML文件，JPG文件应小于1MB)，该文件通过国家食品药品监督管理总局广告审查申请软件制作，从国家食品药品监督管理总局网站www.sfda.gov.cn直接下载安装，相关网址为：http://www.sfda.gov.cn/WS01/CL0130/34978.html。同时提交以下真实、合法、有效的证明文件：①申请人的《营业执照》复印件。②申请人的《药品生产许可证》或者《药品经营许可证》复印件。③申请人是药品经营企业的，应当提交药品生产企业同意其作为申请人的证明文件原件。④代办人代为申办药品广告批准文号的，应当提交申请人的委托书原件和代办人的营业执照复印件等主体资格证明文件。⑤药品批准证明文件（含《进口药品注册证》《医药产品注册证》）复印件、批准的说明书复印件和实际使用的标签及说明书。⑥非处方药品广告需提交非处方药品审核登记证书复印件或相关证明文件的复印件。⑦申请进口药品广告批准文号的，应当提供进口药品代理机构的相关资格证明文件的复印件。⑧广告中涉及药品商品名称、注册商标、专利等内容的，应当提交相关有效证明文件的复印件以及其他确认广告内容真实性的证明文件。⑨承诺书。

③ 审批期限

(1) 受理期限 5 个工作日。

(2) 办理期限：上海市食品药品监督管理局药械流通处自收到完整报送材料之日起 10 个工作日内对药品广告内容及有关证明文件审查，并作出审查决定。

④ 审查要求

(1) 申请资质：药品广告批准文号的申请人必须是具有合法资格的药品生产企业或者药品经营企业。药品经营企业作为申请人的，必须征得药品生产企业的同意。申请人可以委托代办人代办药品广告批准文号的申办事宜。申请进口药品广告批准文号，应当向进口药品代理机构所在地的药品广告审查机关提出。

(2) 内容合规性：药品广告内容涉及药品适应证或者功能主治、药理作用等内容的宣传，应当以国务院食品药品监督管理部门批准的说明书为准，不得进行扩大或者恶意隐瞒的宣传，不得含有说明书以外的理论、观点等内容。药品广告中必须标明药品的通用名称、忠告语、药品广告批准文号、药品生产批准文号、药品生产企业或者药品经营企业名称、非处方药广告必须同时标明非处方药专用标识(OTC)、忠告语“禁忌或不良反应详见说明书”、处方药广告的忠告语“本广告仅供医学药学专业人士阅读”、非处方药广告的忠告语“请按药品说明书或在药师指导下购买和使用”。

(3) 电子文件符合性：电子文件尺寸、形式、内容及与书面文件一致性的审查。电子成品与文案的一致性审查。

⑤ 审批证件

《药品广告审查表》，注明准予发布的药品广告批准文号、批准日期、有效期，有效期限为一年，加盖上海市食品药品监督管理局广告审查专用章。《药品广告审查表》应当载明下列内容：①药品名称；②广告类别；③申请人、代办人信息；④证明文件目录；⑤广告发布文案；⑥广告批准文号；⑦发证机关；⑧发证日期；⑨有效期限。

(二) 药品广告备案

① 审批条件

(1) 与外省市食品药品监督管理局核发的药品广告内容吻合。

(2) 不违反《药品广告审查发布标准》(2007 年 3 月 3 日国家工商总局局令第 27 号)，不违反国家有关广告管理的其他规定。

② 申请材料

(1)《药品广告审查表》复印件一式 4 份。

(2) 批准的药品说明书复印件。

(3) 承诺书。

③ 审批期限

(1) 受理期限 5 个工作日。

(2) 办理期限：审批机构应当自收到完整报送材料之日起 5 个工作日内完成备案。

④ 审查要求

(1) 备案内容的一致性：异地药品广告批准文号、广告内容与国家工商总局广告审查专网所载内容的吻合性。

(2) 内容合规性：药品广告内容涉及药品适应证或者功能主治、药理作用等内容的宣传，应当以国务院食品药品监督管理部门批准的说明书为准，不得进行扩大或者恶意隐瞒的宣传，不得含有说明书以外的理论、观点等内容。药品广告中必须标明药品的通用名称、忠告语、药品广告批准文号、药品生产批准文号、药品生产企业或者药品经营企业名称、非处方药广告必须同时标明非处方药专用标识(OTC)、忠告语“禁忌或不良反应详见说明书”、处方药广告的忠告语“本广告仅供医学药学专业人士阅读”、非处方药广告的忠告语“请按药品说明书或在药师指导下购买和使用”。

5 审批证件

《药品广告审查表》，在《药品广告审查表》上填写备案日期，药品广告备案有效期以批准地的药品广告有效期为准。加盖上海市食品药品监督管理局广告审查专用章。《药品广告审查表》应当载明下列内容：①药品名称；②广告类别；③申请人、代办人信息；④证明文件目录；⑤广告发布文案；⑥广告批准文号；⑦发证机关；⑧发证日期；⑨有效期限。

四、评价与考核

(1) 审核要求符合有关规定。

(2) 审核程序符合有关规定。

(3) 审核文书的应用和填写规范。

(4) 审核档案完整、准确并及时归档。

（朱晨茵）

第三节　医疗器械广告的审查

一、目的

为规范医疗器械广告内容，保护消费者合法权益，引导大众合理、安全使用医疗器械，国家对医疗器械广告实行许可审查制度。

二、工作内容

根据《中华人民共和国广告法》《医疗器械监督管理条例》《国务院对确需保留的行政审批项目设定行政许可的决定》以及《医疗器械广告审查办法》《医疗器械广告审查发布标准》相关要求，食品药品监督管理部门对保健食品广告实行发布前审查。

三、方法与要求

(一) 审批条件

(1) 申请人为上海市医疗器械生产企业、进口医疗器械注册代理机构属上海企业。

(2) 申报资料完整，申报内容不违反医疗器械广告审查办理依据。

(二) 申请材料

1 行政审批申请材料目录

申请医疗器械广告批准文号，应当提交《医疗器械广告审查表》一式5份，并附与发布内容相一致的样稿(电视、声音广告须提交制作好的视频、音频光盘。视频为 wmv 或 mpg 格式,音频为 mp3 格式。提交文件不能大于 10M)和医疗器械广告申请的电子文件(JPG 文件和 XML 文件,JPG 文件应小于 1MB),该文件通过国家食品药品监督管理总局广告审查申请软件制作,从国家食品药品监督管理总局网站 www.sfda.gov.cn 直接下载安装,相关网址为: http://www.sfda.gov.cn/WS01/CL0130/34978.html。同时提交以下真实、合法、有效的证明文件。

(1) 申请人的营业执照复印件。

(2) 申请人的《医疗器械生产许可证》或《医疗器械经营许可证》复印件。

(3) 申请人是医疗器械经营企业的,应当提交医疗器械生产企业同意其作为申请人的证明文件原件。

(4) 代办人代为申办医疗器械广告批准文号的,应当提交申请人的委托书原件和代办人的营业执照复印件等主体资格证明文件。

(5) 医疗器械注册证、医疗器械产品注册登记表的复印件和产品使用说明书。

(6) 申请进口医疗器械广告批准文号的应当提供进口医疗器械代理机构的相关资格证明文件的复印件。

(7) 广告中涉及医疗器械注册商标、专利、认证等内容的,应当提交相关有效证明文件的复印件以及其他确认广告内容真实性的证明文件。

(8) 承诺书。

(三) 一般审批

1 审批期限

(1) 受理期限: 5 个工作日。

(2) 办理期限: 上海市食品药品监督管理局药械流通处自收到完整报送材料之日起 20 个工作日内对医疗器械广告内容及有关证明文件审查,并作出审查决定。

2 审查要求

(1) 申请资质: 医疗器械广告批准文号的申请人必须是具有合法资格的医疗器械生产企业或者医疗器械经营企业。医疗器械经营企业作为申请人的,必须征得医疗器械生产企业的同意。申请人可以委托代办人代办医疗器械广告批准文号的申办事宜。申请进口医疗器械广告批准文号,应当向进口医疗器械代理机构所在地的医疗器械广告审查机关提出。

(2) 内容合规性: 医疗器械广告有关产品名称、适用范围、性能结构及组成、作用机理等内容的宣传,应当以国务院食品药品监督管理部门批准的产品注册证明文件为准,不得进行扩大或者恶意隐瞒的宣传。医疗器械广告中必须标明医疗器械名称、医疗器械生产企业名称、医疗器械注册证号、医疗器械广告批准文号。推荐给个人使用的医疗器械必须标明“请仔细阅读产品说明书或在医务人员的指导下购买和使用”。

(3) 电子文件符合性: 电子文件尺寸、形式、内容及与书面文件一致性的审查。电子成品与文案的一致性审查。

(四) 告知承诺审批

1 适用范围

《医疗器械生产许可证》或《第一类医疗器械生产备案表》上核准的生产地址在本市浦东新区的医疗器械生产企业或注册在本市浦东新区的进口医疗器械注册代理机构,申请医疗器械广告批准文号的行政审批,适用告知承诺审批方式。

③ 提交材料

同一般审批。

④ 申请、审核与决定

申请人收到上海市食品药品监督管理局发出的告知承诺书后，愿意作出承诺的，应在约定的期限内，现场提交经申请人签章的告知承诺书及其他申办材料。上述约定的期限不超过10个工作日。

上海市食品药品监督管理局收到申请人提交的经申请人签章的告知承诺书和规定的申办材料并符合要求的，当场作出行政审批决定。申请人如果在约定的时间内不能提交符合要求的告知承诺书或约定材料的，上海市食品药品监督管理局按照《中华人民共和国广告法》《医疗器械广告审查办法》《医疗器械广告审查发布标准》等法律法规的规定，实施行政审批。约定期限不计入审批时间。

（五）审批证件

《医疗器械广告审查表》，注明准予核发的医疗器械广告批准文号、批准日期、有效期，有效期限为一年，加盖上海市食品药品监督管理局广告审查专用章。《医疗器械广告审查表》应当载明下列内容：①医疗器械名称；②广告类别；③申请人、代办人信息；④证明文件目录；⑤广告发布文案；⑥广告批准文号；⑦发证机关；⑧发证日期；⑨有效期限。

四、评价与考核

（1）审核要求符合有关规定。

（2）审核程序符合有关规定。

（3）审核文书的应用和填写规范。

（4）审核档案完整、准确并及时归档。

（朱晨茵）

第五章
食品药品生产经营认证管理

第一节　食品GMP和HACCP管理

一、质量安全管理体系

食品企业为满足食品质量安全的要求或提供满意的食品质量安全服务，实现企业的质量安全目标，必须通过建立健全质量安全管理体系来实现。常见的食品质量安全管理体系有良好生产规范（GMP）和危害分析和关键控制点（HACCP）。

二、良好生产规范

（一）GMP概念

“GMP”是英文Good Manufacturing Practice的缩写，意思是“良好生产规范”，是一种特别注重在生产过程中实施对产品质量与卫生安全的自主性管理制度。要求企业从原料、人员、设施设备、生产过程、包装运输、质量控制等方面按国家有关法规达到卫生质量要求，形成一套可操作的作业规范帮助企业改善企业卫生环境，及时发现生产过程中存在的问题，并加以改善。

（二）GMP产生和发展

GMP最初是由美国坦普尔大学6名教授编写制订，20世纪60—70年代的欧美发达国家以法令形式加以颁布，例如1968年美国FDA提出的食品GMP草案。我国自1988年开始，先后颁布了20余个食品企业卫生规范GMP标准，其中1个通用卫生规范（GB 14881），1998年卫生部颁布了《保健食品良好生产规范》（GB 17405）和《膨化食品良好生产规范》（GB 17404）。2013年，卫生部颁布了最新版食品生产通用卫生规范GB 14881－2013，全面提高了对食品生产的操作强制性要求，相应地在对食品生产企业生产许可审批时，吸收了GB 14881－2013对食品生产的要求，提高了准入门槛。

（三）GMP要求和具体内容

GMP要求食品企业在机构、人员、厂房、设施设备、卫生、验证、文件、生产管理、质量管理、产品销售与回收、投诉与不良反应报告、自检等方面都必须制订系统的、规范化的规程。

GMP具体内容包括：选址和厂区环境、厂房和车间、设备、卫生管理、原料和包装材料要求、生产过程的食品安全控制、检验、产品的贮藏和运输、产品追溯和召回、培训、管理机构和人员、记录和文件管理。GMP是食品生产质量全面管理控制的准则,它的内容可分为硬件和软件,硬件是指人员、厂房与设施、设备等方面的规定;软件是指操作规程、记录、标准等管理规定。GMP强调预防为主,在生产过程中建立质量保证体系,实行全面质量保证,确保食品质量安全。

(四) 实施GMP的意义

① 为食品生产提供一套必须遵循的组合标准。②为卫生行政部门、食品卫生监督员提供监督检查的依据。③有利于产品的出口,便于食品的国际贸易。GMP作为国际通用的生产及质量管理所必须遵守的准则,也是通向国际市场的通行证。④使食品生产经营人员认识食品生产的特殊性,提供重要的教材,消除生产上的不良习惯。⑤有利于产品质量的提高,GMP对产品生产、加工、包装、储存企业的厂房,建筑物与设施加工设备用具,人员的卫生要求、培训、仓储与分销,以及环境与设备的卫生管理,加工过程的控制管理都有详细的规定,这样使食品生产企业对原料、辅料、包装材料的要求更为严格,有力地保证了食品生产的过程。⑥降低食品生产过程中人为的错误,有利于提高科学的管理水平,促进企业人员素质水平的提高和增强质量意识保证产品质量。⑦建立健全的自主性品质保证体系,采用合适的厂房和机器设备,采用适当的工艺来生产食品,提高食品的品质与卫生安全。

三、危害分析和关键控制点

(一) HACCP概念

HACCP体系是Hazard Analysis Critical Control Point的英文缩写,表示危害分析和关键控制点。HACCP体系是国际上共同认可和接受的科学、高效、简便、合理而又专业性很强的食品安全管理体系。它是一种控制食品安全危害的预防性体系,但不是一种零风险体系,采用该体系可以使食品安全危害的风险降低到最小或可接受的水平。

国家标准GB/T 15091《食品工业基本术语》对HACCP的定义为:生产(加工)安全食品的一种控制手段;对原料、关键生产工序及影响产品安全的人为因素进行分析,确定加工过程中的关键环节,建立、完善监控程序和监控标准,采取规范的纠正措施。

(二) HACCP起源和发展

HACCP是由美国太空总署(NASA)、陆军Natick实验室和美国Pillsbury公司共同发展而成,最初是为了制造百分之百安全的太空食品。20世纪60年代初期,Pillsbury公司在为美国太空项目尽其努力提供食品期间,率先应用HACCP概念。Pillsbury公司认为他们现用的质量控制技术,并不能提供充分的安全措施来防止食品生产中的污染。确保安全的唯一方法是研发一种预防性体系,防止生产过程中危害的发生。从此,此体系作为食品安全控制最新的方法被全世界认可。但它不是零风险体系,其设计目的是为了尽量减小食品安全危害。

1973年美国政府授权在低酸罐头上实施,1995年以后美国政府先后在水产品、肉禽产品实施,1997年CAC批准的《HACCP体系及其应用准则》被许多国家采用。我国对HACCP体系的最早报道在1980年,20世纪90年代初逐步引进HACCP体系理论。

(三) HACCP体系的特点

(1) 在问题出现之前就可采取纠正措施,因而是积极主动的控制。

(2) 通过易于监视的特性,如时间、温度和外观实施控制,监控方法简单、直观、可操作性强、快速;与依靠化学分析、微生物检验进行控制相比,费用低廉。

(3) HACCP能用于潜在危害的预警,通过监测结果趋向实施预警。

(4) 由直接专注于食品加工的人员控制生产操作。只要需要就能采取及时的纠正措施,进行迅速控制。

(5) 使人力、财力、物力用于最需要和最有用之处(即,满足最必要的而不是最完美的)。

(四) HACCP七大原理

1 危害分析

危害是指能引起人类消费过程中食品安全问题的生物(如致病性或产毒的微生物、立克次体、病毒、寄生虫、有毒蘑菇及有毒鱼等)、化学[如杀虫(菌)剂、清洁剂、抗生素、重金属、添加剂等]或物理(如金属碎片、石头、玻璃、石头和木屑等)因素。

2 确立关键控制点(CCP)

CCP是指对食品加工过程中的某一点,或某一步骤或工序进行控制后,就可以防止、消除食品危害,或减少到可接受的水平。

3 建立关键限值(CL)

关键限值是与一个CCP相联系的每个预防措施所必须满足的标准,一个关键限值表示用来保证一个生产操作生产出安全产品的界限。

4 制订监控程序

监控程序是实施一个有计划的连续观察和测量,以评估CCP是否受控,并且为将来验证时做精确的记录。

5 确立纠偏措施

纠偏行动程序是当发生偏离或不符合关键限值时要采取的程序,包括:纠正和消除偏离的起因,重建加工控制;确认产品是在加工偏离期间生产的,并确定它的处理方式。

6 建立验证程序

验证是除了用于监控的那些方法之外,还使用其他方法、程序或实验来确定HACCP系统是否符合HACCP计划以及(或)该计划是否需要修改或重新证实。验证过程包括审查、校正、目标抽样与实验测试、验证频率、确认程序、确认频率。

7 纪录保持

建立有效的记录保存程序,以文件证明HACCP体系是个成功的HACCP项目的重要部分。

四、GMP和HACCP的关系

GMP和HACCP系统都是为保证食品安全和卫生而制定的一系列措施和规定。GMP是适用于所有相同类型产品的食品生产企业的原则,而HACCP则依据食品生产厂及其生产过程不同而不同。GMP体现了食品企业卫生质量管理的普遍原则,而HACCP则是针对每一个企业生产过程的特殊原则。GMP的内容是全面的,它对食品生产过程中的各个环节各个方面都制订具体的要求,是一个全面质量保证系统。HACCP则突出对重点环节的控制,以点带面来保证整个食品加工过程中食品的安全。从GMP和HACCP各自特点来看,GMP是对食品企业生产条件、生产工艺、生产行为和卫生管理提出的规范性要求,而HACCP则是动态的食品卫生管理方法;GMP要求是硬性的、固定的,而HACCP是灵活的、可调的。

GMP和HACCP在食品企业卫生管理中所起的作用是相辅相成的。通过HACCP系统,我们可以找出GMP要求中的关键项目,通过运行HACCP系统,可以控制这些关键项目达到标准要求。掌握 HACCP 的原理和方法还可以使监督人员、企业管理人员具备敏锐的判断力和危害评估能力，有助于 GMP 的制定和实施。GMP 是食品企业必须达到的生产条件和行为规范，企业只有在实施 GMP 规定的基础之上，才可使 HACCP 系统有效运行。

（陈向荣）

第二节　药品 GMP 认证管理

一、目的意义

为规范药品生产质量管理，最大限度地降低药品生产过程中污染、交叉污染以及混淆、差错等风险，确保持续稳定地生产出符合预定用途和注册要求的药品，保障人体用药安全，维护人民身体健康和用药的合法权益，根据我国药品相关法律、法规、规章要求，国家对药品生产企业实施《药品生产质量管理规范》(以下简称药品 GMP)认证制度。

二、工作依据

根据《中华人民共和国行政许可法》《中华人民共和国药品管理法》《中华人民共和国药品管理法实施条例》《药品生产监督管理办法》《药品生产质量管理规范》《药品生产质量管理规范认证管理办法》等法律、法规、规章、规范性文件要求，由省级食品药品监督管理部门对药品生产企业提交的药品 GMP 认证申请进行审批。

三、方法与要求

（一）申请资料的审查

药品 GMP 认证申请

省级食品药品监督管理部门针对药品生产企业提交的药品 GMP 认证申请，对下列资料进行审查。

（1）《药品 GMP 认证申请书》。

（2）企业的总体情况

1）企业信息：企业名称、注册地址；企业生产地址、邮政编码；联系人、传真、联系电话(包括出现严重药害事件或召回事件的 24 小时的联系人、联系电话)。

2）企业的药品生产情况：简述企业获得(食品)药品监督管理部门批准的生产活动，包括进口分包装、出口以及获得国外许可的药品信息；营业执照、药品生产许可证，涉及出口的需附上境外机构颁发的相关证明文件的复印件；获得批准文号的所有品种(可分不同地址的厂区来填写，并注明是否常年生产，近三年的产量列表作为附件)；生产地址是否有处理高毒性、性激素类药物等高活性、高致敏性物料的操作，如有应当列出，并应在附件中予以标注。

3）本次药品 GMP 认证申请的范围：列出本次申请药品 GMP 认证的生产线，生产剂型、品种并附相关产品的注册批准文件的复印件；最近一次(食品)药品监督管理部门对该生产线的检查情况(包括检查日期、检查结果、缺陷及整改情况，并附相关的药品 GMP 证书)。如该生产线经过境外的药品 GMP 检查，需一并提供其检查情况。

4）上次药品GMP认证以来的主要变更情况：简述上次认证检查后关键人员、设备设施、品种的变更情况。

（3）企业的质量管理体系

1）企业质量管理体系的描述：质量管理体系的相关管理责任，包括高层管理者、质量管理负责人、质量受权人和质量保证部门的职责；简要描述质量管理体系的要素，如组织机构、主要程序、过程等。

2）成品放行程序：放行程序的总体描述以及负责放行人员的基本情况（资历等）。

3）供应商管理及委托生产、委托检验的情况：概述供应商管理的要求，以及在评估、考核中使用到的质量风险管理方法；简述委托生产的情况（如有）；简述委托检验的情况（如有）。

4）企业的质量风险管理措施：简述企业的质量风险管理方针；质量风险管理活动的范围和重点，以及在质量风险管理体系下进行风险识别、评价、控制、沟通和审核的过程。

5）年度产品质量回顾分析：企业进行年度产品质量回顾分析的情况以及考察的重点。

（4）人员

1）包含质量保证、生产和质量控制的组织机构图（包括高层管理者），以及质量保证、生产和质量控制部门各自的组织机构图；

2）企业关键人员及从事质量保证、生产、质量控制主要技术人员的资历；

3）质量保证、生产、质量控制、贮存和发运等各部门的员工数。

（5）厂房、设施和设备

1）厂房：简要描述建筑物的建成和使用时间、类型（包括结构以及内外表面的材质等）、场地的面积；附厂区总平面布局图、生产区域的平面布局图和流向图，标明比例。应当标注出房间的洁净级别、相邻房间的压差，并且能指示房间所进行的生产活动；简要描述申请认证范围所有生产线的布局情况；仓库、贮存区域以及特殊贮存条件进行简要描述。①空调净化系统的简要描述：空调净化系统的工作原理、设计标准和运行情况，如进风、温度、湿度、压差、换气次数、回风利用率等。②水系统的简要描述：水系统的工作原理、设计标准和运行情况及示意图。③其他公用设施的简要描述：其他的公用设施如：压缩空气、氮气等的工作原理、设计标准以及运行情况。

2）设备：①列出生产和检验用主要仪器、设备。②清洗和消毒：简述清洗、消毒与药品直接接触设备表面使用的方法及验证情况。③与药品生产质量相关的关键计算机化系统：简述与药品生产质量相关的关键的计算机化系统的设计、使用验证情况。

（6）文件：描述企业的文件系统；简要描述文件的起草、修订、批准、发放、控制和存档系统。

（7）生产

1）生产的产品情况：所生产的产品情况综述（简述）；本次申请认证剂型及品种的工艺流程图，并注明主要质量控制点与项目。

2）工艺验证：简要描述工艺验证的原则及总体情况；简述返工、重新加工的原则。

3）物料管理和仓储：原辅料、包装材料、半成品、成品的处理，如取样、待检、放行和贮存；不合格物料和产品的处理。

（8）质量控制：描述企业质量控制实验室所进行的所有活动，包括检验标准、方法、验证等情况。

（9）发运、投诉和召回

1）发运：简要描述产品在运输过程中所需的控制，如：温度/湿度控制；确保产品可追踪性的方法。

2）投诉和召回：简要描述处理投诉和召回的程序。

（10）自检：简要描述自检系统，重点说明计划检查中的区域选择标准，自检的实施和整改情况。

2《药品 GMP 证书》补证

省级食品药品监督管理部门针对药品生产企业提交的《药品 GMP 证书》补证申请，对下列资料进行审查：①申请报告；②在本省、自治区、直辖市发行量大的报纸媒体上登载的遗失或损毁声明；③原证书因损毁申请补发的，需提交已经损毁的原证书。

3《药品 GMP 证书》注销

省级食品药品监督管理部门针对药品生产企业提交的《药品 GMP 证书》注销申请，对下列资料进行审查：①申请报告；②《药品 GMP 证书》原件。

（二）生产现场的审查

省级食品药品监督管理部门针对药品生产企业提交的药品 GMP 认证申请，应当组织技术审评部门对药品生产企业进行现场检查。

1 检查程序

现场检查应由至少 3 名检查人员组成检查组，实行组长负责制。检查组应按技术审查标准实施现场检查，并如实记录检查发现的缺陷项目。检查组长应组织检查员对现场检查情况进行分析汇总，客观、公平、公正地对检查中发现的缺陷进行风险评估，并拟定《药品 GMP 认证现场检查缺陷项目情况》。检查中发现的缺陷项目须经检查组全体成员、观察员（如有）和被检查企业负责人签字，双方各执一份。如有不能达成共识的问题，检查组须做好记录，经检查组全体成员和被检查企业负责人签字，双方各执一份。检查组应在检查结束 10 个工作日内完成《药品 GMP 认证现场检查报告》，明确检查组建议的评定结论，须经检查组全体成员签字，并附《药品 GMP 认证现场检查缺陷项目情况》及相关证据资料。

2 检查项目和缺陷评定标准

现场检查主要对照《药品生产质量管理规范》要求，对企业 GMP 实施情况进行核查。检查内容主要包括：质量管理、机构与人员、厂房与设施、设备、物料与产品、确认与验证、文件管理、生产管理、质量控制与质量保证、委托生产与委托检验、产品发运与召回、自检，具体涉及现行《药品生产质量管理规范》（2010 年修订）中的 12 个章节 305 条项目以及相关附录。

现场检查时，对应某一条项目发现的缺陷，应综合考虑产品类别、缺陷的性质和出现的次数进行风险评定，并分为严重缺陷、主要缺陷和一般缺陷（风险等级依次降低）。其中，严重缺陷指与药品 GMP 要求有严重偏离，产品可能对使用者造成危害的；主要缺陷指与药品 GMP 要求有较大偏离的；一般缺陷指偏离药品 GMP 要求，但尚未达到严重缺陷和主要缺陷程度的。

（三）综合评审

为统一把握 GMP 认证检查的技术审查标准，公正评价申请认证的企业，技术审评部门应组织综合评审会，对已实施现场检查的企业进行综合评定，作出技术审评结论。综合评定应采用风险评估的原则，综合考虑检查发现缺陷的性质、严重程度，以及所评估产品的类别对检查结果进行评定。

（1）只有一般缺陷，或者所有主要和一般缺陷的整改情况证明企业能够采取有效措施进行改正的，评定结果为“符合”。

(2) 有严重缺陷或有多项主要缺陷，表明企业未能对产品生产全过程进行有效控制的，或者主要和一般缺陷的整改情况或计划不能证明企业能够采取有效措施进行改正的，评定结果为“不符合”。

(3) 没有严重缺陷，有主要和一般缺陷的，首次评定结果为“视整改情况再对企业作出评定”，同时还应确定对被检查企业整改情况的核查形式，核查形式分为现场核查与文件核查。

（四）整改核查

1 文件核查

检查组长负责与被检查企业约定提交整改报告的日期，并在约定日期接待企业相关人员，逐条审核整改报告的内容，确认企业是否对检查中发现的缺陷进行了整改或制订了整改计划。文件核查时应至少有2名检查员同时参加企业的接待和整改报告的审核。经审核，整改报告符合要求的，检查组长应接收企业整改报告；整改不到位的，检查组长应告知企业进一步整改，并重新提交整改报告。

2 现场核查

检查组长收到企业整改报告和要求整改核查的书面申请后，应报告技术审评部门相关负责人，由其重新指定不同于认证现场检查组长的本部门检查员承担整改核查任务，并选派检查员重新组成检查组。检查组应由至少2名检查人员组成检查组、实行组长负责制，主要针对前次检查缺陷以及企业整改情况进行现场检查，并如实记录整改情况以及本次检查发现的缺陷项目。检查组长应组织检查员对现场检查情况进行分析汇总，客观、公平、公正地对检查中发现的缺陷进行风险评估，并拟定《药品GMP认证整改情况现场核查缺陷项目情况》。检查中发现的缺陷项目须经检查组全体成员、观察员(如有)和被检查企业负责人签字，双方各执一份。如有不能达成共识的问题，检查组须做好记录，经检查组全体成员和被检查企业负责人签字，双方各执一份。检查组应在检查结束一周内完成《药品GMP认证整改情况现场核查报告》，明确检查组建议的评定结论，须经检查组全体成员签字，并附《药品GMP认证整改情况现场核查缺陷项目情况》及相关证据资料。

（五）结果公示

技术审评结论为“符合”的，技术审评部门对其进行公示，公示期为10个工作日。公示期间如收到异议反馈信息，技术审评部门应及时组织调查核实，调查期间，认证工作暂停。对公示内容无异议或对异议已有调查结果的，技术审评部门及时将相关技术审评资料移送省级食品药品监督管理部门。技术审评结论为“不符合”的，技术审评部门直接将相关技术审评资料移送省级食品药品监督管理部门。

（六）行政审批

省级食品药品监督管理部门对申请人的条件、申请材料、实地审核情况等内容进行审查，对技术审评结论进行核准，认为符合要求和法定形式的，作出准予许可的决定；不符合要求和法定形式的，作出不予许可的决定。

（李梦龙）

第三节　药品 GSP 认证管理

一、目的意义

为加强药品经营质量管理，规范药品经营行为，在药品采购、储存、销售、运输等环节采取有效的质量控制措施，确保药品质量，保障人体用药安全、有效，根据我国药品相关法律、法规、规章要求，国家对药品经营企业实施《药品经营质量管理规范》（以下简称药品 GSP）认证制度。

二、工作依据

根据《中华人民共和国行政许可法》《中华人民共和国药品管理法》《中华人民共和国药品管理法实施条例》《药品经营质量管理规范》《药品经营质量管理规范认证管理办法》等法律、法规、规章、规范性文件要求，对药品经营企业提交的药品 GSP 认证申请进行审核。

三、方法与要求

（一）申请资料的审查

1. 药品 GSP 认证申请

省级药品监督管理部门对药品批发及零售连锁（总部）经营企业、区市场监督管理局对本辖区药品零售（含连锁门店）企业在提交药品 GSP 认证申请时，应当组织技术审评部门对下列资料进行审查。

（1）《药品 GSP 认证申请书》：①企业信息（企业名称、经营注册地址、药品仓库地址、药品经营范围、邮政编码；联系人、传真、联系电话等）。②企业有无违规经销假劣药品的情况说明。③企业基本情况[药品批发及零售连锁（总部）企业要简述获得省级药品监督管理部门批准的经营活动，包括质量管理体系、经营范围、人员、设施设备、质量管理体系文件及相应的计算机系统等。药品零售（含连锁门店）企业要简述获得辖区市场监督管理局批准的经营活动，包括质量管理、经营范围、人员、设施设备、管理文件及相应的计算机系统等]。

（2）《药品经营许可证》和《营业执照》复印件（加盖企业原印章）。

（3）企业实施 GSP 情况的自查报告[对照《药品经营质量管理规范》，对企业的质量管理状况进行全面的检查与评价，药品批发及零售连锁（总部）企业要附质量管理体系内审报告]。

（4）企业负责人员和质量管理人员情况表。

（5）企业药品验收、养护人员情况表。

（6）企业注册执业药师、从业药师、药师情况汇总表。

（7）企业经营场所、仓储等设施、设备情况表。

（8）企业所属药品经营单位（含连锁企业所属门店）情况。

（9）企业药品经营质量管理文件目录（提供完整的质量管理文件目录）。

（10）企业管理组织、机构的设置与职能框图。

（11）企业经营场所和仓库的平面布局图（提供标示准确的平面布局图）。

2.《药品 GSP 证书》补证

（1）申请报告。

(2) 在《解放日报》等发行量大的报纸媒体上登载的遗失或损毁声明。

(3) 原证书因损毁申请补发的,需提交已经损毁的原证书。

③《药品 GSP 证书》变更

(1) 药品监督管理部门同意变更的批复或其他说明文件复印件(加盖企业红章)。

(2) 拟变更企业变更后的《药品经营许可证》复印件(加盖企业红章)。

(3) 拟变更企业变更后的《营业执照》复印件(加盖企业红章)。

(4) 拟变更企业"质量负责人"和"质量机构负责人"执业药师注册证复印件(加盖企业红章)。

(5) 拟变更企业的原《药品经营质量管理规范认证证书》原件。

(二) 药品经营场所、仓库现场的审查

省级药品监督管理部门或各区市场监督管理局对药品 GSP 认证申请,应当组织技术审评部门对药品经营企业进行现场检查。

① 检查程序

现场检查应由至少 3 名(零售药店至少 2 名)检查人员组成检查组、实行组长负责制。检查组应按技术审查标准实施现场检查,并如实记录检查发现的缺陷项目。检查组长应组织检查员对现场检查情况进行分析汇总,对检查中发现的缺陷进行客观、公平、公正地评估,检查组应拟定《药品 GSP 认证现场检查报告》,明确检查组建议的评定结论,并须经检查组全体成员签字。对检查中发现的缺陷项目要拟定《药品 GSP 认证现场检查不合格项目情况》须经检查组全体成员和被检查企业负责人签字,双方各执一份。如有不能达成共识的问题,检查组须做好记录并附相关证据资料。经检查组全体成员和被检查企业负责人签字,双方各执一份。

② 检查项目和缺陷评定标准

现场检查主要对照《药品经营质量管理规范》要求,对企业 GSP 实施情况进行核查。对药品批发、零售连锁(总部)检查内容主要包括:质量管理体系组织机构与质量管理职责、人员与培训、质量管理体系文件、设施与设备、校准与验证、计算机系统、采购、收货与验收、储存与养护、销售、出库、运输与配送、售后管理,具体涉及现行《药品经营质量管理规范现场检查指导原则》(2014 版)中的 258 项目以及相关附录;对药品零售药店(含连锁门店)检查内容主要包括:质量管理与职责、人员管理、文件、设施与设备、采购与验收、陈列与储存、销售管理、售后管理,具体涉及现行《药品经营质量管理规范现场检查指导原则》(2014 版)中的 180 项目及相关附录。

现场检查时,对应某一条项目发现的严重缺陷、主要缺陷和一般缺陷(风险等级依次降低),其中,严重缺陷指与药品 GSP 要求有严重偏离,对药品经营过程可能造成危害的;主要缺陷指与药品 GSP 要求有较大偏离的;一般缺陷指偏离药品 GSP 要求,但尚未达到严重缺陷和主要缺陷程度的。

根据《药品经营质量管理规范现场检查指导原则》进行结果判定。

(1) 只有一般缺陷(≤20%)评定结果为"通过检查"。

(2) 没有严重缺陷和主要缺陷但有多项一般缺陷(20%～30%),或没有严重缺陷有主要缺陷(<10%)和一般缺陷(<20%),评定结果为"限期整改后复核检查"。

(3) 以下几种情况:①有严重缺陷(≥1)、②没有严重缺陷有多项主要缺陷(≥10%)、③没有严重缺陷有主要缺陷(<10%)和一般缺陷(≥20%)、④没有严重缺陷和主要缺陷但有多项一般缺陷(≥30%),评定结果为"不通过检查"。

（三）综合评审

为统一把握药品经营技术审查标准，公正评价申请认证的企业，根据药品 GSP 认证技术审查标准组织的现场检查及检查记录等情况，技术审查部门应组织召开综合评审会对现场检查评定结果进行综合评审，作出“通过”“不通过”或“限期整改后复核检查”的综合评定。该评定结果为药品 GSP 认证技术审查的最终结论。

综合评定应采用风险评估的原则，综合考虑检查发现缺陷的性质、严重程度，结合企业现场检查所作出的评定结果及检查后的整改情况进行综合评定。

(1) 现场检查评定结果是通过检查的并对所有一般缺陷整改情况证明企业能够采取有效措施进行改正的，综合判定评结果为“通过检查”。

(2) 现场检查评定结果是限期整改后复核检查的，企业对缺陷情况证明能够采取有效措施进行整改的，综合判定评结果为“限期整改后复核检查”。

(3) 现场检查评定结果是不通过检查的表明企业未能对药品经营全过程进行有效控制的，或者整改情况或计划不能证明企业能够采取有效措施进行改正的，评定结果为“不通过检查”。

（四）行政审批

省级药品监督管理部门或各区市场监督管理局的技术审查部门对企业 GSP 认证的技术审查、现场检查、综合评审等内容汇总成册并与企业申报资料一起，药品批发及连锁（总部）报省级药品监督管理部门审批；药品零售（含连锁门店）报辖区市场监督管理局审批，该审批结果为 GSP 认证检查的最终结论。

GSP 认证检查的最终结论：①通过药品 GSP 认证检查。②限期整改后复核检查。③不通过药品 GSP 认证检查。

（五）公示公告与发证

经上级部门审批通过药品 GSP 认证的企业，省局药品监督管理部门或各区市场监督管理局对其通过相关门户网站向社会公示，在规定的公示期限内，如对公示内容无异议，再通过相关门户网站向社会公告，并发给《药品经营质量管理认证证书》。

（六）认证结果

(1) 限期整改后复查核检查的企业、不通过药品 GSP 认证检查的企业，技术审查部门还应分别向企业发书面通知，告知其认证结果。

(2) 不通过药品 GSP 认证检查的企业可于通知下发之日 6 个月后重新申报认证。

（七）整改后复核检查

(1) 被要求限期整改后复核检查的企业，应根据书面通知要求，在规定的期限内分别向省级药品监督管理部门或辖区市场监督管理局报送整改报告，提出复查申请。省级药品监督管理部门或辖区市场监督管理局的技术审查部门，在确认收到符合要求的整改报告和复核检查的书面申请后的 15 个工作日内组织现场复查。

(2) 技术审评部门相关负责人收到企业整改报告和要求整改后复核检查的书面申请后，指定同一认证现场检查组长承担整改复查任务，并选派检查员重新组成检查组。检查组应由至少 2 名检查人员组成检查组，实行组长负责制，主要针对前次检查缺陷以及企业整改情况进行现场检查，并如实记录整改情况以及本次检查发现的缺陷项目。检查组长应组织检查员对现场检查情况进行分析汇总，客观、公平、公正地对检查中发现的缺陷进行风险评估，检查组应拟定《药品 GSP 认证现场检查报告》，明确检查组建议的评定结论，并须经检查组全体成员签字。对检查中发现的缺陷项目要拟定《药品 GSP 认证现场检查不合格项目情况》须经检查组全体成员和被检查企业负责人签字，双方各执一份。如有不能达成共识的问题，检查组须做好记录并附相关证据资料。经检查组全体成员和被检查企业负责人签字，双方各执一份。

3 复查结果

(1) 经复查通过药品 GSP 认证检查评定标准的，按本指南(五)的要求进行网上公示公告和发证。

(2) 认证复查仍不符合药品 GSP 认证检查评定标准，不再进行复查，确定为不通过药品 GSP 认证检查评定标准，按本指南(六)规定执行，本次认证终止。

(3) 对超过规定期限未提出复核检查申请的，不再给予复查，确定为不通过药品 GSP 认证检查评定标准，按本指南(六)规定执行，本次认证终止。

四、评价与考核

(一) 评价

(1) GSP 认证要求符合有关规定。

(2) GSP 认证程序符合有关规定。

(3) GSP 认证文书应用正确，填写规范。

(4) GSP 认证档案完整、准确，并及时归档。

(二) 考核

(1) 省级药品监督管理部门根据《药品 GSP 检查员管理规定》负责 GSP 检查员资格认定和培训考核，并按规定每年对参加药品批发及零售连锁(总部)企业 GSP 现场检查的 GSP 检查员进行考核。

(2) 各区(县)市场监管局根据《药品 GSP 检查员管理规定》负责本辖区药品 GSP 检查员的管理，并按规定每年对参加本辖区内药品零售(含连锁门店)企业 GSP 现场检查的检查员进行考核。

(3) 省级药品监督管理部门应每年对药品批发及零售连锁(总部)企业 GSP 认证工作进行考核，各区(县)市场监管局应每年对本辖区药品零售(含连锁门店)企业 GSP 认证工作进行考核。

(陈　佶　盖明琤)

第二篇

行政检查

第六章 食品药品行政检查工作概述

第一节 食品药品行政检查工作概述

一、食品药品行政检查的概念

食品药品行政检查是指食品药品监督管理部门代表国家依法对管理相对人是否遵守食品药品法律、法规的情况进行检查、检测、采样、询问调查、查阅或调取有关资料等的行为。

二、食品药品行政检查的特征

（一）代表国家依法实施行政检查

《中华人民共和国食品安全法》《中华人民共和国药品管理法》《医疗器械监督管理条例》等法律均明确规定，国家对食品药品生产经营活动实施监督管理，表明食品药品监督管理是由法律授权的国家机关依法实施，具有强制性、权威性和普遍约束性的特征。

各级食品药品监督管理部门按照法律法规和国务院的规定，在各自的职责范围内负责本行政区域的食品药品监督管理工作，其基本职能是代表国家依法实施管理和监督。行政检查活动是食品药品监督管理最常用的一种形式。

（二）行政检查约束力的特定性

食品药品行政检查是一种针对管理相对人做出的具体行政行为，不是抽象行政行为。该具体行政行为仅对特定的管理相对人发生法律效力，其约束力一般不转移至其他人，而抽象行政行为如行政立法行为对所规范的一类事或一类现象具有普遍拘束力，且可以多次反复生效。

（三）行政检查的强制性

食品药品行政检查是管理机关代表国家所作的行政行为，体现的是国家意志，是以国家强制力作为保障的，具有强制性。食品药品监督管理部门有权依法对相对人实施监督检查，根据检查情况依法作出决定、采取措施。

（四）行政检查的专业性

食品药品行政检查是带有很强的专业技术特征的行政执法活动，要求执法人员不仅要熟悉食品药品法律、法规，还要熟悉大量的标准及技术规范，了解食品药品的生产加工工艺以及可能对人体健康造成危害的因素来源和种类，熟练掌握现场检测手段。只有这样，才能做到科学监管、有效监管。

三、食品药品行政检查的原则

（一）依法检查的原则

任何执法机关必须严格以法律、规范为准则，在法定权限范围内开展食品药品行政检查，做到适用法律、法规、标准和规范准确无误。

（二）遵守法定程序的原则

依法定程序开展监督检查是实现国家行政管理高效、公正必不可少的条件之一。食品药品行政检查必须符合执法程序，如不符合法定程序，则属于程序违法，其行为自发生之日起，就不具有法律效力。

（三）预防为主的原则

食品药品行政检查可分为事先监督检查和事后监督检查。事先监督检查是指执法机关在未发现相对人违法行为前或危害结果未产生前进行的食品药品监督检查。事后监督检查是指在发现相对人违法行为或有危害人体健康的事件发生或可能发生的情况下进行的监督检查，如投诉举报处理、食物中毒调查等。在这两种监督检查类型中应加强事先监督检查，防患于未然。这也是“预防为主”方针的体现。

（四）以事实为依据的原则

食品药品行政检查必须一切从实际出发，尊重客观事实，以客观存在的事实为依据，切不可主观臆断。检查时应细致、全面，做到客观公正。

四、上海市食品药品监督市、区两级行政检查的事权划分

依据：《中华人民共和国食品安全法》《中华人民共和国药品管理法》《上海市实施〈中华人民共和国食品安全法〉办法》《中华人民共和国药品管理法实施条例》《医疗器械监督管理条例》《化妆品卫生监督条例》《上海市食品药品监督管理局主要职责内设机构和人员编制规定的通知》《市食品药品监督管理局区分局及其派出机构组建的指导意见》《上海市食品药品监管局行政权力清单及行政责任清单(2015 年版)》等相关规定。

（一）市食品药品监督管理局

(1) 贯彻落实国家食品安全监管年度计划、重大整顿治理方案，制订本市食品安全监督检查年度计划、专项整顿治理方案并组织落实，建立食品安全隐患排查治理机制。

(2) 负责本市药品和医疗器械生产经营、医疗机构制剂配制、化妆品生产的监督管理。组织实施药品和医疗器械研制、生产、经营、使用质量管理规范。制订本市药品、医疗器械和化妆品监督检查年度计划、重大整顿治理方案并组织落实。

(3) 建立食品药品安全信息统一公布制度，公布重大食品药品安全信息。

(4) 组织实施对本市食品药品企业的飞行检查。

(5) 监督、指导、督查、考核区食品药品监管部门监督检查情况。

（二）区(县)市场监管部门

(1) 负责辖区内食品(生产、流通和餐饮服务环节)的监督管理。贯彻落实国家和市食品药品监督管理局监督检查年度计划，组织开展辖区食品监督检查、专项整治和综合治理，建立辖区

内食品安全隐患排查治理机制。

(2) 根据市食品药品监督管理局监督检查年度计划，结合区域实际，制订并组织实施辖区内药品、医疗器械、化妆品的监督检查。

(3) 受市食品药品监督管理局委托，按照生产质量管理规范要求，对辖区内药品、医疗器械和化妆品生产企业和医疗机构制剂室开展日常监督检查，并做好医疗器械质量信用等级评定、管理者代表、年度质量管理体系自查等相关信息登记、核实工作。

(4) 按照经营质量管理规范要求，实施药品零售企业、医疗器械经营企业和医疗机构药品、医疗器械使用的监督检查，并对化妆品的经营和使用环节实施日常监管。

对辖区内麻醉药品、精神药品、药品类易制毒化学品、毒性药品、放射性药品等特殊药品及按照要求纳入特殊管理的药品的生产、经营和使用进行日常安全监管。

(5) 负责对辖区内食品药品企业开展飞行检查。

（何　瑾　傅伟华）

第二节　食品药品行政检查基本要求

食品药品行政检查是指食品药品监管部门依法在现场对食品药品生产经营单位和个人是否遵守食品药品法律法规的情况进行检查督促、采取样品、检验测定、询问调查、查阅和调取有关资料等行为。食品药品监管实践中，食品药品行政检查又称为食品药品监督检查或食品药品现场监督检查，是食品药品监管部门开展行政执法活动、规范食品药品生产经营单位和个人的生产经营行为的主要形式和手段，同时也是食品药品监管部门发现食品药品生产经营单位和个人违反食品药品法律法规、实施行政处罚的主要途径之一。

只有在食品药品行政检查工作中始终遵循相关工作程序与要求，才能保证正确有效地行使现场监督检查权，才能保护相对人的合法权益。

一、行政检查工作程序

食品药品行政检查程序一般分为检查前的准备工作、现场检查、检查后的处理三个阶段。

(一) 检查前的准备工作

执法人员应当根据现场检查的目的和要求，做好相应的准备工作。如专项检查时，应事先明确专项检查的内容；掌握专项检查中应重点注意的环节。又如针对投诉举报调查开展的现场检查，应事先对投诉举报内容进行分析讨论，必要时可提请成立专案组；根据需要，对投诉举报内容进行暗访摸底，制订详细的调查方案等。

要尽可能事前对检查对象的主体、产品、监管信用档案等基本情况进行了解，如该单位许可审核批准的平面布局、场所设施、设备、生产工艺、配方等，必要时应查阅许可档案进行核对，以检查是否存在相应的违法行为。

事先做好策划和分工。处理投诉举报及食物中毒事故调查时，应制订检查方案，让每位执法人员熟悉案情，明确现场分工。另外，要有应变方案，如可能涉及其他部门职责或情况复杂时，还应提前沟通请相关部门协助，如公安、城管等部门。

在明确现场检查目的和了解被检查对象的基础上，带好必需的法律文书和现场执法工具。一般要带好现场检查笔录、询问笔录、责令改正通知书、查封扣押文书、先行登记保存文书、封条、采样记录单以及有关调查取证、检测工具等，如照相机、录音机、录像机、中心温度计、快速检测仪器等。

（二）现场检查

1 现场检查职权

（1）根据食品药品生产经营监督管理的相关法律要求、标准及规范开展实地检查、勘验、采样和现场检测等。

（2）听取被检查人根据监督检查内容所作的介绍。

（3）查阅被检查人的有关制度、检验记录、技术资料、产品配方和必需的财务账册及其他书面文件。

（4）根据需要对有关人员进行询问和了解情况。

（5）根据食品药品法律相关规定，可以采取查封、扣押行政强制措施。

2 现场检查的内容

（1）被检查单位的有关主体资质：食品药品生产经营单位和个人是否具有相应许可证；是否依据许可证核准的生产经营范围和方式从事食品药品生产经营活动。

（2）自身管理：是否建立食品药品相关管理制度；是否有配备食品药品相关管理人员；原料辅料采购是否索取有关合格证明材料、是否进行质量验收等。

（3）原料和成品的检验：是否设有相应的化验室，配备相应的仪器设备；是否配备符合要求的检验人员；是否按照有关规定对原料和成品入库和出厂进行检验；是否建立原始的检验记录台账，并有对不合格原料和成品的处理方法及其记录。

（4）环境与设施卫生：食品药品的生产、经营场所是否符合要求，相应设施和设备是否完好，并正常使用。

（5）人员是否符合要求：从事食品药品生产经营的从业人员是否按照规定进行相关培训并取得培训合格证明；从事某些特定岗位的人员是否符合要求；操作人员个人卫生是否符合有关要求等。

（6）生产、经营过程：食品药品生产经营过程是否符合有关要求，是否按照规定实施食品药品生产经营过程的控制管理等。

（7）产品：产品的存放环境和条件是否符合要求；产品标识和说明书是否符合要求；产品是否取得相应的批准证书或批件。

（8）仓库管理：是否有专人保管；库存物品保管制度的实施；库存物品的质量；进出仓库是否有台账。

（三）检查后的处理

现场检查中，相对人虽有违法行为，但其情节轻微并及时纠正，尚未造成危害后果的，检查人员在发出责令改正通知书后，可不予行政处罚。

执法人员在行政检查过程中，发现行政相对人在日常管理等方面存在的不规范行为可能对食品药品的生产、经营、使用造成不良影响的，可以作出行政指导，并制作《行政建议书》。

现场检查发现相对人的违法行为依法应予以行政处罚的，执法人员除可以当场责令其改正外，应对其进行立案处理。

现场检查中，对违法事实清楚、证据确凿，依法应当作出警告或对公民处以 50 元以下罚款或对法人（其他组织）处以 1 000 元以下罚款的，可以当场作出行政处罚决定。

对在现场检查中发现涉嫌违法的行为尚需进一步调查核实的，检查人员可根据需要发出《询问（调查）通知书》。

对在现场检查中发现的不属于本部门管辖的违法行为，应当移送有权管辖的部门处理。

二、行政检查基本要求

执法人员在进行行政检查时应不少于 2 人。除特殊需要外，应穿戴制服、帽子。进行检查前应出示执法证件，向相对人或有关人员表明执法人员身份，并说明检查来意及依据。对涉及国家秘密、商业秘密和个人隐私的，执法人员应当保守秘密。

执法人员在进行行政检查时，应当有相对人法定代表人或相关人员在场，执法人员制作《现场检查笔录》并签字。《现场检查笔录》经被检查人核对无误后，在笔录上注明"以上笔录已阅，与现场检查情况相符"后以签名或按指纹方式确认。被检查人认为笔录有误或需要补充的，可以要求更正、补充，并在更正补充之处以签字或按指纹方式确认。

必要时，可以采取拍照、录像等方式记录现场情况。

执法人员对相对人或有关人员进行调查或询问时应当制作《询问（调查）笔录》。对需要当事人或有关人员到指定地点接受调查或询问的，应当制作《询问（调查）通知书》。

《询问（调查）笔录》经被调查人核实后，被调查人应当在笔录上注明"以上笔录经核对属实"，并签名或按指纹确认。被调查人认为笔录有误或需要补充的，可以要求更正、补充，并在更正补充之处以签字或按指纹方式确认。

检查中对于可能涉及违法行为的，执法人员应当收集、调取有关的原件、原物作为证据。

收集、调取原件有困难的，可以提取复印件、影印件，由提供人标明"经核对与原件无误"，注明出证日期、证据出处，并签名或加盖公章。

收集、调取原物有困难的，可以提取与原物核对无误的复制件或者证明该物证的照片、录像等其他证据，由提供人标明"经核对与原件无误"，注明出证日期、证据出处，并签名或加盖公章。

执法人员可以要求当事人及证明人提供与违法行为有关的证明材料，并由材料提供人在材料上签名或盖章。

对于视听资料、电子数据，执法人员应当在收集有关资料的原始载体。收集原始载体有困难的，可以收集复制件，并注明制作方法、制作时间、证据出处、制作人和证明对象等。

声音资料应当附有该声音内容的文字记录。

执法人员在调查取证过程中要求相对人在笔录或者其他材料上签名、盖章或者以其他方式确认，而相对人拒绝到场、拒绝签名、盖章或者以其他方式确认，或者无法找到相对人的，应当由 2 名执法人员在笔录或其他材料上注明原因，并邀请有关人员作为见证人或采取录音、录像等方式记录。

三、行政检查执法人员基本行为规范

执法人员在行政检查时应当按照有关规定，做到着装整洁、仪容端庄、风纪严整、举止文明。

执法人员在进入执法现场前应当做到头发干净、整齐。男性执法人员不得剃光头，不得留大鬓角、长发，不得蓄胡须。女性执法人员长发时应当系发辫（盘发），不得头发披肩。

执法人员行政检查时应着装规范，不得有下列行为：①戴围巾、耳套；②戴耳环、项链、手镯、戒指、胸针、胸花等饰品；③化浓妆、纹身、染指甲、染彩发；④除因工作需要或眼疾外，佩戴有色眼镜。

在检查过程中，要求对方出示证件、接受检查及要求配合执行其他公务时，应当出示执法证件。

执法人员现场检查时应当做到：①站立时端正，抬头、挺胸、收腹、身体不得靠墙或桌椅，不得摇摆晃动。②落座时坐姿良好，上身自然挺直，不得用手托腮，不得翘二郎腿，不得抖动腿。如座椅可旋转，不得随意转动身体。③行走时步幅适当，节奏适宜，不得袖手、背手和将手插入衣袋，不得一边走路一边吃食物、看书报。④两名以上执法人员徒步执行公务时，应当有序，不得搭肩、拉手、挽臂、揽腰。

执法人员在行政相对人面前应当尽量减少不必要的手势动作，不得有下列行为：①在行政相对人面前双手抱胸；②用手敲桌台提醒行政相对人；③在行政相对人面前打哈欠、伸懒腰等；④除正当防卫外，与行政相对人有身体上的接触。

执法人员行政检查应当严格执行食品药品安全规定，采取有效防护措施，保障食品药品安全。现场检查须进入洁净区域时，应穿戴洁净衣帽、口罩及一次性手套，并遵守被检查人的卫生、安全规定。

执法人员在行政检查过程中，不得检查与执法活动无关的物品。检查完成后，对检查所涉及的物品要尽可能复位。

（何　瑾　傅伟华）

第七章 食品生产经营的行政检查

食品生产经营的行政检查是食品安全监管的重要内容，是指食品药品监管部门根据《食品安全法》等有关法律法规和国家赋予的职能，按照法律法规和国家食品安全标准的规定，对生产、经营和餐饮服务到位进行食品安全监督检查、管理的活动。通过对食品生产经营者企业进行行政检查，规范其生产经营行为，杜绝无证生产经营或者生产经营不合格食品等违法行为，保护消费者的合法权益，提高食品安全水平。

本章行政检查包括对食品生产单位、食品经营单位、餐饮服务单位以及保健食品和食品添加剂生产经营单位的食品安全监督检查。

第一节　食品生产单位的行政检查

一、检查依据

《中华人民共和国食品安全法》及其实施条例、《乳品质量安全监督管理条例》《食品生产经营日常监督检查管理办法》《食品生产通用卫生规范》和各单项生产卫生规范等法律、法规、规章和食品安全标准。

二、检查对象

食品生产企业(包括婴幼儿配方食品和特殊医学用途配方食品生产单位)和食品生产加工小作坊。

三、食品生产单位通用检查内容

(一) 许可资质情况

主要检查企业名称与营业执照是否一致，生产许可证是否有效，实际法定代表人(负责人)、地址、生产方式和范围与行政许可是否一致，生产条件、主要设备设施和工艺流程与行政许可是否一致，发生改变后是否依法办理许可变更或报告监管部门。

(二) 原辅料(包括食品原料、食品添加剂、食品相关产品)采购进货查验落实情况

原辅料仓库

原辅料存放是否离地、离墙，外包装是否完整，并做好防护；仓库墙面、地面、防虫防鼠设施等

是否符合要求，是否存在鼠害；有存贮条件要求(如温度、湿度等)的原辅料是否按照规定贮存条件存储，并配备温湿度计等设施，冷库温度是否达到要求。

② 原辅料储存

原辅料是否做到先进先出，有进出库记录，有条件的，建立电子台账；原辅料仓库内是否有过期原辅料，或过期原辅料是否独立放置并有明显标志，过期原辅料清理及记录是否符合要求；生产过程中使用到的危险化学品(如清洁剂、消毒剂、除害药物等)存放是否符合要求，有明显标志，并与原辅料分开存放；原辅料仓库内是否有非生产用原辅料和其他非生产用物品。

③ 专库管理

食品添加剂是否专库或专柜保存，并有专人管理；内包装材料是否有专库或专门区域存放。

④ 标签标识

原辅料(除农副产品)标签是否有产品名称、规格、净含量、生产企业名称、生产日期、保质期和储藏条件等内容；进口原辅料是否有中文标签；原辅料标签与索证索票一致；企业因保密等需要用代号表示的原辅料的，是否有产品对应的目录。

⑤ 索证索票

生产单位直接采购国内生产的食品原料、食品添加剂、食品相关产品是否索取原辅料生产商有效的许可证复印件(指按照相关法律法规规定，应当取得许可的)和与购进批次产品相适应的合格证或批检报告；生产单位直接进口的食品原辅料、食品添加剂、食品相关产品，是否能够提供有效的与购进批次相对应的检验检疫证明；生产单位从流通经营单位采购原辅料的，是否保留该流通经营单位的有效许可证(复印件)以及每批货物的购销凭证；对无法提供合格证明文件的食品原辅材料及包装材料，生产单位是否依照食品安全标准进行自行检验或委托检验；索证索票信息和检验结果是否有记录，并装订成册保留至保质期后 6 个月，没有明确保质期的不得少于 2 年，有条件的，建立电子台账。

⑥ 制度情况

生产单位是否有原辅料进货查验制度、原辅料进出库管理制度、卫生管理制度等，并是否有相应制度执行情况的检查记录管理制度。

⑦ 现场记录

生产单位是否有仓库温湿度记录(对于有贮存条件要求的原辅料)、原辅料进货查验记录、原辅料进出库记录、卫生状况自查记录。进货查验记录中是否包含产品的名称、规格、数量、生产批号、保质期、供货者名称及联系方式、进货日期、产品许可证证号或票据号及其他合格证明文件编号等内容，是否保留相关证件、票据及文件；生产单位生产加工食品所使用的食品原辅料的品种是否与进货查验记录内容一致；食品添加剂使用是否有记录。必要时，可现场抽查库存或者正在使用的原辅料与记录进行核对。

(三) 生产过程控制

① 厂区环境清洁卫生状况

厂区内垃圾是否密闭存放和及时清运，是否散发出异味，是否有各种杂物堆放；厂区内是否设置防蝇、防鼠设施；企业的生活区和生产区是否分离；企业是否记录清洁卫生情况。

② 更衣室

更衣室进口和出口设置是否变化，内部是否设储衣柜或衣架、鞋箱(架)，个人衣、鞋与工作服、靴是否分开放置；更衣室内空气是否进行杀菌消毒；更衣室内是否有完好的非手动式洗手设施、干手器，并配备了洗手液和消毒液；

③ 生产加工场所清洁卫生状况

车间及仓库是否设置防蝇、防鼠设施；物料是否离地离墙堆放；生产车间内垃圾是否密闭存放；各车间墙面、地面及门窗是否完好、有无污垢、霉变；排水是否通畅，地面是否有明显积水；是否定期检查并记录清洁卫生情况。

④ 生产加工设施、设备清洁卫生状况

生产加工设施表面是否清洁，无积垢；企业是否记录生产加工设施的清洁卫生情况。

⑤ 生产设备设施等维护保养和清洗消毒状况

企业是否能提供设备、设施的维护保养和清洗记录；与食品直接接触的设备设施、工用具、管道和容器是否有清洗消毒记录。

⑥ 产品投料记录

企业是否能提供每批产品投料记录，投料项是否有违法添加；投料记录是否包含投料、品名、生产日期或批号、用于生产产品的名称、生产日期或批号等内容。

⑦ 生产加工过程中良好生产规范和危害分析关键控制点体系的执行情况

企业是否按照良好生产规范（GMP）的要求制订各岗位良好操作规范，是否认真执行，并有相应的记录；生产高风险食品的企业或者获得 ISO22000 和 HACCP 认证的企业是否制订危害分析和关键控制点的文件，能提供危害分析结果，确定关键控制点、控制措施和纠偏措施；现场核查 GMP 和 HACCP 的执行情况。

⑧ 工艺流程

食品生产加工流程是否合理，是否存在交叉污染；人流、物流是否分开，避免交叉污染。

⑨ 原料、半成品、成品交叉污染情况

原料是否经脱去外包装或采用其他方法清洁处理后进入生产车间；半成品存贮是否有防护措施，标识信息是否清晰；原料、半成品及成品是否存放于专门区域；贮存、运输和装卸食品的容器、工具和设备是否保持清洁，并符合产品特性要求。

⑩ 设备、设施运行情况

温湿度控制设备是否正常开启；清洗消毒设施是否正常开启；空气净化装置是否正常开启；其他生产必备设施是否发生变化。

⑪ 现场人员卫生防护情况

是否按要求清洗消毒；是否穿戴工作衣帽及佩戴口罩；是否佩戴首饰；现场人员持健康证、培训等情况是否符合要求。

（四）出厂检验现场检查

① 检验室设施、设备、化学试剂情况

实验室场地等基本设施是否保持洁净；超净工作台是否专间放置；天平等计量器具的放置是否符合要求；检验室中的出厂检验必备设备是否保持齐全；检验室中的出厂检验设备、辅助设备是否正常使用；检验室中的出厂检验设备检定或校准是否在有效期内；检验室中的必备化学试剂是否在有效期内。

② 应具备相应能力的检验员

是否具有专（兼）职检验人员；生产单位检验技术人员是否获得相应的食品检验职业资格证书。

③ 出厂检验

出厂销售成品是否检验合格;出厂检验规程、方法、项目等是否符合食品安全标准及有关规定;出厂销售的产品是否具有检验报告、原始数据记录;出厂检验报告是否记录食品的名称、规格、数量、生产日期、生产批号、检验合格证号;出厂检验记录是否保存至产品保质期后6个月,没有明确保质期的保留不少于2年。必要时,现场抽查检验人员,详细询问检验过程和正在检验的样品;或者对生产记录的生产批次产品、入库和出库的产品与检验的原始记录进行核对。

④ 测量比对

自行出厂检验企业实验室是否进行测量比对;是否到有资质的食品检验机构进行检验能力比对检验;实施比对的企业是否定期;是否建立并保存比对记录。

⑤ 委托检验

委托出厂检验合同书中应载明:检验项目是否符合食品安全标准;委托出厂检验报告是否与企业生产产品批次一致。

⑥ 产品留样情况

是否具有专用且符合食品留样要求的样品存放区域,产品是否留样,并有留样记录,产品保质期少于2年的,留样保存期限不得少于产品的保质期;产品保质期超过2年的,保存期限不得少于2年。

⑦ 成品存放

成品存放是否符合要求;防虫防鼠设施、温湿度控制以及其他卫生情况是否符合要求;成品存放是否离地、离墙,不同成品是否分区存放,是否设立标识。

(五)食品标识标注情况

① 产品标签

检查食品是否标注的名称、规格、净含量、生产日期,成分或者配料表,生产者的名称、地址、联系方式,贮存条件、保质期,产品标准代号,所使用的食品添加剂在国家标准中的通用名称,生产许可证编号,并符合相关要求。

② 营养标签

专供婴幼儿主辅食品标签应标明主要营养成分及其含量,营养标签强制标示内容,法律、法规或者食品安全标准规定必须标明的其他事项。

(六)出厂食品

① 食品出厂销售台账

包括产品名称、数量、生产日期/生产批号、检验合格证号、购货者名称及联系方式、出厂(销售)日期、出货日期和地点、销售对象等。必要时,现场抽查出厂产品,查看相应记录。

② 不安全食品召回

生产单位是否制订不安全食品召回制度并设置不安全食品召回存放的专门区域;生产单位出现不安全食品的,是否制订不安全食品召回方案和不安全食品的原因,是否有不安全食品召回记录,是否有不安全食品无害化处理(包括销毁)记录;生产单位是否有查找不安全原因及制订纠偏措施。

(七)回收食品

生产单位是否制订回收食品处理制度并设置回收食品存放的专门区域;企业出现回收食品的,是否有回收食品收回记录、回收食品无害化处理和处理记录,是否有专人专管。

（八）企业标准

生产单位生产加工食品执行哪些标准，是否制订企业标准，并按规定进行备案；企业是否收集、记录新发布食品安全标准，参加相关培训，做好标准执行工作。

（九）企业接受委托加工食品情况

生产单位接受委托加工食品的，所生产加工的食品是否在企业许可范围内，是否按照规定的要求组织生产加工；委托加工食品包装标识是否符合要求。

（十）废弃油脂处置情况

产生废弃油脂的生产单位是否建立废弃油脂管理制度，是否与有资质的废弃油脂收运单位签订收运合同；是否设置专门收集废弃油脂的容器，是否如实记录收运或者处置的废弃油脂的种类、数量、时间、相关单位名称。

（十一）从业人员管理情况

生产单位是否制订食品从业人员食品安全知识培训和直接接触食品人员健康管理的档案，是否记录从业人员的食品质量安全知识培训的日期、内容、授课人员和时间、考核等情况，是否记录直接接触食品人员健康检查日期、地点、医院和结果，患有有碍食品卫生疾病的直接接触食品从业人员是否调离相应岗位，是否动态检查直接接触食品人员的健康状况。必要时，现场抽查食品从业人员询问有关食品安全知识和查验直接接触食品人员的健康检查证明。

（十二）查阅制度情况

查阅生产单位资质管理制度、标准管理制度、销售管理制度、消费者投诉管理制度、从业人员培训和健康管理制度、回收食品和召回管理制度、原辅料进出库管理制度、生产过程记录制度、设备设施清洗消毒和管理制度、食品可追溯制度、出厂检验制度、产品安全事故处置事故等食品安全管理制度以及制度执行情况记录。

四、特殊食品生产单位检查内容

（一）婴幼儿配方乳粉生产单位检查内容

婴幼儿配方乳粉的产品配方经食品药品监管总局注册，实际生产的婴幼儿配方乳粉是否按规定注册，婴幼儿配方乳粉应当按照注册的产品配方生产，婴幼儿配方乳粉不得委托生产、贴牌生产、分装方式生产，同一企业不得用同一配方生产不同品牌的婴幼儿配方乳粉，婴幼儿配方乳粉生产企业应按照良好生产规范的要求建立与所生产食品相适应的生产质量管理体系，婴幼儿配方食品生产企业应当将食品原料、食品添加剂、产品配方及标签等事项向省、自治区、直辖市人民政府食品药品监督管理部门备案，婴幼儿配方食品应当按照备案的事项生产，婴幼儿配方食品生产企业应按照良好生产规范的要求建立与所生产食品相适应的生产质量管理体系。

（二）特殊医学用途配方食品生产单位检查内容

特殊医学用途配方食品注册证书是否有效，实际生产的特殊医学用途配方食品是否按规定注册，特殊医学用途配方食品应当按照注册的产品配方、生产工艺等技术要求生产，特殊医学用途配方食品生产企业应按照良好生产规范的要求建立与所生产食品相适应的生产质量管理体系，其他特定人群的主辅食品生产加工企业应按照良好生产规范的要求建立与所生产食品相适应的生产质量管理体系。

五、检查要求

（一）建立档案

建立食品生产单位食品安全信用档案，记录许可颁发、日常监督检查和食品抽检结果、违法行为查处、食品安全事故等情况，评定信用等级。

（二）日常检查计划

各级食品安全监管部门每年应当对管辖范围内的食品生产单位进行全覆盖检查。根据食品生产单位的信用等级和生产加工食品的风险等级，实施分级分类管理，确定其监督检查的方法和频次，编制年度监督检查计划，并向社会公布。对信用等级较低、生产加工食品风险较高的食品生产单位应增加监督检查频次。年度检查计划应当包含食品生产单位监督检查频次、检查重点等内容。可以根据上级工作部署、掌握的食品安全风险监测信息、企业食品安全信用状况、监管工作需要等情况，对年度监督检查计划进行调整。但以下内容应当列入食品安全年度监督管理计划的重点：①专供婴幼儿和其他特定人群的主辅食品；②发生食品安全事故风险较高的食品生产经营者；③食品安全风险监测结果表明可能存在食品安全隐患的事项。

（三）检查记录

根据检查情况，检查人员应当填写《结果记录表》，该表包括被检查者的基本信息、检查内容、检查结果、被检查者意见等内容。监督检查人员应当如实记录日常监督检查情况，综合进行判定，确定检查结果。检查人员和被检查食品生产经营者应当在《结果记录表》上签字确认。

（四）结果处理

在监督检查中发现食品生产单位违反有关法律、法规、规章和规定的，应当依照相关法律、法规、规章和规定的要求予以处理。对日常监督检查结果属于基本符合的食品生产经营者，市、县级食品药品监督管理部门应当书面责令其就监督检查中发现的问题限期改正，提出整改要求。被检查单位应当按期进行整改，并将整改情况报告食品药品监督管理部门。监督检查人员可以跟踪整改情况，并记录整改结果。对日常监督检查结果为不符合、有发生食品安全事故潜在风险的，食品生产经营者应当立即停止食品生产经营活动。对食品生产经营者应当立即停止食品生产经营活动而未执行的，由县级以上食品药品监督管理部门依照《中华人民共和国食品安全法》第一百二十六条第一款的规定进行处罚。

（五）上海市食品药品监督管理局的做法

为了适应新的形势，提高基层执法人员对食品生产企业监督检查的针对性和有效性，规范日常检查和专项检查的项目和内容，上海市食品药品监督管理局编写了《上海市食品生产通用监督检查标准操作规程》（以下简称 SOP），共分许可资质、人员健康管理与卫生要求、原辅料采购查验、生产过程控制、出厂检验、标识标签、食品销售及回收处理、食品召回、废弃油脂处置、食品安全信息追溯十个部分，从检查内容、检查依据、检查规程、重点注释和常见问题进行了细化，尤其是重点注释部分比较详细地阐述了检查的要点，具有较强的可操作性。

SOP 将作为全市食品药品监督执法人员对食品生产单位监督检查的技术规程。自 2015 年 1 月 1 日起正式试行。由于 SOP 涉及的检查项目很多日常监督检查时可根据实际情况选择相应检查内容，也可根据实际情况和需要增加其他检查内容，但每家生产单位必须在一年内实现所有检查项目全覆盖。同时由于各类食品生产的要求不尽相同，SOP 只针对通用部分做了规定，具体产品在检查时还需要结合产品标准和特点进行有针对性的特殊检查。

为更好地履行食品监督职能，提升行政检查效能，上海市食品药品监督管理局积极推进食品、食品添加剂和保健食品生产企业以及食品流通企业食品安全信用等级评定和分类监管等相关办法的实施，全面开展食品、食品添加剂和保健食品生产以及食品流通企业信用等级公示，并明确具体监管频次要求，进一步完善食品生产经营企业的食品安全信用档案，将企业基本信息、行政许可、监督检查、抽检以及行政处罚等信息纳入企业信用档案，结合"黑名单"制度，实施联合惩戒。

上海市食品生产日常监督检查见表7-1～3。

表7-1 食品生产日常监督检查告知页

被检查单位：________________ 地址：________

检查人员及执法证件名称、编号：1. ________________ 2. ____________

检查时间：______年______月______日

检查地点：________________________________

告知事项：

我们是________________监督检查人员，现出示执法证件。我们依法对你(单位)进行日常监督检查，请予配合。

依照法律规定，监督检查人员少于两人或者所出示的执法证件与其身份不符的，你(单位)有权拒绝检查；对于监督检查人员有下列情形之一的，你(单位)有权申请回避：(1)系当事人或当事人的近亲属；(2)与本人或本人近亲属有利害关系；(3)与当事人有其他关系，可能影响公正执法的。

问：你(单位)是否申请回避？

答：

被检查单位签字：________________ 检查人员签字：________________

年 月 日 年 月 日

表7-2 食品生产日常监督检查要点表

食品通用检查项目：重点项(*)21项，一般项30项，共51项。

食品添加剂通用检查项目：重点项(*)19项，一般项31项，共50项。

检查项目	项目序号	检 查 内 容	评价	备注
1. 生产环境条件	1.1	厂区无扬尘、无积水，厂区、车间卫生整洁	□是 □否	
	*1.2	厂区、车间与有毒、有害场所及其他污染源保持规定的距离	□是 □否	
	*1.3	卫生间应保持清洁，应设置洗手设施，未与食品生产、包装或贮存等区域直接连通	□是 □否	
	1.4	有更衣、洗手、干手、消毒设备、设施，满足正常使用	□是 □否	
	1.5	通风、防尘、照明、存放垃圾和废弃物等设备、设施正常运行	□是 □否	
	1.6	车间内使用的洗涤剂、消毒剂等化学品应与原料、半成品、成品、包装材料等分隔放置，并有相应的使用记录	□是 □否	
	1.7	定期检查防鼠、防蝇、防虫害装置的使用情况并有相应检查记录，生产场所无虫害迹象	□是 □否	

（续表）

检查项目	项目序号	检 查 内 容	评价	备注
2. 进货查验结果 注：①检查原辅料仓库；②原辅料品种随机抽查，不足 2 种的全部检查	*2.1	查验食品原辅料、食品添加剂、食品相关产品供货者的许可证、产品合格证明文件；供货者无法提供有效合格证明文件的食品原料，有检验记录	□是 □否	
	*2.2	进货查验记录及证明材料真实、完整，记录和凭证保存期限不少于产品保质期期满后六个月，没有明确保质期的，保存期限不少于二年	□是 □否	
	2.3	建立和保存食品原辅料、食品添加剂、食品相关产品的贮存、保管记录和领用出库记录	□是 □否	
3. 生产过程控制 注：在成品库至少抽取 2 批次产品，按生产日期或批号追溯生产过程记录及控制的全部检查，有专供特定人群的产品至少抽查 1 个产品	3.1	有食品安全自查制度文件，定期对食品安全状况进行自查并记录和处置	□是 □否	
	*3.2	使用的原辅料、食品添加剂、食品相关产品的品种与索证索票、进货查验记录内容一致	□是 □否	
	*3.3	建立和保存生产投料记录，包括投料种类、品名、生产日期或批号、使用数量等	□是 □否	
	*3.4	未发现使用非食品原料、回收食品、食品添加剂以外的化学物质、超过保质期的食品原料和食品添加剂生产食品	□是 □否	
	*3.5	未发现超范围、超限量使用食品添加剂的情况	□是 □否	
	3.6	生产或使用的新食品原料，限定于国务院卫生行政部门公告的新食品原料范围内	□是 □否	
	*3.7	未发现使用药品、仅用于保健食品的原料生产食品	□是 □否	
	*3.8	生产记录中的生产工艺和参数与企业申请许可时提供的工艺流程一致	□是 □否	
	*3.9	建立和保存生产加工过程关键控制点的控制情况记录	□是 □否	
	3.10	生产现场未发现人流、物流交叉污染	□是 □否	
	3.11	未发现原辅料、半成品与直接入口食品交叉污染	□是 □否	
	3.12	有温、湿度等生产环境监测要求的，定期进行监测并记录	□是 □否	
	3.13	生产设备、设施定期维护保养并做好记录	□是 □否	
	*3.14	未发现标注虚假生产日期或批号的情况	□是 □否	
	3.15	工作人员穿戴工作衣帽，生产车间内未发现与生产无关的个人或者其他与生产不相关物品，员工洗手消毒后进入生产车间	□是 □否	
4. 产品检验结果 注：采取抽查方式	4.1	企业自检的，应具备与所检项目适应的检验室和检验能力，有检验相关设备及化学试剂，检验仪器设备按期检定	□是 □否	
	4.2	不能自检的，应当委托有资质的检验机构进行检验	□是 □否	

（续表）

检查项目	项目序号	检 查 内 容	评价	备注
4. 产品检验结果 注：采取抽查方式	*4.3	有与生产产品相适应的食品安全标准文本，按照食品安全标准规定进行检验	□是 □否	
	*4.4	建立和保存原始检验数据和检验报告记录，检验记录真实、完整	□是 □否	
	4.5	按规定时限保存检验留存样品并记录留样情况	□是 □否	
5. 贮存及交付控制 注：采取抽查方式，有冷链要求的产品必须检查冷链情况	*5.1	原辅料的贮存有专人管理，贮存条件符合要求	□是 □否	
	*5.2	食品添加剂应当专门贮存，明显标示，专人管理	□是 □否	
	5.3	不合格品应在划定区域存放	□是 □否	
	5.4	根据产品特点建立和执行相适应的贮存、运输及交付控制制度和记录	□是 □否	
	5.5	仓库温湿度应符合要求	□是 □否	
	5.6	生产的产品在许可范围内	□是 □否	
	5.7	有销售台账，台账记录真实、完整	□是 □否	
	5.8	销售台账如实记录食品的名称、规格、数量、生产日期或者生产批号、检验合格证明、销售日期以及购货者名称、地址、联系方式等内容	□是 □否	
6. 不合格品管理和食品召回 注：采取抽查方式	6.1	建立和保存不合格品的处置记录，不合格品的批次、数量应与记录一致	□是 □否	
	*6.2	实施不安全食品的召回，有召回计划、公告等相应记录	□是 □否	
	*6.3	召回食品有处置记录	□是 □否	
	6.4	未发现使用召回食品重新加工食品情况（对因标签存在瑕疵实施召回的除外）	□是 □否	
7. 从业人员管理	7.1	有食品安全管理人员、检验人员、负责人	□是 □否	
	7.2	有食品安全管理人员、检验人员、负责人培训和考核记录	□是 □否	
	*7.3	未发现聘用禁止从事食品安全管理的人员	□是 □否	
	7.4	企业负责人在企业内部制度制定、过程控制、安全培训、安全检查以及食品安全事件或事故调查等环节履行了岗位职责并有记录	□是 □否	

（续表）

检查项目	项目序号	检 查 内 容	评价	备注
7. 从业人员管理	*7.5	建立从业人员健康管理制度，直接接触食品人员有健康证明，符合相关规定	□是 □否	
	7.6	有从业人员食品安全知识培训制度，并有相关培训记录	□是 □否	
8. 食品安全事故处置	8.1	有定期排查食品安全风险隐患的记录	□是 □否	
	8.2	有按照食品安全应急预案定期演练，落实食品安全防范措施的记录	□是 □否	
	*8.3	发生食品安全事故的，有处置食品安全事故记录	□是 □否	
9. 食品添加剂生产者管理	*9.1	原料和生产工艺符合产品标准规定	□是 □否	
	9.2	复配食品添加剂配方发生变化的，按规定报告	□是 □否	
	9.3	食品添加剂产品标签载明“食品添加剂”，并标明贮存条件、生产者名称和地址、食品添加剂的使用范围、用量和使用方法	□是 □否	
其他需要记录的问题：				

说明：1. 上表中打＊号的为重点项，其他为一般项。
2. 每次检查抽查重点项不少于10个，总检查项目不少于20个。
3. 上表中除1.7、3.4、3.5、3.6项以及2.1项中关于“食品相关产品”的检查部分，其他项目均适用于食品添加剂生产者。
4. 对食品添加剂生产者每次检查，还需检查第9项，对食品生产者的检查不需检查第9项。
5. 如果检查项目存在合理缺项，该项无需勾选“是或否”，并在备注中说明，不计入不符合项数。

表7-3 食品生产经营日常监督检查结果记录表

编号：

名称		地址	
联系人		联系方式	
许可证编号		检查次数	本年度第______次检查

检查内容：

（食品药品监督管理部门全称）检查人员______根据《中华人民共和国食品安全法》及其实施条例、《食品生产经营日常监督检查管理办法》的规定，于______年______月______日对你单位进行了监督检查。本次监督检查按照表______开展，共检查了（　）项内容；其中：

重点项（　）项，项目序号分别是（　　　　），

发现问题（　）项，项目序号分别是（　　　　）；

一般项（　）项，项目序号分别是（　　　　），

发现问题（　）项，项目序号分别是（　　　　）。

（续表）

<table>
<tr><td colspan="2">检查结果：
□符合　　□基本符合　　□不符合
结果处理：
□通过　　□书面限期整改　　□食品生产经营者立即停止食品生产经营活动
说明(可附页)：</td></tr>
<tr><td>执法人员(签名)：

年　月　日</td><td>被检查单位意见：
法人或负责人：

年　月　日(章)</td></tr>
</table>

填表说明：

1. 编号：由四位年度号＋1位要点表序号＋六位流水号组成，如2016-1-000001。生产、销售、餐饮服务、保健食品生产各环节对应的要点表序号分别为“1、2、3、4”。

2. 名称：填写食品生产经营许可证书上的食品生产经营者名称。

3. 地址：填写食品生产经营许可证书上载明的生产经营地址。

4. 联系人、联系方式：填写法人代表或者负责人的姓名及联系方式。

5. 许可证编号：与食品生产经营许可证书上载明的内容一致。如果检查对象为食品生产加工小作坊、食品摊贩等，填写负责人的身份证号码，并隐藏身份证号码中第11位到第14位的数字，以“****”替代。

6. 检查次数：填写本次检查属于本年度对企业开展的日常监督检查的次数。

7. 检查内容：检查人员应为两名或两名以上，应明确检查对应使用的《食品生产经营日常监督检查要点表》。

8. 检查结果：根据检查情况，未发现问题选符合，发现小于8项(含)一般项存在问题选基本符合。发现大于8项一般项或1项(含)以上重点项存在问题选不符合。

9. 结果处理：根据《食品生产经营日常监督检查管理办法》要求，对检查结果进行处理，结果为符合的，说明中可不填写内容，结果为基本符合的，选书面限期整改；结果为不符合的，选食品生产经营者立即停止食品生产经营活动。结果处理所使用的相应文书应执行《食品药品监管总局关于印发食品药品行政处罚文书规范的通知》(食药监稽〔2014〕64号)所附执法文书。

10. 说明：对发现问题及处置措施进行详细描述，可附页。

11. 本表一式三份，一份用于现场公示，一份反馈企业，一份留存。

（宋庆训）

第二节　食品经营单位的行政检查

一、检查依据

《中华人民共和国食品安全法》及其实施条例、《乳品质量安全监督管理条例》《流通环节食品安全监督管理办法》《食品经营过程卫生规范》等法律、法规、规章和食品安全标准。

二、检查对象

食品经营单位包括超市(卖场)、食品商场(店)、食用农产品批发市场、食用农产品零售市场、食品专业市场、熟食店、食杂店、食品摊位以及从事食品储存和物流配送的经营单位等，也包括实体和网络虚拟食品经营单位。

食品经营单位是指以自己的名义从事营利性批发、销售、储存、运输食品和食用农产品的活动并依法享有民事权利和承担责任与义务的自然人、法人或者其他经济组织。市场经济条件下，其基本特征主要表现在两个方面：一是具备主体身份的法定性，即任何组织和个人要作为经营主体参加市场经营活动，并以自己的名义享受权利、承担义务，需要取得相关法律、行政法规的确认和赋权。二是具备营利性，即市场主体以营利为目的开展经济活动。与生产环节、服务环节市场主体相区别的流通环节市场主体，除了具有上述两个基本特征外，还具有自己的特点，即其全部的市场活动都是围绕销售行为而展开。

三、食品经营单位通用检查内容

（一）许可资质情况

现场检查食品经营单位是否取得有效食品经营（流通）许可证，单位名称与营业执照是否一致，实际经营的法定代表人（负责人）、经营范围、项目是否与行政许可核准的一致，发生改变后是否主动报告监管部门。

（二）管理制度

食品经营单位是否制定食品安全管理制度（包括供货者资质查验、索证索票、食品检查与保存、临近保质期和超过保质期食品处理、食品从业人员培训和健康管理、食品可追溯、食品安全自查等制度），配备专职或兼职的食品安全管理人员，开展企业自身管理。

（三）进货查验

（1）是否建立食品供货者资质查验制度，除食用农产品生产者外，其他食品供货者必须具有有效食品许可证（复印件），并建立台账。

（2）经营的食品是否每批都具有生产者的合格证明文件或检验报告，肉类食品具有检验检疫合格证明，进口食品具有入境货物检疫证明或卫生证书，并如实记录食品的名称、规格、数量、生产日期或者生产批号、保质期、进货日期以及供货者名称、地址、联系方式等内容，保存相关凭证至保质期满后 6 个月或者 2 年；是否保留供货商每批食品的购销凭证；有关证明是否装订成册，有条件的，建立电子台账。

（3）现场抽查正在销售食品的进货查验记录。

（四）食品配送

连锁经营企业是否建立食品统一采购配送、供货者的资质认可、追溯和供应商实地考察等制度；是否建立产品验收制度和备案制度、安全卫生质量检测制度和检测机构、食品销售卫生管理制度；是否建立动态的商品质量信息监控制度和相应的商品淘汰制度等卫生管理制度。

（五）从业人员个人卫生状况

是否建立食品从业人员食品安全知识培训和接触直接入口食品人员健康管理的档案；是否记录从业人员的食品质量安全知识培训的日期、内容、授课人员和时间、考核等情况；是否记录接触直接入口食品人员健康检查日期、地点、医院和结果；患有有碍食品安全疾病的直接接触食品从业人员是否调离相应岗位；是否动态检查直接接触食品人员的健康状况。

食品从业人员操作时是否穿戴清洁工作衣帽，头发应梳理整齐并置于帽内；是否保持手部清洁，不留长指甲，不涂指甲油、戴戒指；是否有面对食品打喷嚏、咳嗽以及其他有碍食品卫生的行为;是否在食品加工场所和销售场所内吸烟;接触直接入口食品人员是否戴口罩,经常进行手消毒或者使用销售工具。

根据情况,现场抽查食品从业人员询问有关食品安全知识,查验直接接触食品人员的健康检查证明。

（六）经营场所环境、设施、设备卫生状况

(1) 经营场所内食品与非食品是否分区域经营,直接入口食品与非直接入口食品是否分开销售。

(2) 销售非定型包装熟食卤味和现场加工冷加工糕点、刨冰的,是否设有专间;专间是否配置空调、有流动水;销售时专间温度是否符合相关规定;专营非定型包装熟食卤味的是否设二次更衣室。

(3) 经营场所是否地面清洁,无烟蒂和垃圾,门窗和货架无积灰;门前备有固定或专用的垃圾容器,垃圾容器是否密闭不渗漏,做到定时清除垃圾,保持容器外观整洁;营业场所是否有防蝇防尘设施,包括纱门、纱窗、诱蝇灯或风幕。

(4) 食品库房是否整洁,库房地面和货架不积灰,无废弃食品的残余物;食品是否做到分类分架存放,食品与日用品、杂物要做到分开存放;食品堆放时是否做到隔墙离地,堆放整齐;常温库是否有通风设备,保持干燥;冷库、冰箱等设施是否运转良好,能够保证不同食品冷藏(0～10 ℃)冷冻(－1～－20 ℃)要求(配备温度检测仪);仓库内是否有除害措施,无鼠迹;库房是否有防蝇防尘设施,包括纱门、纱窗、诱蝇灯或风幕。

(5) 盛放成品、半成品、原料的食品储存用容器是否明显区分;接触食品的工用具、容器是否及时清洗,妥善保洁;接触直接入口食品的工用具、容器、设备设施是否严格消毒。

(6) 超过保质期、报废或废弃食品是否存放有专门地点,并明显区分于其他食品,无害化处理是否有记录。

（七）经营食品的安全状况

(1) 是否经营腐败变质、油脂酸败、霉变、生虫、污秽不洁、有异物或者其他感性状异常的食品。

(2) 是否经营病死、毒死或者死因不明的禽、畜、兽、水产动物等及其制品。

(3) 是否经营容器包装污秽不洁、严重破损或者运输工具不洁造成污染的食品。

(4) 是否经营为掺假、掺杂、伪造或影响营养、卫生的食品。

(5) 经营的定型包装食品标识是否符合规定,是否为无产地、厂名、生产日期、保存期限、配方或主要成分等食品标签内容的定型包装食品。

(6) 是否经营超过保质期限的食品,临近保质期食品是否设立专区专柜并明示。

(7) 是否经营法律、法规、规章、卫生标准和技术规范规定禁止经营的其他食品。

（八）散装食品

散装食品销售检查

(1) 标签标注的生产日期是否与生产者出厂时标注的生产日期相一致;由生产者和经营者预包装或分装的食品,是否更改原有的生产日期和保质期限;难以做到标注生产日期的,是否标注产品到期日期和分装日期,是否到期日期超过原保质期限,是否以分装日期代替生产日期;已上市销售的预包装食品是否拆封后重新包装或散装销售。

(2) 经营者是否将不同生产日期的散装食品区分销售,并标明生产日期;如将不同生产日期的散装食品混装销售，是否在标签上标注最早的生产日期和最短的保质期限。

② 直接入口和不需清洗即可加工的散装食品检查

(1) 是否由专人负责销售，并为消费者提供分拣及包装服务。

(2) 是否有防尘材料遮盖，设置隔离设施以确保食品不能被消费者直接触及，并具有禁止消费者触摸的标志。

(3) 是否在盛放食品的容器的显著位置或隔离设施上标识出食品名称、配料表、生产者和地址、生产日期、保质期、保存条件、食用方法。

(4) 经营者是否提供给消费者符合卫生要求的小包装，并保证消费者能够获取符合要求的完整标签。

(5) 供消费者直接品尝的散装食品是否与销售食品明显区分，并标明可品尝的字样。

(6) 是否在销售货架的明显位置设置标签，并标注以下内容：食品名称、配料表、生产者和地址、生产日期、保质期、保存条件、食用方法等。经营者应保证消费者能够方便地获取上述标签。

(7) 由经营者重新分装的食品，其标签是否按原生产者的产品标识真实标注，必须标明以下内容：食品名称、配料表、生产者和地址、生产日期、保质期、保存条件、食用方法等。

(九) 熟食卤味

(1) 是否根据销售或供应情况采购或加工，避免储存时间过长。

(2) 需进行分割的，是否在销售或供应前即时进行改刀，改刀后的熟食卤味是否在保质期内销售。

(3) 储存时间超过 2 小时的，是否进行冷藏。

(十) 现制现售食品

(1) 现场加工的鲜果(蔬)汁、软冰淇淋、冰霜、刨冰等是否现制现售，是否出售隔夜制作的食品。

(2) 已经变质的水产品、畜禽食品和感官异常的果蔬是否再切配包装或加工后出售。

(十一) 肉品现场加工销售检查

(1) 肉品是否冷藏销售或置于通风良好的阴凉地方销售，是否靠墙着地，是否与有害、有毒物品一起堆放。

(2) 肉糜是否预包装后进行销售。

(十二) 食品陈列检查

(1) 食品陈列是否分类存放，生熟分开。

(2) 具有温度控制要求食品的陈列是否置于温控设备内并达到温控要求。

四、食品经营单位的特殊检查内容

除上述检查内容外，其他食品经营单位还需要增加以下检查内容。

(一) 超市卖场

(1) 是否设立临近保质期食品销售专柜，专门销售临近保质期食品。

(2) 连锁超市配送中心是否配置安全卫生检测设施，配备专业检测人员，建立相应的检测工作规程和管理制度，并实施食用农产品安全检测；食品检验人员是否经监督机构培训、考核合格。

(二) 食品交易市场

食品交易市场包括从事食品(食用农产品)经营管理的食用农产品批发市场、食用农产品零售市场以及食品专业市场等。

(1) 按规定应当取得食品许可证的市场内经营食品摊位是否取得有效经营许可证，并依照许可范围从事食品经营活动。

(2) 食品交易市场是否制订食品安全管理制度(包括食用农产品市场准入、安全卫生质量责任、经营管理活动场内公示、食用农产品进货查验记录、管理人员监督管理以及其他与食用农产品安全有关的各项制度)，配备专职或兼职的卫生管理人员，开展自身管理。

(3) 食用农产品批发市场是否配置安全卫生检测设施，配备专业检测人员，建立相应的检测工作规程和管理制度，并实施食用农产品检测。

(4) 食品交易市场是否根据食品种类合理布局，划分污染区(厕所、垃圾箱房)、非直接入口食用农产品销售区(活禽和活鱼区、肉类及其制品区、蔬菜区、豆制品区、粮食及其制品区等)、非直接入口食品加工区、直接入口食品销售区等区域；活鱼、活禽摊位设置在市场的周边区域；市场内经营熟食卤味、豆制品、酱菜等直接入口易污染食品的柜台(专间)应距离活鱼、活禽柜台 8 m 以上，距离厕所、垃圾箱房 10 m 以上。

(5) 食品交易市场内是否配备与食品种类、数量相适应并符合卫生要求的设施，包括设立统一配备废弃物盛放容器，集中设置规范的垃圾箱房；肉类商品批发市场配备胴体吊架、低温保鲜设施、低温保鲜运输车辆和卫生消毒设施；水产品批发市场具备污水处理设施，配备相应的冷藏链保鲜设施；食用农产品市场内活鱼、活禽摊位内墙面覆不低于 2 m 的瓷砖或相当材质，活鱼摊位外设隔水砖墙，砖墙高于鱼池(盆)上沿约 20 cm，以防水外溅造成通道湿滑；活禽销售与宰杀分流，设专用宰杀处，配备收集废弃物的加盖容器，设置排气设施，污水排放畅通；市场内不得从事餐饮和直接入口食品加工。

(三) 食品储运单位

食品储运单位主要指专业化从事食品储运的物流配送中心、冷库等食品储运单位。

(1) 食品储存仓库的类别和容量是否与食品的储存要求及数量相适应，常温库、阴凉库、冷藏库与冷冻库等各类仓库是否有明显区分标志；食品储存仓库的四壁、门窗及地面是否防雨、防潮；通风良好、阴凉干燥；食品储存仓库是否设有温、湿度监测装置，是否放置货架或垫仓板；是否设置单独的废弃食品暂时存放区，用来暂时存放腐败变质及其他不符合卫生要求的食品，便于集中保管、处理，防止污染食品。

(2) 储存食品是否为禁止经营的食品；温控食品储存是否按温控要求在相应仓库内下储存，且达到温控要求；生熟食品是否分开储存，避免交叉污染，是否将食品堆积、挤压存放；食品储存是否分类、分架存放，码放整齐，同一库内是否储存相互影响风味的食品，货架及垫仓板是否距离墙壁、地面均在 10 cm 以上。

(3) 是否根据食品特点和卫生需要，配备专用运输工具；运输工具(车厢、船舱)等是否符合卫生要求；运输工具是否保持洁净卫生，是否定期清洗、消毒并有记录。

(4) 运输的食品是否为禁止经营的食品；温控食品运输是否符合温控要求。

(四) 网络经营食品

网络经营食品分为两种，一是实体经营者同时从事网络食品经营；二是其本身不具有实体经营资质，利用网络从事食品经营，或者在网络食品经营交易的第三方平台上从事食品经营活动。网络食品经营交易的第三方平台提供者虽然不直接从事食品交易，但提供网络交易平台，获取相应利益，理应承担相应法律责任。前者按照一般食品经营单位进行监管，食品安全监管部门应当对后者实施监管。重点监管以下内容：

(1) 网络食品经营交易的第三方平台提供者是否对入网食品经营者进行实名登记,明确其食品安全管理责任。

(2) 网络食品经营交易的第三方平台提供者是否查验入网食品经营者是否依法取得许可证、是否有效、是否在许可核定的范围内经营。

(3) 网络食品交易第三方平台提供者对发现入网食品经营者有违法行为的,是否及时制止并立即报告所在地食品安全监督管理部门;发现严重违法行为的,是否立即停止提供网络交易平台服务。

五、检查要求

(一) 建立档案

建立食品经营单位食品安全信用档案,记录许可颁发、日常监督检查和食品抽检结果、违法行为查处、食品安全事故等情况,评定信用等级。

(二) 日常检查计划

各级食品安全监管部门每年应当对管辖范围内的食品经营单位进行全覆盖检查。根据食品经营者的信用等级和经营食品的风险等级,实施分级分类管理,确定其监督检查的方法(包括巡查、专项检查和全面检查等)和频次,编制年度监督检查计划,并向社会公布。对信用等级较低、经营食品风险较高的食品经营单位应增加监督检查频次。年度检查计划应当包含监督检查频次、检查方法和检查重点等内容。可以根据上级工作部署、掌握的食品安全风险监测信息、企业食品安全信用状况、监管工作需要等情况,对年度监督检查计划进行调整,但以下内容应当列入食品安全年度监督管理计划的重点：①专供婴幼儿和其他特定人群的主辅食品;②发生食品安全事故风险较高的食品经营单位;③食品安全风险监测结果表明可能存在食品安全隐患的事项。

(三) 检查记录

监督检查人员应当按照执法文书要求制作《现场检查笔录》,如实记录监督检查的内容和结果,就检查情况与被检查食品经营单位交换意见,并要求陪同检查人员在笔录上签名。

(四) 结果处理

在监督检查中发现食品经营单位违反有关法律、法规、规章和规定的,应当依照相关法律、法规、规章和规定的要求予以处理。对监督检查中发现的不符合规定项目,监督检查人员应当制作并下达《责令改正通知书》,并在《现场检查笔录》中记录。能立即整改的,应当监督企业当场整改;不能立即整改的,应根据企业经营企业管理情况,责令其限期整改,并跟踪复查。

(郭术廷)

第三节 餐饮服务单位的行政检查

一、检查依据

《中华人民共和国食品安全法》及其实施条例、《餐饮服务食品安全监督管理办法》《重大活动餐饮服务食品安全监督管理规范》《餐饮服务食品安全操作规范》《餐饮服务单位食品安全管理人员培训管理办法》《食(饮)具消毒卫生标准》等有关法律、法规、规章的规定。

二、检查对象

餐饮服务单位包括公共餐饮单位、集体用餐配送单位、集体食堂、中央厨房和从事餐饮服务的食品摊贩。

三、餐饮服务单位通用检查内容

(一) 许可资质情况

1 证照有效性

现场检查餐饮服务单位是否取得有效食品经营(餐饮服务)许可证,单位名称与营业执照是否一致,实际经营的法定代表人(负责人)、地址、主体业态、经营项目和品种是否与行政许可核准的一致,发生改变后是否主动报告监管部门。许可证是否在有效期内。

2 亮证经营

食品经营(餐饮服务)许可证是否悬挂或摆放在店堂醒目位置。

监督公示牌(脸谱)标识是否真实,能醒目易见。

(二) 人员管理

1 管理人员的配备

餐饮服务单位是否设置食品安全管理机构并配备专职或兼职食品安全管理人员,按照餐饮服务单位食品安全管理人员培训大纲的要求对管理人员进行培训;食品安全管理人员在营业时是否在岗管理;是否聘用《食品安全法》规定禁止担任食品安全管理工作的人员。

2 食品从业人员培训和健康管理

餐饮服务单位是否建立食品从业人员食品安全知识培训和直接接触食品人员健康管理的档案;是否记录从业人员的食品质量安全知识培训的日期、内容、授课人员和课时、考核等情况;是否记录直接接触食品人员健康检查日期、地点、医院和结果;患有有碍食品卫生疾病的直接接触食品从业人员是否调离相应岗位;是否落实直接接触食品人员晨检制度,实施动态健康状况管理。

3 食品从业人员个人卫生

食品从业人员操作时是否穿戴清洁工作衣帽,头发是否梳理整齐并置于帽内;是否保持手部清洁,不留长指甲,不涂指甲油、戴戒指;专间人员是否穿戴非专用工作衣帽和口罩,洗手消毒;是否有面对食品打喷嚏、咳嗽以及其他有碍食品卫生的行为;是否在食品加工场所内吸烟。

必要时,现场抽查食品从业人员询问有关食品安全知识,查验直接接触食品人员的健康检查证明。

(三) 场所卫生与布局

1 场所设置

(1) 周边环境:查看和询问经营场所 25 m 内是否有因环境改变导致的污染源,必要时可询问周边人员。

(2) 加工场所:查看设置的食品加工操作功能场所是否改动或是否满足加工供应需要,各场所是否均设在室内。如发现可疑,可查阅发证档案核对原始图纸。

(3) 专间:查看供应品种,核查是否配有相应的专间或专用场所。

(4) 专用场所：查看供应品种，核查是否配有相应的专间或专用场所。

2 场所布局

(1) 场所面积：核查是否有缩小食品处理区面积，是否有增加就餐场所面积的情况。如发现可疑，可查阅发证档案核对原始图纸。

(2) 食品加工流程：检查加工操作场所布局是否符合“生进熟出”的单一流向。

(四) 设施设备

1 围护设施

(1) 地面：查看粗加工、切配、烹饪等食品处理区的地面是否用无毒、无异味、不透水、耐腐蚀的材料铺设，并有一定坡度；查看粗加工、烹饪、餐饮具清洗等食品处理区地面是否平整，有无破损、积水、积存污垢及废弃物残渣。

(2) 排水：检查粗加工、切配、烹饪餐饮具清洗等场所是否设有排水系统，排水沟是否有坡度，保持畅通；检查排水系统的流向是否由高清洁区流向低清洁区，并有防止污水逆流的设计；检查排水沟是否有可拆卸的盖板，出口处有金属网罩。

(3) 墙壁：检查食品处理区的墙壁是否采用无毒、无异味、不透水、不易积垢、平滑的浅色材料构筑；检查粗加工、切配、烹饪和清洗消毒等需经常冲洗的场所及易潮湿的场所是否有易清洗的墙裙；检查粗加工、切配、烹饪等场所的墙裙瓷砖是否有脱落、破损；烹饪等场所的墙壁是否有霉斑、积油腻、污垢。

(4) 门窗：检查室内窗台是否下斜大于45°或采用无窗台结构；食品处理区的门、窗是否装配严密；与外界直接相通的门和各类专间的门是否能自动关闭；与外界直接相通的门和可开启的窗是否设有防蝇纱网或空气幕；门窗、防蝇纱网等设施是否有破损、发霉和变形；空气幕是否能正常使用。

(5) 天花板：查看食品处理区天花板是否采用无毒、无异味、不吸水、不易积垢、表面光洁、耐腐蚀、耐温、浅色材料涂覆或装修；天花板与横梁或墙壁结合处是否有一定弧度；查看食品处理区及其他半成品、成品暴露场所屋顶若为不平整的结构或有管道通过，是否加设了平整易于清洁的吊顶；检查食品处理区天花板是否有脱落、变形、霉斑、积油腻、污垢；在烹饪等场所是否有凝结水滴落。

(6) 通风排烟：检查烹饪场所是否采用机械排风设施并能满足需要；查看食品处理区是否保持良好通风并及时排除潮湿和污浊的空气。

2 工用具、容器和设备

(1) 设备配置：查看和询问配备的工用具容器设备是否能满足加工需要；查看工用具、容器、设备是否便于清洗消毒。

(2) 设备材质：查看工用具容器设备的材质是否符合食品安全要求；查看工用具容器设备的使用方法是否正确。

(3) 设备标识：查看、询问不同用途的工用具容器设备是否有区分标识；查看、询问不同用途的工用具容器设备是否分开定位存放。

(4) 卫生状况：查看工用具及容器设备是否完好；查看工用具容器设备是否按区分标识使用；查看待用的工用具容器是否洗净、消毒，必要时可开展ATP快检和实验室抽检。

(五) 索证索票

1 供货者资质证明

是否建立食品供货者资质查验制度，直接从食用农产品生产者采购除外，其他食品供货者必须具有有效食品许可证(复印件)，并建立台账。

2. 食品合格证明

采购的食品是否每批都具有食品检验合格证或检验报告，肉类食品具有检验检疫合格证明，进口食品具有卫生检验合格证书，并如实记录食品的名称、规格、数量、生产日期或者生产批号、保质期、进货日期以及供货者名称、地址、联系方式等内容，保存相关凭证至保质期后60天或者2年；是否保留供货商每批食品的购销凭证；有关证明是否装订成册，有条件的，建立电子台账。

必要时，现场抽查食品索证索票的记录。

(六) 食品的储存

1. 储存场所

检查是否用无毒、坚固的材料建成，且易于维持整洁，是否有防止鼠蝇等“四害”侵入的装置；查看库房场所环境是否清洁；查看库房制冷设备运转及维护情况。查看库房温度是否符合贮存食品温度要求。

2. 食品的存放

检查食品是否分类、分架存放，距离墙壁、地面均在10 cm以上；检查食品与非食品、有毒有害物品是否混放，是否存放非法添加物质。

3. 废弃物品的存放

检查是否设置废弃食品暂存标识和区域，是否及时清理销毁变质和过期的食品原料及食品添加剂。

(七) 食品和食品添加剂的检查

1. 食品和食品添加剂

(1) 食品包装：检查预包装食品、食品添加剂和食品相关产品包装是否完整。

(2) 标签标识：查看预包装食品、食品添加剂标签是否符合《预包装食品标签通则》(GB7718)和《预包装食品营养标签通则》(GB28050)标准以及相关地方食品安全标准要求；查看盛放散装食品的容器或货架上食品标识内容是否齐全；查看食品添加剂标签上是否载明“食品添加剂”字样，标签内容是否符合相应标准要求。

(3) 感官检查：查看是否存在腐败变质、油脂酸败、霉变生虫、污秽不洁、混有异物、掺假掺杂或者感官性状异常。

(4) 添加剂使用：食品添加剂贮存、使用和公示是否符合要求。

2. 违禁食品

重点检查是否存在经营使用添加非食用物质、检验结果超标、过期食品、未检疫或检疫不合格、病死或死因不明畜禽和水产、有毒动植物，以及其他禁止食品品种。

(八) 粗加工及切配

1. 清洗水池

查看是否有足够的畜禽肉类食品、植物性食品、水产品清洗水池；查看水池是否标识区分，实际用途与标识是否相符合。

2. 操作过程

查看粗加工、切配、存放过程是否符合要求；检查加工所用的工用具是否清洁，是否定位存放，有明显的区分标识并区分使用；检查是否配置厨余垃圾容器及是否加盖。厨余垃圾是否及时收集及清理。

（九）烹饪加工

1 加工过程

查看食品热加工过程是否符合要求，是否烧熟煮透。必要时感官检查或测温；查看煎炸油脂使用是否符合要求，必要时进行快速检测极性组分、酸价、过氧化值等指标；查看菜品装饰用的围边、盘花、雕刻等物品是否清洁新鲜、无腐败变质、是否有污染食品；查看需要冷藏的熟制品是否冷却后及时冷藏；检查是否配置厨余垃圾容器及是否加盖，厨余垃圾是否及时收集及清理。

2 食品存放

查看和询问食品烧熟后至食用前在 10～60 ℃条件存放是否超过 2 小时；查看食品存放是否受到污染，防止冷凝水、灰尘、虫害、地面污物、照明设备及消毒剂、杀虫剂等污染食品及食品接触面；查看食品成品、半成品、原料是否分开，并根据性质分类存放。

（十）专间操作

1 专间设置

处理或短时间存放直接入口食品的是否设置食品专用操作间，包括凉菜间、裱花间、膳食备餐间、盒饭分装间等；查看专间紫外线灯安装方位是否正确，数量是否足够，检查紫外线灯是否正常；检查专间是否配备工用具消毒液；查看专间内是否设置洗手消毒设施；查看空调设施是否正常启动，查看专间温度计或用环境温度计测量专间温度是否控制在 25 ℃以下；必要时，用余氯测试纸测试消毒液浓度是否符合要求。

2 食品加工

检查熟食品是否存在腐败变质或感官异常，询问熟食品加工时间，制作好的熟食品应尽量当餐用完；查看净水设施设备是否正常使用，查看净水滤芯更换记录；询问或查看专间内是否由专人负责食品加工制作。

3 食品存放

查看专间内是否有生食品存放专用冰箱，专用冰箱是否处冷藏状态；查看熟食品贮存是否存在交叉污染。专间内是否存放生食品、半成品等以及未经清洗的蔬菜水果；对食堂、快餐店以及提供自助餐的，查看、询问了解膳食备餐时间和膳食温度是否符合要求，必要时可测量饭菜中心温度。

（十一）专用场所的食品加工

1 专用场所的设置

加工生食海产品、现榨饮料、水果拼盘是否设置专间或者专用场所；检查、询问现制饮料加工区域设置和面积是否符合要求；检查、询问制售现制饮料品种及水池设置情况，是否配有足够工用具容器设备；查看净水设施设备是否配备，运转是否正常使用，查看净水滤芯更换记录；查看是否有专用冰箱和制冰机，且正常运转。

2 专用场所的食品原辅料

制作现调饮料用的浓缩液、固体饮料等原料是否符合预包装食品要求，制作现榨饮料原料索证索票、标签标识和感官符合要求；询问工艺配方，检查是否使用非食用物质和食品添加剂；检查、询问容器及包装材料、设备材质、标识是否符合食品要求。

3 专用场所的食品加工

检查和询问设备、工具、贮存容器使用前是否清洗消毒，每餐次使用后是否洗净保持清洁；检查和询问制售现制饮料的饮料机是否按要求清洗消毒；检查、询问加工现榨果蔬饮料用的果蔬消毒是否符合标准；制作冷加工现制饮料、食用冰的水，应使用瓶（桶）装饮用水、瓶（桶）装饮用纯净水以及符合相关规定的净水设备处理的水或经煮沸的生活饮用水；检查自食用冰或外购预包装食用冰是否符合要求；检查、询问现制饮料保存温度及销售时限时间是否符合要求。

生食海产品的加工

检查生食海产品是否选择深海生长品种如三文鱼、龙虾、象拔蚌等；加工时是否对水产品表面进行消毒；检查、询问加工后至食用的间隔时间是否超过 1 小时；查看生食海产品是否放置在密闭容器内冷藏保存，或者放置在食用冰中保存并用保鲜膜分隔。

（十二）餐饮具和工用具的清洗消毒

设施设备

查看餐具、工用具清洗水池数量是否满足需要，清洗消毒水池是否专用；询问和查看采用何种消毒方式及是否配有相应的消毒设备设施，并是否能正常运转，符合食品安全相关要求和标准；询问和查看密闭保洁设施是否满足需要、标识清晰、符合相关要求。

清洗消毒

所有与食品接触的餐饮具和工用具使用前是否进行彻底清洗，餐具、饮具及盛放直接入口食品的容器和工用具还应进行严格消毒；查看和询问清洗消毒过程是否规范，消毒温度、消毒药物浓度、消毒时间是否符合要求，可快检测定消毒药物浓度、消毒温度；查看餐用具清洗消毒后是否存放在指定的清洁保洁柜中。查看待用餐用具是否清洁，必要时用 ATP 检测仪快速检测待用餐用具或抽检待用餐用具送检。

集中消毒餐具

查看和询问餐具集中消毒企业是否具有营业执照；查看清洗消毒的餐饮是否具有检验合格证明；检查餐饮具包装是否破损，是否在保质期内；感官查看餐具是否清洁。必要时用 ATP 检测仪快速检测待用餐用具或抽检待用餐用具送检。

（十三）食品留样

留样制度

查看是否按规定落实食品留样制度，是否对供应的凉菜和重要宴席供应的菜肴进行留样。

留样设施

检查是否配有专用的留样设施，包括留样冰箱、取样工具；是否按品种配备足够数量的带盖密闭专用留样容器。

留样管理

检查每个品种留样量是否在 100 g 以上，留样食品是否按品种分别盛放于清洗消毒后的密闭专用容器内；留样时间是否达到 48 小时；留样标签：留样食品容器外面是否有标签。

留样记录

查看食品留样记录是否完整；是否保存有以往的留样记录。

（十四）废弃物处置

处置协议（垃圾清运协议、废弃油脂收运协议）

查看餐饮单位是否与正规收运企业签订餐厨废弃垃圾油脂收运处置协议。

台账记录

查看餐饮单位是否建立餐厨废弃油脂收运处置台账记录和留存三联单票据。

设备设施

检查餐饮单位是否安装油水分离设施以及运行状况是否正常；检查餐饮单位是否配备专用

煎炸废弃油收集容器并有明显标识。

四、餐饮服务单位特殊检查内容要求

集体用餐配送单位、中央厨房等餐饮服务到位还应该重点检查以下内容：

（一）集体用餐配送单位

①设施设备

查看热链盒饭企业二次加热设施（微波炉）是否运转正常，查看采用热链工艺集体用餐配送企业其保温设施（保温箱、保温柜等）数量是否满足供餐需求；查看冷链盒饭企业快速冷却（真空冷却机及冷却专间）是否运转正常。

②标签标识

查看盛装膳食容器标识是否符合要求。

③温度控制

检查热链盒饭和桶饭中心温度达到 60 ℃以上，冷链盒饭冷藏保存的食品中心温度是否在 10 ℃以下。

④保质期限

查看、询问集体用餐配送膳食加工至食用时间是否符合要求。

⑤产品检验

现场核查企业是否配置与其业态、生产品种、规模数量相适应的自检实验室、检验设施设备和试剂；询问和检查是否建立自检制度，询问检验样品种类、检验项目、检验规程、检验数量、原始数据记录及实际执行情况；企业检验技术人员是否获得相应的食品检验职业资格证书；检验报告是否记录食品的名称、规格、数量、生产日期、检验合格证号，并装订成册；现场核查日常自检数据登记记录的真实性、规范性；必要时，现场抽查检验人员，详细询问检验流程和正在检验样品的检验过程。

（二）中央厨房

①设施设备

查看中央厨房是否按要求配备快速冷却设备（真空冷却机及冷却专间），其运转是否正常。

②标签标识

检查中央厨房配送食品最小使用包装或食品容器包装上的标签是否符合要求。

③温度控制

检查中央厨房需要冷藏保存的食品中心温度是否在 10 ℃以下。

④保质期限

检查中央厨房配送食品是否在保质期限范围内。

⑤产品检验（与集体用餐配送单位相同）

检验报告是否保存至保质期后 60 天。

（三）从事餐饮服务的食品摊贩检查内容

各地食品安全监管监管部门应当根据省级人大或者政府制订的食品摊贩管理的有关要求对于从事餐饮服务的食品摊贩，其行政检查要点包括：①检查是否按照登记表所登记的事项从事经营活动；②检查是否悬挂《食品摊贩临时经营公示卡》和食品从业人员健康证明；③是否提供符合食品安全标准和要求的餐具、饮具；④是否参加政府有关部门组织的食品安全培训；⑤现场需进行食品或工具、容器清洗的，是否设置具有给排水条件的清洁设施或设备，污水排放是否影响周边环境；⑥餐厨废弃物和餐厨废弃油脂是否存放在专用加盖或者密闭容器中，是否污染周边环境；⑦摊位与开放式厕所、倒粪池、化粪池、污水池、垃圾场(站)等污染源直线距离是否在 25 m 以上；⑧是否经营《中华人民共和国食品安全法》等法律、法规规定的禁止经营食品。

（四）网络订购餐饮

参照本章第二节的相关要求。

五、检查要求

（一）建立档案

建立餐饮服务单位食品安全信用档案，记录许可颁发、日常监督检查和食品抽检结果、违法行为查处、食品安全事故等情况，评定信用等级，公示信用等级(脸谱)。

（二）日常检查计划

各级食品安全监管部门每年应当对管辖范围内的餐饮服务经营单位进行全覆盖检查。根据食品餐饮服务单位的信用等级和经营食品的风险等级，实施分级分类管理，确定其监督检查的方法(包括巡查、专项检查和全面检查等)和频次，编制年度监督检查计划，并向社会公布。对信用等级较低、经营食品风险较高的餐饮服务经营单位应增加监督检查频次。年度检查计划应当包含监督检查频次、检查方法和检查重点等内容。可以根据上级工作部署、掌握的食品安全风险监测信息、企业食品安全信用状况、监管工作需要等情况，对年度监督检查计划进行调整。但以下内容应当列入食品安全年度监督管理计划的重点：①发生食品安全事故风险较高的餐饮服务单位；②食品安全风险监测结果表明可能存在食品安全隐患的事项。

（三）检查记录

监督检查人员应当按照执法文书要求制作《现场检查笔录》，如实记录监督检查的内容和结果，就检查情况与被检查餐饮服务经营单位交换意见，并要求陪同检查人员在笔录上签名，同时公布信用等级(脸谱)。

（四）结果处理

在监督检查中发现食品经营单位违反有关法律、法规、规章和规定的，应当依照相关法律、法规、规章和规定的要求予以处理。对监督检查中发现的不符合规定项目，监督检查人员应当制作并下达《责令改正通知书》，并在《现场检查笔录》中记录。能立即整改的，应当监督企业当场整改；不能立即整改的，应根据其管理情况，责令其限期整改，并跟踪复查。

（五）上海市食品药品监督管理局的做法

1. 实施《食品安全监督检查标准规程(餐饮)》现场检查

为统一全市餐饮食品安全监督检查程序、检查项目、检查内容和评判标准，实现餐饮食品安全监督检查标准化，提高食品安全问题发现和处理能力，减少人为带来的监督检查工作偏差，防范食品安全监督履职风险，提高执法水平和执法效能，上海市食品药品监督管理局组织编写了《食品安全监督检查标准规程(餐饮)》(以下简称“CFSI－SOP”)作为全市食品药品监督执法人员对餐饮单位监督检查的技术规程。自 2014 年 1 月 1 日起正式试行。

CFSI－SOP 由 A、B、C 三部分组成。A 部分为通用检查规程，包括许可证照、机构人员、设置布局、设施设备、食品检查、采购贮存、粗加工切配、烹饪加工、专间操作、清洗消毒、食品留样及废弃物处置，共 12 大项内容，是大部分餐饮单位都适用的检查规程，按加工场所和加工环节顺序编写。B部分为特殊检查规程，包括现制饮料、生食海产品、集体配送、食品运输及企业自检，共5大项内容，是一些较为特殊的食品品种和环节的检查规程。C部分为检查(表7-4～8)，包括加工场所面积要求、常规快速检测项目、塑料包装用途及鉴别、食品分类检查方法及有毒动植物鉴别，共5大项内容，为A、B部分的补充参考内容和知识。

上海市食品药品监督管理局对餐饮单位监督检查采用格式化《现场检查笔录》，并与CFSI-SOP配套使用。CFSI-SOP是餐饮格式化《现场检查笔录》的技术规程要求和知识技能延伸。餐饮格式化《现场检查笔录》明确餐饮监督检查项目，而CFSI-SOP则是明确每个项目的检查程序、检查方法、评判标准和常见问题。两者相互关联、相互补充、融为一体。

CFSI-SOP中"检查项目"与餐饮格式化《现场检查笔录》检查项目一一对应，是根据《食品安全法》《餐饮服务食品安全操作规范》，以及本市地方法规规章和标准进行梳理的法定检查项目。"检查规程"则是按照合理的检查顺序编写的检查方法和检查内容。检查方法包括哪些需要查看资料或感官检查、哪些需要进行询问调查，哪些需要做快速检测等。"重点注释"是引用与餐饮相关的重点法律法规解释、国家和地方标准重点内容、餐饮许可相关内容、食品生产流通环节相关知识，以及食品安全相关知识。"常见问题"则是根据监督检查经验和餐饮现状编写罗列的。

上海市各级食品药品监督管理部门现场检查时，餐饮格式化《现场检查笔录》针对不同餐饮业态，适用不同的格式化检查表，具体为：①饭店、快餐店、食堂；②集体用餐、中央厨房；③小吃店、饮品店、现制现售(表7-4，表7-5，表7-6)。针对不同的监督检查目的(例行检查、巡回检查、专项检查、其他检查)，对餐饮单位实施全项目或非全项目的检查。

表7-4 ________食品药品监督管理局

现场检查笔录(适用于饭店、食堂、快餐店)

被检查单位名称(姓名)：________ 地址：________
法定代表人(负责人或业主)：________ 电话(传真)：________
许可证号：________ 许可类别：________
检查时间：____年____月____日____时____分至____时____分
检查分类(划√)：例行( )、巡回( )、专项( )、其他( ) 店招名称：________

我们是________食品药品监督管理局________分局行政执法人员，现出示执法证件。今天在________陪同下，依法对你(单位)进行现场检查，请予配合。依照法律规定，执法人员少于两人或者所出示的执法证件与其身份不符的，你(单位)有权拒绝检查；对于检查人员，有下列情形之一的，你(单位)有权申请检查人员回避：①系当事人或当事人的近亲属；②与本人或本人近亲属有利害关系；③与当事人有其他关系，可能影响公正执法的。

检查内容	代码	检 查 项 目	结果
1. 许可证照	A101	亮证经营(许可亮证、监督公示)	
	A102	证照有效(证照一致、地址相符、核查效期、验证真伪)	
	A103★	经营范围(核准类别、经营品种、供餐数量[ ]份/餐)	
2. 机构人员	A201	聘用培训(管理人员、禁聘人员、培训考核、内部培训)	
	A202	健康管理(健康证明、动态健康)	
	A203	个人卫生(衣帽口罩、手部卫生、行为卫生)	
3. 设置布局	A301	场所设置(周边环境、加工场所、专间、专用场所)	
	A302	场所布局(场所面积、生进熟出)	

（续表）

检查内容	代码	检 查 项 目	结果
4. 设施设备	A401★	围护设施(地面、排水、墙壁、门窗、天花板、通风排烟)	
	A402★	工用具、容器和设备(设备配置、材质、标识;卫生状况)	
5. 食品检查	A501★	食品、食品添加剂及相关产品(食品包装、标签标识、感官检查、添加剂使用)	
	A502★	违禁食品(添加非食用物质、检验超标、过期食品、未检疫或检疫不合格、病死或死因不明畜禽和水产,以及其他违禁食品等)	
6. 采购贮存	A601	索证索票(资质证明、合格证明、采购凭证)	
	A602	台账记录(书面记录、溯源系统)	
	A603★	贮存场所(防四害设施、环境卫生、贮存温度)	
	A604★	食品存放(分类分架、有毒物品、废弃物品)	
7. 粗加工切配	A701	清洗水池(水池配置、标识区分)	
	A702	操作过程(加工过程、工具卫生、垃圾清理)	
8. 烹饪加工	A801★	加工过程(烧熟煮透、煎炸油脂、菜肴饰品、冷却冷藏、垃圾清理)	
	A802	食品存放(时间控制、防污措施、分类存放)	
9. 专间操作	A901	硬件条件(许可资质、场所条件)	
	A902★	环境条件[空气消毒、工用具消毒、手部消毒、环境温度(　)℃]	
	A903	加工过程(食品感官、净水检查、专人操作)	
	A904	食品存放(冰箱存放、防污措施、备餐时间)	
10. 清洗消毒	A1001★	设施设备(清洗设施、消毒设施、保洁设施)	
	A1002★	[　]餐具卫生(洗消过程、餐具保洁) [　]集中消毒餐具(执照证明、餐具包装、餐具卫生),供应商名称________	
11. 食品留样	A1101	留样制度(制度落实);留样设施(冰箱、容器);留样管理(数量、时间、标签、记录)	
12. 废弃物	A1201	废弃物处置(处置协议、台账记录、设施配置)	
13. 特殊环节	B1－B2	[　]B1 现制饮料;[　]B2 生食海产品	
14. 快速检测	快检食品[　]件,合格[　]件;快检环节[　]件,合格[　]件 现场监督抽检采样单编号:		
15. 其他			

注:1. 带★项目为关键项目;2. 检查子项目不符合的,予以圈注;3. 检查结果:符合(√),不符合(×),未检查(○),不适用(N);4. 第13项,如检查过相应内容划√。具体结果并入A1－A12统计;5. 第15项“其他”指未列入表格,根据风险大小计为关键项或一般项。6. 例行检查为全项目检查,巡回检查项目应包括但不限于带★关键项目。

代码	现场检查不符合项目具体内容

（续表）

	评价结论	关键项目不符合(项)	一般项目不符合(项)
评价标准	良好	0	≤3
	一般	0	4～6
		1	0～3
	较差	0	≥7
		1	≥4
		≥2	任意项
检查结果	共28项，检查(　　)项，不适用(　　)项；关键项不符合(　　)项，一般项不符合(　　)项；结论(划√)：(1)良好、(2)一般、(3)较差		

被检查人阅后签名：________　　　　检查人员签名：________

年　月　日　　　　年　月　日

表7-5 ________食品药品监督管理局

现场检查笔录(适用于集体用餐配送单位、中央厨房)

被检查单位名称(姓名)：________ 地址：________

法定代表人(负责人或业主)：________ 电话(传真)：________

许可证号：________ 许可类别：________

检查时间：____年____月____日____时____分至____时____分

检查分类(划√)：例行(　　)、巡回(　　)、专项(　　)、其他(　　)　　品牌名称：________

我们是________食品药品监督管理局________分局行政执法人员，现出示执法证件。今天在________陪同下，依法对你(单位)进行现场检查，请予配合。依照法律规定，执法人员少于两人或者所出示的执法证件与其身份不符的，你(单位)有权拒绝检查；对于检查人员，有下列情形之一的，你(单位)有权申请检查人员回避：①系当事人或当事人的近亲属；②与本人或本人近亲属有利害关系；③与当事人有其他关系，可能影响公正执法的。

检查内容	代码	检 查 项 目	结果
1. 许可证照	A101	亮证经营(许可亮证、监督公示)	
	A102	证照有效(证照一致、地址相符、核查效期、验证真伪)	
	A103★	经营范围(核准类别、经营品种、供餐数量[　]份/餐)	
2. 机构人员	A201	聘用培训(管理人员、禁聘人员、培训考核、内部培训)	
	A202	健康管理(健康证明、动态健康)	
	A203	个人卫生(衣帽口罩、手部卫生、行为卫生)	
3. 设置布局	A301	场所设置(周边环境、加工场所、专间、专用场所)	
	A302	场所布局(场所面积、生进熟出)	
4. 设施设备	A401★	围护设施(地面、排水、墙壁、门窗、天花板、通风排烟)	
	A402★	工用具、容器和设备(设备配置、材质、标识、卫生状况)	
5. 食品检查	A501★	食品、食品添加剂及相关产品(食品包装、标签标识、感官检查、添加剂使用)	
	A502★	违禁食品(添加非食用物质、检验超标、过期食品、未检疫或检疫不合格、病死或死因不明畜禽和水产，以及其他违禁食品等)	
6. 采购贮存	A601	索证索票(资质证明、合格证明、采购凭证)	
	A602	台账记录(书面记录、溯源系统)	

（续表）

检查内容	代码	检查项目	结果
6. 采购贮存	A603★	贮存场所（防四害设施、环境卫生、贮存温度）	
	A604★	食品存放（分类分架、有毒物品、废弃物品）	
7. 粗加工切配	A701	清洗水池（水池配置、标识区分）	
	A702	操作过程（加工过程、工具卫生、垃圾清理）	
8. 烹饪加工	A801★	加工过程（烧熟煮透、煎炸油脂、菜肴饰品、冷却冷藏、垃圾清理）	
	A802	食品存放（时间控制、防污措施、分类存放）	
9. 专间操作	A901	硬件条件（许可资质、场所条件）	
	A902★	环境条件[空气消毒、工用具消毒、手部消毒、环境温度（　）℃]	
	A903	加工过程（食品感官、净水检查、专人操作）	
	A904	食品存放（冰箱存放、防污措施）	
10. 清洗消毒	A1001★	设施设备（清洗设施、消毒设施、保洁设施）	
	A1002★	餐具卫生（洗消过程、餐具保洁）	
11. 食品留样	A1101	留样制度（制度落实）；留样设施（冰箱、容器）；留样管理（数量、时间、标签、记录）	
12. 废弃物	A1201	废弃物处置（处置协议、台账记录、设施配置）	
13. 集体配送	B303－B305★	集体配送（标签标识、温度控制、保质期限）	
14. 企业自检	B401－B403★	设备器械（场所设备、器械试剂）；自检管理（制度执行、自检记录、后续处置）；人员资质（资质证明、技能操作）；委托检验[　]	
15. 食品运输	B501－B503	车辆配备（数量用途、资质证明）；卫生状况（内外卫生、运转正常）；装车运输（物品堆放、温度控制）	
16. 快速检测	快检食品[　]件，合格[　]件；快检环节[　]件，合格[　]件。 现场监督抽检采样单编号：		
17. 其他			

注：1. 带★项目为关键项目；2. 检查子项目不符合的，予以圈注；3. 检查结果：符合（√），不符合（×），未检查（○），不适用（N）；4. 第17项“其他”指未列入表格，根据风险大小计为关键项或一般项；5. 例行检查为全项目检查，巡回检查项目应包括但不限于带★关键项目。

代码	现场检查不符合项目具体内容

<table>
<tr><td rowspan="7">评价标准</td><td>评价结论</td><td>关键项目不符合(项)</td><td>一般项目不符合(项)</td></tr>
<tr><td>良好</td><td>0</td><td>≤3</td></tr>
<tr><td rowspan="2">一般</td><td>0</td><td>4～6</td></tr>
<tr><td>1</td><td>0～3</td></tr>
<tr><td rowspan="3">较差</td><td>0</td><td>≥7</td></tr>
<tr><td>1</td><td>≥4</td></tr>
<tr><td>≥2</td><td>任意项</td></tr>
<tr><td>检查结果</td><td colspan="3">共31项,检查(　　)项,不适用(　　)项;关键项不符合(　　)项,一般项不符合(　　)项;结论(划√):(1)良好、(2)一般、(3)较差</td></tr>
</table>

被检查人阅后签名:____________　　　　检查人员签名:____________

年　月　日　　　　年　月　日

表7-6 ________食品药品监督管理局

现场检查笔录(适用于小吃店、饮品店、现制现售)

被检查单位名称(姓名):____________ 地址:____________

法定代表人(负责人或业主):____________ 电话(传真):____________

许可证号:____________ 许可类别:____________

检查时间:______年______月______日______时______分至______时______分

检查分类(划√):例行(　　)、巡回(　　)、专项(　　)、其他(　　)　　店招名称:____________

我们是______食品药品监督管理局______的行政执法人员,现出示执法证件。今天在______陪同下,依法对你(单位)进行现场检查,请予配合。依照法律规定,执法人员少于两人或者所出示的执法证件与其身份不符的,你(单位)有权拒绝检查;对于检查人员,有下列情形之一的,你(单位)有权申请检查人员回避:①系当事人或当事人的近亲属;②与本人或本人近亲属有利害关系;③与当事人有其他关系,可能影响公正执法的。

检查内容	代码	检 查 项 目	结果
1. 许可证照	A101	亮证经营(许可亮证、监督公示)	
	A102	证照有效(证照一致、地址相符、核查效期、验证真伪)	
	A103★	经营范围(核准类别、经营品种)	
2. 机构人员	A201	聘用培训(管理人员、禁聘人员、培训考核、内部培训)	
	A202	健康管理(健康证明、动态健康)	
	A203	个人卫生(衣帽口罩、手部卫生、行为卫生)	
3. 设置布局	A301	场所设置(周边环境、加工场所、专用场所)	
	A302	场所布局(场所面积、生进熟出)	
4. 设施设备	A401★	围护设施(地面、排水、墙壁、门窗、天花板、通风排烟)	
	A402★	工用具、容器和设备(设备配置、材质、标识;卫生状况)	
5. 食品检查	A501★	食品、食品添加剂及相关产品(食品包装、标签标识、感官检查、添加剂使用)	
	A502★	违禁食品(添加非食用物质、检验超标、过期食品、未检疫或检疫不合格、病死或死因不明畜禽和水产,以及其他违禁食品等)	
6. 采购贮存	A601	索证索票(资质证明、合格证明、采购凭证)	
	A602	台账记录(书面记录、溯源系统)	

（续表）

检查内容	代码	检查项目	结果
6. 采购贮存	A603★	贮存场所（防四害设施、环境卫生、贮存温度）	
	A604	食品存放（分类分架、有毒物品、废弃物品）	
7. 粗加工切配	A701	清洗水池（水池配置、标识区分）	
	A702	操作过程（加工过程、工具卫生、垃圾清理）	
8. 烹饪加工	A801	加工过程（烧熟煮透、煎炸油脂、菜肴饰品、冷却冷藏、垃圾清理）	
	A802★	食品存放（时间控制、防污措施、分类存放）	
10. 清洗消毒	A1001★	设施设备（清洗设施、消毒设施、保洁设施）	
	A1002★	[　]餐具卫生（洗消过程、餐具保洁） [　]集中消毒餐具（执照证明、餐具包装、餐具卫生），供应商名称________	
12. 废弃物	A1201	废弃物处置（处置协议、台账记录、设施配置）	
13. 快速检测	快检食品[　]件，合格[　]件；快检环节[　]件，合格[　]件。 现场监督抽检采样单编号：		
14. 其他			

注：①带★项目为关键项目；②检查子项目不符合的，予以圈注；③检查结果：符合（√），不符合（×），未检查（○），不适用（N）；④第 14 项“其他”指未列入表格，根据风险大小计为关键项或一般项；⑤例行检查为全项目检查，巡回检查项目应包括但不限于带★关键项目。

代码	监督检查不符合项目具体内容

	评价结论	关键项目不符合（项）	一般项目不符合（项）
评价标准	良好	0	≤3
	一般	0	4～6
		1	0～3
	较差	0	≥7
		1	≥4
		≥2	任意项
检查结果	共 23 项，检查（　　）项，不适用（　　）项；关键项不符合（　　）项，一般项不符合（　　）项；结论（划√）：①良好；②一般；③较差		

被检查人阅后签名：________________　　检查人员签名：________________

年　月　日　　　　年　月　日

上海市各级食品药品监督管理部门根据每次 CFSI－SOP 的检查结果，对餐饮单位评定信用等级，公示信用等级（脸谱），分为：良好（绿脸）、一般（黄脸）及较差（红脸）。

实施分类分级监督

（1）量化分级：餐饮服务食品安全监督量化分级分为动态等级和年度等级。动态等级是上海市各级食品药品监督管部门每次 CFSI－SOP 的检查结果，对餐饮单位评定信用等级，公示信用等级（脸谱），分为：良好（绿脸）、一般（黄脸）及较差（红脸）；年度等级是上海市各级食品药品监督管部门对餐饮单位一个统计年度监督检查结果的综合评价，年度等级分为优秀、良好、一般三个等级，分别用 A、B、C 字母表示。年度等级根据动态等级评定情况进行年度等级评定，评定的标准按照餐饮服务单位年度等级的评定标准表（表 7－7）。

表 7－7 餐饮服务单位年度等级的评定标准表

年检查次数	年度等级	一个统计年度内动态等级结果	
		哭脸（次）	平脸（次）
2～4 次	A 级	0	≤1
	B 级	0	≥2
		1	任意
	C 级	≥2	任意
≥5 次	A 级	0	≤2
		1	0
	B 级	0	≥3
		1	≥1
		2	任意
	C 级	≥3	任意

（2）分级监督：上海市食品药品监督管理局根据食品风险和企业年度信用等级，结合重点单位、重点区域、重点品种和重点项目，对餐饮单位实施不同的监管频次年度计划（表 7－8）。上海市各级食品药品监管部门根据年度计划规定的餐饮单位监督检查基准频次的基础上，依据餐饮单位的动态等级评定结果调整检查频次。对动态等级评定为"良好"的单位可适当降低监管频次；对评定为"较差"的单位应提高监管频次。

表 7－8 餐饮服务单位分类监管频次表

信用等级 \ 行业类别		学生盒饭生产企业	学校食堂	其他桶盒饭生产企业和中央厨房	中型以上饭店	其他类型餐饮单位	连锁餐饮及食堂承包企业总部
高	A	全项检查：1 次/学期 日常巡查：1 次/学期	全项检查：1 次/学期	全项检查：1 次/年 日常巡查：2 次/年	全项检查：1 次/年 日常巡查：1 次/年	全项检查：1 次/年	4 次/年 （1 次/季度）
	B	全项检查：1 次/学期 日常巡查：2 次/学期	全项检查：1 次/学期 日常巡查：1 次/学期	全项检查：1 次/年 日常巡查：4 次/年	全项检查：1 次/年 日常巡查：2 次/年	全项检查：1 次/年 日常巡查：1 次/年	

（续表）

信用等级 \ 行业类别		学生盒饭生产企业	学校食堂	其他桶盒饭生产企业和中央厨房	中型以上饭店	其他类型餐饮单位	连锁餐饮及食堂承包企业总部
↓	C	全项检查：2次/学期 日常巡查：4次/学期	全项检查：1次/学期 日常巡查：2次/学期	全项检查：2次/年 日常巡查：6次/年	全项检查：1次/年 日常巡查：4次/年	全项检查：1次/年 日常巡查：2次/年	
低	D	依法吊销或撤销餐饮许可证					

注：以上表中的频次均指最低检查频次。

（胡　鹏　沈伟涛）

第四节　保健食品生产经营单位的行政检查

一、检查依据

《中华人民共和国食品安全法》及其实施条例、《保健食品管理办法》《保健食品注册与备案管理办法》《保健食品标识规定》《保健食品广告审查暂行规定》《保健食品良好生产规范》等法律、法规、规章、规范性文件和相关标准。

二、检查对象

保健食品的生产经营企业。

三、保健食品生产企业的检查内容

（一）许可资质情况

主要检查企业名称与营业执照是否一致，生产许可证是否有效，实际法定代表人（负责人）、地址、生产方式和范围与行政许可是否一致，生产条件、主要设备设施和工艺流程与行政许可是否一致，发生改变后是否依法办理许可变更或报告监管部门。

① 《保健食品生产许可证》

查阅《保健食品生产许可证》，要求企业提供《保健食品生产许可证》原件，参照《营业执照》，核查实际企业名称、法定代表人、许可范围、注册地、生产地、许可期限等是否与注册的一致。

② 《保健食品注册证书》（抽样和查阅）

根据企业提供所查品种的《保健食品注册证书》，核查与实际是否一致，批件是否过期。

③ 标签、说明书（抽样）

（1）从成品库或留样室抽取样品，逐个核对产品的说明书及标签信息是否与《保健食品注册证书》核准的内容一致。

（2）标签标识内容是否符合《保健食品标识规定》，标签标识使用是否符合规定。

④ 厂房、设施设备

查阅设计图纸和设备设施清单。根据企业提供的厂房设计图纸、设备设施清单，现场核对厂房车间、设施是否有擅自改建或扩建行为，是否与审批一致。

（二）人员

1 人员变动情况

(1) 询问企业生产负责人、质量负责人、质检人员等主要人员是否发生过变动，记录姓名。

(2) 查看人员档案，是否有生产负责人和质量负责人任命书或劳动用工合同，人员资质是否符合要求。

2 人员培训

(1) 查看人员培训档案，看从业人员是否经过上岗培训，尤其对新录用人员是否及时进行了上岗培训。

(2) 查看质检人员是否有职工登记表及学历证书或资质证书，必要时现场提问相关技术问题。

(3) 查看采购人员是否经过相关培训，有本岗工作经验，必要时现场提问相关技术问题。

3 人员健康

查阅人员健康档案。现场随机抽查企业内一定比例从业人员，看其是否有有效的健康体检证明。

（三）原料

1 原料库

(1) 检查原料库存放的原料种类、原料用途：库房内是否有非申报成分的物质，如果发现存放有与所生产的保健食品品种无关的原料，要求企业说明其用途。

(2) 检查原料储存环境是否符合要求：是否保持仓库内通风、干燥；是否有防蝇、防尘、防鼠设施；温湿度是否符合要求；应当阴凉保存的原料是否在阴凉库。

(3) 检查原料是否按待检、合格和不合格分区管理，是否隔墙离地存放，合格备用的原料是否按不同批次分开存放。

(4) 检查是否设置有原料标识卡，卡上内容至少包含名称、批号(编号)、出入库记录(进货时无批号的原料，企业应当自行编号，以便质量追溯)。

(5) 对原料库台账、标识卡及原料进行核对，检查是否做到账、物、卡一致。

(6) 抽查若干原料，记录名称、供货商和批号(编号)，进一步追溯原料购进情况。

2 原料购进记录和供应商档案

查阅原料的购进记录和供应商资质，要求企业提供原料的购进记录和供应商资质，查看原料供应商档案建立情况，看其资质是否有效。必要时可要求企业提供财务账本，核对企业所进原料是否属实。

3 原料出入库记录

(1) 检查原料出入库记录，看记录内容是否完整和真实，记录应当包括品名、规格、原料批号或编号、出入库数量、出入库时间、库存量、责任人。

(2) 比对出入库记录和生产记录，看原料领取量、批次与批生产记录中记录的使用量、批次是否一致。

4 原料质量

原料的品种、来源、规格、质量应与注册的配方及产品企业标准相一致。查阅企业标准、原料检验报告(可与批生产记录检查结合进行)。

(1) 对照企业标准规定的原料要求,要求企业提供所抽批次原料的原料检验报告。核对原料检测引用的标准是否齐全、有效;检测项目是否符合引用标准的规定(植物类原料检验引用《中国药典》标准,查看原料检验是否按药典规定检验了所有项目)。

(2) 检查检验报告内容是否齐全、完整,是否有质检人员和质检负责人的签字。

(3) 企业需委托检验的项目,是否能提供相应的委托检验报告。

(四) 生产过程

1. 工艺规程

查阅产品的工艺规程文件。要求企业提供所抽产品的工艺规程文件,检查工艺规程是否包括配方、工艺流程、加工过程的主要技术条件及关键工序的质量和卫生控制点、物料平衡的计算方法等内容。

2. 批生产记录

抽取样品,记录产品名称和批号,按批号追溯批生产记录。取样地点为成品库或留样室。

(1) 以所抽批次产品的批生产记录为追溯起点,检查批生产记录反映的生产过程是否完整,向前检查是否可追溯到所用原料的批次及原料检测报告,向后检查是否可追溯到成品出厂检验报告。

(2) 查看投料记录是否有原料名称、批号(编号)、用量、原料检测报告单号,投料记录是否完整并经第二人复核。

(3) 查看批生产记录中的原料及用量是否与注册证书和企业提供的配方一致(植物提取物与原植物不能相互代替)。

(4) 查看批生产记录中的生产工艺与参数(尤其是主要技术条件及关键工序的质量和卫生控制点)是否与企业提供的工艺规程一致。

(5) 查看是否有物料平衡记录,复核物料平衡记录的计算方法是否正确、结果是否准确;偏差是否按规定要求进行处理。

(6) 批生产记录中原料名称是否规范(不得使用数字、字母、编码组合等代名称)。

(7) 批生产记录是否包括了成品出厂检验报告。

(8) 批生产记录中是否留存了包装和说明书。

(9) 查看记录是否真实和完整,有无随意涂改现象。

3. 水系统

现场检查水处理系统并查阅水质报告:①检查生产用水是否符合《生活饮用水卫生标准》(GB 5749)的规定,是否具有水质报告。核对工艺规程,检查工艺用水是否达到工艺规程要求,是否具有水质报告。②检查水处理系统运行是否正常,是否有记录。

4. 清场情况

(1) 查阅有关清场的操作规程,检查批生产记录是否包括上一批次产品的生产清场记录。

(2) 设备设施有无清洁状态标识。

(3) 检查现场卫生状况,重点检查回风口、地漏等部位的清洁消毒是否符合要求。

5. 生产操作人员的卫生

(1) 现场查看更衣、洗手、消毒等卫生设施是否齐全有效。

(2) 现场查看操作人员的工作服、鞋、帽是否符合相应生产区的卫生及管理要求。

6 空气净化系统

查阅空调的运行时间表和运行记录，空气净化设施、设备维修记录。

(1) 查看生产时的空气净化系统是否正常运行，是否定期进行检测。压差计显示的数据是否符合规定。

(2) 检查洁净厂房的温湿度记录是否按时记录，记录的数据是否符合生产工艺的要求，温湿度记录中是否记录了当温湿度超过标准时所采取的措施。

(3) 检查洁净厂房内的空气净化设施、设备的维修记录，各设施设备的维修周期是否符合要求。

(4) 检查空气净化设施、设备维修时采取的措施是否能够切实有效地保证不对保健食品的生产造成污染。

7 原料前处理现场检查

(1) 现场查看原料前处理车间是否装备有必要的通风、除尘、降温设施，运行是否正常。

(2) 现场查看提取完的提取物储存是符合要求，是否有标识。

(3) 有前处理工艺的，在批记录里应当有记录。

(五) 成品储存

1 成品库

(1) 检查成品库是否地面平整，便于通风换气；是否有防鼠、防虫设施。

(2) 检查成品是否离地、离墙存放。

(3) 检查成品库的容量是否与生产能力相适应。

(4) 检查成品库是否设有温湿度监测和调节装置。

(5) 检查是否有温湿度定期检测记录。

2 成品出入库记录

检查出入库记录是否先进先出，记录的信息是否齐全(成品入库应当有存量记录，出货记录内容至少包括批号、出货时间、地点、对象、数量等)。

3 非常温下保存的保健食品贮运时的温度控制

(1) 检查成品温控设备(如冷藏室)是否正常运行。

(2) 检查成品贮存和设备是否符合企业标准规定。

(六) 品质管理

1 品质管理组织机构运行情况　查阅品质管理机构文件

(1) 查阅品质管理机构文件，是否直属企业负责人领导。

(2) 询问品质管理机构是否现行有效，是否与实际情况相符。

2 质量管理人员

(1) 查阅各级质量管理人员岗位职责。

(2) 询问质量检验、质量控制人员是否清楚自己的岗位职责。

3 加工过程的品质管理

(1) 查看各产品是否有质量、卫生关键控制点计划(工艺文件)。

(2) 抽查各产品的质量、卫生关键控制点计划中的关键控制点 1～3 个，索取相应的监控记录 3～5 批，看是否有超出控制限的情况，如果有，是否进行了纠偏，品质管理部门是否有相关记录。

④ 检验室

(1) 现场查看是否有符合要求的微生物和理化检验室及相应的仪器设备；仪器设备是否与所生产产品种类相适应。

(2) 查看成品检验记录及现场提问，以了解是否有能力检测产品企业标准中规定的出厂检验指标。

⑤ 仪器和计量器具的检定(校准)

依据企业标准核查检验仪器和计量器具的配置情况，现场随机记下3～5个计量器具或检测仪器编号，查看是否有相应的检定报告。

⑥ 成品出厂检验和型式检验

(1) 根据已备案的企业标准，检查所抽产品出厂检验所引用的标准是否齐全、有效。

(2) 随机抽取2～3个批号的产品，查看是否按企业标准规定的出厂检验项目进行检验。

(3) 查看所抽产品的型式检验报告项目是否齐全，按企业标准规定的检验周期是否在有效期内。

⑦ 留样情况

现场查看是否有专设的留样室和留样记录；是否按品种、批号分类存放，标识明确；留样数量是否符合标准要求。

⑧ 生产环境检测能力

查阅生产环境检测记录或检测报告　检查企业是否按操作规程的要求，定期对生产环境进行检测，是否有检测记录或检测报告。

(七) 委托生产

① 委托生产协议

查看委托生产协议是否明确委托双方产品质量责任(委托方负有向受托方提供经注册审批的产品配方、工艺流程、质量标准的义务；受托方应当对委托方提供的原辅料、包材的质量进行检验，并对标签、标识、说明书内容的合法性进行检查；保健食品注册证书持有者对产品质量负总责)。

② 批生产指令台账

(1) 检查有无批生产指令台账，批生产指令台账是否明确产品名称、规格、剂型、批量，原料预算用量等内容。

(2) 检查批生产指令台账是否与批生产记录一起保存。

③ 批记录留存

检查受托方是否留存批记录原件，委托方是否留存复印件。批记录至少包括批生产记录、批包装记录和批检验记录。

④ 生产过程

(1) 检查从投料至生产出最小销售包装的全过程是否都在同一企业完成(前处理除外)。

(2) 前处理(如提取工艺)若有二次委托的，查看是否有二次委托手续。(应当留存二次委托合同和前处理批生产记录)

⑤ 标签和说明书

查看产品包装、标签和说明书　检查产品最小销售包装、标签和说明书是否标注委托方和受托方双方的企业名称、地址和保健食品生产企业卫生许可证号。

四、经营企业检查重点内容

以下列出的现场检查重点内容，可以此为参考，结合辖区实际情况，有针对性地选择检查内容，并制订相应的实施方案。如有其他需要检查项目，应当根据现场需要具体安排。

1 保健食品管理制度及其落实情况，查阅文件

(1) 检查是否有以下相应制度：索证索票制度、卫生管理制度、进货检查验收制度、储存制度、出库制度(无库房可不查)、不合格产品处理制度、培训制度。

(2) 检查企业制度的落实情况。

2 标识标签

抽查若干保健食品，检查标识标签是否符合有关要求。是否销售盗用、假冒注册文号的伪劣保健食品产品。

3 产品保质期

现场检查，抽查保健食品是否过期。

4 供货商及产品资质

现场检查：检查有无供货商及产品资质(连锁企业或统一配送企业由总部统一收集)。

5 进货查验记录、批发记录或者票据

查阅文件，检查有无进货查验记录、批发记录或者票据，是否真实，保存期限是否符合要求。

6 产品台账

查阅文件，检查台账是否记录进货时间、产品名称、数量、供货商等内容(供货清单如内容齐全可作为企业台账)。

7 从业人员体检情况

查阅文件，抽查从业人员的健康体检证明。

8 场地卫生及产品码放

(1) 现场查看经营场所卫生、储存环境：防虫、防鼠、防尘、防污染等是否符合要求。

(2) 检查产品是否有相对独立的专用销售区域或专用货柜(架)。

9 库房卫生

现场检查：现场查看库房卫生、储存环境：防虫、防鼠、防尘、防污染等是否符合要求；容器、工具和设备是否符合要求(无库房可不查)。

10 店内宣传

检查店内宣传资料是否存在宣称预防、治疗疾病功能等违法违规行为。

五、主要检查方式

1 语言交流

(1) 与企业领导层沟通，通过了解企业发展历史、质量体系近期运行状况和产品市场情况，分析判断企业运行中质量管理工作是否存在问题、存在哪方面问题、当前急需解决哪些问题。

(2) 可与企业部门领导以及质量管理和质量控制等特殊岗位人员采取面对面交流的方式，判断人员能否承担该岗位赋予的相应职责。对于不了解、不熟悉、不能行使职权的或由他人代答的，应当视企业整体情况提出人员调配建议。

(3) 对于现场检查中发现的问题，与企业沟通交流，提出整改要求和时限。

文件检查

(1) 检查文件中涵盖的质量体系过程,判断质量体系的全过程是否都已被识别。

(2) 检查对识别出的过程是否都已形成控制文件,判断文件内容是否覆盖了全过程。

(3) 检查文件规定的内容,判断是否与现场观察的实际情况相一致。

(4) 检查文件间的关联性,判断文件要求是否能够满足企业和产品的特点,是否恰当。

(5) 检查各项记录间的可追溯性,判断能否根据各项记录的相互关系完成产品生产过程的质量追溯。

生产现场检查

(1) 根据工艺的不同,生产现场包括前处理、制粒、填充、压片、包装现场;原辅料、半成品、成品检验现场;原料库、中转库、成品库等。

(2) 根据生产流程,查看生产现场布局是否合理,有无反复交叉、往复的情况。生产场地的整体规划与生产情况(生产量和销售量)是否匹配。

(3) 正常生产车间是否整洁,设备、场地实际状况与记录或文件是否一致。现场有无刻意遮挡、破乱不堪的角落。生产废料、办公垃圾堆积的地方是否会对产品质量造成影响。

(4) 观察生产人员、检验人员操作是否熟练,生产能力与实际销售情况是否匹配。在生产现场,可以适时地询问员工操作要求,判断是否与文件规定一致。

(5) 考察企业负责质量管理的人员,是否可以独立完成质量管理工作。

六、处理措施

(1) 检查结束后,检查人员可要求企业人员回避,汇总检查情况,核对检查中发现的问题,讨论确定检查意见。遇到特殊情况时,应当及时向主管领导汇报。

(2) 与企业沟通,核实发现的问题,通报检查情况。经确认,填写《现场检查笔录》。笔录应当全面、真实、客观地反映现场检查情况,并具有可追溯性(符合规定的项目与不符合规定的项目均应记录)。

(3) 对发现的不合格项目,能立即整改的,应当监督企业当场整改。不能立即整改的,监督人员应当下达《现场监督检查意见书》,根据企业生产管理情况,责令限期整改,并跟踪复查。逾期不整改或整改后仍不符合要求的,应当及时依法处理。

(4) 对发现涉嫌存在违法行为的,应当及时依法查处。

(5) 若检查中发现保健食品广告存在夸大宣传等问题,应当及时移送负责广告监管的行政管理部门。

(6) 要求企业负责人在《现场检查笔录》《现场监督检查意见书》上签字确认,拒绝签字或由于企业原因无法实施检查的,应当由至少2名检查人员在检查记录中注明情况并签字确认。

(7) 将日常监督现场检查材料、企业整改材料及跟踪检查材料,归入日常监督管理档案。

七、保健食品广告检查要求

(一) 保健食品广告的审查情况

(1) 发布保健食品广告是否具有省级食品药品监督部门颁发的《保健食品广告审查表》和保健食品广告批准文号。批准文号格式为"X食健广审(X1)第X2号"。其中"X"为各省、自治区、直辖市的简称;"X1"代表视、声、文;"X2"由十位数字组成,前六位代表审查的年月,后4位代表广告批准的序号(表 7-9)。

表 7-9 保健食品生产日常监督检查要点表

重点项(*)34 项,一般项 55 项,共 89 项。

检查项目	序号	检查内容	评价	备注
1. 生产者资质情况	*1.1	生产许可证在有效期内	□是 □否	
	1.2	营业执照、生产许可证中相关信息一致	□是 □否	
	*1.3	实际生产的保健食品在生产许可范围内	□是 □否	
	*1.4	保健食品注册证书或备案凭证有效	□是 □否	
	*1.5	实际生产的保健食品按规定注册或备案	□是 □否	
	1.6	注册或备案的保健食品相关内容发生变更的,已按规定履行变更手续	□是 □否	
	1.7	工艺设备布局和工艺流程、主要生产设备设施、食品类别等事项发生变化,需要变更食品生产许可证载明的许可事项的,已按规定履行变更手续	□是 □否	
2. 进货查验情况	2.1	建立并执行原辅料和包装材料的采购、验收、贮存、发放和使用等管理制度	□是 □否	
	*2.2	查验原辅料和包装材料供货者的许可证和产品合格证明;对无法提供合格证明的食品原辅料,应当按照食品安全标准进行检验	□是 □否	
	2.3	生产保健食品使用的原辅料与注册或备案的内容一致	□是 □否	
	2.4	建立并执行原辅料和包装材料进货查验记录制度,如实记录原辅料和包装材料名称、规格、数量、生产日期或生产批号、保质期、进货日期以及供货商名称、地址、联系方式等内容,并保存相关凭证	□是 □否	
	*2.5	进货查验记录和凭证保存期限符合规定	□是 □否	
	2.6	出入库记录如实、完整,包括出入库原辅料和包装材料名称、规格、生产日期或者生产批号、出入库数量和时间、库存量、责任人等内容	□是 □否	
	2.7	原料库内保健食品原辅料与其他物品分区存放,避免交叉污染	□是 □否	
	2.8	原料库通风、温湿度以及防虫、防尘、防鼠设施等符合要求	□是 □否	
	2.9	对温湿度或其他条件有特殊要求的按规定条件贮存	□是 □否	
	2.10	原辅料按待检、合格和不合格严格区分管理,存放处有明显标识区分,离墙离地存放,合格备用的原辅料按不同批次分开存放	□是 □否	

（续表）

检查项目	序号	检 查 内 容	评价	备注
2. 进货查验情况	2.11	设置原辅料标识卡，标示内容应包括物料名称、规格、生产日期或生产批号、有效期、供货商和生产商名称、质量状态、出入库记录等内容	□是 □否	
	2.12	标识卡相关内容与原辅料库台账一致，应做到账、物、卡相符	□是 □否	
3. 生产过程控制情况	*3.1	按照经注册或备案的产品配方、生产工艺等技术要求组织生产	□是 □否	
	*3.2	生产保健食品未改变生产工艺的连续性要求	□是 □否	
	*3.3	生产时空气净化系统正常运行并符合要求	□是 □否	
	3.4	空气净化系统定期进行检测和维护保养并记录	□是 □否	
	3.5	建立和保存空气洁净度监测原始记录和报告	□是 □否	
	3.6	有相对负压要求的相邻车间之间有指示压差的装置，静压差符合要求	□是 □否	
	3.7	生产固体保健食品的洁净区、粉尘较大的车间保持相对负压，除尘设施有效	□是 □否	
	3.8	洁净区温湿度符合生产工艺的要求并有监测记录	□是 □否	
	3.9	有温湿度控制措施和相应记录	□是 □否	
	3.10	洁净区与非洁净区之间设置缓冲设施	□是 □否	
	3.11	生产车间设置与洁净级别相适应的人流、物流通道，避免交叉污染	□是 □否	
	*3.12	原料的前处理（如提取、浓缩等）在与其生产规模和工艺要求相适应的场所进行，配备必要的通风、除尘、除烟、降温等安全设施并运行良好，且定期检测及记录	□是 □否	
	3.13	原料的前处理未与成品生产使用同一生产车间	□是 □否	
	*3.14	保健食品生产工艺有原料提取、纯化等前处理工序的应自行完成，具备与生产的品种、数量相适应的原料前处理设备或者设施	□是 □否	
	3.15	工艺文件齐全，包括产品配方、工艺流程、加工过程的主要技术条件及关键控制点、物料平衡的计算方法和标准等内容	□是 □否	
	*3.16	批生产记录真实、完整、可追溯	□是 □否	
	3.17	批生产记录中的生产工艺和参数与工艺规程一致	□是 □否	
	*3.18	投料记录完整，包括原辅料品名、生产日期或批号、使用数量等，并经第二人复核签字	□是 □否	

（续表）

检查项目	序号	检查内容	评价	备注
3. 生产过程控制情况	3.19	原辅料出入库记录中的领取量、实际使用量与注册或备案的配方和批生产记录中的使用量一致	□是 □否	
	3.20	与原辅料、中间产品、成品直接接触的容器、包材、输送管道等符合卫生要求	□是 □否	
	*3.21	工艺用水有水质报告，达到工艺规程要求	□是 □否	
	3.22	水处理系统正常运行，有动态监测及维护记录	□是 □否	
	*3.23	投料前生产车间及设备按工艺规程要求进行清场或清洁并保存相关记录，设备有清洁状态标识	□是 □否	
	3.24	更衣、洗手、消毒等卫生设施齐全有效，生产操作人员按相关要求做好个人卫生	□是 □否	
	3.25	定期对生产设备、设施维护保养，并保存记录	□是 □否	
	3.26	建立和保存停产、复产记录及复产时生产设备、设施等安全控制记录	□是 □否	
	*3.27	记录和保存生产加工过程关键控制点的控制情况，对超出限制的情况有纠偏措施及纠偏记录	□是 □否	
	*3.28	现场未发现使用非食品原料、超过保质期的原辅料、回收保健食品生产保健食品的现象	□是 □否	
4. 产品检验情况	4.1	设立独立的质量管理部门并有效运行	□是 □否	
	4.2	明确品质管理人员的岗位职责并按要求履职	□是 □否	
	4.3	落实原辅料、中间产品、成品以及不合格品的管理制度，保存完整的不合格品处理记录	□是 □否	
	*4.4	落实原辅料、中间产品、成品检验管理制度及质量标准、检验规程	□是 □否	
	4.5	检测仪器和计量器具定期检定或校准	□是 □否	
	4.6	有仪器设备使用记录	□是 □否	
	4.7	检验人员有能力检测产品技术要求规定的出厂检验指标	□是 □否	
	4.8	按照产品技术文件或标准规定的检验项目进行检验	□是 □否	
	*4.9	检验引用的标准齐全、有效	□是 □否	
	4.10	建立和保存检验的原始检验数据记录和检验报告	□是 □否	

（续表）

检查项目	序号	检查内容	评价	备注
4. 产品检验情况	*4.11	设置留样室，按规定留存检验样品，并有留样记录	□是 □否	
	4.12	企业自检的，检验室及相应的检验仪器设备满足出厂检验需要；委托有资质的检验机构进行检验的，签订委托检验合同并留存检验报告	□是 □否	
	4.13	产品执行标准符合法律法规的规定	□是 □否	
5. 产品标签、说明书情况	*5.1	标签、说明书符合保健食品相关法律、法规的要求	□是 □否	
	*5.2	标签、说明书与注册或备案的内容一致	□是 □否	
6. 贮运及交付控制情况	6.1	建立和执行与产品相适应的仓储、运输及交付控制制度和记录	□是 □否	
	6.2	根据保健食品的特点和质量要求选择适宜的贮存和运输条件	□是 □否	
	6.3	未将保健食品与有毒、有害或有异味的物品一同贮存	□是 □否	
	6.4	贮存、运输和装卸保健食品的容器、工器具和设备安全、无害，保持清洁	□是 □否	
	*6.5	非常温下保存的保健食品，建立和执行贮运时的成品温度控制制度并有记录	□是 □否	
	6.6	每批产品均有销售记录，记录内容真实、完整、可追溯	□是 □否	
7. 不合格品管理和召回情况	7.1	建立并执行产品退货、召回管理制度	□是 □否	
	*7.2	保存产品退货记录和召回记录	□是 □否	
	*7.3	对退货、召回的保健食品采取补救、无害化处理或销毁等措施，并保存记录	□是 □否	
	7.4	向当地食品药品监管部门及时报告召回及处理情况	□是 □否	
8. 从业人员管理情况	8.1	生产和品质管理部门的负责人为专职人员，符合有关法律法规对学历和专业经历要求	□是 □否	
	8.2	专职技术人员的比例符合有关要求	□是 □否	
	8.3	质检人员为专职人员，符合有关要求	□是 □否	
	8.4	采购管理负责人有相关工作经验	□是 □否	
	8.5	建立从业人员培训记录及考核档案	□是 □否	

（续表）

检查项目	序号	检 查 内 容	评价	备注
8. 从业人员管理情况	*8.6	从业人员上岗前经过食品安全法律法规教育及相应岗位的技能培训	□是 □否	
	*8.7	建立从业人员健康检查制度和健康档案，直接接触保健食品人员有健康证明，符合相关规定	□是 □否	
9. 委托加工情况	*9.1	委托双方签订委托协议并在有效期内	□是 □否	
	*9.2	委托协议明确委托双方产品质量责任	□是 □否	
	*9.3	委托方持有的保健食品注册批准证明文件有效	□是 □否	
	*9.4	受托方具有相应的生产许可	□是 □否	
	9.5	受托方建立与所生产的委托产品相适应的质量管理文件	□是 □否	
10. 食品安全事故处置情况	*10.1	制订保健食品安全事故处置预案	□是 □否	
	10.2	定期检查与生产的保健食品相适应的质量安全防范措施，并保存相关记录	□是 □否	
	10.3	发生保健食品安全事故的，建立和保存事故处置记录	□是 □否	
11. 生产质量管理体系建立和运行情况	*11.1	定期对生产质量管理体系的运行情况进行自查，保证其有效运行	□是 □否	
	*11.2	定期向食品药品监督管理部门提交生产质量管理体系自查报告	□是 □否	
其他需要记录的问题：				

说明：1. 上表中打 * 号的为重点项，其他为一般项。
2. 每次检查重点项不应少于 10 项。
3. 以抽查形式检查的项目等，在备注栏中要填写必要的检查记录信息，评价仅针对本次抽查内容。

（2）《保健食品广告审查表》是否在一年有效期内。

（3）广告宣传的内容是否符合《保健食品广告审查表》的要求。

（二）保健食品广告的监测

（1）监测发布的保健食品广告是否存在以下禁止性内容

1）含有表示产品功效的断言或者保证。

2）含有使用该产品能够获得健康的表述。

3）通过渲染、夸大某种健康状况或者疾病，或者通过描述某种疾病容易导致的身体危害，使公众对自身健康产生担忧、恐惧，误解不使用广告宣传的保健食品会患某种疾病或者导致身体健康状况恶化。

4）用公众难以理解的专业化术语、神秘化语言、表示科技含量的语言等描述该产品的作用特征和机制。

5）利用和出现国家机关及其事业单位、医疗机构、学术机构、行业组织的名义和形象，或者以专家、医务人员和消费者的名义和形象为产品功效作证明。

6）含有无法证实的所谓“科学或研究发现”“实验或数据证明”等方面的内容。

7）夸大保健食品功效或扩大适宜人群范围，明示或者暗示适合所有症状及所有人群。

8）含有与药品相混淆的用语，直接或者间接地宣传治疗作用，或者借助宣传某些成分的作用明示或者暗示该保健食品具有疾病治疗的作用。

9）与其他保健食品或者药品、医疗器械等产品进行对比，贬低其他产品。

10）利用封建迷信进行保健食品宣传的。

11）宣称产品为祖传秘方。

12）含有无效退款、保险公司保险等内容的。

13）含有“安全”“无毒副作用”“无依赖”等承诺的。

14）含有最新技术、最高科学、最先进制法等绝对化的用语和表述的。

15）声称或者暗示保健食品为正常生活或者治疗病症所必需。

16）含有有效率、治愈率、评比、获奖等综合评价内容的。

17）直接或者间接怂恿任意、过量使用保健食品的。

(2) 保健食品广告是否标明保健食品产品名称、批准文号、广告批准文号、保健食品标识、保健食品不适宜人群。

(3) 保健食品广告中是否说明或者标明“本品不能代替药品”的忠告语，并始终出现在电视广告中。

(4) 国务院有关部门明令禁止生产和销售的、被撤销保健食品批准证明文件的、广告复审不合格的保健食品是否仍在做广告。

（三）监测处理

县级以上食品药品监督管理部门发现有违法发布保健食品广告行为的，应填写《违法保健食品广告移送通知书》，移送同级广告监督管理机关查处。

擅自变更或者篡改经审查批准的保健食品广告内容进行虚假宣传的，原审批地省、自治区、直辖市(食品)药品监督管理部门责令申请人改正，给予警告，情节严重的，收回该保健食品广告批准文号。

在广告审批地以外发布擅自变更或者篡改审查批准的保健食品广告的，应填写《违法保健食品广告处理通知书》，原审批地省、自治区、直辖市(食品)药品监督管理部门应按照有关规定予以处理。

（陈向荣　宋庆训）

第五节 食品添加剂生产经营单位的行政检查

一、检查依据

《中华人民共和国食品安全法》及其实施条例、《食品添加剂生产监督管理规定》《食品添加剂生产许可审查通则》《食品安全国家标准——食品添加剂使用标准》《食品安全国家标准——食品添加剂标识通则》以及各类食品添加剂的食品安全国家标准或行业标准等法律、法规、规章、规范性文件和标准。

二、检查对象

食品添加剂生产经营企业，包括复配食品添加剂、食品用香精香料和各类单一品种食品添加剂生产经营企业。

三、食品添加剂生产企业检查内容

（一）许可资质情况

检查企业是否持有有效的食品添加剂生产许可证（食品卫生许可证），企业名称与营业执照是否一致，实际法定代表人（负责人）、地址、生产设备布局、生产工艺与行政许可是否一致，生产的产品是否在食品添加剂许可证附页上载明的产品明细范围之内，生产场所是否超出食品添加剂生产许可证核准的范围，发生改变后是否主动报告监管部门，是否依法办理许可变更手续。

（二）从业人员管理情况

1 食品安全知识培训

检查企业是否有从业人员培训计划；是否建立食品安全知识培训档案；是否记录从业人员的食品质量安全知识培训的日期、内容、授课人员和时间、考核等情况。

2 从业人员健康管理

检查企业是否有从业人员健康档案，抽查食品生产加工人员是否持有有效的健康证明。

3 现场人员卫生防护

检查企业是否建立并执行工作服清洗保洁制度，从业人员工作服是否干净完好，是否佩戴首饰进入生产车间。对食品用香精等产品标准中有微生物要求的食品添加剂生产企业，检查企业是否按要求配置洗手消毒设施，员工进入作业区域是否洗手消毒。

必要时，现场抽查食品从业人员询问有关食品安全知识和查验直接接触食品人员的健康检查证明。

（三）原辅料采购进货查验落实情况

1 贮存条件

检查企业原辅料仓库贮存条件是否符合要求，是否有防雨防尘设置，原辅料是否离地隔墙存放。

2 贮存卫生

企业是否有原辅料进货查验制度、原辅料进出库管理制度、卫生管理制度等，并是否有相应制度执行情况的检查记录管理制度；食品添加剂生产过程中需使用危险化学品的是否根据产品特点和危险化学品管理要求设置危险品仓库，是否存放有成品或半成品，对验收不符合要求的原辅料是否有专门区域存放并设置醒目标识。

⑥ 标签标识

检查原辅料仓库内存放的原辅料是否有标识，原辅料仓库内是否有超过保质期限的食品或食品添加剂原料。

⑦ 索证验收

检查企业采购原辅材料的企业是否具有有效营业执照，并与其经营范围相一致；检查每批原辅材料是否有进货查验记录，进货记录中是否记录产品的名称、规格、数量、生产批号、保质期、供货者名称及联系方式、进货日期、产品许可证证号或票据号及其他合格证明文件编号等内容；检查用于食品添加剂产品包装的塑料包装材料、纸包装材料的生产是否持有工业产品生产许可证；进口原辅料和包装材料是否提供进口检验检疫证明；对采购食品、食品添加剂为原料生产食品添加剂的（如食品用香精、复配食品添加剂生产企业），抽查企业采购的食品、食品添加剂是否能提供检验合格证明和食品生产许可证、食品添加剂生产许可证（进口食品、食品添加剂原料提供检验检疫证明，国产尚无食品安全标准的食品添加剂可提供生产企业卫生许可证）；检查无法提供检验合格证明的食品、食品添加剂原料是否检验合格后方可入库。索证索票信息是否装订成册，保留至保质期满后 6 个月或者 2 年，有条件的，建立电子台账。

（四）生产过程控制

① 厂区环境卫生状况

检查厂区内垃圾是否密闭存放，是否堆放杂物，防蝇防虫防鼠设施是否安装到位。

② 生产加工场所清洁卫生状况

检查各车间墙面及地面有无污垢、霉变、积水，是否记录生产车间清洁卫生情况；对产品执行标准中有微生物要求的食品添加剂生产，检查企业更衣室内是否有空气消毒设备，是否设置非手动式洗手设施，是否配备洗手液和消毒液，清洁消毒是否有记录。

③ 设施设备卫生状况

检查各生产加工设施、设备表面是否清洁、无积垢；是否记录生产加工设施、设备的清洁卫生情况；是否能提供生产设备的维护保养记录；对产品执行标准中有微生物要求的食品添加剂生产企业，检查企业是否对生产、包装、贮存等设备及工器具、生产用管道、裸露产品接触表面等进行定期清洗消毒并留有记录。

④ 设备、设施运行情况

检查生产过程中人流、物流是否有交叉污染，半成品存储是否有防护措施，标识信息是否清晰；检查生产过程中有关温湿度控制设备、清洗消毒设施、空气净化装置是否正常开启；检查贮存、运输和装卸食品的容器、工具和设备是否保持清洁，并符合产品特性要求。

⑤ 生产过程记录

检查企业产品投料记录是否完整，是否包含原辅料名称、原辅料生产日期或批号、投料量、用于生产产品的名称和生产日期或批号等内容；抽查企业工艺文件中注明的关键控制点是否有记录；对复配食品添加剂生产企业，抽查复配食品添加剂中各单一品种食品添加剂的投入量是否与产品配方、工艺文件一致，食品添加剂投入量与产品标识上注明的最大使用量是否符合食品添加剂使用标准的规定。

⑥ 成品存放

检查企业成品仓库中成品是否离地、离墙存放，是否将待检品、合格品、不合格品分场所或分区域存放，并有醒目标识防止不合格产品混入合格品区；食品添加剂产品是否有与产品特性相适应的包装容器，纳入危险化学品管理的食品添加剂产品贮存是否符合危险化学品管理要求；检查成品仓库内是否有过期成品，过期成品清理及记录是否符合要求。

（五）出厂检验

① 检验设备和试剂

检查企业实验室内的出厂检验设备是否齐全，是否能满足食品安全标准规定的出厂检验项目检验要求；抽查出厂检验设备是否能提供有效的检定或校准报告，抽查检验试剂是否在有效期内。

② 检验人员

检查企业从事出厂检验的工作人员应当经过岗位培训并考核合格，持证上岗。

③ 检验记录

检查企业是否制订产品出厂检验制度，并符合相关要求；检查是否有出厂检验记录，出厂检验报告应注明产品名称、规格、数量、生产日期、生产批号、执行标准、检验结论、检验报告编号、检验时间等基本信息，并有检验人员签字；抽查企业出厂销售的产品是否具有检验报告，是否能提供检验原始数据记录，制订成册保存至产品保质期满后 6 个月或者不少于 2 年。

（六）标识标注

① 产品标签

检查企业生产的食品添加剂产品是否有标签。

② 标签内容

查看食品添加剂产品标签上标注的使用范围和使用量是否符合《食品安全国家标准——食品添加剂使用标准》(GB 2760)的规定；对照《食品安全国家标准——食品添加剂标识通则》(GB 29924－2013)的要求，抽查食品添加剂标签，是否按规定标注“食品添加剂”字样、配料表、食品添加剂使用范围和用量和使用方法、生产日期和保质期（日期标示不得另外加贴、补印或篡改）、储存条件、生产者名称地址、净含量、食品添加剂生产许可证编号等内容。

③ 提供给消费者的食品添加剂标签

是否注明“零售”字样；复配食品添加剂和含有辅料的单一品种食品添加剂是否在配料表中标注各单一品种食品添加剂的名称及含量。

（七）企业管理制度和有关记录

检查企业是否建立原辅料进货查验制度、原辅料库管理制度、卫生管理制度、生产过程控制制度、设备管理制度、人员健康管理制度、成品仓库管理制度、检验制度、对比及留样制度、企业资质管理制度、销售管理制度、消费者投诉处理制度、从业人员培训管理制度、不合格品管理制度、不安全食品添加剂召回制度、产品安全事故处置方案等制度，并抽查有关记录。

四、食品添加剂经营单位检查内容

检查企业是否有食品添加剂销售台账，台账内容是否包括产品名称、数量、生产日期/生产批号、检验合格证号、购货者名称及联系方式、销售日期、出货日期和地点等信息。抽查食品添加剂销售台账中记录的购货者名称是否与销售发票一致。检查企业是否建立食品添加剂退货管理制度并对退回的食品添加剂处理情况进行记录。检查企业是否建立食品添加剂召回制度，对不符合食品安全标准的食品添加剂产品是否进行召回并向监管部门报告。

五、检查要求

（一）建立档案

建立食品添加剂生产经营企业食品安全信用档案，记录许可颁发、日常监督检查和食品抽检结果、违法行为查处、食品安全事故等情况，评定信用等级。

（二）日常检查计划

各级食品安全监管部门每年应当对管辖范围内的食品添加剂生产经营单位进行全覆盖检查。根据食品添加剂生产经营者的信用等级和生产加工食品添加剂的风险等级，实施分级分类管理，确定其监督检查的方法和频次，编制年度监督检查计划，并向社会公布。对信用等级较低、生产加工食品风险较高的食品生产者应增加监督检查频次。年度检查计划应当包含食品生产企业监督检查频次、检查重点等内容。可以根据上级工作部署、掌握的食品安全风险监测信息、企业食品安全信用状况、监管工作需要等情况，对年度监督检查计划进行调整。但以下内容应当列入食品安全年度监督管理计划的重点：①专供婴幼儿和其他特定人群的主辅常用的食品添加剂；②发生食品安全事故风险较高的食品添加剂生产经营者；③食品安全风险监测结果表明可能存在食品安全隐患的事项。

（三）检查记录

监督检查人员应当按照执法文书要求制作《现场检查笔录》，如实记录监督检查的内容和结果，就检查情况与被检查食品添加剂生产经营企业交换意见，并要求陪同检查者签名。

（四）结果处理

在监督检查中发现食品生产单位违反有关法律、法规、规章和规定的，应当依照相关法律、法规、规章和规定的要求予以处理。对监督检查中发现的不符合规定项目，监督检查人员应当制作并下达《责令改正通知书》，并在《现场检查笔录》中记录。能立即整改的，应当监督企业当场整改；不能立即整改的，应根据企业管理情况，责令其限期整改，并跟踪复查。

（黄启明）

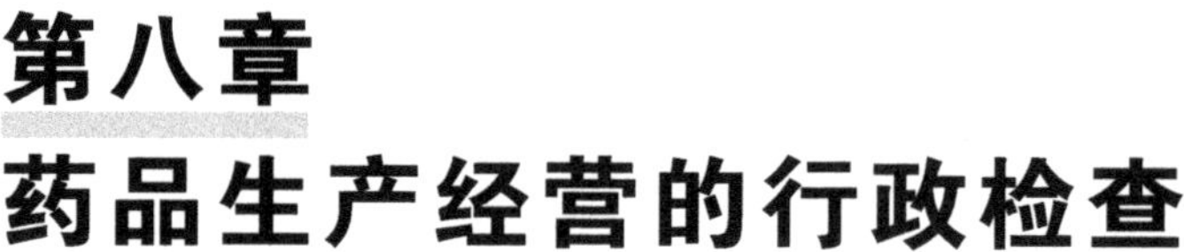

第八章 药品生产经营的行政检查

第一节 药品生产企业的行政检查

一、目的意义

药品生产企业的行政检查是指执法机关依法对药品生产企业是否遵守药品生产监管相关法律、法规、规章和规范性文件的情况开展的监督检查。只有严格遵循工作程序与要求，才能保证正确有效地行使法律赋予的监督检查权力，保护行政相对人的合法权益保障公众用药安全。

二、检查依据

药品生产企业行政检查主要依据《中华人民共和国药品管理法》《中华人民共和国药品管理法实施条例》《药品生产监督管理办法》《药品生产质量管理规范》《药品委托生产监督管理规定》《麻醉药品和精神药品管理条例》《易制毒化学品管理条例》《反兴奋剂条例》《放射性药品管理办法》《医疗用毒性药品管理办法》《蛋白同化制剂、肽类激素进出口管理办法》《药品类易制毒化学品管理办法》《麻醉药品和精神药品邮寄管理办法》《麻醉药品和精神药品生产管理办法(试行)》《麻醉药品和精神药品运输管理办法》等法律、法规文件开展。

三、检查对象

药品生产企业。

四、检查方法和内容

(一) 检查前的准备工作

(1) 明确检查对象、时间：根据任务来源确定检查对象及检查时间。

(2) 安排人员：监督检查至少应由 2 名检查员(包括药品 GMP 检查员及药品监督人员)组成。检查员应与被检查企业无利益冲突。

(3) 提前思考谋划：监督人员应当根据现场检查的目的不同，提前进行思考谋划。如专项检查时，应事先明确专项检查的目的，掌握专项检查中应重点注意的环节。有因检查时应事先对举报投诉等内容进行分析讨论，必要时可提请成立专案组；根据需要对举报投诉内容进行暗访摸底；制订详细调查方案等。

(4) 主动收集信息：要尽可能事前对检查对象的基本情况进行了解，如被检查药品生产企业许可审核批准的厂房设施、人员设备、处方工艺、质量标准等，以检查是否存在违法违规行为。

(5) 事先做好策划和分工：可按照检查目的和对检查情况的预判，根据需要来制订检查方案，使每位执法人员了解情况，明确检查分工。对现场可能遇到的突发情况要有应变方案，如可能涉及其他部门职责或情况复杂时，还应商请相关部门协助，如公安、城管等部门。

(6) 准备执法文书和工具：在明确现场检查目的和了解被检查对象的基础上，带好必需的法律文书和执法工具。一般要带好现场检查笔录、询问笔录、责令改正通知书、查封扣押决定书、先行登记保存物品通知书、封条、药品抽检记录及凭证以及照相机(摄像机)、笔记本电脑、快速检测仪器等取证和检测工具。

(二) 现场检查

药品生产企业行政检查一般采取不预先告知企业的飞行检查方式，并当场出示《药品生产企业监督检查通知》和《行政执法证》、GMP 检查员证等有效证件，告知被检查企业检查的目的、依据、时间、内容(范围)、纪律；需要企业提前准备有关资料、样品或其他需要告知被检查企业的，应于 3 日前以书面形式通知被检查企业。

实施检查

(1) 检查重点

1) 前次监督检查发现缺陷的整改落实情况。

2) 企业组织机构、质量关键人员以及关键生产设施等条件的变更及备案情况。

3) 被查处的违法违规行为改正情况。

4) 各级药品质量抽验中不合格产品的调查处理情况。

5) 产品召回或退货的处理情况。

6) 药品质量投诉及药品不良反应报告和监测执行情况。

7) 产品偏差调查及处理情况。

8) 药品质量受权人等质量关键人员的管理及职责履行情况。

9) 企业产品年度质量回顾报告内容的核实。

10) 委托生产(含接受医疗机构委托配制)和委托检验管理情况。

11) 血液制品生产企业原料血浆来源及质量管理情况，产品生产、销售情况；疫苗生产企业产品生产检验、批签发管理情况。

12) 对麻精药品、药品类易制毒化学品生产企业，重点检查生产计划执行情况以及药品生产、储存、销售、回收或销毁等环节的安全管理情况；对使用麻精药品、药品易制毒化学品原料药生产制剂的企业，重点检查企业原料药购进、储存、药品生产、销售等各环节的安全管理情况。

(2) 检查要求：检查人员应以风险为靶标、以问题为导向，参照检查重点对企业严格实施现场检查，必要时扩大检查内容以排查存在的质量管理风险，如实记录发现的缺陷项目。检查不得妨碍药品生产企业的正常生产活动。检查人员在进入洁净区时，应遵守被检查药品生产企业的洁净区管理等规定，按照要求穿戴洁净衣帽、口罩等。检查过程中，检查人员应当严格遵守工作纪律和廉政规定，对检查中知悉的被检查单位技术秘密和商业秘密承担保密责任。检查发现存在违法违规行为的，应依法严厉查处；对于被检查单位不配合或者阻挠检查的，检查人员应及时报告和记录，存在威胁检查人员人身安全行为的，还应立即联系公安机关请其协助检查。

（3）结果判断：现场检查后，检查组应针对检查情况进行内部讨论，并填写规范化的工作表格。

对现场检查发现的缺陷，检查组可按照《药品生产现场检查风险评定指导原则》进行风险等级的划分，并根据缺陷情况确定检查结论（必要时可与相关部门商议确定缺陷风险等级）：只有一般缺陷的，检查结论为“基本符合”；有严重缺陷或有多项主要缺陷，表明企业未能对产品生产全过程进行有效控制的，检查结论为“不符合”；没有严重缺陷，有主要和一般缺陷的，检查结论为“限期整改”。

（4）不同结论的处理方式

1）检查结论为“基本符合”的，不核发书面整改通知，要求被检查企业限期完成检查缺陷的整改，并提交整改报告；同时被检查企业对所有缺陷的整改落实情况须列入下次日常监督检查内容。

2）检查结论为“限期整改”的，核发书面整改通知，要求被检查企业限期完成检查缺陷的整改，并提交整改报告。检查单位在收到整改报告后，应对报告内容进行审核，确认企业是否对检查中发现的缺陷进行了整改或制订了整改计划，并根据风险评估情况决定是否组织整改现场核查；如不组织整改现场核查的，须将被检查企业对所有缺陷的整改落实情况列入下次监督检查内容。

3）检查结论为“不符合”的，报请省级食品药品监督管理部门由原发证机关收回相应生产范围的《药品 GMP 证书》；在收到被检查企业提交的整改报告后，检查单位应组织（或与相关部门联合组织）整改现场核查，核实缺陷整改落实情况，经检查符合药品 GMP 要求的，报请省级食品药品监督管理部门由原发证机关发回原《药品 GMP 证书》；逾期未改正的，将检查记录等有关资料报送省级食品药品监督管理部门，由其组织有关部门依法查处。

此外，还应根据检查目的，按照相关工作制度或文件采取对应的处理方式。如投诉举报调查应按投诉举报工作管理制度的要求，在规定时限内根据检查情况、拟定答复意见并由相关部门答复投诉举报人；如专项检查应按照工作方案对检查情况进行汇总并按要求报送相关部门。

② 检查后沟通

（1）完成现场检查后，检查组应向企业通报本次监督检查中发现的缺陷和结论，并告知企业可以对检查发现的缺陷项目提出不同意见及作适当解释、说明；企业没有不同意见的，检查组成员和被检查企业的法定代表人（企业负责人）应在《药品生产企业检查情况表》或其他专门表格（均一式两份）上盖章签字，其中一份交予企业留存。检查组同时应要求企业对检查中发现的缺陷项目进行整改，并在约定期限（一般不超过 10 个工作日）内提交书面及电子版本的整改报告。

（2）异议处置：若企业对现场检查缺陷项目存在异议，检查组应对相关现场、文件等再次进行核实，核实确认后企业仍有异议的，企业可以签署“不同意”意见，并书面陈述理由。若企业拒绝签字的，由 2 名以上执法人员在表格上签字并注明情况。

4. 对涉嫌违法违规行为的处置措施

(1) 证据收集：针对检查中发现的违法违规行为，收集好能够证明事实情况的书证、物证、视听材料、证人证言、当事人陈述、检验报告、鉴定结论、调查笔录、现场检查笔录等证据。所收集的证据应当是原件、原物，收集原件、原物确有困难的，应由被检查单位在复制品上加盖公章，并注明“与原件(物)相同”。

(2) 责令整改：责令问题企业停止违法行为，并发出书面整改通知。

(3) 紧急控制：现场检查发现企业产品质量存在可能对使用者造成危害的严重缺陷等问题时，检查组应立即报告本次检查组织单位的有关负责人，必要时提交省级食品药品监督管理部门紧急商议；对可能危害人体健康的药品及有关物料、书面材料等，应按照省级食品药品监督管理部门应急处置、行政处罚、监督抽验等规章制度的要求，采取查封扣押、抽样送检、监督召回等紧急控制措施。

(三) 检查后工作

1. 行政处罚

监督检查中发现被检查企业存在涉嫌违法违规行为的，应在检查结束后填写《案件(线索)移送书》，移交稽查部门依照行政处罚程序规定严厉查处；涉及犯罪的，应及时做好行刑衔接工作。

2. 接收并审核整改报告

检查组应督促被检查企业在约定期限内提交书面及电子版本的整改报告。收到整改报告后，检查组应对其内容进行审核，以确认企业是否对检查中发现的缺陷进行了整改或制订了整改计划。经审核，整改报告符合要求的，检查组应将其归入检查文书；如整改不到位的，检查组应告知企业进一步整改，并重新提交整改报告。

3. 跟踪复查

根据检查结论及风险评估情况，对限期整改企业进行跟踪复查。

4. 信息通报

对于监督检查中发现涉及外省市企业的违法违规行为，应及时书面通报当地食品药品监督管理部门。

5. 资料归档

建立和完善“一户一档”监管档案，涉及药品生产监督检查的相关行政文书(如《药品生产企业检查情况表》《责令整改通知书》等)，应当在文书正式生效的 10 个工作日内完成归档；对于企业整改报告等材料，应自收到之日起 10 个工作日内完成归档。

(李梦龙)

第二节　药品经营单位的行政检查

一、药品批发企业的行政检查

行政检查是指对取得《药品经营许可证》的药品批发企业进行现场检查，并将检查的情况和处理结果记录在案。

（一）行政检查依据

根据《中华人民共和国药品管理法》《中华人民共和国药品管理法实施条例》《药品经营许可证管理办法》《药品经营质量管理规范》等相关法律、法规、规范性文件进行。

（二）行政检查组织

指派2名以上行政执法人员进行行政检查。检查形式以飞行检查为主，检查组工作人员应当当场出示有效证件，告知被检查人检查的目的、依据、内容（范围）及双方的权利和义务。

（三）行政检查启动

根据本部门年度药品批发企业行政检查计划，定期开展检查。同时，对下列情况应当及时进行检查：①公民、法人及其他组织举报的；②上级部门交办的，下级部门报请的，其他上级机关交办的，有关部门移送的；③其他方式途径披露并属于本部门管辖的。

（四）行政检查准备

在开展行政检查前，必须准备检查文书以及必要的现场记录设备。同时，根据既往检查情况和企业报送资料情况，了解企业近期经营状况。行政检查的内容主要包括：①企业名称、注册地址、仓库地址、企业法定代表人、企业负责人、质量负责人、质量管理部门负责人、经营方式、经营范围、分支机构等重要事项的执行和变动情况；②企业经营设施设备及仓储条件变动情况；③企业实施《药品经营质量管理规范》情况；④需要审查的其他有关事项。

（五）行政检查程序

行政检查必须按照以下具体程序予以实施：①出示有效证件，告知企业检查的目的、依据、内容（范围）及双方的权利和义务。②在企业相关人员陪同下，分别对企业保存的文字资料、经营现场进行检查。③检查过程中，对于检查的内容，尤其是发现的问题应当随时记录，并与企业相关人员进行确认。④检查结束后，检查人员可要求企业人员回避，汇总检查情况，核对检查中发现的问题，讨论确定检查意见。遇到特殊情况时，应当及时向主管领导汇报。⑤与企业沟通，核实发现的问题，通报检查情况。

（六）检查结论确定及处理

行政检查的情况和结果应记录在案，由被检查人员签字后及时录入“行政检查管理系统”并归档。通过检查现场、调查询问、查验记录等方式对企业的实地情况和资料进行核实，做出行政检查结论，并定期在政府网站上予以公告。

行政检查发现违法违规行为，可采取通报批评、责令改正、行政约谈等措施，督促企业履行义务。发现违法的，移交相关部门立案后做进一步处理。

二、药品零售、连锁企业的行政检查

行政检查是指对取得《药品经营许可证》的药品零售、连锁企业进行现场检查，并将检查的情况和处理结果记录在案。

（一）行政检查依据

根据《中华人民共和国药品管理法》《中华人民共和国药品管理法实施条例》《药品经营许可证管理办法》《药品经营质量管理规范》等相关法律、法规、规范性文件进行。

（二）行政检查组织

指派2名以上行政执法人员进行行政检查。检查形式以飞行检查为主，检查组工作人员应当当场出示有效证件，告知被检查人检查的目的、依据、内容(范围)及双方的权利和义务。

（三）行政检查启动

根据本部门年度药品零售、连锁企业行政检查计划，定期开展检查。同时，对下列情况应当及时进行检查：①公民、法人及其他组织举报的；②上级部门交办的，下级部门报请的，其他上级机关交办的，有关部门移送的；③其他方式途径披露并属于本部门管辖的。

（四）行政检查准备

在开展行政检查前，必须准备检查文书以及必要的现场记录设备。同时，根据既往检查情况和企业报送资料情况，了解企业近期经营状况。行政检查的内容主要包括：①企业名称、注册地址、仓库地址、企业法定代表人、企业负责人、质量负责人、质量管理部门负责人、经营方式、经营范围、分支机构等重要事项的执行和变动情况；②企业经营设施设备及仓储条件变动情况；③企业实施《药品经营质量管理规范》情况；④需要审查的其他有关事项。

（五）行政检查程序

行政检查必须按照以下具体程序予以实施：①出示有效证件，告知企业检查的目的、依据、内容(范围)及双方的权利和义务。②在企业相关人员陪同下，分别对企业保存的文字资料、经营现场进行检查。③检查过程中，对于检查的内容，尤其是发现的问题应当随时记录，并与企业相关人员进行确认。④检查结束后，检查人员可要求企业人员回避，汇总检查情况，核对检查中发现的问题，讨论确定检查意见。遇到特殊情况时，应当及时向主管领导汇报。⑤与企业沟通，核实发现的问题，通报检查情况。

（六）检查结论确定及处理

行政检查的情况和结果应记录在案，由被检查人员签字后及时录入"行政检查管理系统"并归档。通过检查现场、调查询问、查验记录等方式对企业的实地情况和资料进行核实，做出行政检查结论，并定期在政府网站上予以公告。

行政检查发现违法违规行为，可采取通报批评、责令改正、行政约谈等措施，督促企业履行义务。发现违法的，移交相关部门立案后做进一步处理。

（张　琦）

第三节　药品使用单位的行政检查

行政检查是指对医疗机构药品质量(包含购进、储存、调配及使用药品)进行现场检查，并将检查的情况和处理结果记录在案。

一、行政检查依据

根据《中华人民共和国药品管理法》《中华人民共和国药品管理法实施条例》《医疗机构药品监督管理办法》《上海市医疗机构药剂管理规范》等相关法律、法规、规范性文件进行。

二、行政检查组织

指派 2 名以上行政执法人员进行行政检查。检查形式以飞行检查为主，检查组工作人员应当当场出示有效证件，告知被检查人检查的目的、依据、内容（范围）及双方的权利和义务。

三、行政检查启动

根据本部门年度医疗机构药房行政检查计划，定期开展检查。同时，对下列情况应当及时进行检查：①公民、法人及其他组织举报的；②上级部门交办的，下级部门报请的，其他上级机关交办的，有关部门移送的；③其他方式途径披露并属于本部门管辖的。

四、行政检查准备

在开展行政检查前，必须准备检查文书以及必要的现场记录设备。同时，根据既往检查情况和医疗机构报送的自查报告情况，了解医疗机构药品质量状况。

医疗机构药剂规范管理日常检查项目如下：

(1) 医疗机构应根据本机构的功能、任务、规模、设置相应的药学部门和药品质量管理工作机构。

(2) 应建立健全与药品质量相关的制度及对应的药品质量管理记录和档案，定期检查并记录。药品质量管理记录应清楚、完整。质量管理制度应包括：①各级药品质量管理岗位职责；②药品购进、验收、储存、养护、出库等环节的管理；③首次供货企业和合法资质审核的管理；④调配和审核处方的管理；⑤处方的管理；⑥药品有效期的管理；⑦特殊药品的管理；⑧不合格药品和退货药品的管理；⑨与药品质量有关设施设备使用的管理；⑩有关药品质量管理制度执行的记录和凭证的管理；⑪药品不良反应监测的管理；⑫人员健康体检的管理。

(3) 应设立药品质量管理负责人或专职药品质量管理人员，具体负责药品质量的管理工作。

(4) 中、西药调剂室审核和调配处方的人员，药库负责人和从事药品采购、验收工作的人员应具有药学专业技术职称。

(5) 药学专业技术人员应按规定参加培训和继续教育，并经专业法规知识培训。

(6) 直接接触药品岗位工作的人员，每年应进行健康检查并建立档案；患有传染病、精神病等可能污染药品或导致药品发生差错的人员，不得从事直接接触药品内包装的工作。

(7) 医疗机构药品调配部门和药库应宽敞、整洁，药品货架齐备，应与药品使用规模相适应；应与办公、辅助、生活等区域分开。

(8) 医疗机构调配部门和仓库应做到药品区域定位标志醒目，应保持清洁整齐，通风干燥，防止污染。药品储存应实行色标管理。

(9) 药库应配备避光、通风、防潮、访霉、防污染以及防鼠、防虫、防火等设备；药品调剂部门和药库应根据药品质量管理要求，配有与药品贮存要求相符的调节温、湿度的设施设备。

(10) 有中药饮片配方部门的，应配有与之相适应的场所与设施，中药代煎场所环境整洁无污染物。

(11) 医疗机构购进药品应以保证质量为前提，从有药品生产、经营许可证的药品生产、药品批发企业进货。

(12) 采购药品应查验《药品注册证》(《进出口药品注册证》)等相关法定的证明文件，并做好记录。

(13) 采购药品必须对药品生产或经营企业及销售人员的资格进行严格审核，并将审核文件保存备查。购进药品时应当索取、留存供货单位的合法票据，并建立购进记录，做到票、账、货相符。

(14) 购进药品，应进行质量验收，做好验收记录，验收人员对购进的药品应根据原始凭证逐批验收，并认真如实做好记录。

(15) 应当配备药品养护人员，定期对储存药品进行检查和养护，监测和记录储存区域的温湿度，维护储存设施设备，并建立相应的养护档案。不合格药品应存在不合格品区(库)域。不合格品的确认、报损、销毁应有完善的手续和记录。

(16) 应做好药品储存区的温度、湿度监测与管理。如温度、湿度超过药品的储存所要求的范围，应及时采取调控措施。

(17) 中药饮片配方应做到剂量准确，中药饮片质量符合炮制规范。中药饮片装斗前应进行质量复核，不得错斗、串斗、不同批号不应该混放。

(18) 药品拆零使用工具和包装袋应清洁、符合药品包装材料要求，拆零药品发放时应在药袋上写明药品品名、规格、用法、用量、有效期。保证可追溯。

(19) 医疗机构应对本单位所使用的药品所发生的不良反应进行分析、评价，发现可能与药品有关的不良反应应及时上报。

(20) 配制的制剂只能供本单位使用。未经省级以上药品监督管理部门批准，医疗机构不得使用其他医疗机构配制的制剂，也不得向其他医疗机构提供本单位配制的制剂。

(21) 不得采用邮售、互联网交易、柜台开架自选等方式直接向公众销售处方药。

(22) 应当逐步建立覆盖药品购进、储存、调配、使用全过程质量控制的电子管理系统。

(23) 从注册于本市以外的企业直接采购的药品，应当及时输入"上海市药品实时流通监控系统"。

(24) 应当于当年度 12 月 31 日前，向所在地药品监督管理部门提交药品质量管理年度自查报告。

五、行政检查程序

行政检查必须按照以下具体程序予以实施：①出示有效证件，告知被检查单位检查的目的、依据、内容(范围)及双方的权利和义务。②在被检查单位相关人员陪同下，分别对药房的购销台账、索证索票、药品存放现场进行检查。③检查过程中，对于检查的内容，尤其是发现的问题应当随时记录，并与被检查单位相关人员进行确认。④检查结束后，检查人员可要求被检查单位人员回避，汇总检查情况，核对检查中发现的问题，讨论确定检查意见。遇到特殊情况时，应当及时向主管领导汇报。⑤与被检查单位沟通，核实发现的问题，通报检查情况。

六、检查结论确定及处理

应当将行政检查的情况和结果记录在案，由被检查人员签字后，及时录入"行政检查管理系统"并归档。通过检查现场、调查询问、查验记录等方式对企业的实地情况和资料进行核实，做出行政检查结论。应当定期向所在地区(县)卫生行政部门通报行政检查的结果，通报参考格式详见下表。

关于医疗机构药品质量检查情况通报
（参考格式）

____

根据《医疗机构药品监督管理办法（试行）》（国食药监安[2011]442 号）的规定，我局于________年________月份，对本辖区____家医疗机构进行了现场检查。其中，“基本符合”的有____家，存在问题的有____家，存在违法行为的有____家，具体情况详见附表。建议你局对存在违法、违规行为的医疗机构予以督促整改。

附 1. 医疗机构药品检查情况汇总表

2. 存在违法、违规行为的，可附医疗机构现场检查表

年 月 日（公章）

（陈 佶）

第九章 医疗器械生产经营的行政检查

第一节 医疗器械生产单位的行政检查

一、检查依据

《医疗器械监督管理条例》《医疗器械生产监督管理办法》等法规和规章以及《医疗器械生产企业分类分级监督管理规定》等规范性文件。

二、检查类型

各级食品药品监督管理部门对医疗器械生产企业实施的监督检查主要包括全项目检查、飞行检查、日常检查和跟踪检查等。

(1) 全项目检查是指按照医疗器械生产质量管理规范逐条开展的检查。

(2) 飞行检查是指根据监管工作需要，对医疗器械生产企业开展的突击性有因检查。

(3) 日常检查是指对医疗器械生产企业开展的一般性监督检查或有侧重的单项监督检查。

(4) 跟踪检查是指对医疗器械生产企业有关问题的整改措施与整改效果的复核性检查。

三、检查分级

医疗器械生产企业分为四个监管级别。

(1) 四级监管是对《国家重点监管医疗器械目录》涉及的生产企业和质量管理体系运行状况差、存在较大产品质量安全隐患的生产企业进行的监管活动。

(2) 三级监管是对《省级重点监管医疗器械目录》涉及的生产企业和质量管理体系运行状况较差、存在产品质量安全隐患的生产企业进行的监管活动。

(3) 二级监管是对除《国家重点监管医疗器械目录》和《省级重点监管医疗器械目录》以外的第二类医疗器械涉及的生产企业进行的监管活动。

(4) 一级监管是对除《国家重点监管医疗器械目录》和《省级重点监管医疗器械目录》以外的第一类医疗器械涉及的生产企业进行的监管活动。

医疗器械生产企业监管级别评定工作按年度进行，涉及多个监管级别的，按最高级别对其进行监管。对于企业出现重大质量事故或新增高风险产品等情况，可即时评定并调整企业监管级别。各级食品药品监督管理部门按照评定的级别进行相应的监督管理。

四、检查频次

各级食品药品监督管理部门对医疗器械生产企业按照监管级别确定监督检查的层级、方式、频次和其他管理措施，并综合运用全项目检查、飞行检查、日常检查、跟踪检查和监督抽验等多种形式强化监督管理。

(1) 实施四级监管的医疗器械生产企业，各级食品药品监督管理部门应当采取特别严格的措施，加强监管。省级食品药品监督管理部门确定本行政区域内四级监管企业的检查频次，实施重点监管，每年对每家企业的全项目检查不少于一次。

(2) 实施三级监管的医疗器械生产企业，各级食品药品监督管理部门应当采取严格的措施，防控风险。省级食品药品监督管理部门确定本行政区域内三级监管企业的检查频次，每两年对每家企业的全项目检查不少于一次。

(3) 实施二级监管的医疗器械生产企业，由设区的市级食品药品监督管理部门确定本行政区域内二级监管企业的检查频次，每四年对每家企业的全项目检查不少于一次。

(4) 实施一级监管的医疗器械生产企业，设区的市级食品药品监督管理部门在第一类产品生产企业备案后3个月内须组织开展一次全项目检查，并每年安排对本行政区域内一定比例的一级监管企业进行抽查。

五、检查程序

(一) 安排检查人员

日常监督现场检查实行检查组长负责制。检查组长对具体检查工作负总责，检查员对所承担的检查项目和检查内容负责。检查组应至少由2名执法人员组成。

检查人员应遵纪守法、廉洁正派、坚持原则、实事求是；应熟悉掌握国家有关医疗器械监督管理的法律、法规和有关要求；了解所检查产品的有关技术知识，熟悉相关产品标准；具有较强的沟通能力和理解能力，在检查中能够正确表述检查要求，能够正确理解对方所表达的意见；具有较强的分析能力和判断能力，对检查中出现的问题能够客观分析，并作出正确判断。检查人员应对检查过程中所涉及的被检查企业技术资料和商业秘密保密。

检查组长作为现场检查工作第一责任人，除应具备检查员的基本条件外，还应具有较强的组织协调能力，能够合理安排检查分工，控制检查进度，按照计划组织完成检查任务。

(二) 收集企业信息

(1) 根据既往检查和企业报送资料的情况，了解企业近期生产状况，主要包括：

1) 企业相应证照取得或变化情况(如营业执照、医疗器械生产许可证、医疗器械产品注册证)及质量管理体系认证情况。

2) 企业质量管理人员变动情况。

3) 企业生产工艺、生产检验设备、主要原材料变化情况。

4) 产品生产、销售情况。

5) 既往检查发现问题及整改情况。

6) 企业产品及市场上同类产品不良事件发生情况。

7）医疗器械质量监督抽验情况等。

（2）根据对影响产品质量因素（人员、设备、物料、制度、环境）的变化情况及既往检查情况，确定本次检查产品范围（可以是某类产品或某类中的部分产品）和检查方式（事先通知或飞行检查）。

（3）结合《医疗器械生产质量管理规范》的要求，确定本次检查重点内容（如证照情况、原材料控制、洁净车间管理、出厂检验控制、销售、售后服务等部分或全部项目）。无菌、植入性医疗器械和体外诊断试剂生产企业，还应当符合相关附录的要求。

（4）查阅拟检查产品相关资料，如产品标准、管理标准等（如 YY/T0316、GB 9706、GB 16886、YY 0033），分析企业产品及生产过程的关键风险点。

（5）确定检查时间、检查分工、检查进度。当检查项目互有交叉重叠时，一般由与检查内容关系最直接的检查人员负责检查。

（6）编制现场检查方案（应包括检查目的、检查方式、检查范围、检查时间、检查进度、检查内容、检查分工等）。检查内容包括但不限于企业有效证照、法规及标准，组织机构与管理文件，厂区、厂房，设计开发，采购控制，过程控制，产品检验，不合格品控制，销售与售后，分析改进，包装标识、说明书等方面。除全项目检查外，可结合行政区域实际情况及企业具体情况，有针对性地选择检查内容。

（三）准备检查文书

在实施检查前，各单位应登录行政检查管理系统完成执法登记，打印《医疗器械生产企业监督检查表》《行政执法工作情况反馈表》等检查文书以及《现场检查笔录》《调查笔录》《先行登记保存文书》《查封(扣押)文书》《封条》《抽样记录与凭证》《抽样封签》等稽查文书。必要时，准备照相机、摄像机等现场记录设备。

（四）实施现场检查

日常监管的各类检查通常采取不预先告知企业的飞行检查方式，需要企业提前准备有关资料、样品或其他必要情况下，可采取提前通知企业的一般检查方式。各类检查不得妨碍医疗器械生产企业的正常生产活动。

（1）进入企业现场后，向企业出示执法证明；告知企业本次检查的目的、依据、流程及纪律。依据《医疗器械生产质量管理规范》实施的全项目检查，应按规定召开首(末)次会议。

（2）与企业相关人员进行交流，了解近期生产、经营状况及质量管理体系运行、人员变化情况。

检查人员应积极与企业管理层沟通，通过了解企业发展历史、质量管理体系近期运行状况和产品市场情况，分析判断企业运行中是否存在问题、存在哪方面问题、当前急需解决哪些问题等。

与企业中层和特殊岗位人员的沟通，可采取面对面交流的方式。通过谈话来判断人员能否承担该岗位赋予的相应职责。对于不了解、不熟悉、不能行使职权的或由他人代答的，应视企业整体情况提出人员调整要求。

（3）资料检查可以从以下五方面入手：

1）检查文件中涵盖的质量管理体系过程，判断质量管理体系的全过程是否都已被识别。结合关键风险点的分析及企业的风险管理报告，判断企业是否已准确识别全部的关键过程和特殊过程。

2）检查对识别出的过程是否都已形成控制文件，判断文件内容是否覆盖了过程的全部，关键过程和特殊过程的控制文件是否与过程确认的结果相一致。

3）检查文件规定的内容，判断是否与现场观察的实际情况相一致。

4）检查文件间的关联性，判断文件要求是否能够满足企业和产品的特点，重点关注关键过程和特殊过程的执行情况。以及企业风险管理报告中所列举的各项风险控制措施是否已在生产全过程予以实施。

5）检查各项记录间的可追溯性，判断能否根据各项记录的相互关系完成产品生产过程的追溯。

（4）对于记录样本的选取可关注以下六个方面。

1）在较短时间内，通过现场检查对企业质量管理体系运行状况作出整体评价有一定难度，所以在检查质量记录时，应充分考虑企业生产周期、近期运行状况和本次检查目的、已查内容。一般情况下，应选取相似条件下的两份以上同种质量记录。

2）现场监督检查是抽样式检查，为如实反映当时的客观情况，文字记录应尽量选择与检查时间距离较近的进行抽样。一般可选取现场检查前一季度内的记录，或选取现场检查前最近一个生产周期的记录。

3）确定检查产品范围时，应覆盖企业所有已取得医疗器械注册证书的产品；在检查时间有限的情况下，一般应选取企业生产量较大或者产品安全性要求较高的一个或多个产品进行检查。

4）当同次检查中涉及一个产品的多个过程记录时，还应充分考虑记录的可追溯性和真实性，围绕同一产品序列号（或批号）展开检查。根据文字记录的索引关系，判断产品质量全过程的追溯能否实现。

5）检查文字记录的内容与质量控制要求的一致性，记录中的数据应与根据记录判定的结论一致。记录内容应能详细、如实反映质量控制过程的原始状态，必要时可要求实际操作。

6）检查文字记录时，如发现两份相似条件下的同种记录存在数据差别较大的情况，应补充选择相似条件下的同种记录进行确认，同时询问出现差别的原因。对于已能清晰反映检查结果的，一般不扩大记录样本的选取数量。

（5）根据产品工艺的不同，现场观察可包括前处理、粗加工、组装、安装、老化、包装现场，原材料、半成品、成品检验现场，原料库、中转库、成品库现场等。

1）根据生产流程查看生产现场布局是否合理，有无反复交叉、往复的情况。生产场地的整体规划与生产情况（生产量和销售量）是否匹配。

2）正常生产车间是否整洁、条理，设备、场地实际状况与记录或文件是否一致。注意现场中有无刻意遮挡、破乱不堪的角落。生产废料、办公垃圾堆积的地方是否会对产品质量造成影响。

3）观察生产人员、检验人员操作是否熟练，生产能力与实际生产、销售情况是否匹配。可以适时地询问员工操作要求，判断是否与文件规定一致，是否与现场操作一致。

（6）检查组长可选择适当时机召集检查员汇总检查情况，核对检查中发现的问题，讨论确定检查意见。遇到特殊情况时，应及时向检查派出机构主管领导汇报。

（7）对于现场检查中发现的问题，应耐心、认真地与企业沟通交流，协商整改要求和时限。一般情况下，在与企业取得一致意见后，应根据确定的检查意见客观、详细地进行如实记录。检查记录应全面、真实、客观地反映现场检查情况，并具有可追溯性（符合规定的项目与不符合规定的项目均应记录）；检查结果和意见应明确，并要求企业负责人在检查记录上签字确认。必要时，可进行产品抽样或对有关情况进行证据留存或固定(如资料复印、照相、摄像及现场查封等)。

(8) 企业人员拒绝签字或由于企业原因而无法实施检查的,应由2名以上(含2名)检查人员注明情况并签字确认。

(五) 存在问题处理

(1) 如企业出现的问题不对产品质量产生直接影响的,能立即纠正的,检查人员可根据现场情况,对企业提出整改要求,并在现场监督企业立即纠正;如企业出现的问题性质严重,直接对产品质量造成重大影响,需要立即整改的,检查人员应要求企业立即开始整改;其他需要企业限期整改或需要经复查合格后方可继续开展生产等情况,检查人员应根据现场情况,制作检查情况记录和检查意见,书面明确整改要求及整改期限;如现场发现涉嫌违法行为,应按照规定及时移交稽查部门。

(2) 如果检查中发现的问题涉及企业既往生产的产品,检查员应充分考虑该问题对既往产品的影响,并视情况采取监督抽验、对企业产品实施先行登记保存等措施;如果出现的问题较为复杂,或企业出现的违法违规情况涉及或可能涉及企业在审项目,检查单位应及时将相关情况通报相关审查单位。

(3) 现场检查结束后,对于检查中发现的问题,检查单位视现场情况、企业整改情况以及对企业既往的监管情况,在后续监督检查中可综合采取以下措施。

1) 对企业整改情况进行现场复查或资料审查。

2) 要求企业加强产品自检、要求企业将产品送食品药品监管部门认可的第三方检测机构检测。

3) 列为重点监管企业、加强日常监督检查、增加监督检查(飞行检查)频次、列入重点抽验计划。

4) 要求企业定期汇报质量管理情况。

5) 对法定代表人(企业负责人)行政约谈。

6) 视情形在一定范围内通报(发布情况通报或通过电视台、电台或网站等媒体发布警示公告)。

7) 纳入医疗器械安全"黑名单"。

8) 建议企业主动召回或责令召回。

9) 涉嫌违法违规的,按规定移交稽查部门。

(六) 检查资料归档

将日常监督现场检查材料、企业整改材料及跟踪检查材料,归入日常监督管理档案,并及时将检查情况录入有关监管信息化系统。

(林森勇　张　玮)

第二节　医疗器械经营单位的行政检查

一、行政检查依据

《医疗器械监督管理条例》《医疗器械经营监督管理办法》《医疗器械经营质量管理规范》等法

规和规章以及《上海市医疗器械经营质量管理规范实施细则》等规范性文件。

二、行政检查类型

主要包括全项目检查、飞行检查、日常检查和跟踪检查等。

(1) 全项目检查是指按照上海市医疗器械经营质量管理规范逐条开展的检查。

(2) 飞行检查是指根据监管工作需要,对医疗器械经营企业开展的突击性有因检查。

(3) 日常检查是指对医疗器械经营企业开展的一般性监督检查或有侧重的单项监督检查。

(4) 跟踪检查是指对医疗器械经营企业有关问题的整改措施与整改效果的复核性检查。

三、行政检查结论

通过检查现场、调查询问、查验记录等方式对企业的实地情况和资料进行核实,做出行政检查结论。

四、行政检查组织

指派 2 名以上工作人员进行行政检查。检查组工作人员应当当场出示有效证件,告知被检查人检查的目的、依据、内容(范围)及双方的权利和义务。

五、行政检查启动

根据本部门年度医疗器械经营企业行政检查计划开展检查。同时,对下列情况应当及时进行检查:①公民、法人及其他组织举报的;②上级部门交办的,下级部门报请的,其他上级机关交办的,有关部门移送的;③其他方式途径披露并属于本部门管辖的。

六、行政检查准备

在开展行政检查前,必须准备检查文书以及必要的现场记录设备。同时,根据既往检查情况和企业报送资料情况,了解企业近期经营状况。行政检查的内容主要包括:①企业名称、经营场地、库房地址、企业法定代表人、企业负责人、质量负责人、经营方式、经营范围等重要事项的执行和变动情况;②企业经营设施设备及仓储条件变动情况;③企业实施《上海市医疗器械经营质量管理规范实施细则》情况;④需要审查的其他有关事项。

七、行政检查程序

行政检查必须按照以下具体程序予以实施:①出示有效证件,告知企业检查的目的、依据、内容(范围)及双方的权利和义务。②在企业相关人员陪同下,分别对企业保存的文字资料、经营现场进行检查。③检查过程中,对于检查的内容,尤其是发现的问题应当随时记录,并与企业相关人员进行确认。④检查结束后,检查人员可要求企业人员回避,汇总检查情况,核对检查中发现的问题,讨论确定检查意见。遇到特殊情况时,应当及时向主管领导汇报。⑤与企业沟通,核实发现的问题,通报检查情况。

八、行政检查结果处理

应当将行政检查的情况和结果记录在案,由被检查人员签字后录入《上海市食品药品行政检查管理系统》并归档。行政检查发现违法违规行为，可采取通报批评、责令改正、行政约谈等措施，督促企业履行义务。发现违法的，移交相关部门立案后做进一步处理。

（陈　蔚）

第三节　医疗器械使用单位的行政检查

一、检查目的

为加强医疗器械使用质量的监督管理，保障医疗器械使用安全、有效，对医疗器械使用单位开展医疗器械使用质量监督管理。

二、检查依据

《医疗器械监督管理条例》《医疗器械使用质量监督管理办法》。

三、检查对象

医疗器械使用单位，包括使用医疗器械为他人提供医疗等技术服务的机构，包括取得医疗机构执业许可证的医疗机构，取得计划生育技术服务机构执业许可证的计划生育技术服务机构，以及依法不需要取得医疗机构执业许可证的血站、单采血浆站、康复辅助器具适配机构等。

四、监督检查内容

食品药品监督管理部门应当对使用单位医疗器械质量管理情况进行监督检查，并记录日常监督检查结果，纳入监督管理档案。对医疗器械使用单位进行监督检查时，可以对相关的医疗器械生产经营企业、维修服务机构等进行延伸检查。对监督检查中发现的问题，应当依法处理。涉及其他执法部门的，应当及时移送。

监督检查应包含以下内容：

（一）制度与机构

使用单位是否建立覆盖质量管理全过程的使用质量管理制度，包括但不限于医疗械器使用前质量检查制度、医疗器械维护维修管理制度、医疗器械档案管理制度，包括医疗器械采购管理制度、进货查验记录制度、出入库管理制度、日常维护记录制度、质量追溯记录制度以及合同、产品技术文件管理制度等。

医疗器械使用单位是否配备与其规模相适应的医疗器械质量管理机构或者指定符合条件的人员负责医疗器械的质量管理工作，并按照产品说明书、技术操作规范等要求管理医疗器械，保障在用医疗器械安全、有效。

医疗器械使用单位发现所使用的医疗器械发生不良事件或者可能发生不良事件的，应当按照医疗器械不良事件监测的相关规定报告并处理。

鼓励医疗器械使用单位采用信息化技术手段进行医疗器械质量管理。

（二）采购、验收与储存

使用单位是否从具有合法资质的医疗器械生产经营企业购进医疗器械。是否购进和使用未依法注册(或备案)、无合格证明文件以及过期、失效、淘汰的医疗器械。

使用单位是否由专门的管理机构或者指定人员统一采购医疗器械,其他机构或者人员是否自行采购医疗器械。

使用单位是否查验和妥善保存供货者资质、医疗器械的合格证明文件等采购信息的有关凭证,是否建立医疗器械采购管理制度。

使用单位采购医疗器械是否逐台套(批次)进行质量验收,并建立医疗器械进货查验记录。除验明供货者资质和产品证明文件外,填写的进货查验记录是否真实、完整。对验收不合格的医疗器械是否与供货者协商处理或退货。

医疗器械进货查验记录是否包括产品名称、生产企业名称、供货者信息(名称、地址及联系方式)、注册证号(或备案凭证号)、规格型号、产品数量、生产日期、生产批号(编号、序列号)、灭菌批号、产品有效期、包装标示、验收日期与结论等,并经验收人签字。

医疗器械进货查验记录是否保存至有效期届满或者停止使用后 2 年,但不得少于 5 年。植入和介入类医疗器械进货查验记录是否永久保存。

使用单位验收医疗器械时,是否核实储运条件是否符合产品标签标示及产品说明书的要求。对有特殊储运要求的医疗器械,是否查验储运条件及相关记录的符合性,并做好记录。

使用单位是否购进和使用不符合储运条件的医疗器械。

医疗器械使用单位是否妥善保存购入第三类医疗器械的原始资料,并确保信息具有可追溯性。植入和介入类医疗器械的相关资料是否纳入信息化管理系统。

使用单位储存医疗器械的场所、设施及条件是否与医疗器械品种、数量相适应,符合产品说明书、标签标示的要求及质量安全的需要。对温度、湿度等环境条件有特殊要求的,是否按照产品说明书标明的储存条件储存,同时监测和记录储存区域的温度、湿度等。

使用单位是否建立医疗器械出入库登记、出库复核、效期管理等出入库管理制度并做好记录,记录是否准确、完整。

使用单位是否对储存的医疗器械进行定期检查与保养,对储存设备进行定期维护,并做好相应的记录。对过期、失效、淘汰的医疗器械或直接接触产品的包装破损的无菌医疗器械以及其他不合格的医疗器械,是否及时处理,不得使用。

(三) 维护、维修与售后服务

使用单位是否建立医疗器械定期检查、检验、校准、保养、维护、维修和质量管理制度,是否按照产品说明书的要求进行检查、检验、校准、保养、维护和维修,并做好日常维护记录,建立日常维护档案。

日常维护记录是否包括使用科室、设备名称、注册证号(备案凭证号)、规格型号、生产企业名称、生产日期、启用时间,检查、检验、校准、保养、维护情况,维修时间、项目、单位、结果以及更换的零部件生产企业、规格型号、生产日期,转让、捐赠情况以及实际使用时间等。

使用单位是否按照国家食品药品监督管理部门公布的目录与期限委托有资质的检验机构对相应的在用医疗器械进行检验,合格后方能继续使用。

使用单位是否建立医疗器械保养、维护、维修和质量管理人员培训、考核制度,建立培训档案。

使用单位是否委托不具备必备条件和能力的第三方医疗器械维修服务机构开展日常维护工作。

第三方医疗器械维修服务机构是否具备承担医疗器械日常维护服务的必备条件和能力。具有专业的维修人员、必要面积的备件库房、独立的维修场地、专门的维修工具和防护设施，以及符合技术标准要求的检验设备。

日常维护记录保存期限是否少于医疗器械规定使用期限终止后5年。

使用单位发现在用医疗器械存在安全隐患，不能保证安全性、有效性的，是否立即停止使用，及时进行维修，并对维修过程进行记录。

维修更换的关键部件或软件是否与原医疗器械技术参数相一致。维修后的医疗器械技术指标和安全指标是否符合经审批或备案的产品技术要求。涉及技术指标和安全指标的，是否经有资质的检验机构检验合格后方可继续使用。

（四）使用、转让与处置

使用单位在使用医疗器械前，是否进行质量检查。是否使用不符合强制性标准或者不符合注册或备案的产品技术要求的医疗器械。

使用无菌医疗器械前，是否对直接接触医疗器械的包装及其有效期进行常规检查。是否使用包装破损、标示不清、超过有效期或者可能影响使用安全的医疗器械。

使用大型医疗器械以及植入和介入类医疗器械的，是否将医疗器械的名称、关键性技术参数等信息以及与使用质量安全密切相关的必要信息记载到病历等相关记录中。确保信息真实、完整和可追溯。是否将植入类医疗器械的产品说明书交给消费者。

使用植入和介入类医疗器械，是否建立真实、完整的质量追溯记录。质量追溯记录是否包括科室名称、患者姓名、性别、年龄、住址、通讯地址、联系电话、住院号、手术时间、手术者；产品名称、注册证号、产品数量、型号规格、生产许可证号、生产企业名称及注册地址、产地、产品编码（序列号）、生产日期、生产批号、有效期；供货单位、供货单位许可证号等必要的产品跟踪信息。质量跟踪记录是否归入患者病历档案进行管理。

使用单位是否建立医疗器械销毁、报废制度，对淘汰、过期、失效，维修、校准达不到技术要求的，在用医疗器械无产品注册证（或备案凭证）的，直接接触无菌医疗器械包装破损的，是否停止使用，并对医疗器械名称、规格型号、批号或出厂编号等进行登记，经本单位批准后销毁或报废。

使用单位是否按照医疗器械产品说明书使用医疗器械。一次性使用的医疗器械是否重复使用，对使用过的是否按照国家有关规定销毁并记录。

使用单位是否将过期、失效、淘汰的医疗器械转让或捐赠给其他使用单位使用。使用单位是否接收其他使用单位已经过期、失效、淘汰的医疗器械。

使用单位之间转让或捐赠在用医疗器械，转让方或捐赠方是否提供产品的合法证明文件，并经具有资质的检验机构检验合格后方可转让或捐赠。受让方或接受方是否查验医疗器械的合法证明及检验合格报告后方可使用，并对受让或接受的医疗器械质量负责。转让或捐赠双方是否签订协议，并移交医疗器械资料档案。

医疗器械生产经营企业或其他捐赠者，是否向接受方提供合法的医疗器械相关证明文件。是否捐赠未依法注册（或备案）、无合格证明文件以及过期、失效、淘汰的医疗器械。接受方是否建立查验和验收记录，无产品合格证明不得使用。

（林森勇　张　玮）

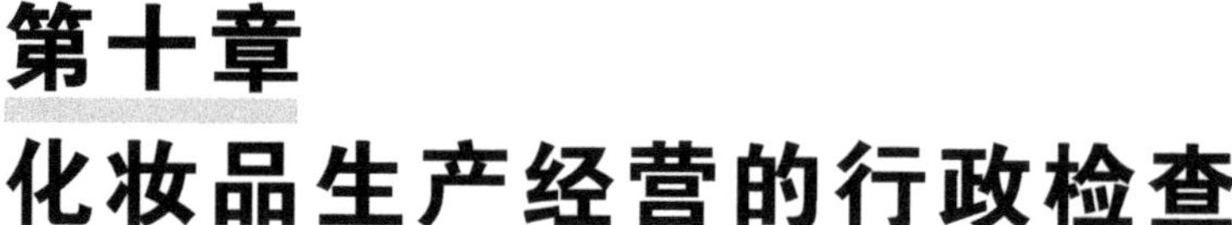

第十章 化妆品生产经营的行政检查

第一节　化妆品生产单位的行政检查

一、目的意义

化妆品生产监管是监督部门对化妆品生产企业是否按照化妆品监管有关的法律法规和技术标准、要求，在许可的场所、范围内从事化妆品生产的监管，也是对企业在生产过程中各项条件是否达到许可审查时要求的符合性检查及处理。通过对化妆品生产企业进行行政检查，督促企业规范生产操作，提高产品质量管理能力，同时，及时发现化妆品生产违法违规行为，杜绝产品安全隐患。

二、检查依据

化妆品生产企业行政检查主要依据国家法规、规章、规范性文件、技术标准和规范等一系列规定开展。主要包括：《化妆品卫生监督条例》《国务院关于加强食品等产品安全监督管理的特别规定》《化妆品卫生监督条例实施细则》《化妆品标识管理规定》《关于化妆品生产许可有关事项的公告》(《化妆品生产许可工作规范》及《化妆品生产许可检查要点》)《关于调整化妆品注册备案管理有关事宜的通告》《化妆品命名规定》《化妆品命名指南》《化妆品生产企业原料供应商审核指南》《关于印发化妆品生产经营日常监督现场检查工作指南的通知》《化妆品安全技术规范》《消费品使用说明化妆品通用标签》等。

三、检查对象

化妆品生产企业。

四、检查方法和内容

(一) 检查前的准备工作

(1) 实施监督检查前，应当制订检查方案，明确检查目的、检查范围、检查方式、检查重点、检查时间、人员和分工、检查进度等。

(2) 在明确现场检查目的和了解被检查对象的基础上，带好必需的法律文书和执法工具。如现场检查笔录、询问笔录、责令改正通知书、查封扣押决定书、先行登记保存物品通知书、封条、采样记录单等文书以及照相机(摄像机)、笔记本电脑、快速检测仪器等取证和检测工具。

(3) 根据既往检查情况和企业报送资料情况，了解企业近期生产状况，包括企业相应证照取得或变化情况、产品备案情况、企业过往存在的缺陷项目和整改落实情况、产品抽验情况等。

(二) 现场检查

1 实施检查

进入企业现场后，监督检查员应先向企业出示行政执法证件，告知企业检查目的，介绍检查组成员，检查依据、检查内容、检查程序及检查纪律，确定企业检查陪同人员。必要时，可请企业相关负责人介绍基本情况，通过交流了解企业生产经营情况及质量管理状况，告知企业需要准备的相关文件材料。

检查人员可通过听取汇报、现场询问、资料查阅、仪器测定等方法，对照《化妆品生产许可工作规范》和该企业许可档案对生产场地进行检查。

检查的内容主要包括：生产企业是否具有合法的《化妆品生产许可证》并按许可事项进行生产；生产企业的生产条件是否持续符合许可事项的要求；生产企业是否存在质量安全风险；其他化妆品相关法律、法规的要求。具体包括：

(1) 企业和产品资质：

1) 化妆品生产企业许可情况：①通过对企业出示的许可证检查，确定企业是否持有省级食品药品监管部门发放的化妆品生产许可证；②生产企业名称、地址和法定代表人是否相符，许可证是否在有效期内；③检查生产车间和成品仓库的化妆品以及生产、出入库记录，核对生产的化妆品是否超出生产许可证核准的范围。

2) 化妆品许可/备案情况：①企业能否提供特殊用途化妆品相应的许可批件，批件是否在有效期内；②查询国家食药监管总局网站数据库，核对企业生产的特殊用途化妆品的名称、用途等是否与批件内容完全一致；③检查非特殊用途化妆品是否已在国家食药监管总局统一的网上平台进行备案，取得相应备案编号；④核对实际生产的非特殊用途化妆品相关信息是否与备案平台上登记信息一致；⑤使用化妆品新原料生产化妆品的，是否取得国家食药监管总局的许可。

3) 委托加工企业和产品情况：①检查委托企业是否是合法生产经营的企业，被委托企业是否持有合法有效的化妆品生产许可证，且被委托加工的产品是否与许可证上载明的生产类别相一致；②检查双方是否持有有效的委托加工合同，委托加工合同是否明确产品质量责任；③如委托加工产品为特殊用途化妆品，检查被委托加工的生产企业是否是批件上载明的实际生产企业；如为非特殊用途化妆品，检查委托双方是否都已在总局网上备案平台进行登记；④检查被委托加工的企业，在加工产品上是否标注委托者的名称、地址，以及国家《化妆品通用标签》标准规定的内容。

(2) 生产企业生产规范实施情况：依据国家食品药品监督管理总局《化妆品生产许可工作规范》附件《化妆品生产许可检查要点》，检查企业生产条件是否持续符合许可事项的要求、生产过程是否存在质量安全风险等。主要内容包括：

1) 机构与人员部分：①原则：检查整体组织架构，全面评价组织的各个岗位是否履行自己的职责，从而保证整个组织架构的良好运作等。②人员职责与要求：检查企业生产负责人、质量负责人、质量管理部门负责人、检验人员等是否有变动，相关人员是否依据要求申请变更；了解其履职的能力是否胜任等。③人员培训：检查是否按照培训制度规定实施等。④人员卫生：检查人员健康档案是否完整；检查现场人员更衣情况是否符合要求等。

2）质量管理部分：①原则：检查是否按照文件化体系有效运行，不断检查、改进系统等。②质量管理制度：检查企业是否建立相应的质量管理制度；检查相应管理制度的执行情况。③文件管理：检查是否具有与检查要点有关的所有活动对应的记录，能否保证样品的可追溯性等。④实验室管理：检查是否按照实验室管理制度（包括实验室仪器和设备的管理等）和检验管理制度执行；是否建立原料、包装材料、中间产品和成品检验标准并遵照执行；是否具有检验报告及原始记录等。⑤物料和产品放行：检查是否遵照物料、中间产品和成品放行制度执行；质量管理部门是否独立行使物料、中间产品和成品的放行权等。⑥不合格品管理：检查不合格品的处理、返工、报废等操作是否遵照制度执行并有相应记录等。⑦追溯管理：检查追溯管理是否包括物料入库、验收、产品生产、销售等全过程等。⑧质量风险管理（推荐项）：检查质量风险评估是否包括物料、生产过程、储存等环节，根据质量风险评估结果是否制订监控措施并有风险评估记录等。⑨内部检查：检查企业是否定期开展内部审核；内审人员能否胜任；内审报告是否符合要求等。

3）厂房与设施部分：①原则：检查厂区周围 30 m 内应没有危及产品卫生的污染源，生产过程中可能产生有毒有害因素的生产车间与居民区之间的距离应大于 30 m 等。②生产车间要求：检查是否持续符合许可时相关要求：是否存在随意变更生产车间用途和车间布局等情形；是否严格按照人流、物流走向执行；是否执行清洁消毒制度；是否按产品工艺合理划分清洁区、准清洁区和一般区；眼部用护肤类、婴儿和儿童用护肤类化妆品的灌装间、清洁容器存储间是否达到 30 万级洁净要求；易燃、易爆、有腐蚀性、易产生粉尘、不易清洁等工序，是否使用单独的生产车间和专用生产设备，具备相应的卫生、安全措施；废水、废弃、废弃物的处理制度及处理情况，是否对产品、环境造成污染；是否建立成文的有效的虫害控制程序和控制计划，并具有相应记录；生产区的照度与生产要求是否相适应等。③仓储区要求：检查仓储区是否分区存放；是否设置合适的照明和通风、防鼠、防虫、防尘、防潮等设施；对易燃、易爆、有毒、有腐蚀性等危险品是否设置专门区域或设施储存等。

4）设备部分：①原则：检查是否具备符合生产要求的生产设备和分析检测仪器或设备，并有相关文件和记录等。②设备设计及选型：检查生产设备的材质是否具有易清洗、易消毒、耐腐蚀等特性；所使用的润滑剂、清洁剂、消毒剂是否有污染的可能等。③设备安装与使用：检查生产设备布局、摆放是否合理、有无交叉；生产设备是否有明确的操作规程并有相应操作记录等。④设备清洁及消毒：检查是否遵照生产设备的清洁、消毒操作规程执行并有记录等。⑤设备校验及维护：检查有计量器具清单、周期检定计划及检定记录；不符合要求时，是否采取适当措施；检查生产设备维修保养制度和记录执行情况；水处理系统是否定期清洗、消毒，并保留相应的记录等。

5）物料和成品部分：①原则：检查物料和产品是否符合相关强制性标准或其他有关法规等。②物料采购：检查是否执行供应商管理制度和物料采购制度；建立供应商档案并进行评估和检查；是否执行索证索票制度；是否建立采购台账，并按采购文件进行采购等。③物料验收：是否按照物料验收制度验收货物，确保到货物料符合质量要求等。④物料和产品储存：检查是否执行物料和产品储存制度；现场检查，是否分区，并标示相应内容；是否执行产品保质期和物料的使用期限制度等。⑤物料发放与使用：检查物料是否按先进先出的原则和生产指令，根据领料单据发放，并保存相关记录；领料和退料是否符合规定。⑥产品：检查产品的标签、说明书内容是否符合相关法规要求；每批产品是否按规定留样，留样时间和数量是否符合要求；返厂产品处置是否符合要求等。

6）生产管理部分：①原则：检查是否执行生产管理制度；是否严格执行生产工艺规程等。②生产准备：检查生产现场是否有批生产指令；按照生产区域清洁程序及清洁计划执行；是否执行物料脱包或清洁消毒的制度并有记录等。③生产过程：检查生产过程是否严格按生产工艺规程和岗位操作规程实施和控制，及时填写生产记录；是否执行过程检验的制度并记录等。④生产后：是否按规定填写清场记录；批记录是否有进行物料平衡计算（推荐项）等。

7）验证部分（推荐项）：①原则：检查是否建立验证管理组织，制订验证管理制度和验证计划，制订验证方案并经批准等。②验证：检查对关键设备、关键工艺、清洁方法、检验方法是否有验证计划和报告等。③持续验证：检查是否根据产品质量回顾分析进行再验证，关键的生产工艺、设备应定期进行再验证等。④变更验证：检查当影响产品质量的主要因素发生改变时，是否进行验证等。

8）产品销售、投诉、不良反应和召回部分：①产品销售：检查是否具有产品销售记录，销售记录是否保存至产品保质期后一年；是否执行产品销售退货制度等。②投诉：检查是否执行产品质量投诉管理制度，指定人员负责处理产品质量投诉并记录；是否采取相应措施改进等。③不良反应：检查是否执行化妆品不良反应监测报告制度，指定部门和人员负责；如有不良反应案例，检查相关记录是否按制度执行；重大群体性化妆品不良反是否及时报告等。④召回：检查落实有召回的相关制度和相关记录表；检查是否有产品出现严重安全隐患或重大质量问题需要召回的情况，是否按规定报告，并调查处理；召回产品处置是否符合要求，检查文件的规定及召回/模拟召回报告等。

检查后沟通

完成现场检查后，检查组应汇总检查情况，并与企业沟通，通报检查情况，企业可以对检查发现的问题提出不同意见及作出适当解释和说明。经确认后，检查人员填写相关检查表格或笔录，记录应全面、真实、客观地反映现场检查情况。企业应进行签字确认，拒绝签字的，应由至少2名检查人员在检查记录中注明情况并签字确认。在与企业沟通反馈检查结果的同时，也应针对发现的问题要求企业及时进行整改。

违法违规情形的处理

（1）证据收集：发现违法违规行为的，应在现场检查笔录中详细记录有关情况，涉及产品的，应同时记录产品详细信息，并采集产品、产品的包装（说明书、标签）或拍摄有关照片和录像等书证、物证和影像材料作为证据。现场检查所取证物尽可能是原件、原物，调查取证原件、原物确有困难的，可由提交证据的单位或个人在复制品、照片等物件上签章，并注明“与原件（物）相同”字样或文字说明。

（2）控制措施：在证据可能灭失或以后难以取得时，经机关负责人批准后，可先行登记保存，并出具由食品药品监管部门负责人签发的先行登记保存物品通知书；发现当事人生产经营的化妆品已经或可能对人体健康产生危害的，应按照省级食品药品监督管理部门应急处置、行政处罚、监督抽验等规章制度的要求采取查封扣押、抽样送检、监督召回等紧急控制措施。

（3）责令整改：对发现的违法违规行为，依法查处的同时，能立即整改的，应当监督企业当场整改。不能立即整改的，监督人员应下达《责令整改通知书》或《行政建议书》，根据企业生产管理情况，要求限期整改，并跟踪复查直至整改到位。逾期不整改或整改后仍不符合要求的，应当依法查处。

(4) 监督抽样：对现场检查发现有确凿证据证明或怀疑化妆品可能存在卫生质量问题的，可按有关规定进行采样，并送实验室检验。在采样单上应记录产品名称、规格、生产日期及有效期、批号、生产单位及被采样单位等内容。对抽检结果不符合国家《化妆品卫生标准》《化妆品安全技术规范》的，应依法立案查处。

(三) 检查后工作

1. 行政处罚

监督检查中发现被检查企业存在涉嫌违法违规行为的，应在检查结束后及时移交稽查部门严厉查处；涉及犯罪的，应及时做好行刑衔接工作。

2. 接收并审核整改报告

检查后应督促被检查企业在约定期限内及时提交整改报告，确认企业是否对检查中发现的问题进行了整改或制订了整改计划。

3. 跟踪复查

根据现场检查情况，对限期整改企业进行跟踪复查。

4. 信息通报

对于监督检查中发现涉及外省市企业的违法违规行为，应及时书面通报当地食品药品监管部门。

5. 资料归档

及时将检查和企业整改相关文书和报告进行归档，建立和完善“一户一档”监管档案。

（金　鑫）

第二节　化妆品经营单位的行政检查

一、法律依据

依据《化妆品卫生监督条例》《化妆品卫生监督条例实施细则》《关于加强化妆品生产经营日常监管的通知》《化妆品经营企业日常监督现场检查工作指南》《关于进一步加强化妆品违规标识监督检查的通知》《化妆品生产经营企业索证索票和台账管理规定》等文件要求，对化妆品经营者实行不定期巡回监督检查，县级以上食品药品监管部门承担监督检验任务。

化妆品经营单位包括超市卖场、化妆品批发市场、商场专柜、零售药店、化妆品专卖店等。

二、现场检查工作程序与要求

化妆品经营单位现场监督检查程序一般分为检查前的准备工作、现场检查、检查后的处理三个阶段。

(一) 检查前的准备工作

(1) 监督人员应当根据现场检查的目的不同，做好相应的准备工作。如专项检查时，应事先明确专项检查的目的；掌握专项检查中应重点注意的环节。又如举报投诉调查时，应事先对举报投诉内容进行分析讨论，根据需要，对举报投诉内容进行暗访摸底，制订详细调查方案。

（2）要尽可能事前对检查对象的基本情况进行了解，如经营概况，既往检查情况，存在问题等。检查前在化妆品行政检查系统进行执法登记。

（3）事先做好策划和分工。实施监督检查前，应当制订检查方案，检查方案包括检查目的、检查范围、检查方式（如事先通知或事先不通知）、检查重点、检查时间、检查分工、检查进度等。如可能涉及其他部门职责或情况复杂时，还应请相关部门协助，如公安、工商、城管等部门。

（4）在明确现场检查目的和了解被检查对象的基础上，带好必需的法律文书和执法工具。一般要带好现场检查笔录、询问笔录、责令改正通知书、行政控制决定书、证据先行登记保存决定书、封条、采样记录单以及有关取证工具和现场检查工具，如照相机、录音机、录像机等。

（二）现场检查

1 现场检查职权

（1）根据化妆品经营单位的检查要求、标准及规范开展实地检查、抽样等。

（2）听取被检查人根据监督检查内容所作的介绍。

（3）查阅被检查人的有关制度、索证资料、台账记录和必需的财务账册及其他书面文件。

（4）根据需要对有关人员进行了解情况。

（5）根据国务院颁布的《国务院关于加强食品等产品安全监督管理的特别规定》，化妆品监督机构除进入经营场所实施现场检查，还有下列职权：复制、查封、扣押有关合同、票据、账簿以及其他有关资料；查封、扣押不符合法定要求的产品，违法使用的原料、辅料、添加剂以及用于违法生产的工具、设备；查封存在危害人体健康和生命安全重大隐患的经营场所。

2 现场检查的内容

（1）索证管理：经营国产化妆品，必须索取生产企业《化妆品生产企业卫生许可证》、生产企业和供货单位的《营业执照》、每批次产品质量检测报告复印件；国产特殊用途化妆品的《国产特殊用途化妆品卫生许可批件》《国产非特殊用途化妆品备案凭证》，并与国家总局数据库核对一致。经营进口化妆品，必须索取《进口非特殊用途化妆品备案凭证》或者《进口特殊用途化妆品卫生许可批件》、产品检验检疫合格证书和进口产品代理商的《营业执照》，并与国家总局数据库核对一致。

（2）进货验收台账管理：企业应具备进货查验记录并如实登记以下信息：化妆品的名称、规格、数量、生产批号、保质期、供货商名称及联系方式、进货日期等。

（3）化妆品标签标识管理。要求如下：①化妆品标签标识应符合《消费品使用说明化妆品通用标签》《化妆品标识管理规定》。标签中未被覆盖的外文内容应符合国家规定。②产品名称应符合《健康相关产品命名规定》，与国家卫生计生委或国家食品药品监督管理总局核准的及产品质量检测报告上标注的名称一致。名称中不得使用有夸大功能或误导消费者的商标。③国产非特殊用途化妆品必须注明产品的实际生产企业名称及生产企业卫生许可证号；国产特殊用途化妆品必须注明产品的实际生产企业名称、生产企业卫生许可证号及特殊用途化妆品批准文号。进口化妆品必须注明原产国或地区名、代理商的名称和地址以及进口化妆品的备案凭证号或批准文号。④国产化妆品必须附有质量合格标记，进口化妆品应加贴“CIQ”标志。⑤所有化妆品必须标注生产日期和保质期，或者标注生产批号和限用使用日期；对可能引起不良反应的化妆品，说明书上应当标注有使用方法、注意事项。⑥化妆品标签、小包装或说明书上不得注有适应证，不得宣传疗效，不得使用医疗术语。⑦进口化妆品应同时使用规范的汉字标注各项内容。

(4) 化妆品的储存管理：化妆品经营场所和仓库应保持内外整洁，并根据经营需要设置储存化妆品的区域，按化妆品外包装标示的储存要求分批分类进行保存并记录，仓库设立不合格区并有明显标识，有通风、防尘、防潮、防虫、防鼠等设施，散装和供顾客试用的化妆品有防污染设施。

(5) 化妆品质量和效期管理：化妆品的出库及使用应按照先进先出原则，做好产品的台账管理与过期产品(不合格产品)处置和记录。不得经营使用过期产品或不符合国家要求的化妆品。

(6) 人员培训：应制订化妆品从业人员培训教育计划，对化妆品从业人员进行化妆品法律法规、化妆品卫生等知识的培训，并建立培训管理档案。

(7) 建立不良反应上报制度，对发现所经营的化妆品存在安全隐患，可能对人体健康和生命安全造成损害的，或引起人群不良反应的，应当立即停止销售使用，通知上级供货商及消费者；并及时向食品药品监督管理部门报告。

(8) 广告宣传：不得虚假夸大宣传，不得使用他人名义保证或以暗示方法使人误解其效用；不得宣传疗效、适应证，不得宣传预防、治疗疾病功能，不得使用医疗术语；普通化妆品不得宣传特殊用途化妆品功能；不得宣传杀菌、抗菌、抑菌、除菌和消毒功能；不得使用《化妆品命名规定》中的禁用语。

3 现场检查要求

(1) 监督员在进行现场监督检查时应不少于 2 人，除特殊需要外，应穿戴制服、帽子。进行检查前应出示执法证件，并说明检查来意及依据，告知被检查人所享有的权利和义务。

(2) 现场检查应当场制作《现场检查笔录》，由被检查人核对无误后，监督员和被检查人应当在笔录上签名。条件允许的，可当场将检查情况录入化妆品行政检查系统，或稍后录入检查系统，供统计分析。

(3) 检查时，对当事人或有关证人能够当场进行询问的，监督员应当场制作《询问笔录》，由被询问人核对无误后，监督员和被询问人应当在笔录上签名。

(4) 被检查人或被询问人对笔录内容有异议时，可在笔录上说明理由并签名，监督员应在其后签名。

(5) 被检查人或被询问人拒绝签名的，由 2 名以上监督员在笔录上签名并注明被检查人拒绝签名情况，并可请在场的其他人员签名作证。

(6) 监督员进行现场采样或检测的，应当制作采样记录和检测记录或在现场笔录上记录检测结果，并由当事人书面确认。

(7) 现场检查所取证物尽可能是原件、原物，调查取证原件、原物确有困难的，可由提交证据的单位或个人在复制品、照片等物件上签章，并注明“与原件(物)相同”字样或文字说明。

(8) 在证据可能失灭或以后难以取得时，经监督机构负责人批准后，可先行登记保存，并出具由监督机构负责人签发的《证据保存通知书》。监督机构应当在 7 日内对所保存的证据作出处理决定。

(9) 在检查中发现存在违反法律、法规、规章、标准或技术规范行为的，应当责令其立即或限期改正违法行为；对情节轻微、免予行政处罚的，也应当责令其改正；责令改正时，应说明法律依据、改正期限及责令改正意见等内容。

(10) 发现当事人生产经营的化妆品或场所已经或可能对人体健康产生危害，应制作行政控制决定书对物品或场所采取强制措施。

(三) 现场检查后的处理

(1) 现场检查中，相对人虽有违法行为，但其情节轻微，且尚未造成危害后果的，检查人员在发出责令改正通知书后，可不予立案处罚。

(2) 现场检查发现相对人的违法行为较严重或已造成危害后果，依法应予以行政处罚的，检查人员除当场责令其改正，应对其进行立案。

(3) 现场检查中，对违法事实清楚、证据确凿，拟作出警告，或对公民处以 50 元以下罚款，或对法人或其他组织处以 1 000 元以下罚款的，可当场作出行政处罚决定。

(4) 对在现场检查中发现涉嫌违法的行为尚需进一步调查核实的，检查人员可根据需要发出《谈话通知书》。

(5) 对在现场检查中发现的不属于本部门管辖的违法行为，应当移送有权管辖的部门处理。

(6) 对于监督检查中发现的违法行为，监督机构应当在责令其改正的期限届满后 1 周内对整改情况进行追踪复查；逾期不改的，检查人员应记录在案，并从严查处违法行为。

(7) 由上级食品药品监督部门查实的违法行为，可以通知相关下级监督机构进行复查，同时上级食品药品监督部门应当加强督查。

表 10-1　化妆品经营单位监督检查表

化妆品零售单位监督检查表

(——市场监督管理局)

单位名称：　　　　　　　　　　　　　地址：

法定代表人：　　　　　　　　　　　　检查日期：

序号	检查项目	是	否	不适用	现场描述
1	被检查的产品是否按要求进行索证[化妆品生产企业卫生许可证、国产(或进口)特殊用途化妆品批件、国产(或进口)非特殊用途化妆品备案凭证、化妆品合格的证明文件等]				
2	是否具备进货查验记录并如实登记以下信息：化妆品的名称、规格、数量、生产批号、保质期、供货商名称及联系方式、进货日期等				
3	是否按化妆品外包装标示的储存要求进行保存				
4	产品外包装标签标识是否符合相关规定，说明书、标签的内容是否符合相关规定				
5	待售的化妆品是否在有效期内				
6	其他				该项描述查获的其他违法行为

被检查单位阅后签名：　　　　　　　　　　检查人员签名：

日期：　　　　　　　　　　　　　　　　　日期：

(朱晨茵)

第三节 化妆品使用单位的行政检查

一、法律依据

依据《化妆品卫生监督条例》《化妆品卫生监督条例实施细则》《关于加强化妆品生产经营日常监管的通知》《化妆品经营企业日常监督现场检查工作指南》《关于进一步加强化妆品违规标识监督检查的通知》《化妆品生产经营企业索证索票和台账管理规定》等文件要求，对化妆品经营者实行不定期巡回监督检查，县级以上食品药品监管部门承担监督检验任务。

本节所指化妆品使用单位，主要是美容美发单位等兼具化妆品经营、使用环节的单位。其监管要求与化妆品经营单位相似，但也具有一些特殊性。

二、现场检查工作程序与要求

化妆品使用单位现场监督检查程序一般分为检查前的准备工作、现场检查、检查后的处理三个阶段。

(一) 检查前的准备工作

(1) 监督人员应当根据现场检查的目的不同，做好相应的准备工作。如专项检查时，应事先明确专项检查的目的；掌握专项检查中应重点注意的环节。又如举报投诉调查时，应事先对举报投诉内容进行分析讨论，根据需要对举报投诉内容进行暗访摸底，制订详细调查方案。

(2) 要尽可能事前对检查对象的基本情况进行了解，如美容美发单位是连锁机构还是单体企业，企业总部管理情况，既往检查情况，存在问题等。检查前在化妆品行政检查系统进行执法登记。

(3) 事先做好策划和分工。实施监督检查前，应当制订检查方案，检查方案包括检查目的、检查范围、检查方式(如事先通知或事先不通知)、检查重点、检查时间、检查分工、检查进度等。如可能涉及其他部门职责或情况复杂时，还应请相关部门协助，如公安、工商、城管等部门。

(4) 在明确现场检查目的和了解被检查对象的基础上，带好必需的法律文书和执法工具。一般要带好现场检查笔录、询问笔录、责令改正通知书、行政控制决定书、证据先行登记保存决定书、封条、采样记录单以及有关取证工具和现场检查工具，如照相机、录音机、录像机等。

(二) 现场检查

1. 现场检查职权

(1) 根据化妆品使用单位的检查要求、标准及规范开展实地检查、抽样等。

(2) 听取被检查人根据监督检查内容所作的介绍。

(3) 查阅被检查人的有关制度、索证资料、台账记录和必需的财务账册及其他书面文件。

(4) 根据需要对有关人员进行了解情况。

(5) 根据国务院颁布的《国务院关于加强食品等产品安全监督管理的特别规定》，化妆品监督机构除进入经营场所实施现场检查，还有下列职权：复制、查封、扣押有关合同、票据、账簿以及其他有关资料；查封、扣押不符合法定要求的产品，违法使用的原料、辅料、添加剂以及用于违法生产的工具、设备；查封存在危害人体健康和生命安全重大隐患的经营场所。

现场检查的内容

（1）索证管理：经营使用国产化妆品，必须索取生产企业《化妆品生产企业卫生许可证》《全国工业产品生产许可证》、生产企业和供货单位的《营业执照》、每批次产品质量检测报告复印件；国产特殊用途化妆品的《国产特殊用途化妆品卫生许可批件》、《国产非特殊用途化妆品备案凭证》，并与国家总局数据库核对一致。经营使用进口化妆品，必须索取《进口非特殊用途化妆品备案凭证》或者《进口化妆品卫生许可批件》、产品检验检疫合格证书和进口产品代理商的《营业执照》，并与国家总局数据库核对一致。

（2）进货验收台账管理：企业应具备进货查验记录并如实登记以下信息：化妆品的名称、规格、数量、生产批号、保质期、供货商名称及联系方式、进货日期等。

（3）化妆品标签标识管理。要求如下：①化妆品标签标识应符合《消费品使用说明化妆品通用标签》《化妆品标识管理规定》。标签中未被覆盖的外文内容应符合国家规定。②产品名称应符合《健康相关产品命名规定》，与卫生部或国家食品药品监督管理局核准的及产品质量检测报告上标注的名称一致。名称中不得使用有夸大功能或误导消费者的商标。③国产非特殊用途化妆品必须注明产品的实际生产企业名称及生产企业卫生许可证号；国产特殊用途化妆品必须注明产品的实际生产企业名称、生产企业卫生许可证号及特殊用途化妆品批准文号。进口化妆品必须注明原产国或地区名、代理商的名称和地址以及进口化妆品的备案凭证号或批准文号。④国产化妆品必须附有质量合格标记，进口化妆品应加贴“CIQ”标志。⑤所有化妆品必须标注生产日期和保质期，或者标注生产批号和限用使用日期；对可能引起不良反应的化妆品，说明书上应当标注有使用方法、注意事项。⑥化妆品标签、小包装或说明书上不得注有适应证，不得宣传疗效，不得使用医疗术语。⑦进口化妆品应同时使用规范的汉字标注各项内容。

（4）化妆品的储存管理：化妆品经营使用场所和仓库应保持内外整洁，并根据经营需要设置储存化妆品的区域，按化妆品外包装标示的储存要求分批分类进行保存并记录，有通风、防尘、防潮、防虫、防鼠等设施，仓库设立不合格区并有明显标识，散装和供顾客试用的化妆品有防污染设施。已开封使用的与未开封使用的应当分别存放，已经开封使用的化妆品应做好防污染措施，注意清洁卫生。

（5）化妆品质量和效期管理：化妆品的出库及使用应按照先进先出原则，做好产品的台账管理与过期产品（不合格产品）处置和记录。不得经营使用过期产品或不符合国家要求的化妆品。

（6）使用和配制：使用化妆品时应严格按照化妆品说明书的要求正确使用化妆品，使用化妆品需要当场配制的，人员、环境、工具、容器等应当符合卫生要求。未经许可，美容美发单位不得擅自生产（灌装、分装、调制等）化妆品。

（7）人员培训和健康检查：应制订化妆品从业人员培训教育计划，对化妆品从业人员进行化妆品法律法规、化妆品卫生等知识的培训，并建立培训管理档案。直接从事化妆品使用的从业人员必须每年进行健康检查，取得健康证后方可从事化妆品经营使用活动。

（8）建立不良反应上报制度，对发现所经营的化妆品存在安全隐患，可能对人体健康和生命安全造成损害的，或引起人群不良反应的，应当立即停止销售使用，通知上级供货商及消费者；并及时向食品药品监督管理部门报告。

（9）广告宣传：美容美发单位在营业场所内外进行的化妆品营销宣传（包括灯箱广告、各种形式的宣传资料），应遵守国家相关法律法规。化妆品经营销售人员应依据有关法律、法规和规章的要求正确介绍化妆品。

不得虚假夸大宣传,不得使用他人名义保证或以暗示方法使人误解其效用;不得宣传疗效、适应证,不得宣传预防、治疗疾病功能,不得使用医疗术语;普通化妆品不得宣传特殊用途化妆品功能;不得宣传杀菌、抗菌、抑菌、除菌和消毒功能;不得使用《化妆品命名规定》中的禁用语。

③ 现场检查要求

(1) 监督员在进行现场监督检查时应不少于 2 人,除特殊需要外,应穿戴制服、帽子。进行检查前应出示执法证件,并说明检查来意及依据,告知被检查人所享有的权利和义务。

(2) 现场检查应当场制作《现场检查笔录》,由被检查人核对无误后,监督员和被检查人应当在笔录上签名。条件允许的,可当场将检查情况录入化妆品行政检查系统,或稍后录入检查系统,供统计分析。

(3) 检查时,对当事人或有关证人能够当场进行询问的,监督员应当场制作《询问笔录》,由被询问人核对无误后,监督员和被询问人应当在笔录上签名。

(4) 被检查人或被询问人对笔录内容有异议时,可在笔录上说明理由并签名,监督员应在其后签名。

(5) 被检查人或被询问人拒绝签名的,由 2 名以上监督员在笔录上签名并注明被检查人拒绝签名情况,并可请在场的其他人员签名作证。

(6) 监督员进行现场采样或检测的,应当制作采样记录和检测记录或在现场笔录上记录检测结果,并由当事人书面确认。

(7) 现场检查所取证物尽可能是原件、原物,调查取证原件、原物确有困难的,可由提交证据的单位或个人在复制品、照片等物件上签章,并注明“与原件(物)相同”字样或文字说明。

(8) 在证据可能失灭或以后难以取得时,经监督机构负责人批准后,可先行登记保存,并出具由监督机构负责人签发的《证据保存通知书》。监督机构应当在 7 日内对所保存的证据作出处理决定。

(9) 在检查中发现存在违反法律、法规、规章、标准或技术规范行为的,应当责令其立即或限期改正违法行为;对情节轻微、免予行政处罚的,也应当责令其改正;责令改正时,应说明法律依据、改正期限及责令改正意见等内容。

(10) 发现当事人生产经营的化妆品或场所已经或可能对人体健康产生危害,应制作行政控制决定书对物品或场所采取强制措施。

(三) 现场检查后的处理

(1) 现场检查中,相对人虽有违法行为,但其情节轻微,且尚未造成危害后果的,检查人员在发出责令改正通知书后,可不予立案处罚。

(2) 现场检查发现相对人的违法行为较严重或已造成危害后果,依法应予以行政处罚的,检查人员除当场责令其改正,应对其进行立案。

(3) 现场检查中,对违法事实清楚、证据确凿,拟作出警告,或对公民处以 50 元以下罚款,或对法人或其他组织处以 1 000 元以下罚款的,可当场作出行政处罚决定。

(4) 对在现场检查中发现涉嫌违法的行为尚需进一步调查核实的,检查人员可根据需要发出“谈话通知书”。

(5) 对在现场检查中发现的不属于本部门管辖的违法行为,应当移送有权管辖的部门处理。

（6）对于监督检查中发现的违法行为，监督机构应当在责令其改正的期限届满后1周内对整改情况进行追踪复查；逾期不改的，检查人员应记录在案，并从严查处违法行为。

（7）由上级食品药品监督部门查实的违法行为，可以通知相关下级监督机构进行复查，同时上级食品药品监督部门应当加强督查。

表10-2　化妆品使用单位监督检查表

美容美发单位监督检查表

被检查单位名称：
地址：
法定代表人（或业主）：
电话：
检查时间：

检查内容	检 查 项 目	检查内容、检查方法	检查结果	备注
（一）产品资质	（1）国产化妆品由取得有效的《化妆品生产企业卫生许可证》的企业生产★	查验产品是否标注生产企业卫生许可证号 查询国家总局数据库比对特殊用途化妆品的批准文号		
	（2）进口化妆品取得备案凭证或许可批件。进口化妆品的检验检疫证明在许可批件或备案凭证有效期内★	查询国家总局数据库比对进口化妆品的备案凭证号或者批准文号		
	（3）国产特殊用途化妆品取得特殊用途化妆品批件。国产特殊用途化妆品的生产日期在批件有效期内	查询国家总局数据库，将批件有效期与产品生产日期进行比对		
（二）化妆品标签	（4）产品名称符合化妆品标签标识相关规定	将产品名称与相关规定的要求进行比对		
	（5）化妆品标签标识项目齐全；进口化妆品有中文标示★	查验标签标识项目是否齐全 进口产品是否有中文标示，项目是否齐全		
	（6）化妆品标签内容与批件或备案凭证一致★	将国产特殊用途化妆品、进口化妆品的标签内容与国家总局数据库的批件或备案凭证内容进行比对		
	（7）非特殊用途化妆品的名称、功能等项目不涉及特殊用途化妆品类别★	非特殊用途化妆品的名称，标识内容不得涉及育发、染发、烫发、脱毛、美乳、健美、除臭、祛斑、防晒		
	（8）化妆品有质量合格标记★	查验化妆品外包装是否有企业的质量合格标记		
	（9）化妆品标签、说明书不宣传疗效、不涉及医疗术语、标注有适应证等；产品不存在虚假或夸大宣传	检查产品标签是否符合要求		
（三）产品质量	（10）不使用超过保质期限产品★	查验产品的保质期或者限用日期		
	（11）不使用国家有关部门明令停止经营的产品	查验仓库或者货架是否有明令停止经营的产品		
	（12）不使用不符合卫生标准的产品★	查验仓库或者货架是否有经检验不符合卫生标准的产品		

（续表）

检查内容	检 查 项 目	检查内容、检查方法	检查结果	备注
（四）产品验收、台账记录	（13）建立化妆品进货查验制度；索取供货企业的相关合法性证件材料。索取产品相关批件或备案凭证及检验报告★	检查进货查验制度的文字材料 查验供货商营业执照复印件，产品生产企业的三证复印件（卫生许可证，生产许可证，营业执照）。产品批件或备案凭证及检验报告复印件		
	（14）建立化妆品进货验收台账并做好记录	检查进货台账，所有产品是否都有记录，记录项目是否齐全		
（五）化妆品生产、配制	（15）未取得卫生许可证不自行生产化妆品★	检查产品，尤其是标识不全或者无标识的产品是否为自行生产。检查现场是否存在自行生产、灌装、分装、添加原料的现象		
	（16）化妆品调配当场配制、当场使用▲	检查配制的环境、人员、工具、容器的卫生状况。是否存在提前配置的现象		
（六）储存条件、卫生情况	（17）美容美发单位经营场所和仓库保持内外整洁；按规定储存化妆品。直接接触化妆品的工具、盛器使用前须经清洗消毒	查验仓库的环境，通风、防鼠等设备 化妆品是否做到离地、隔墙保存 对于要求冷藏、避光保存或其他特殊保存条件的化妆品，检查其储存条件是否符合要求 工具、盛器使用前是否经清洗，消毒		
	（18）已开封使用的化妆品储存时做好防污染措施▲	检查已开封使用的化妆品是否加盖加罩，是否有污染，感官异常		
（七）人员管理及培训制度	（19）建立化妆品质量管理制度，设立专职或兼职的化妆品质量管理员▲	检查产品质量管理制度的文字材料，询问质量管理员制度的具体内容		
	（20）定期开展化妆品培训，并做好培训记录▲	查验培训记录，询问从业人员培训情况		
（八）人员卫生管理	（21）从业人员身体健康并持有效健康证明，个人卫生符合卫生要求▲	检查从业人员的健康证明。检查从业人员手部皮肤等		
（九）化妆品不良反应	（22）制定化妆品不良反应的上报、处置制度，并如实记录▲	检查不良反应制度的文字资料。检查不良反应是否如实记录，上报		
（十）其他				

注：带★为关键项目，带▲为推荐项目，无标记的为一般项目。

1. 关键项目有1项及以上不符合的，检查结果为不合格。
2. 关键项目均符合，推荐项目有1项及以上符合的，检查结果为良好。
3. 其他情况的，检查结果为一般。

检查结果：(1)良好(2)一般(3)不合格(勾选一项)

被检查人阅后签名：　　　　　　　　　　　　　　检查人员签名：

年　月　日　　　　　　　　　　　　　　　　　　年　月　日

（朱晨茵）

第四节　国产非特殊用途化妆品备案后现场检查

一、监督依据

《化妆品卫生监督条例》《化妆品卫生监督条例实施细则》《化妆品安全技术规范(2015年版)》《化妆品命名规定》《关于调整化妆品注册备案管理有关事宜的通告》《关于进一步明确化妆品注册备案有关执行问题的函》。

二、监督对象

本市从事国产非特殊用途化妆品生产的企业，包括自行生产、接受委托以及委托生产国产非特殊用途化妆品的企业。

三、监督检查要点

(一) 企业产品备案情况

企业生产的国产非特殊用途化妆品应当在产品上市前，均按照国产非特殊用途化妆品备案要求，对产品信息进行网上备案。

(二) 产品网上备案信息与企业留档备案信息符合情况

企业备案产品留档被查信息，包括产品名称、配方、包装标签等，应当与网上备案信息一致。

(三) 产品留档备查信息合法、完整、规范情况

1. 产品留档备查信息

应当包括如下内容。

(1) 产品配方(不包括含量，限用物质除外)。

(2) 产品销售包装(含产品标签、产品说明书)。

(3) 产品生产工艺简述。

(4) 产品技术要求。

(5) 产品检验报告。

(6) 委托生产协议复印件(委托生产的产品)。

2. 上述配方信息应当符合以下要求

(1) 全部原料应当详细列明标准中文名称、原料序号、限用物质含量、使用目的等内容。

(2) 复配原料应当以复配形式填报，应当标明各组分的标准中文名称。香精不须列明具体香料组分的种类和含量。

(3) 除复配原料外，化妆品原料(含复配原料中的各组分)应当按《国际化妆品原料标准中文名称目录》使用标准中文名称。无标准中文名称的，应当使用《中华人民共和国药典》收录的名称、化学名称或植物拉丁学名，不得使用商品名或俗名。

(4) 着色剂应当提供《化妆品安全技术规范(2015年版)》载明的着色剂索引号(简称CI号)，无CI号的除外。

(5) 来源于石油、煤焦油的碳氢化合物(单一组分的除外)的原料，应当标明化学文摘索引号(简称CAS号)。

③ 套装、组合包装或配合使用的产品

分别按以下方式报送产品备案信息。

(1) 套装产品内有两个以上(含两个)独立包装,每个产品分别报备。

(2) 不可拆分的组合包装,以一个产品名称报备的,分别报送产品配方。

(3) 两个或两个以上配合使用的产品,按一个产品报备,分别报送产品配方。

④ 产品检验报告应当由国产非特殊用途化妆品备案指定检验机构出具

(四) 产品应当符合下列安全通用要求

① 一般要求

(1) 化妆品应经安全性风险评估,确保在正常、合理的及可预见的使用条件下,不得对人体健康产生危害。

(2) 化妆品生产应符合化妆品生产规范的要求。化妆品的生产过程应科学合理,保证产品安全。

(3) 化妆品上市前应进行必要的检验,检验方法包括相关理化检验方法、微生物检验方法、毒理学试验方法和人体安全试验方法等。

(4) 化妆品应符合产品质量安全有关要求,经检验合格后方可出厂。

② 配方要求

(1) 化妆品配方不得使用《化妆品安全技术规范(2015 年版)》第二章表 2-1 和表 2-2 所列的化妆品禁用组分。

若技术上无法避免禁用物质作为杂质带入化妆品时,国家有限量规定的应符合其规定;未规定限量的,应进行安全性风险评估,确保在正常、合理及可预见的适用条件下不得对人体健康产生危害。

(2) 化妆品配方中的原料如属于《化妆品安全技术规范(2015 年版)》第二章表 2-3 化妆品限用组分中所列的物质,使用要求应符合表中规定。

(3) 化妆品配方中所用防腐剂、防晒剂、着色剂、染发剂,必须是对应的《化妆品安全技术规范(2015 年版)》第三章表 2-4～7 中所列的物质,使用要求应符合表中规定。

③ 化妆品的微生物学质量应符合下列规定

眼部化妆品、口唇化妆品和儿童化妆品菌落总数不得大于 500 CFU/ml 或 500 CFU/g。

其他化妆品菌落总数不得大于 1 000 CFU/ml 或 1 000 CFU/g。

每克或每毫升产品中不得检出耐热大肠菌群、铜绿假单胞菌和金黄色葡萄球菌。

化妆品中霉菌和酵母菌总数不得大于 100 CFU/ml 或 100 CFU/g。

④ 化妆品中有毒物质不得超过表 10-3 中规定的限值

表 10-3 化妆品中有害物质的限值

常见污染物	限量(mg/kg)	备 注
汞	1	含有机汞防腐剂的眼部化妆品除外
铅	10	
砷	2	
镉	5	
甲醇	2 000	
二噁烷	30	
石棉	不得检出	

化妆品包装要求

直接接触化妆品的包装材料应当安全，不得与化妆品发生化学反应，不得迁移或释放对人体产生危害的有毒有害物质。

标签要求

(1) 凡化妆品中所用原料按照《化妆品安全技术规范(2015年版)》需在标签上标印使用条件和注意事项的，应按相应要求标注。

(2) 其他要求应符合国家有关法律法规和规章标准要求。

供年龄在12岁以下(含12岁)儿童使用的化妆品还应当符合下列要求

(1) 配方原则

1) 应最大限度地减少配方所用原料的种类。

2) 选择香精、着色剂、防腐剂及表面活性剂时，应坚持有效基础上的少用、不用原则，同时应关注其可能产生的不良反应。

3) 儿童化妆品配方不宜使用具有诸如美白、祛斑、去痘、脱毛、止汗、除臭、育发、染发、烫发、健美、美乳等功效的成分。

4) 应选用有一定安全使用历史的化妆品原料，不鼓励使用基因技术、纳米技术等制备的原料。

5) 应了解配方所使用原料的来源、组成、杂质、理化性质、适用范围、安全用量、注意事项等有关信息并备查。

(2) 安全性

1) 申报企业应对儿童化妆品的安全性进行研究与评价，确保产品使用安全。

2) 申报企业应根据儿童的特点，对儿童化妆品所使用原料进行安全性风险评估。

3) 应结合产品的使用方式(如用后是否冲洗)，加强对配方中使用香精、乙醇等有机溶剂、阳离子表面活性剂以及透皮促进剂等原料的儿童化妆品的安全性风险评估。

(3) 申报

1) 明示适用于儿童的化妆品，应按照《化妆品行政许可申报受理规定》规定的儿童化妆品要求申报。未明示适用于儿童的化妆品，其产品包装不得以图案或其他形式显示或暗示为儿童用化妆品。

2) 作为儿童化妆品的申报资料，应包括基于安全性考虑的配方设计原则(含配方整体分析报告)、原料的选择原则和要求、生产工艺及质量控制等内容。

3) 配方整体分析报告应从安全性角度结合配方所使用原料进行分析。为便于申请人申报，本指南提供了儿童化妆品配方设计原则(含配方整体分析报告)示例作为参考，详见附件。

(4) 其他

1) 备案资料应当完整、合理和科学。

2) 产品中文名称或包装可视面中应明示适用于儿童等说明性用语。

3) 对于儿童使用的产品，应在产品标签(含产品说明书)中标注“应在成人监护下使用”等警示用语。

4) 儿童化妆品及其所用的原料应符合《化妆品安全技术规范(2015年版)》的相关要求。

5) 儿童化妆品的检验项目按照《化妆品行政许可检验规范》进行。产品对儿童应无皮肤及眼刺激性，无光毒性，无变态反应性。

6）儿童化妆品菌落总数不得大于 500 CFU/ml 或 500 CFU/g。

7）配方设计原则（含配方整体分析报告）、原料的选择原则和要求、生产工艺及质量控制等内容应针对申报产品进行科学、合理地阐述，且不应与备案资料中的其他内容（如标签、配方、工艺等）相矛盾。

8）配方整体分析报告的内容应完整，应结合配方所用原料进行分析。对涉及《化妆品安全技术规范（2015 年版）》中有限制要求的原料应结合限制要求进行阐述。

8 原料要求

（1）化妆品原料应经安全性风险评估，确保在正常、合理及可预见的使用条件下，不得对人体健康产生危害。

（2）化妆品原料质量安全要求应符合国家相应规定，并与生产工艺和检测技术所达到的水平相适应。

（3）原料技术要求内容包括化妆品原料名称、登记号（CAS 号和/或 EINECS 号、INCI 名称、拉丁学名等）、使用目的、适用范围、规格、检测方法、可能存在的安全性风险物质及其控制措施等内容。

（4）化妆品原料的包装、储运、使用等过程，均不得对化妆品原料造成污染。

直接接触化妆品原料的包装材料应当安全，不得与原料发生化学反应，不得迁移或释放对人体产生危害的有毒有害物质。

对有温度、相对湿度或其他特殊要求的化妆品原料应按规定条件储存。

（5）化妆品原料应能通过标签追溯到原料的基本信息（包括但不限于原料标准中文名称、INCI 名称、CAS 号和/或 EINECS 号）、生产商名称、纯度或含量、生产批号或生产日期、保质期等中文标识。

属于危险化学品的化妆品原料，其标识应符合国家有关部门的规定。

（6）动植物来源的化妆品原料应明确其来源、使用部位等信息。

动物脏器组织及血液制品或提取物的化妆品原料，应明确其来源、质量规格，不得使用未在原产国获准使用的此类原料。

（7）使用化妆品新原料应符合国家有关规定。

（五）产品检验报告应当符合下列要求

（1）应当按照《化妆品行政许可检验规范》（表 8－13）确定检验项目。

（2）不同包装类型的样品，应当按照以下规定进行检验。

1）一个样品包装内有两个以上独立小包装或分隔（如粉饼、眼影、腮红等），且只有一个产品名称，原料成分不同的样品，应当分别检验相应项目；非独立小包装或无分隔部分，且各部分除着色剂以外的其他原料成分相同的样品，应当按说明书使用方法确定是否分别进行检验；

2）含有两个以上部分、不可拆分的组合包装样品，且只有一个产品名称，各部分的规格、物态、原料成分不同的，各部分应当分别检验相应项目；

3）两剂或两剂以上配合使用的样品，卫生化学检验项目应当按剂型分别检验相应项目；毒理学试验项目应当按说明书中使用方法进行试验。

（3）多色号系列非特殊用途化妆品是指产品配方除着色剂（色调调整部分）种类或含量不同外，基础配方成分含量（配合色调调整部分除外）、种类相同，且其系列名称相同的非特殊用途化妆品。此类产品毒理学试验可以采取抽样检验方式进行。抽检比例为 30%，总数不足 10 个以

10个计。抽检时应当首选含有机着色剂总量最高的产品进行检验;有机着色剂总量相同时,应当选有机着色剂种类最多的产品进行检验;有机着色剂总量和种类均相同时,应当选总着色剂含量最高的产品进行检验;总着色剂含量相同时,应当选总着色剂种类最多的产品进行检验。

(4) 产品标签、说明书标注有以下宣称及用途的样品,应当按以下规定确定检验项目。

1) 宣称含α-羟基酸或虽不宣称含α-羟基酸,但其总量≥3%(w/w)的产品应当检测α-羟基酸项目,同时检测pH值。

2) 宣称祛痘、除螨、抗粉刺等用途的产品应当检测抗生素和甲硝唑项目。

3) 宣称去屑用途的产品应当检测去屑剂项目。

(5) 非用后冲洗类产品卫生安全性检验结果pH≤3.5或企业标准中设定pH≤3.5的产品均应当进行人体安全性试用试验。

(6) 对粉状(如粉饼、粉底等)防晒、祛斑化妆品进行人体皮肤斑贴试验,出现刺激性结果或结果难以判断时,应当增加开放型斑贴试验。

(7) 根据化妆品使用原料及产品特性,对产品中可能存在并具有安全性风险的物质,经过安全性风险评估后,国家食品药品监督管理总局可要求新增相关检验项目。

(8) 产品配方中含有滑石粉原料的样品,应当进行石棉项目检测。

(9) 产品未进行毒理学检验的,应当进行风险评估,且风险评估结果能够充分确认产品安全性。

(周灯学)

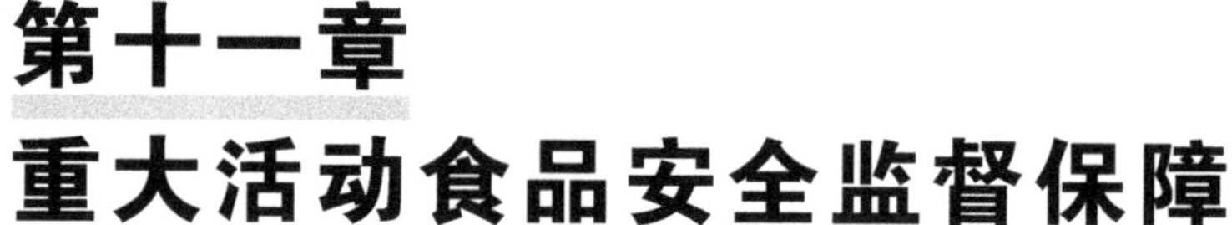

第十一章 重大活动食品安全监督保障

重大活动食品安全监督保障是确保重大活动顺利进行的安全保障任务之一，也是食品安全监管部门的职责之一。近年来，随着经济实力的增强，我国在国际上的地位也越来越凸显，举办的政治、经济、文化、体育等各类重大活动也越来越多，食品安全监督保障任务越加频繁。

第一节　重大活动食品安全监督保障概述

一、重大活动食品安全监督保障概念

重大活动是指各级党委、政府、人大和政协举办或者组织的具有特定规模和影响的政治、经济、文化、体育等活动等。

重大活动食品安全监督保障是指食品安全监管部门或者组织社会第三方对重大活动期间供应的食品进行食品安全监督，确保重大活动顺利进行而开展的食品安全监督管理活动。由于重大活动普遍具有参加人数多、涉及面广、社会影响大等特点，食品安全风险较一般的供餐活动更高，因此做好重大活动食品安全监督保障工作具有特殊的政治意义和社会意义。

二、监管依据

《中华人民共和国食品安全法》《中华人民共和国食品安全法实施条例》《餐饮服务食品安全监督管理办法》《餐饮服务食品安全操作规范》《重大活动餐饮服务食品安全监督管理规范》等。

三、监管原则

为规范重大活动食品安全监督保障，确保重大活动的食品安全，国家食品药品监督管理总局制定了《重大活动餐饮服务食品安全监督管理规范》。根据该《规范》的要求，重大活动食品安全监督保障应坚持预防为主、科学管理、属地负责、分级监督的原则。

（一）预防为主

预防为主就是要将“预防为主”原则贯穿重大活动监督保障工作始末，建立健全监管体系，加强食物链全过程监督管理，对可能存在食品安全隐患做到“早部署、早预防、早发现和早消除”。

例如，在一些重大活动中，为保障食品原料安全，往往通过采取食品原料定点供应、全程溯源、逐批抽检的方式确保食品来源可靠，安全可控。

（二）科学管理

科学管理是指食品安全监管部门运用科学的食品安全理论，对重大活动食品安全风险进行分析评估，采用科学的监督管理手段和方法，根据重大活动供餐的特点，全面排查可能存在的食品安全风险，实施从"田头到餐桌"，食品加工食物链全程的食品安全风险管理，甚至采取超常规方法消除一切食品安全隐患，确保重大活动食品安全。

（三）属地负责

按照地方政府负总责和监管部门各负其责以及"谁主办，谁负责"的原则，根据各自管辖范围，明确职责分工，切实履行监管职责，确保责任到位。一般来说，根据重大活动食品安全保障任务的来源，由举办或者组织举办重大活动的机构所在地食品安全监管部门具体负责重大活动食品安全监督保障任务。省级食品安全监管部门负责的重大活动监管任务可以自行承担，也可以组织相关地市或区县食品安全监管部门共同承担；区县级任务由相关区县食品安全监管部门承担，必要时可报请上级食品安全监管部门协助承担，或组织相关部门共同承担。

（四）分级监督

食品安全监管部门可以根据活动任务性质、活动规格、供餐方式、食品品种、用餐人数、持续时间等因素，综合食品安全风险，参照下列分级方法对重大活动监督任务进行分级，并采取不同的方式进行监督。

Ⅰ级监督保障，即全程驻点监督保障。参与活动的主要嘉宾规格极高（如国家元首或者政府首脑等国家级领导）、活动内容极其重要或者规模较大（如人数众多）、食品安全风险极高的重大活动。食品安全监管部门派出监管团队入驻重大活动期间供应食品的生产、流通和供餐单位，以及入驻重大活动现场从食品及原料的生产环节、销售进货环节至供餐环节等所有加工制作环节，并进行全程监督保障。

Ⅱ级监督保障，即重点监督保障。参与活动的主要嘉宾规格较高（如部级领导或者有影响力的人物）、活动内容较为重要或者具有一定规模、食品安全风险较高的重大活动。食品安全监管部门指定监管人员每天对重大活动期间供应食品的生产、流通、餐饮单位实施重点监督，主要针对食品生产、食品原料销售及食品加工制作关键环节进行监督保障；

Ⅲ级监督保障，即巡回监督保障。虽然参与活动的主要嘉宾规格不高，但人数较多，供餐方式简单，食品安全风险一般的重大活动。食品安全监管部门安排监管人员针对特定区域、特定时间段内开展较高频次的巡回监督保障。

一般来说，政务类重大活动和体育赛事类活动往往因为用餐人数众多，食品安全风险较高而采取Ⅰ级监督保障；但在一些经济、文化等商业性活动中，往往因为用餐简单、食品安全风险较低而采取Ⅱ级或Ⅲ级监督保障方式。每一类重大活动食品安全监督方式不是固定不变的，而是应该根据风险大小和主办方要求确立监督级别。在一类或一次活动中，对不同的食品生产单位、食品销售单位、餐饮单位、供餐方式可以采用不同的监督级别。

（邱从乾　经小蓓）

第二节 重大活动食品安全监督保障的职责和要求

重大活动主办单位、食品供应者和食品安全监管部门各自对重大活动食品安全工作承担着不同的职责，三者应当建立有效的重大活动食品安全信息沟通机制，共同做好重大活动食品安全保障工作。

一、主办单位的职责和要求

重大活动的主办单位应对重大活动期间食品安全负总责，重大活动主办单位应为食品安全监管部门提供必要的信息，包括重大活动的背景、选择食品供应者的要求、活动期间供餐地点及涉及供餐人数，商讨、确定需要食品安全监督保障的内容和要求；根据食品安全监管部门的建议，选择符合条件的单位作为重大活动食品及原料生产、销售及餐饮服务提供单位；配合食品安全监管部门开展食品安全监督保障工作，督促食品供应者依法从事食品生产经营活动，确保食品安全；为食品安全监管部门开展食品安全监督保障工作提供必要的保障措施。

二、食品供应者的职责和要求

重大活动期间食品生产、销售和餐饮服务提供者等食品供应者承担重大活动期间食品安全的首要责任，并依据食品安全相关要求，从事食品相关生产经营活动，确保食品安全。食品供应者首先应当符合下列基本要求：①持有效的食品许可证；②具备与重大活动供餐人数、规模相适应的生产、销售及接待服务能力；③食品安全监督量化分级管理或者信用等级达到 A 级标准(或具备与 A 级标准相当的卫生条件)。

食品供应者还应当在活动举办前向食品安全监管部门提供必要信息，包括活动期间详细的食品供应方案，食品及原料的采购供应商资质信息，食品生产加工的地点、数量、时间和方法；根据食品安全监管部门的要求，确定重大活动食品原料供应商、索证索票、食品及原料抽检、生产加工方法和时间等食品供应方案；接受食品安全监管部门及其派出人员的食品安全监督，并及时整改存在的问题。

三、食品安全监管部门的职责和要求

食品安全监管部门及其派出团队(人员)承担重大活动食品安全监督保障职责。食品安全监督保障人员对重大活动食品安全工作实施监督保障，督促食品供应者符合相关食品安全要求。具体包括：

(1) 针对重大活动特点和具体情况，根据《餐饮服务食品安全监督管理办法》《餐饮服务食品安全操作规范》《重大活动餐饮服务食品安全监督管理规范》，制订重大活动食品安全监督保障工作的实施方案。

(2) 组织协调与重大活动主(承)办单位及其他有关部门的关系。

(3) 做好重大活动食品安全监督保障工作的信息发布和情况通报，及时掌握监督保障工作动态和协调解决有关问题。

(4) 做好重大活动食品及原料的生产单位、销售单位及餐饮接待单位的食品安全法律、法

规、规章等的宣传培训和监督工作。

(5) 对食品及原料的生产单位、销售单位及餐饮接待单位开展食品安全专题的培训和监督。

(6) 做好相关活动指定的涉及食品安全相关食谱等的审查、确认工作。

(7) 开展食品原料、食品、饮用水、食用冰块以及相关食品生产经营环节的食品安全采样抽检工作。

(8) 做好重大活动食品安全状况评估和提出整改意见。

(9) 开展重大活动现场食品安全的监督保障工作，督促企业落实监督保障措施。

(邱从乾　经小蓓)

第三节　重大活动食品安全监督保障工作程序和内容

重大活动食品安全监督保障工作分为活动前期准备、活动中组织实施、活动后总结评估三个环节。

一、重大活动监督保障前期准备工作

前期准备工作是做好重大活动食品安全监督保障的基础。要根据重大活动时间和任务要求，做到早计划、早准备，充分做好前期准备工作。前期准备工作主要有 8 项：掌握活动信息、制订工作方案、建立组织体系、做好菜谱审查、开展检查评估、实施告知承诺、组织培训演练、落实工作条件。

(一) 任务登记

重大活动主办单位应于活动举办前 20 个工作日向食品安全监管部门书面通报重大活动相关信息及资料。食品安全监管部门应向主办单位和食品供应者了解登记以下相关信息。

(1) 重大活动名称、举办时间、举办地点、参加人数。

(2) 主办单位名称、联系人、联系方式。

(3) 餐饮服务提供者名称、地址、联系人、联系方式、资质证照情况。

(4) 供餐食品及原料的生产单位名称、地址、联系人、联系方式、资质证照情况。

(5) 供餐食品及原料的销售单位名称、地址、联系人、联系方式、资质证照情况。

(6) 参与活动人员驻地分布和餐饮、住宿情况。

(7) 供餐单位、供餐形式、供餐地点及重要宴会、旅游活动、重大活动期间赞助食品等相关情况。

(8) 其他需要了解的真实情况。

(二) 制订工作方案

食品安全监管部门应根据主办方提出的重大活动监督保障要求制订工作方案，方案包括组织领导、工作任务、职责分工、保障前准备工作、保障实施阶段工作、人员安排、突发事件应急处理、经费预算、其他事宜。一般应包括以下内容：①组织领导：明确活动监督保障工作的指挥人员、现场协调及联系人员、现场监督保障人员等。②工作任务：明确重大活动期间供餐食品及原料的生产单位、销售单位及餐饮服务接待单位、供餐形式、供餐地点、供餐时间、就餐人数。③职

责分工：明确各级食品安全监管部门在保障工作中承担的工作职责。④保障前准备工作：明确实施监督保障工作前的工作任务及完成时间节点。⑤保障实施阶段工作：明确实施监督保障过程中的工程各项任务和要求。⑥人员安排：包括现场监督保障人员的配备，以及各监督岗位人员的安排。⑦突发事件应急处理：包括重大活动期间食品中毒等突发事件处置设备和人员的配备，以及突发事件报告、处理等。⑧经费预算：包括食品及环节抽检检测费、工作经费和人员经费等。⑨其他事宜：如相关信息及资料尚不齐全或明确，就需要写明需要主办单位进一步明确的相关事宜。

重大活动食品安全监管保障工作预案制订完成后，应及时报送交办任务的上级部门和主办单位。此外，根据重大活动的不同特点，必要时还需制订其他相关工作子方案。如单独制订食品原料管理方案、体育赛事的食源性兴奋剂检测方案以及农产品种养殖环节、食品生产、食品流通、进口食品、食品安全等各环节分方案。在方案制订后，还可以组织专家对各项方案进行咨询评估，以使方案更具科学性和可操作性。

（三）建立组织体系

建立健全组织体系是确保重大活动食品安全监督保障工作顺利开展的组织保证。一般来说，在主办方组委会组织架构中应单独设立了“食品安全保障部门”。在特大型活动保障中，往往由多个食品安全监管部门共同参与食品安全监督保障工作，有关人员实行集中办公。各相关部门在“食品安全保障部门”的统一组织和协调下，开展食品安全保障工作。

（四）做好食谱审查

1 食谱审查目的

审查食谱不仅要审查食品原料的安全，而且要审查食品的制作工艺，食品在制作过程中是否可以杀死或破坏食品中有毒有害物质，保证食品安全。

2 食谱审查原则

（1）食谱中供应菜肴的品种、数量应与加工制作场所、加工条件相适应，并符合相应的卫生要求。

（2）不得供应违禁生食水产品和其他禁止生产经营的食品。

（3）不宜供应改刀熟食、色拉、刺身及含水分较高且容易变质的食品。

（4）操作工艺应保证成品制作完成至食用间隔时间在3小时内。

（5）原则上不得供应活动参加者自带食品，必须要供应的，安全卫生由其自负；所在宾馆、饭店尽可能留取活动参加者自带食品的样品。

3 禁止列入食谱的情形

《重大活动餐饮服务食品安全监督管理规范》中明确了菜谱制定“五种禁止”情形。

（1）法律法规禁止生产经营的食品、食品添加剂和食品相关产品。

（2）检验检测不合格的生活饮用水和食品；可能引发食物中毒的食品。

（3）超过保质期的食品、食品添加剂；抽样检测可疑阳性的生活饮用水和食品。

（4）外购的散装直接入口熟食制品；不能提供食品生产许可证的外购直接入口食品。

（5）监管部门在食谱审查时认定不适宜提供的食品。

（五）开展检查评估

食品安全监管部门对食品提供者进行食品安全检查评估的目的是对其供餐资质、卫生状况、原料审查和样品检测，结合拟定食谱、供餐方式和用餐人数进行综合评估。其主要内容如下：

1. 资料审查

(1) 审查食品及原料生产单位、销售单位及餐饮接待单位食品安全许可证持证情况和经营范围。

(2) 审查食品安全管理组织、管理人员、管理制度设立情况。

(3) 审查食品从业人员身体健康检查证明及健康状况。

(4) 审查食品原料索证索票资料，食品的标签标识。

2. 现场检查

(1) 检查食品生产经营单位是否具有量化分级 A 级标准或 A 级标准相当的条件。

(2) 检查食品生产经营场所布局是否合理、是否发生改变，相关设备设施是否正常运行等情况。

(3) 检查食品生产加工制作过程是否符合食品安全要求。

(4) 检查加工场所条件、设施设备数量、从业人员安排与食品生产加工数量、食品制作工艺、供餐方式、用餐人数以及其他特殊要求是否相适应，是否有足够的生产或接待能力。

3. 原料审查

(1) 审查食品原料供应商资质，核查食品来源正当合法。

(2) 对于高风险食品，建议供餐单位直接从食品生产单位或大型超市卖场、专卖店采购。

(3) 对于持续时间长的活动，宜由监管部门或协会推荐食品原料供应商，供重大活动食品供应单位选择。

(4) 确保食品原料 100%可溯源，能提供同批次有效检验合格证明。

(5) 分析食品原料可能存在的风险，并协调上游环节监管部门对食品原料供应商实施监督检查，确保食品原料安全和供应。

4. 食品安全检测

(1) 常规食品安全检测：通过采集食品及原料、食品工具、用具、容器等样品，对于加工工艺复杂或风险较高的品种可采集模拟加工后的食品抽检检测。目的是用来检测评价食品生产单位、餐饮单位食品安全现状和食品安全制度执行情况；

(2) 食源性兴奋剂检测：在一些重大体育赛事活动中，为确保供赛食品不发生食源性兴奋剂事件，对食品及原料开展分类检测。其中对肉及肉制品、蛋及蛋制品、乳及乳制品、水产及水产制品等高风险动物源性食品实行批批检测。对可可及巧克力制品、动物源性为主的调味料，小麦粉、玉米粉以及含有小麦粉、玉米粉的食品等实行抽检。检测项目一般包含 β 受体激动剂(9 种)、糖皮质激素类药物(8 种)、激素残留(11 种)、玉米赤霉醇类(6 种)等 4 类 34 种。

5. 撰写检查评估报告

食品安全监管部门在完成上述的综合评估后，撰写重大活动食品安全监督评估报告，并提出评估结论和整改意见，送交活动的主办单位、有关的食品生产经营单位。

(六) 实施告知承诺

食品安全监管部门应详细告知重大活动食品提供者的食品安全要求，督促其做好活动接待准备工作。包括：

(1) 了解食品从业人员健康动态状况，要求食品安全管理员对排查食品从业人员是否患有各种传染病、重感冒、腹泻等疾病，如有人员患病，应离岗并登记。必要时，可对接触直接入口食品的所有从业人员组织到医院进行全面健康体检。

(2) 对全体参与生产加工、餐饮服务接待的食品从业人员，进行食品安全知识培训。

(3) 督促做好食品和原料的进货渠道证明、供货者食品许可证、食品检验(检疫)合格报告等索证验证工作。

(4) 督促食品生产单位、餐饮接待单位在活动前，对食品生产加工区域、餐饮加工厨房及接待现场进行全面清扫，对地面、墙角、台面、蒸箱、冰箱、食品盛器及工用具进行全面清洗。

(5) 督促食品生产单位、食品销售单位、餐饮接待单位配足食品留样器具和设备。

食品及餐饮提供者应向食品安全监管部门递交食品安全承诺书，一般可以采用统一格式内容的告知承诺书。

在一些重大活动中，食品安全监管部门还应向参加重大活动的代表团或人员发放食品安全须知，如告知外出就餐、外带食品的风险。

(七) 组织培训与演练

重大活动中的食品安全监督保障工作比食品安全常规监督的要求更高，每一次重大活动的具体工作要求也会有其特殊性。因此，食品安全监管部门应组织监管人员、食品生产单位及餐饮服务提供者有关人员开展重大活动食品安全专题培训。必要时，应组织开展模拟演练，以检验相关监督保障措施是否得以实施，一旦出现意外情况，是否能及时发现和消除隐患。

(八) 落实工作条件

对于主办单位来说，应为食品安全监管部门落实重大活动中食品安全监督保障办公场所、现场监督保障人员的住宿和用餐、现场检测工作场所、人员和车辆通行证件、检测和人员误餐、交能、通讯等经费；对于食品安全监管部门来说，要主动提前落实食品快速检测设备和试剂耗材、监督车辆、通讯等后勤保障工作。

二、重大活动监管保障组织实施工作

重大活动监管保障组织实施工作是在前期准备工作的基础上的“实战”工作，是按照既定工作方案对食品从原料到产品全过程监管保障，主要包括派员进驻、过程监督、快速检测、应急处理、记录管理和信息通报等六个方面工作。

(一) 派员进驻

承担重大活动食品安全监督保障的人员应带好监督执法相关文书，工作记录表单、采样用具、快速检测仪器设备等提前进驻或者进入重大活动现场。

(二) 过程监督

过程监督应包括食品原料验收、食品运输和贮存、食品粗加工及切配、烹调加工、凉菜配制、现榨果蔬汁及水果拼盘制作、点心加工、备餐、食品再加热、自助餐供餐、外卖食品、餐具清洗消毒、备餐与供餐时间、食品留样、问题食品的处理、快速检测等环节，并制作现场检查笔录，对不符合行为要求的，及时提出监督意见或整改通知，严重者可责令停止供餐，并及时报告主办单位。

1 食品原料的采购、验收和检测要求

(1) 餐饮服务单位食品原料供应商的选择一般采取“推荐与自选相结合”原则。推荐供应商名单由主办方和食品安全监管部门统一提出；企业自选供应商由餐饮单位提出，报主办方和食品安全监管部门评估确认和备案登记。

(2) 食品原料来源于主办方和食品安全监管部门推荐供应商的，由食品安全监管部门负责对供应商食品生产经营过程进行监督，统一查验许可资质和索证索票证明材料，实施统一监督抽检，但在收货时餐饮单位应进行感官和标识查验。

(3) 食品原料来源于企业自选供应商的，由餐饮服务单位索取进货凭证和食品安全许可证明及产品出厂检验合格证明。进口食品需要提供国家出入境检验检疫部门出具的《入境货物检验检疫证明》或《食品卫生证书》。检验项目按照国家标准或者国际、出口国标准。供重大体育赛事的动物源性食品还必须出具包括赛事食源性兴奋剂检测项目的检测合格报告。

(4) 餐饮服务单位应建立食品原料采购查证验货的台账，实施电子化管理，做到所有食品原料均可追溯。

(5) 餐饮服务单位根据食品加工的需要，对重大活动使用和供应的食品原料和饮料，宜采取提前集中批量采购(除生鲜等必须临时采购的除外)，统一检验合格后专用库房或封闭式货架(柜)储存，实施专人登记保管。

(6) 餐饮服务单位应与供应商签订合同，明确各自食品安全管理责任、义务和交验手续，必要时，采用原料专人验收装车、封闭运输、验讫封条后卸货或者专人押运。

(7) 餐饮服务单位收货时，应查验和记录易腐食品运输、收货温度。对不符合温度要求的食品，应按要求废弃或确认未变质后方可使用。

(8) 不得采购经营国家及地方政府禁止生产经营的食品及原料。不采购和使用亚硝酸盐等易导致食物中毒的食品添加剂。

2. 食品运输和贮存要求

(1) 食品运输工具应当保持清洁，防止食品在运输过程中受到污染。

(2) 贮存食品的场所、设备应当保持清洁，无霉斑、鼠迹、苍蝇、蟑螂，不得存放有毒、有害物品(如：杀鼠剂、杀虫剂、洗涤剂、消毒剂等)及个人生活用品。

(3) 食品应当分类、分架存放，距离墙壁、地面均在 10cm 以上，并定期检查，使用应遵循先进先出的原则，变质和过期食品应及时清除。

(4) 冰箱、冷库贮存食品时，应采用保留原包装或者存放在密闭容器中、保鲜膜覆盖等方式存放，食品经营单位自行加工或拆除大包装的，应在食品容器或新包装上标明食品名称、加工日期、保质期。

(5) 食品冷藏、冷冻贮藏的温度应分别符合冷藏和冷冻的温度范围要求，定期除霜、清洁和维修，以确保冷藏、冷冻温度达到要求并保持卫生；且有明显区分标志和设置外显式温度(指示)计。原料、半成品、成品严格分开存放，植物性食品、动物性食品和水产品分开存放，成品不得与原料、半成品在同一冰室内存放。

3. 粗加工及切配食品安全要求

(1) 加工前应认真检查待加工食品，发现有腐败变质迹象或者其他感官性状异常的，不得加工和使用。

(2) 各种食品原料在使用前应洗净，动物性食品、植物性食品应分池清洗，水产品宜在专用水池清洗，禽蛋在使用前应对外壳进行清洗，必要时消毒处理。

(3) 易腐食品应尽量缩短在常温下的存放时间，加工后应及时使用或冷藏。

(4) 切配好的半成品应避免污染，与原料分开存放，并应根据性质分类存放。

(5) 切配好的食品应按照加工操作规程，在规定时间内使用。

(6) 已盛装食品的容器不得直接置于地上，以防止食品污染。

(7) 生熟食品的加工工具及容器应分开使用并有明显标志。

④ 烹调加工食品安全要求

(1) 烹调前应认真检查待加工食品,发现有腐败变质或者其他感官性状异常的,不得进行烹调加工。

(2) 不得将回收后的食品(包括辅料)经烹调加工后再次供应。

(3) 需要熟制加工的食品应当烧熟煮透,其加工时食品中心温度应不低于 70 ℃。

(4) 加工后的成品应与半成品、原料分开存放。

(5) 需要冷藏的熟制品,应尽快冷却后再冷藏。

⑤ 凉菜配制食品安全要求

(1) 加工前应认真检查待配制的成品凉菜,发现有腐败变质或者其他感官性状异常的,不得进行加工。

(2) 操作人员进入专间前应更换洁净的工作衣帽,并将手洗净、消毒,工作时宜戴口罩。

(3) 专间内应当由专人加工制作,非操作人员不得擅自进入专间,不得在专间内从事与凉菜加工无关的活动。

(4) 专间每餐(或每次)使用前应进行空气和操作台的消毒。使用紫外线灯消毒的,应在无人工作时开启 30 分钟以上。

(5) 专间内应使用专用的工具、容器,用前应消毒,用后应洗净并保持清洁。

(6) 供加工凉菜用的蔬菜、水果等食品原料,未经清洗处理的,不得带入凉菜专间。

(7) 凉菜应当餐制作,当餐用完,不得隔餐使用。

⑥ 现榨果蔬汁及水果拼盘制作食品安全要求

(1) 从事现榨果蔬汁和水果拼盘加工的人员操作前应更衣、洗手并进行手部消毒,操作时佩戴口罩。

(2) 现榨果蔬汁及水果拼盘制作的设备、工用具应专用。每餐次使用前应消毒,用后应洗净并在专用保洁设施内存放。

(3) 用于现榨果蔬汁和水果拼盘的瓜果应新鲜,未经清洗处理的不得使用。

(4) 制作的现榨果蔬汁和水果拼盘应制作后 2 小时内用完。

(5) 现榨果蔬汁不得使用食品添加剂。

⑦ 点心加工食品安全要求

(1) 加工前应认真检查各种食品原辅料,发现有腐败变质或者其他感官性状异常的,不得进行加工。

(2) 需进行热加工的应按要求进行操作。

(3) 未用完的点心馅料、半成品点心,应在冷柜内存放,并在规定存放期限内使用。

(4) 奶油类原料应低温存放。水分含量较高的含奶、蛋的点心应当在 10 ℃以下或 60 ℃以上的温度条件下贮存。

⑧ 备餐食品安全要求

(1) 操作前应清洗、消毒手部。

(2) 操作人员应认真检查待供应食品,发现有感官性状异常的,不得供应。

(3) 操作时要避免食品受到污染。

(4) 菜肴分派、造型整理的用具应经消毒。

(5) 用于菜肴装饰的原料使用前应洗净消毒,不得反复使用。

⑨ 食品再加热的食品安全要求

(1) 无适当保存条件(温度低于 60 ℃、高于 10 ℃条件下),存放时间超过 2 小时的熟食品,需再次利用的,应充分加热。加热前应确认食品未变质。

(2) 冷冻熟食品应彻底解冻后经充分加热方可食用。

(3) 加热时中心温度应高于 70 ℃,未经充分加热的食品不得食用。

⑩ 餐具、用具清洗消毒食品安全要求

(1) 餐具、用具使用后应及时洗净,定位存放,保持清洁。消毒后的餐具、用具应贮存在专用保洁柜内备用,保洁柜应有明显标记。餐具、用具保洁柜应当定期清洗,保持洁净。

(2) 接触直接入口食品的餐具、用具使用前应洗净并消毒。

(3) 应定期检查消毒设备、设施是否处于良好状态。采用化学消毒的应定时测量有效消毒浓度。

(4) 消毒后餐具应符合 GB 14934《食(饮)具消毒卫生标准》规定。

(5) 不得重复使用一次性餐饮具。

(6) 已消毒和未消毒的餐用具应分开存放,保洁柜内不得存放其他物品。

⑪ 自助餐供餐食品安全要求

(1) 菜肴应在高于 60 ℃或低于 10 ℃的条件下存放。

(2) 根据用餐人数和时间安排,分批加工制作和提供菜肴。菜肴从制作到食用时间不得超过 2 小时;供餐持续时间长的,每种菜肴应标明加工时间,具体到时分。

(3) 取菜工具应做到一品一工具,定位存放,不得混用。

⑫ 外卖食品的配送食品安全要求

餐饮单位外卖膳食首选食品原料和半成品配送,现场加工制作方式供餐。

(1) 加工和配送预制半成品应当符合下列要求:①预制食品要在专用场地加工,保持清洁。每批食品加工后要对食品加工工用具进行清洗,保持清洁。必要时进行消毒处理;②制定预制食品加工配方和工艺规程,按照规定加入原辅料和预制加工,并做好记录;③清洗后的果蔬要沥干,去除多余水分,盛装沥干果蔬的容器不得与地面直接接触;④肉品腌制和上浆要在 2～4 ℃条件下加工,防止腌制过程腐败变质;⑤根据预制食品特性,及时将预制食品进行常温、冷藏或冷冻贮存,需要速冻的,及时使产品中心温度低于 −18 ℃以下;⑥经热加工处理的食品要及时冷却,使食品中心温度在 2 小时内冷却到 10 ℃以下;⑦ 冷却后的食品应保持食品中心温度 10 ℃以下条件下分割、包装,包装后在 10 ℃以下贮存。

(2) 加工配送即食果蔬食品加工应当符合下列要求:①根据蔬果特性进行修整,剔除腐烂、病、虫、异常、畸形、被污染的不合格蔬果;②蔬果经清洗和消毒后,在专间内进行脱水、分拣和预包装,室温控制在 15 ℃以下;③操作人员进入专间前要更换洁净的工作衣帽,洗手和消毒,戴口罩,操作中适时消毒双手;④产品消毒宜采用两次消毒法:一次消毒水溶液温度为 1～4 ℃,消毒液有效氯浓度一般为 100～150 mg/L,并根据各自产品特点确定消毒时间。二次消毒水溶液温度为 1～4 ℃,消毒液有效氯浓度一般控制在 50 mg/L 左右,并根据各自产品特点确定消毒时间。也可采用经实验验证符合食品消毒要求的其他消毒方法。

(3) 加工配送即食熟制食品加工应当符合下列要求:①烹调前认真检查待加工食品,发现有腐败变质或者其他感官性状异常的,不得进行烹调加工;②不得使用回收食品(包括辅料)加工即食熟制品;③食品应当烧熟煮透,中心温度应不低于 70 ℃;④采用加热保温方式配送的,须保持食品中心温度 60 ℃以上。膳食从烧熟到食用时间控制在 3 小时内。

(4) 即食熟制食品需要冷加工的，还应符合下列要求：①加热后的食品在专用场所冷却，在 2 小时内将食品中心温度将至 10 ℃以下；②膳食应采用专用的冷藏车配送，食品中心温度始终控制在 10 ℃以下。膳食应当当餐制作、配送和食用；③冷加工要在供餐现场的专间内进行改刀和分装；改刀后的熟食食用期限为改刀后 2 小时。供餐现场配备的熟食专间硬件和操作卫生要求与食品安全单位熟食专间要求一致；④接触冷加工食品的工用具、容器要专用，使用前要消毒，用后应洗净并保持清洁；⑤食品冷加工由专人操作，操作前更换洁净的工作衣帽，洗手净和消毒，戴一次性用手套和口罩，操作中适时地消毒双手。

⑬ 限制供应食品

下列食品的风险较高，一般情况下限制供应。

(1) 非现调制色拉。

(2) 生食水产品。

(3) 以四季豆、蚕豆、芸豆、油豆等豆荚类食品，青鲇鱼等“青皮红肉”鱼类加工的菜肴。

(4) 其他食品安全监管部门认为具有较高食品安全风险的食品。

⑭ 食品留样要求

(1) 餐饮服务接待单位应配备独立的重大活动专用留样冰箱设备，并单独制作的食品留样记录。

(2) 餐饮服务接待单位应将自行加工制作的每种食品装入经消毒的留样容器中进行留样。留样配送食品应按品种、按批次、根据相应贮存条件盛放于密闭冷藏场所或设施中。每个品种留样量不少于 100 g。样品包装应标明品名、日期、餐次、留样人等内容。

(3) 用于留样食品的专用场所或设施要由专人负责，必要时采用双人双锁保管或单位封存保管。一般情况下，每种留样食品应保留到食用完毕 48 小时以上；涉及食源性兴奋剂的食品保留到体育赛事结束后一周。

⑮ 问题食品的处理

(1) 设置不安全食品和待处理食品独立存放区域或专用设施，并有醒目标识。

(2) 凡发生货证不相符、索证索票不全、食品运输贮存温度不符合要求、食品包装和标签不符合要求、快速检测结果阳性，以及其他不能确定食品安全性的食品，应立即停止使用，存放至待处理区或设施中，并对事件进行调查。根据调查结果，按要求废弃或确认未变质后方可使用。

(3) 餐饮服务接待单位应做好不安全食品和待处理食品处理记录。记录内容包括不安全食品和待处理食品应记录食品来源、品名、数量、原因、处理结果等内容。

监督人员在按照《餐饮服务食品安全操作规范》对食品加工制作过程进行监督的基础上，还应结合重大活动的特殊要求，采取和运用特殊的监管措施对食品原料安全、烹饪加工过程、凉菜制作过程、餐用具使用过程、从业人员个人卫生、食品留样等环节进行特殊监控。

⑯ 快速检测

对食品和食品原料中的毒物、重金属、农药和兽药残留、亚硝酸盐、环节 ATP 等开展快速检测工作。凡快速检测呈阳性的，应责令供餐单位立即暂停使用，并进一步送检测机构确认。具体快速检测项目等参见本章第四节。

(三) 应急处理

在实际监管工作中，食品安全监管部门必须做好应急处理方案，根据出现的应急事件，及时分析判断，针对性采取控制措施。

(1) 监督保障过程中一旦发现与事先知晓内容不符合的情况，如供餐单位擅自改变菜谱、供餐方式或供餐时间等，监督保障人员应责令供餐单位立即停止供餐，并立即向上级报告。如因实际情况确需变更供餐方案，需经重新审核符合要求后方可恢复供餐。

(2) 监督保障过程中一旦发现食品或食品原料不符合食品安全要求，如食品原料快速检测呈阳性反应，监督保障人员应责令供餐单位立即停止使用，并向上级报告。

(3) 发生食物中毒或疑似食物中毒时，主办单位、餐饮服务提供者、驻点监督保障人员应当依法依规向有关部门报告，食品安全监管部门应当立即封存可能导致食品安全事故的食品及其原料、工具及用具、设备设施和现场，协助、配合有关部门开展食品安全事故调查。

(四) 记录管理

食品安全监管部门对重大活动食品安全监督保障工作情况要进行记录，包括现场检查笔录、食谱审查记录、检验记录、培训会议记录、告知承诺书、监督意见书、应急处置记录等，重大活动结束后应整理归档，为今后的重大活动食品安全保障提供参考借鉴。

(五) 信息汇总

在实施阶段，食品安全保障信息收集和汇总工作尤其重要。要严格落实信息报送责任制，按照规定时间上报。信息汇总内容包括各类监督保障工作点工作动态、食品检测情况、应急事件处置进展情况、其他重要事件信息，如领导视察、重要会议、重大事件、重要举措等。按规定要求上报主管部门和主办单位。

三、重大活动食品安全监督保障信息技术的运用

在重大活动食品安全监督保障过程中运用信息技术可以有效提高工作效能，通常运用日常监管信息系统掌握供餐单位食品安全的历史情况，利用远程监控装备实时获取重大活动运行过程中的关键环节的视频、图片和数据等资料，通过信息化的指挥平台对重大活动的各供餐单位做到实时调度和监控，以及信息汇总和分析。

(一) 日常监管信息系统

在重大活动食品安全监督保障前期准备阶段，可通过日常监管信息系统查询供餐单位的许可和监管数据，及时掌握供餐单位的动态等级、监督检查、监督抽检和行政处罚等各项历史信息，也可进一步查询具体单位的餐饮许可基础信息。

在日常监管信息系统中查询的供餐单位各类历史信息，可作为供餐单位检查评估的依据。通过查阅并进一步核实供餐单位现有许可条件或面积等生产加工条件是否发生改变；把历史监督检查中的不符合项目作为检查评估时的重点检查内容；找出历史监督抽检涉及的不合格食品以及餐饮环节不合格的情况原因，在重大活动食品安全监督保障过程中应督促供餐单位及时改正或避免使用相关食品。

(二) 远程视频监控系统

在重大活动食品安全监督保障过程中，针对供餐单位的重点场所，运用移动远程视频监控设备，监督保障人员或指挥人员可以通过终端实现对被监管现场的远程监控，也可通过系统实时进行视频录像和回放。通过各个视频监控设备和管理后台，组建远程视频监控系统：系采用高性能移动视频监控探头、通过无线路由和 3G、4G 等无线信息传输技术将视频监控信息数据传输到监控视频终端。保障人员即可通过网络访问服务器，查看被监控加工场所的实时加工情况、从业

人员的行为规范等。视频监控设备建议放置的地点一般为凉菜专间、烹饪场所、分餐场所、二次加热场所、库房、消毒场所等。视频监控设备架设注意事项：①设备架设地点应选择可避免或减少食品加工人员的误碰地点；②监控设备需要外接电源得以实现连续监控；③监控设备架设场所需要有无线传输的通讯信号，以实时传输视频资料；④监控设备需要配备相应的无线信号传输芯片(3G、4G 电信上网 SIM 卡)；⑤监控设备需要事先编号并进行调试镜头焦距、调整视频采集角度；⑥需要配备一定的技术人员及时排除监控过程中的突发问题。

(三) 温度实时监控系统

在重大活动食品安全监督保障过程中，针对食品安全关键环节，配备温度实时监控设备，监督保障人员可以在终端中实现对监控对象、场所的温度实时监控、可实时查看采集温度信息、查阅历史采集的温度数据。

通过各个温度实时监控设备和管理后台组建温度实时监控系统，采用无线传输的温度监测仪，对需进行温度控制的冷库、冷藏车辆、凉菜间等场所和高风险食品的温度进行实时监控。系统采用无线传输方式不间断的获取温度实时数据，将温度数据发送到服务器，监督保障人员可以在平台中的温度监控系统中查看被监测点的实时温度。如果被监测温度超过设定值，系统将会自动向监督保障人员和企业负责人手机发送短信警报。

温度实时监控设备建议放置的地点：加工场所(凉菜间、储存室、冷库)；冷链车辆；食品包装内容物中心，如冷藏冷冻食品、盒饭等的温度。

温度实时监控设备架设注意事项：①温度实时监控设备使用的备用电池需要事先充电保证正常运作；②温度实时监控设备需要后台设置预警功能；③温度实时监控设备附近需要有数据传输的无线信号；④温度实时监控设备需要配备相应的无线信号传输芯片；⑤温度实时监控设备需要事先进行编号并调试功能正常；⑥需要配备一定的技术人员及时排除监控过程中的突发问题。

(四) 在线快检系统

通过专用的在线快检设备及配套的传输模块，可以将监督保障人员在保障活动中的快速检测结果自动上传到服务器。系统对相应的数值和结果可以进行汇总。

ATP 在线快检运用物联网技术，植入信息单片，采用蓝牙和无线信息传输技术手段，实现餐饮具环节表面 ATP 快速检测数据的实时传输。与传统 ATP 相比，其数据除现场读取后，其数据通过信息自动发送了监管平台，提高了数据传输的准确性、时效性。

监督保障人员也可通过信息系统对其他快检项目进行数据录入系统也可自动汇总快检数量和合格情况相关数据。监督保障人员也可使用现场配备的执法记录仪，对快检试纸的显色情况进行拍照，以图片资料的方式上报快检信息数据。

在线快检的设备和使用方法需要进行事先的培训和系统的调试。

(五) 溯源系统

溯源系统用于食品原料进货渠道管理，做到来源可查，确保食品原料来源合法合规。一旦遇到食品原料安全事件，可以快速锁定问题食品，以便及时采取控制措施，最大限度消除或减轻危害。上海市食品药品监督管理局开发了《上海市餐饮服务食品安全溯源系统》已用于食品安全日常监督和重大活动食品安全监督保障中的食品追溯。

在重大活动食品安全监督保障前期准备阶段，监督保障人员应当使用监管账号登录溯源系统，检查并核实供餐单位溯源系统的使用情况，如供餐单位尚未使用溯源系统的，应对其进行培训，要求统一使用溯源系统记录台账。

对重大活动的供餐单位溯源系统检查和要求应当包含以下几点：①核实其在溯源系统的账号是否与所持餐饮证一致；②核对供应商信息是否真实、完整、证照是效期，要求上传图片形式的索证资料；③核对采购品的信息是否真实、完整，品名规格是否符合要求；④查询进货信息是否连续、完整，生产日期、批号字段是否真实；⑤建议有能力的供餐单位采取批量导入的方式使用溯源系统；⑥对近期媒体关注或报道的不合格食品，通过溯源系统查询是否涉及；⑦对溯源系统中的从业人员管理（健康证、培训证）、食品留样、废弃物处置及食品配送信息等，建议使用单位根据实际情况完善数据。

（六）指挥平台

近年来，上海市食品药品监督管理局已将上述餐饮日常监管、食品安全溯源、视频温度监控等系统与电子地图相结合，整合集成为重大活动食品安全保障决策指挥平台。指挥平台包含以下几项功能。

(1) 在地图上显示各供餐单位的地理位置信息。

(2) 以不同图示显示各供餐单位的动态等级情况。

(3) 可实时查看各保障点监督保障人员在岗情况。

(4) 可以图表形式分析汇总各供餐单位前期评估的情况，并可查看详细地评估内容，评估内容包括供餐资质、供餐能力、食品抽检、整改内容。

(5) 可查阅供餐单位基本情况：包括各供餐单位的基本情况和监管工作情况，包含供餐单位食品安全管理组成人员和联系方式，具体的监督保障人员和联系方式。

(6) 可查阅历史监管信息：包括各供餐单位历年的监督检查、监督抽检、行政处罚记录以企业监管档案的形式集中展示在同个页面上。通过历史监管信息可详细了解餐饮单位食品安全状况和管理水平。可针对以往该单位不足，加强针对性检查。

(7) 可实施远程监控：供餐单位信息板上集成了远程视频、实时温度、在线快检和追溯管理等各信息系统和技术监控设备的入口或链接。可比较便捷地查阅各供餐单位实时数据。通过对重点场所进行实时监控。现场监督保障人员或指挥中心人员进行跟踪监测，一旦发现不符合要求行为，立即通过电话或呼叫系统进行纠正，以消除食品安全隐患。

(8) 可自动汇总每日工作动态：监督保障人员在各供餐单位日常工作中以文本和数据形式上报工作动态，向指挥中心汇报工作内容，内容包含具体供餐人数、快检数据、检查情况、问题处置等。

(9) 可自动汇总指定时间段的各类数据，可以图表形式展示每个供餐单位的监管工作的日进度表，也可整体查阅所有供餐单位的监管工作进度情况如何。

重大活动食品安全监管指挥平台使用的注意事项：①平台使用前需要在系统中做活动登记，对各供餐单位进行数据初始化操作；②重大活动涉及保密的重大活动，需要在后台做相关字段的隐藏；③供餐单位基本信息和管理人员需要实现整理搜集并录入平台；④监督保障人员需要指定账号和权限，以便上报评估数据和每日工作动态；⑤对指挥平台的操作人员需要进行培训，有条件的可进行演练，以确保各系统集成数据的联通。

（七）公众数据库

为了查询和核实食品生产企业资质、食品原料来源渠道，可通过下列公众数据库进行核实：①国家食药监总局数据 http://www. cfda. gov. cn；②全国企业信用信息 http://gsxt. saic. gov. cn；③国家食品安全标准 http://bz. cfsa. net. cn/db；④各类卫生标准 http://www. nhfpc. gov.

cn/zwgkzt/pwsbz/wsbz. shtml；⑤进境动植物源性食品检 http://jckspaqj. aqsiq. gov. cn/xz/spxz/；⑥进出口检验检疫 http://jckspaqj. aqsiq. gov. cn/xz/；⑦认证委数据库统一查询 http://tycx. cnca. cn/rjw/；⑧进口食品境外企业 http://www. cnca. cn/ywzl/gjgnhz/jkzl/；⑨有机食品 http://ogasearch. food. cnca. cn/oga/query/；⑩食品农产品 http://ffip. cnca. cn/ffip/publicquery/certSearch. jsp。

四、重大活动食品安全监管总结评估工作

重大活动食品安全监督保障工作一旦结束，便意味着总结阶段工作的开始。这个阶段的工作重点在于对重大活动中的食品安全监管工作做一个全面的分析和评估，对重大活动食品安全监督保障目标任务完成情况、工作措施、工作成效及不足进行总结，同时为今后的工作积累有价值的经验。

工作总结完成后报上级主管部门或向主办单位通报。对特别重大食品安全监督保障或有特殊典型意义的监督保障活动，可开展绩效评估，包括组织机构、运作机制、经费投入、监管措施有效性、监管措施科学性进行总结评估。

五、重大活动食品安全监督保障文书样张

（一）重大活动食品安全监督保障文书目录

(1)《重大活动食品安全监督保障任务登记表》
(2)《重大活动主办方食品安全管理要求告知书》
(3)《重大活动供餐单位食品安全要求告知书》
(4)《重大活动食品生产单位食品安全要求告知书》
(5)《重大活动食品安全监督保障管理评估报告》
(6)《重大活动食品安全监督保障工作日报表》
(7)《重大活动食品安全监督保障应急处理记录表》

（二）重大活动食品安全监督保障文书样张

见表 11 - 1～7。

表 11 - 1 重大活动食品安全监督保障任务登记表

编号：

活动名称			
任务来源			
活动时间		活动地点	
主办方		供餐方	
供餐人数		用餐方式	
主办方联系人		联系方式	
供餐方联系人		联系方式	
食品生产方及联系人		联系方式	

（续表）

主要情况	
备注	

表 11－2 重大活动主办方食品安全管理要求告知书

__________单位：

根据《重大活动食品安全监督管理规范》，重大活动主办方应当建立健全食品安全管理机构，负责重大活动食品安全管理，对重大活动食品安全负责。我局对贵方承担的食品安全管理要求告知如下：

一、提供活动相关信息

(1) 活动情况，包括活动名称、时间、地点、联系人和联系方式。

(2) 活动期间用餐安排情况，包括用餐时间、餐次、形式、用餐人员类别和人数。

(3) 餐饮服务提供单位情况，包括餐饮单位名称、联系人和联系方式。

(4) 重要宴会或特殊供应情况。

(5) 赞助食品情况。

(6) 监督保障部门要求提供的其他情况。

二、选择符合条件的食品安全单位

贵方应选择符合以下条件的餐饮服务单位承担本次活动的供餐服务：

(1) 持有有效食品安全许可证，经营范围与活动供餐方式相符。

(2) 餐饮服务监督保障量化分级 A 级或具备与 A 级标准相当的条件。

(3) 具备与重大活动供餐人数、供餐形式相适应的食品安全提供能力。

(4) 配备专职食品安全管理人员，持有培训合格证明者。

(5) 符合监督保障部门提出的其他要求。

三、提供必要的工作条件

贵方应确保为本局监督保障人员开展食品安全监督执法提供必要的工作条件，包括：工作场地、电源、水源、通信网络、工作用餐等，必要时提供住宿。

四、协助监督保障部门督促落实管理措施

贵方应积极配合本局监督保障人员做好食品安全监督保障工作。

(1) 配合食品安全监督保障评估工作，根据监督保障部门的建议调整餐饮服务提供者。

(2) 配合菜单审核工作，根据监督保障部门的建议调整菜谱。

(3) 督促餐饮服务提供单位落实各项食品安全措施、及时对监督保障部门提出的整改意见落实纠正措施。

(4) 出现特殊食品供应、食品供餐计划改变、发现疑似食物中毒病人等突发情况，及时报告现场监督保障人员。

(5) 监督保障部门提出的其他要求。

主办方负责人签名：　　　　　　　　　　　　　　　　监督人员签名：

（单位公章）　　　　　　　　　　　　　　　　　　　（单位公章）

年　月　日　　　　　　　　　　　　　　　　　　　　年　月　日

（本文一式两份，一份由主办方保存，一份由监督部门保存。）

表 11－3 重大活动供餐单位食品安全要求告知书

__________单位：

根据重大活动食品安全监督保障要求，我局对你单位承担本次供餐的食品安全要求告知如下：

一、提供详细的供餐计划

(1) 供餐活动从业人员组成情况，包括领导、各部门及食品安全负责人名单。

(2) 供餐时间、餐次、形式、人数。

(3) 食品及食品原料进货时间、来源及索证情况。

(4) 食品从初加工、制作到供餐的时间节点及操作人员安排情况。

(5) 参与本次活动从业人员食品安全知识培训及职工晨检安排情况。

(6) 食品留样落实情况。

(7) 突发事件应急处理预案，如重要岗位人员缺席、食品供餐计划改变等。

二、供餐前准备工作

本局在对你单位供餐前进行食品安全监督检查时，你单位应配合做好以下工作。

(1) 了解食品从业人员健康动态状况，并对近期患有各种传染病、重感冒、腹泻等职工予以离岗。

(2) 对全体参与接待的从业人员，进行一次食品安全知识培训。

(3) 做好食品和原料的进货渠道证明、食品许可证、检验(检疫)报告等索证工作。

(4) 督促餐饮单位在活动前，对厨房及接待现场进行全面清扫，对地面、墙角、台面、蒸箱、冰箱、食品盛器及工用具进行全面清洗。

(5) 督促餐饮单位配足食品留样器具。

(6) 对菜单的审核提出整改方案。

三、供餐期间食品安全要求

(1) 严格按照《中华人民共和国食品安全法》《餐饮服务食品安全操作规范》《重大活动餐饮服务食品安全监督管理规范》等有关规定开展供餐活动。

(2) 根据审查确定的食谱，按照制定的加工供应流程和时间节点进行加工供应。

(3) 出现突发事件，如重要岗位人员缺席、食品供餐计划改变、供餐工作中如有菜单的变更，应及时报告现场保障人员。

(4) 配备提供食品快速检测场所。

(5) 听从保障人员意见，对保障人员提出的整改意见应及时改正。

餐饮单位负责人签名： 监督人员签名：

(单位公章) (单位公章)

年 月 日 年 月 日

(本文一式两份，一份由餐饮单位保存，一份由监督部门保存。)

表 11－4 重大活动食品生产单位食品安全要求告知书

__________单位：

根据重大活动食品安全监督保障要求，我局对你单位承担本次食品生产的食品安全要求告知如下：

一、提供详细的食品生产计划

(1) 食品生产活动从业人员组成情况，包括领导、各部门及食品安全负责人名单。

(2) 食品生产时间、班次、形式、数量。

(3) 食品原料进货时间、来源及索证情况。

(4) 食品从初加工、制作、包装到成品的时间节点及操作人员安排情况。

(5) 参与本次活动从业人员食品安全知识培训及职工晨检安排情况。

(6) 食品留样落实情况。

(7) 突发事件应急处理预案，如重要岗位人员缺席、食品生产计划改变等。

二、食品生产前准备工作

本局在对你单位生产前进行食品安全监督检查时，你单位应配合做好以下工作。

(1) 了解食品从业人员健康动态状况，并对近期患有各种传染病、重感冒、腹泻等职工予以离岗。

(2) 对全体参与生产的从业人员，进行一次食品安全知识培训。

(3) 做好食品原料的进货渠道证明、食品许可证、检验(检疫)报告等索证工作。

(4) 督促生产单位在活动前，对生产加工、包装、运输等环节进行全面清扫，对生产设施设备、生产加工区域、食品盛器及工用具、运输车辆进行全面清洗。

(5) 督促生产单位配足食品留样器具。

(6) 对食品生产加工工艺流程及生产计划的审核提出整改方案。

三、生产期间食品安全要求

(1) 严格按照《中华人民共和国食品安全法》等有关规定开展食品生产活动。

(2) 根据审查确定的生产加工工艺流程及生产计划，按照制定的加工时间节点进行生产。

(3) 出现食品安全有关的突发事件，如重要岗位人员缺席、食品生产计划改变等，应及时报告现场保障人员；

(4) 配备提供食品快速检测场所。

(5) 听从监管工作人员意见，对监督保障人员提出的整改意见应及时改正。

生产单位负责人签名：　　　　监督人员签名：
(单位公章)　　　　(单位公章)
年　月　日　　　　年　月　日

(本文一式两份，一份由食品生产单位保存，一份由监督部门保存。)

表 11-5　重大活动食品安全监督保障评估报告

一、供餐(或生产)单位资质情况

二、供餐(或生产)单位接待能力

(一) 接待(或生产)任务

(二) 接待(或生产)能力

三、供餐(或生产)单位食品安全状况

四、食谱和工艺(或生产计划和工艺流程)审查情况

五、监督意见

六、评估结论

填报人________联系方式________填报日期________

表 11-6　重大活动食品安全监督保障工作日报表

一、现场监督保障工作情况

1. 当日出动监督保障人员数________，监督户次数________________

查见的主要问题及处置：

2. 当日检测情况

检测项目	件次数	合格件次数	不合格件数	处理情况
合计				

3. 当日监督保障用餐人次情况

餐次	预计供应量	实际供应量	是否与申报菜谱相符	备注

二、典型事件(重大或突出问题及其处理情况)

三、其他

填表人：________ 审核人：________

表 11-7 重大活动食品安全监督保障应急处理记录表

<table>
<tr><td>编号：</td><td></td><td>来源单位(工作点)</td><td colspan="2"></td></tr>
<tr><td>报告时间</td><td colspan="2">月 日 时 分</td><td colspan="2">记录人签名：</td></tr>
<tr><td>报告人</td><td colspan="2"></td><td>报告
方式</td><td></td></tr>
<tr><td>主要内容</td><td colspan="4"></td></tr>
<tr><td>指挥部
处理意见</td><td colspan="4"></td></tr>
<tr><td>领导审批意见</td><td colspan="4"></td></tr>
<tr><td>处理意见
反馈时间</td><td colspan="2">月 日 时 分</td><td>反馈方式</td><td></td></tr>
<tr><td>备 注</td><td colspan="4"></td></tr>
<tr><td colspan="5">经办人签名：</td></tr>
</table>

（邱从乾 经小蓓 洪 亮）

第四节 重大活动食品安全监督保障快速检测

一、快速检测的意义及目的

快速检测是指同实验室标准检测方法相比，能够快速筛查出食品中可能存在的有毒有害物质，因此在重大活动监督保障过程中，快速检测是监督部门广泛运用的有效手段。实施食品安全快速检测应做好记录。对检测结果呈阳性的食品应立即停止使用或食用。各食品安全监管部门可根据工作需要，参照运用快速检测项目。

二、快速检测项目及应用范围

（一）环境清洁度（ATP 荧光光度法）

原理：ATP 荧光检测仪基于萤火虫发光原理，利用“荧光素酶—荧光素体系”快速检测三磷酸腺苷（ATP）。由于所有生物活细胞中含有恒量的 ATP，所以 ATP 含量可以清晰地表明样品中微生物与其他生物残余的多少，用于判断卫生状况。

应用范围：餐饮具，食品操作过程中的关键加工环节（专间操作人员双手、操作台面、消毒抹布以及砧板、刀具、盛器或容器表面等）。

仪器：ATP 仪（System SRUE－II™）。

试剂：ATP 试棒及检测管。

（二）环境温度

应用范围：测量凉菜间、分装间、冷库等环节场所的温度。

仪器：食品安全测温仪（RAYTEK 型）。

（三）食品中心温度

应用范围：用于测量食品热加工食品中心温度，以及食品储存运输及供餐过程中食品中心温度。

仪器：食品中心温度测温仪（RAYTEK 型）。

（四）余氯

含氯消毒剂是目前应用最广泛的消毒剂。消毒餐饮具和操作环节表面，一般要达到 200 ppm。无论是消毒剂配制使用者，还是检查人员均需定时和不定时地进行检测。

应用范围：含氯消毒水中有效氯浓度。

仪器、试剂：测氯试纸。

（五）蔬菜中有机磷和氨基甲酸酯农药

原理：胆碱酯酶可催化靛酚乙酸酯（红色）水解为乙酸与靛酚（蓝色），有机磷或氨基甲酸酯农药对胆碱酯酶有抑制作用，使催化、水解、变色的过程发生改变，由此可判断出样品中是否含有有机磷或氨基甲酸酯类农药的存在。

应用范围：适用于蔬菜中有机磷和氨基甲酸酯类农药残留量的快速筛选。

试剂：固化有胆碱酯酶和靛酚乙酸酯试剂的纸片（速测卡）、pH7.5 缓冲溶液。

（六）酸价

原理：食用油酸价速测卡采用纸片显色与标准色板对比法进行目视定量。利用食用植物油酸败所产生的游离脂肪酸与试纸中的药剂发生显色反应，以此反映油脂酸败的程度。

应用范围：适用于食用植物油中酸价的快速定量测定。

试剂：酸价速测卡。

（七）过氧化值

原理：利用食用植物油氧化所产生的过氧化物与试纸中的药剂发生显色反应，以此判定出油脂被氧化的程度。

应用范围：适用于食用植物油中过氧化值的快速定量测定。

试剂：过氧化值速测卡。

（八）桐油

原理：采用三氯化锑法检验食用油中是否掺有桐油。

应用范围：各种植物油。本法对菜油、花生油、茶籽油中混杂的桐油很灵敏，但豆油、棉籽油存在有干扰。

试剂：三氯化锑法及桐油鉴别试剂。

（九）矿物油快检项目

矿物油污染食用油的情况常见于机器润滑油溢入，盛装过矿物油的瓶、桶用来装食用油，掺杂使假等。

应用范围：各种植物油。

试剂：矿物油鉴别试剂、紫外光照射法、皂化反应。

（十）极性组分

原理：煎炸油经反复食用和高温加热后，可发生一系列的化学反应，在营养价值下降的同时还会产生某些毒性物质。目前最常用的是极性物质(PC)的检测。油在煎炸期间，PC 不断产生，不饱和度越高的油，越易产生 PC。由于国际法检测有的极性组分较为复杂，快速检测成为各国推荐的办法。

应用范围：用于测定煎炸食品后的食用油。

仪器：Testo－265 型极性组分检测仪。

（十一）重金属(砷、汞)

原理：砷和汞的检验，一般采取经典的“雷因须法”为基本定性实验，呈阳性反应时，表示样品中可能含有砷或者汞，现场检测时可作基本定论并采取相应措施，条件许可或中毒物定性时可再分别加以确证。

应用范围：各种供餐食品的食品原料。

仪器、试剂：微型分体水浴锅中的电热板、三角烧瓶、铜片、盐酸、氯化亚锡。

（十二）氰化物快检项目

氰化物属于烈性毒物。在食品中的来源有污染和人为投毒等。

应用范围：各种供餐食品的食品原料。

仪器、试剂：苦味酸试纸、碳酸钠饱和溶液、酒石酸固体试剂。

（十三）瘦肉精检测卡

应用范围：用于检测猪肉、猪内脏中的盐酸克伦特罗及其他 β 受体激动剂残留。

仪器、试剂：盐酸克伦特罗、莱克多巴胺、沙丁胺醇免疫胶体金快速检测试剂板。

（十四）亚硝酸盐

亚硝酸盐主要指亚硝酸钠，亚硝酸钠为白色至淡黄色粉末或颗粒状，味微咸，易溶于水。外观及滋味都与食盐相似，并在工业、建筑业中广为使用，肉类制品中也允许作为发色剂限量使用。亚硝酸盐易引起食物中毒甚至死亡，因此，测定亚硝酸盐的含量是食品快速检测中非常重要的项目。

应用范围：肉制品、腌制菜类、蔬菜、水果、食盐、粮食和新鲜肉类、鱼类。

试剂：按照国标 GB/T 5009.33 做成的速测管，与标准色卡比较定量。

（十五）食品和水发液中的甲醛

应用范围：①水发食品（牛百叶、牛筋、牛肚、海蜇、海参、鱼皮、鸭肠、鸭血、鸭舌、鸭鹅掌、猪蹄筋等）；②产品及其干制品（各种鱼类、虾、蟹、贝类和干海参、干贝等干制水产品以及虾仁、鱼丸等）；③米、面、豆制品（面粉、米粉、腐竹、豆制品、粉条、银耳、白糖、冬笋等）。

试剂：AHMT 微孔比色法。

（十六）吊白块

吊白块又称雕白块，化学名为甲醛次合硫酸氢钠，具有漂白和防腐作用，由于对人体伤害较大，国家明文禁止在食品中加入。

应用范围：米、面和豆制品等（腐竹、粉丝、米粉、面粉、馒头、面条、白糖及榨菜食品）。

仪器：GDYQ－100SA2。

（十七）二氧化硫

二氧化硫残留量是亚硫酸盐在食品中存在的计量形式，亚硫酸盐主要包括亚硫酸盐、亚硫酸氢钠、低亚硫酸钠（又名保险粉）、焦亚硫酸钠、焦亚硫酸钾和硫磺燃烧生成的二氧化硫等。这些物质于食品中解离成具有强还原性的亚硫酸，起到漂白、脱色、防腐和抗氧化作用。但用量过大会破坏食品的营养成分并对人体产生危害，尤其是加入到不允许加入的食品（如牛乳）中时，其潜在的危害性就更大。

应用范围：水溶性固体样品（如白砂糖、冰糖、果糖、饴糖等）；其他固体样品（如粉丝、竹笋、蜜饯、干过、干菜、蘑菇、蘑菇罐头、五味子等）。

仪器：GDYQ－801SC。

（十八）过氧化氢

过氧化氢和过氧化氢物因为其自身可以杀灭细菌、微生物、病毒，而且不破坏产品本身结构等特点，被广泛运用于食品工业中。过氧化氢试验用于检测含有过氧化物或氢化过氧化物基团的无机化合物和有机的化合物。

应用范围：适用于水发水产品。

试剂：过氧化氢酶比色法。

（十九）苏丹红等油溶性非食用色素

苏丹红并非食品添加剂，而是一种化学染色剂，禁止使用于食品中。

应用范围：适用于苏丹红（Ⅰ、Ⅱ、Ⅲ、Ⅳ号）等非食用色素的现场快速检测。

试剂：层析纸、展开剂、毛细管、苏丹红（Ⅰ、Ⅱ、Ⅲ、Ⅳ号）对照液各 1 支。

（二十）环节表面菌落总数的快速检测（琼脂载片法）

原理：Hygicult TPC—总菌落计数平板是一块两面覆有琼脂培养基的塑料载片，根据欧盟

(EU)相关法规而设计,用来检测不同类型的固体或液体材料的微生物卫生学状况。

应用范围:适用于直接入口食品接触环节表面的检测。

仪器:培养箱,结果判读标准模板(备选)。

(二十一)环节表面大肠菌群的快速检测(琼脂载片法)

原理:Hygicult CF—大肠菌群技术平板是一块两面覆有琼脂培养基的塑料载片,根据欧盟(EU)相关法规而设计,用来检测各类表面、原材料、食品原料中的大肠菌群存在状况(其使用不会影响被采样本的质量)。

应用范围:适用于直接入口食品接触环节表面的检测。

试剂:Hygicult CF 无菌采样棉签。37 ℃恒温培养箱,结果判读标准模板。

(二十二)紫外线辐照强度

应用范围:测定紫外线灯(包括双灯管组合灯具)辐照强度,以评价其杀菌性能是否达到合格标准。

仪器:紫外照度仪(ZG-4 型)、防紫外线眼镜。

三、检测方法

具体快速检测方法参见本指南第十九章第三节《食品安全快速检测》相关内容。

(经小蓓 洪 亮)

第三篇

行政处罚

第十二章 食品药品行政处罚工作概述

第一节 食品药品行政处罚的概述

一、食品药品行政处罚的基本概念

食品药品行政处罚是指食品药品监管部门对违反食品药品法律法规，但尚未构成犯罪的公民、法人或者其他组织依法实施的法律制裁措施。这个概念包括以下含义：

(1) 实施行政处罚的主体，必须是法律法规规定的、拥有行政处罚权的食品药品行政执法主体。

(2) 处罚的前提是存在违法事实，该事实是违反食品药品法律、法规及规章的规定，危害食品药品管理秩序，依法应当给予行政处罚的行为。

(3) 被处罚主体必须是已构成食品药品行政违法且具有责任能力的公民、法人或其他组织。

二、食品药品行政处罚的种类

根据《中华人民共和国行政处罚法》和食品药品法律、法规的相应规定，食品药品行政处罚种类主要有以下三大类。

(一) 财产罚

即强迫违法者履行金钱给付义务或者剥夺其财产的处罚，如罚款、没收违法所得、没收非法财物等。

(二) 行为罚(也称能力罚、资格罚)

即对违法者的行为予以限制或者作出行为的权利予以剥夺，如责令停产停业、吊销、撤销许可证、限制食品药品生产经营权等。

(三) 声誉罚(也称申诫罚)

即对违法者的名誉、荣誉、信誉等精神上的利益造成一定损害，如警告等。

三、食品药品行政处罚的基本原则

根据《中华人民共和国行政处罚法》的规定，在实施食品药品行政处罚时，必须遵循以下基本原则。

（一）法定原则

法定原则要求行政处罚必须有法定依据，无明文规定不得处罚。公民、法人或者其他组织的行为，只有在法律、行政法规、地方性法规或者规章明确规定应予处罚和给予何种处罚时才能受处罚；没有规定的，不受处罚。

（二）公正、公开原则

公正原则要求食品药品监管部门实施行政处罚时必须做到客观、公平、合理，特别是在行使自由裁量权时要合乎法律的宗旨，对待相对人一视同仁、不偏私，不能以个人好恶代替法律。公开原则要求处罚公开，即处罚所适用的依据要公开，处罚的程序要透明，在处罚实施过程中要保障相对人的申辩和了解情况的权利，食品药品监管部门的处罚活动应接受相对人和社会的监督。

（三）过罚相当原则

过罚相当原则要求违法者所受的处罚与其违法行为是相当的，即违法行为的种类、程度与所受到的处罚种类、处罚幅度相一致，不能畸轻畸重。

（四）处罚与教育相结合原则

处罚与教育相结合原则要求食品药品监管部门在实施行政处罚的同时要加强对被处罚人的法制教育，使其知道自己行为的违法性和应受惩罚性，以使其今后能自觉守法，这是行政处罚要达到的真正目的。在食品药品行政处罚中，不能只罚不教，也无权只教不罚，应该在依法行政的前提下，根据实际情况，结合行政处罚的各项基本原则，综合考虑，合理裁量。

四、实施食品药品行政处罚的基本要求

（一）事实清楚

执法人员必须全面、客观、公正地展开调查。食品药品监管部门作出行政处罚前，必须查明违法事实。违法事实不清的，不得给予行政处罚。

（二）证据充分

食品药品监管部门在开展违法事实调查时，必须取得足以证明违法事实的证据，包括正面的和反面的、直接的和间接的，证据要有合法性、真实性、关联性，不能依据主观推测。没有证明违法事实的证据或证据不充分的，不得给予行政处罚。

（三）程序合法

食品药品监管部门在实施行政处罚时必须严格依据法定程序。违反程序的行政处罚无效。

（四）适用法律正确

食品药品行政处罚所认定的违法行为以及作出行政处罚的依据必须是法律、法规、规章中有明确规定的。不得引用标准、规范性文件作为行政处罚依据。行政处罚引用的法律文本必须正确，引用的条文必须明确具体的条、款、项、目。

（五）自由裁量适当

食品药品监管部门应当根据违法行为的性质、情节、危害后果等因素，在法律、法规、规章规定的自由裁量范围内予以相应的处罚。违法事实基本相同，情节、后果相近的违法案件，应给予相似的行政处罚。

（何　瑾　傅伟华）

第二节 食品药品行政处罚的简易程序

食品药品监管部门应当按照法定的程序作出行政处罚。行政处罚的法定程序分为简易程序和一般程序。简易程序也称当场处罚程序,可以提高行政效率。

一、简易程序的适用范围

对于违法事实清楚、证据确凿,依法应当作出下列行政处罚的,可以当场作出行政处罚决定。

(1) 警告。

(2) 对公民处以 50 元以下罚款。

(3) 对法人或者其他组织处以 1 000 元以下罚款。

简易程序不能随意扩大适用范围。没收非法财物或没收违法所得的案件,不能适用简易程序。即便符合简易程序适用条件的案件,也可以根据案情实际考虑适用一般程序。

二、简易程序的基本流程

执法人员在实施简易程序案件过程中,不仅要注意其适用范围,而且必须对认定的违法事实有法定处罚依据,现场获取的证据足以证明违法事实。简易程序的基本操作流程为:

(一) 出示执法证件,向当事人表明来意

适用简易程序当场查处违法行为,执法人员应不少于 2 人并向当事人出示执法证件。

(二) 对当事人实施相应的检查和调查取证

执法人员应当场了解当事人的违法事实,合法、全面收集证据,制作现场检查笔录,必要时应当制作《询问(调查)笔录》或采取照相、摄像等方法收集证据。

证据材料应当由当事人签章或按指纹确认。必要时可以邀请在场的其他见证人签章或按指纹确认。

(三) 对违法情况进行分析,判定是否可以适用简易程序

执法人员要根据现场掌握的当事人的违法事实,结合收集的证据,综合判定当事人的违法行为是否可以适用简易程序实施行政处罚。

(四) 履行事先告知的程序

当场作出行政处罚前,执法人员应当告知当事人违法行为、行政处罚依据、处罚内容等事项,并告知其陈述权、申辩权等相关权利。

当事人不服拟当场作出行政处罚决定的,应当允许陈述、申辩。当场处罚决定书应当载明当事人陈述、申辩的情况。当事人提出的事实、理由或者证据成立的,应当采纳。

执法人员不得因当事人申辩而加重处罚。

(五) 制作、送达《当场行政处罚决定书》

对于事实清楚,证据确凿的,适用简易程序的行政处罚案件,执法人员应当当场填写统一制作、预定格式、编有号码、盖有公章的《当场行政处罚决定书》。在《当场行政处罚决定书》中必须载明当事人的违法行为、行政处罚依据、行政处罚内容、相应的行政救济途径、处罚实施的机关、

日期等内容。

适用简易程序作出行政处罚决定的，执法人员应将《当场行政处罚决定书》当场交付当事人，由当事人在处罚决定书上签名、盖章或者按指纹并注明签收日期。

当事人拒绝签名或盖章的，可以留置送达《当场行政处罚决定书》。采用留置送达的，执法人员应邀请有关基层组织或者所在场所的管理人员到场说明情况，应当在现场检查笔录中予以注明并有见证人签名或盖章。

（六）简易程序案件的备案、归档

当场行政处罚决定作出后3日内，执法人员应当将违法行为证据、当场处罚决定书、当场处罚备案表等相关材料报所在机关，经领导批准后备案。此后还应整理相关卷宗进行归档。

三、实施当场处罚的注意事项

（一）违法主体确认

检查时应现场调取被处罚人的工商营业执照或相关食品药品许可证，按照有效证照上的信息填写被处罚人名称栏。

（二）送达

被处罚人系个人的，应送达其本人；被处罚人系单位的，应送达其法定代表人。

如系非本人（或法定代表人）代签收的，应提供委托书或在文书上盖具被处罚人的印章。

（三）责令改正

执法人员当场作出行政处罚，应当在《当场行政处罚决定书》中责令当事人改正违法行为。

（四）陈述申辩

在作出当场行政处罚决定前，必须告知被处罚人陈述申辩权。

被处罚人提出陈述申辩的，应制作陈述申辩笔录；若当事人放弃陈述申辩的，应让当事人在当场行政处罚决定书签收处注明“放弃陈述申辩”字样。

（五）当场作出

简易程序的行政处罚决定书必须当场作出，不得事后进行补发。

（何　瑾　傅伟华）

第三节　食品药品行政处罚的一般程序

一般程序又称普通程序，是食品药品监管部门实施行政处罚时应遵循的基本程序，是在调查取证查清事实的基础上，正确地适用法律作出处罚决定的步骤、方法、时限和顺序的总和。一般程序包括立案、调查取证、审核、事先告知、作出处罚决定等（图12－1）。

一、受理和立案

（一）受理与核实

食品药品监管部门对下列涉案线索及交办的案件应当及时受理，并填写《案件受理记录》：

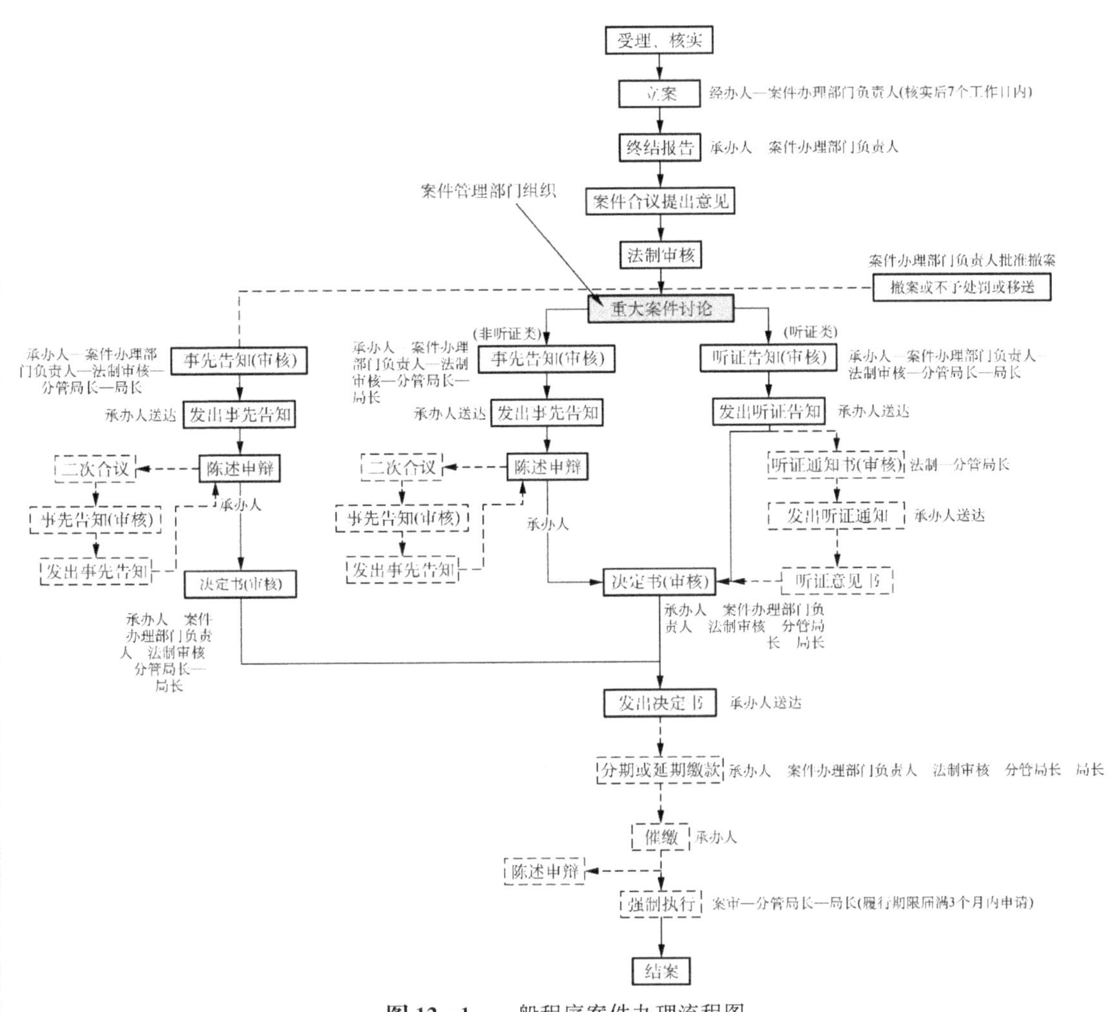

图 12-1 一般程序案件办理流程图

①监督检查中发现的;②产品抽样检验中发现的;③举报、申诉和投诉的;④上级有关部门交办、其他有关部门移送的;⑤其他途径、方式披露的。

对于上述案件,食品药品监管部门应当指定 2 名以上执法人员按照下列原则对案件线索进行核实。

(1) 对于造成人员伤亡、社会影响面大、群体性和连续性出现严重药品或医疗器械不良事件、集体性食物中毒事故的,应当在受理后 2 小时内赶赴现场核实。

(2) 除前项之外的违法行为线索,应当在受理后 5 个工作日内进行核实。

(二) 立案

案件受理后,案件经办人必须对案件涉及的基本情况进行初步审查,以确定是否进行立案。

对于符合下列条件的违法行为,案件办理部门应当在核实后的 7 个工作日内予以立案,并填写《立案申请表》,报案件办理部门负责人批准:①有明确的违法主体;②有客观的违法事实;③属于食品药品行政处罚职责范围的;④属于本部门管辖的。

对于符合前款立案条件的案件应当在立案决定作出后制作《立案通知书》，告知当事人。

二、调查取证

调查取证可以通过现场检查、抽样检验、询问当事人、询问证人、调取资料、摄影摄像等各种形式进行。调查取证是实施食品药品行政处罚的关键环节，直接影响到违法事实的认定和案件办理的质量。对于认定的违法事实，必须有相应客观、明确、充分的证据印证。在调查取证过程中应注意：

（一）进行案件调查取证时，承办人员不得少于2人，并向当事人或有关人员表明承办人员身份、出示《行政执法证》，告知其有申请承办人员回避的权利。

（二）对于已立案的案件，执法人员应当及时、全面、客观、公正地进行调查，收集、调取有关证据，并依照法律、法规的规定进行检查。

对涉及国家秘密、商业秘密和个人隐私的，执法人员应当保守秘密。

（三）执法人员在案件调查中认为需要抽取样品检验（测）的，应有当事人在场。执法人员应当按照有关规定制作相关抽验记录，并按照相关抽样程序规定进行。

对于有关的专门性问题需要委托其他法定机构鉴定的，应委托具有法定鉴定资格的鉴定机构进行鉴定。鉴定结论应由鉴定人员签名或盖章，加盖鉴定机构公章。

（四）先行登记保存措施的注意事项

❶ 及时采取先行登记保存措施

执法人员在发现证据可能灭失或者以后难以取得的，经机关负责人批准，可以采取先行登记保存措施；情况确实紧急的，需要当场实施先行登记保存的，执法人员应当在24小时内报告，补办批准手续。

❷ 先行登记保存要求

采取先行登记保存措施，应当向当事人或有关人员出具《先行登记保存物品通知书》《先行登记保存物品清单》。

进行先行登记保存时，应当通知当事人到场，并在《现场检查笔录》中对采取的措施情况予以记载。

当事人和执法人员以签名、按指印等方式对《先行登记保存物品通知书》进行确认。

❸ 先行登记保存物品处置

对于先行登记保存的物品，应当在7日内按照以下原则作出处理。

(1) 对于先行登记保存的物品，可以根据情况及时采取记录、复制、拍照、录像等方式对证据予以保全。

(2) 对于符合立案条件，且符合查封扣押条件的，应当予以立案，同时解除先行登记保存，依法转为查封扣押。

(3) 对于符合立案条件，但不符合查封扣押条件的，应当解除先行登记保存，并告知当事人配合调查，自行保存相关证物。

(4) 对于不符合立案条件的，应当解除先行登记保存。

(5) 需要检验、检疫、检测或技术鉴定的，送相关检验检测部门进行检验（测）。

逾期未作出处理决定的，先行登记保存措施自动解除。

解除先行登记保存的，应当制作《解除先行登记保存物品通知书》《解除先行登记保存物品清单》，并报机关负责人批准。

（五）查封、扣押行政强制措施的注意事项

1. 查封、扣押实施条件和对象

食品药品监管部门可以依法对下列物品和场所采取查封、扣押的行政强制措施。

(1) 有证据证明不符合食品安全标准的食品、食品添加剂、保健食品，违法使用的食品原料、食品添加剂、食品相关产品和用于违法生产经营或被污染的工具、设备，以及生产经营活动的场所。

(2) 有证据证明可能造成危害人体健康的药品及违法使用的原料、辅料、添加剂以及用于违法生产的工具、设备。

(3) 已经造成或可能造成医疗器械质量事故的医疗器械及违法使用的原材料以及用于违法生产的工具、设备。

(4) 不符合法定要求的化妆品、违法使用的原料、辅料、添加剂以及用于违法生产的工具、设备。

(5) 存在危害人体健康和生命重大隐患的生产经营场所。

查封、扣押仅限于涉案的场所、设施或财物，不得扩展至与违法行为无关的场所、设施或财物；也不得查封、扣押公民个人及其所扶养家属的生活必需品。

2. 查封、扣押审批程序

执法人员在查封、扣押物品或查封场所前应当报机关负责人批准。

情况紧急，需要当场实施查封、扣押的，承办人员应当在 24 小时内向机关负责人报告，并补办批准手续。

3. 查封、扣押实施要求

采取查封、扣押措施的，应当通知当事人在场，并在《现场检查笔录》中对采取的相关措施情况予以记载，并由当事人和执法人员签名或盖章，当事人拒绝的，在笔录中予以注明。当事人拒绝到现场的，承办人员可以邀请见证人到场，由见证人和执法人员在《现场检查笔录》上签名或盖章。

执法人员应当向当事人出具《查封(扣押)决定书》和《查封(扣押)物品清单》，告知当事人采取查封、扣押措施的理由、依据以及当事人依法享有的权利、救济途径等内容。

《查封(扣押)物品清单》应由当事人签字或按指印。查封、扣押的物品、场所，应当使用盖有食品药品监管部门公章的封条，就地或异地封存。

查封、扣押的财物应当妥善保管，严禁动用、调换或者损毁。

4. 查封、扣押时限要求

食品药品监管部门应当在 7 日内对查封、扣押的物品作出是否立案的决定；需要检验的，应当自检验报告书发出之日起 15 日内作出是否立案的决定。

查封、扣押的期限不得超过 30 日，情况复杂的，应当制作《查封(扣押)延期决定书》，经机关负责人批准延长，但是延长时限不得超过 30 日。各级食品药品监管部门之间案件移送的，查封扣押时限应当连续计算。

作出延长决定的，应当书面告知当事人，并说明理由。

对查封、扣押物品需要进行检验、检疫、检测或技术鉴定的，应当制作《检验(检疫、检测、技术鉴定)告知书》;检验、检疫、检测或技术鉴定期间不计算入查封、扣押时限内。

⑤ 解除查封、扣押情形

对于在紧急情况下实施查封、扣押的物品,认为不应当采取查封、扣押措施的,应当立即解除。

对于已经实施查封、扣押的物品,不符合立案条件的,应当解除查封、扣押,并制作《解除查封(扣押)决定书》《解除查封(扣押)物品清单》,经机关负责人批准。

(六) 及时提出行政建议

执法人员在对违法案件进行调查过程中,发现行政相对人在日常管理等方面存在的不规范行为可能对食品药品的生产、经营、使用造成不良影响的,可以作出行政指导,并制作《行政建议书》。

调查终结,承办人员应当制作《案件调查终结报告》。

三、合议

食品药品监管部门应当对其查办的案件组织承办人员以及 3 名以上除承办人员外的执法人员对违法事实、相关证据、违法条款、处罚依据与建议、处罚裁量、办案程序等进行合议,制作《案件合议记录》,并按照以下情形作出处理。

(1) 违法事实清楚,证据确凿,程序合法的,依法提出行政处罚的意见,对存在可以不予处罚、从轻、减轻处罚或者从重处罚情节的,提出不予处罚、从轻、减轻处罚或者从重处罚的意见。

(2) 违法事实不清,证据不足,或者存在程序缺陷的,提出补充有关证据材料或者重新调查的意见。

(3) 违法事实不能成立、超过追责期限或者程序违法的,提出撤案申请,并填写《撤案申请表》。

(4) 涉嫌犯罪的,在提出行政处罚意见的同时建议移送司法机关追究刑事责任。

(5) 超出管辖的,提出按规定相关要求进行移送的意见。

四、法制审核

(一) 法制审核内容

食品药品监管部门的法制机构负责处罚案件的审核工作。

主要内容包括: 是否具有管辖权;当事人基本情况是否清楚;违法事实是否清楚、证据是否充分;案件定性是否准确;适用依据是否正确;处罚裁量是否适当;程序是否合法。

(二) 法制审核意见

法制机构经过对案件进行审核,提出以下书面意见和建议,并制作《案件核审表》。

(1) 对事实清楚、证据确凿、适用依据正确、定性准确、处罚适当、程序合法的,同意办案部门意见,建议报机关负责人批准后告知当事人。

(2) 对定性不准确、适用依据错误、处罚不当的,建议办案部门修改。

(3) 对事实不清、证据不足的,建议办案部门补充调查。

(4) 对程序存在缺陷的,建议办案部门纠正。

(5) 对违法事实不成立、超过追责期限或者程序违法的,建议撤案。

(6) 对违法事实轻微并及时纠正,没有造成危害后果,或其他法定不予处罚的情形的,建议不予行政处罚。

(7) 对超出管辖权的,建议按有关规定移送。

(8) 对涉嫌犯罪的,建议移送司法机关。

五、重大案件讨论

案件办理部门拟对重大案件作出处罚的,连同相关证据提交案件管理部门,由其组织重大案件讨论。

对于重大案件的标准,各级食品药品监管部门根据各自实际情况制定。

(一) 重大案件讨论人员

由相关领导主持,下列人员作为讨论组组成人员,对重大案件进行集体讨论。

(1) 案件办案部门负责人或分管领导。

(2) 承办人员。

(3) 案件办理部门其他执法人员。

(4) 案件管理部门负责人。

(5) 法制部门负责人。

(6) 其他相关部门人员。

(二) 重大案件讨论内容

重大案件讨论人员对案件的管辖权、违法事实、证据、办案程序、处罚依据、当事人陈述申辩事实及理由、处罚裁量或听证会上当事人提出的事实及理由等内容进行审议,并发表意见。

重大案件讨论应当对拟处理意见的合法性及合理性进行审议,并按照少数服从多数的原则形成结论性处理意见,由案件管理部门制作《重大案件集体讨论记录》。

六、告知与陈述申辩

(一) 行政处罚事先告知和听证告知

食品药品监管部门在作出处罚决定前应当经机关负责人批准,制作《行政处罚事先告知书》,告知当事人违法事实、处罚的理由和依据以及当事人依法享有陈述、申辩的权利。如拟作出责令停产停业、吊销食品药品监管部门核发的许可证、撤销食品药品批准证明文件、较大数额罚款、没收较大数额财物的,应当在作出决定前告知当事人享有要求举行听证的权利,制作《行政处罚听证告知书》,进入听证程序。

(二) 陈述和申辩

当事人要求进行陈述申辩的,各级食品药品监管部门必须充分听取当事人的陈述和申辩,并制作《陈述申辩笔录》。

案件办理部门应当对当事人提出的事实、理由或者证据进行复核,并制作《陈述申辩笔录复核意见书》;当事人陈述申辩理由成立的,应当采纳。不得因当事人申辩而加重处罚。

七、作出行政处罚决定

(一) 制作《行政处罚决定书》

对违法事实清楚、证据确凿、程序合法,依据食品药品管理法律、法规、规章的规定给予行政处罚的,应当经机关负责人审批。

各级食品药品监督管理部门作出行政处罚决定，应当制作《行政处罚决定书》，并加盖机关公章。行政处罚内容有没收涉案物品的，应当附有《没收物品清单》。

(二) 办案期限

适用一般程序处理的案件应当自立案之日起3个月内作出处理决定；案情复杂，不能在规定期限内作出处理决定的，经机关负责人批准，可以延长30日。

案情特别复杂，经延期仍不能作出处理决定的，应当由机关负责人决定是否继续延期，并注明延期时限。

案件处理过程中听证、公告、检验鉴定时间不计入案件办理期限。

八、送达

行政执法文书由承办人送达被处罚单位或者个人签收，受送达人在送达回执上注明收到日期并签字或者盖章。签收日期即为送达日期。

送达行政执法文书应当直接送交受送达人。受送达人是公民的，本人不在时，交同住成年家属签收；受送达人是法人或者其他组织的，应当由法定代表人、其他组织的主要负责人或者该法人、其他组织负责收件的人员签收；受送达人有诉讼代理人的，可以送交其代理人签收。

受送达人的同住成年家属，法人或者其他组织的负责收件的人，诉讼代理人或者代收人在送达回证上签收的日期为送达日期。

(何　瑾　傅伟华)

第四节　食品药品行政处罚的听证程序

听证程序是根据案情的需要在一般程序中增设的特殊程序，是指食品药品监管部门在给与较重行政处罚前，经当事人要求，为了保证当事人权利，公开举行由有关利害关系人参加的听证会广泛听取意见，从而为进一步准确适用法律作出行政处罚的一种特殊的方法、步骤。

一、听证程序的适用范围

在行政处罚中拟作出下列行政处罚决定的，应当适用听证程序。

(1) 责令停产停业。

(2) 吊销食品药品监管部门核发的许可证。

(3) 撤销食品药品批准证明文件。

(4) 较大数额罚款、较大数额没收违法所得或者较大数额没收非法财物等(较大数额的划定标准在不同的省、自治区、直辖市会有所不同，应根据所在地具体规定执行)。

应适用听证程序而未适用的，属于违反法定程序，所作出的行政处罚决定无效。

二、听证有关人员

(一) 听证的组织部门

食品药品监管部门的法制部门负责行政处罚案件的听证工作。

（二）听证人员

听证人员包括听证主持人、听证员和书记员。

适用听证程序的行政处罚案件具有较强专业性的，可以指定1～2名食品药品监管部门内部的非本案调查人员担任听证员，协助听证主持人组织听证。

（三）听证参加人

听证参加人包括当事人及其代理人、案件调查人员、证人、翻译人员、鉴定人、勘验人以及其他有关人员。可邀请媒体、社区代表及相关人员列席听证。

三、听证程序的实施步骤

（一）听证的告知与听证要求的提出

凡适用听证程序的，在作出行政处罚决定前，应当告知当事人有要求举行听证的权利。告知的方法就是向当事人送达《听证告知书》。

《听证告知书》的主要内容应包括：当事人的基本情况、违法事实、行政处罚的理由、依据和拟作出的行政处罚决定，要求听证的权利，提出听证要求的期限和听证组织机关等。

当事人要求听证的，应当自收到《听证告知书》之日起3个工作日内，向行政机关书面提出听证要求。当事人以邮寄挂号信方式提出听证要求的，以寄出的邮戳日期为准。

当事人明确表示放弃听证或者超过期限未提出听证要求的，不得对同一案件再次提出听证要求，但可以进行陈述、申辩。

（二）听证的受理与通知

当事人提出听证要求的，行政机关应当予以受理。对于符合听证条件的，行政机关应当组织听证；对于不符合听证条件的，行政机关应当自收到听证要求之日起3个工作日内，书面告知当事人不予组织听证。

行政机关组织听证的，应当在听证举行的7个工作日前，将《听证通知书》送达当事人，《听证通知书》应载明当事人的基本情况，举行听证的时间、地点和方式，听证人员的姓名，申请回避的权利，应准备的证据、通知证人等事项。

当事人接到《听证通知书》后应当按时出席听证会，也可以委托1～2人代理出席听证会。委托他人代理听证的应当提交由当事人签字或者盖章的委托书。

当事人因故不能如期参加听证的，应当事先告知组织听证的食品药品监管部门。无正当理由不按期参加听证的，视为放弃听证要求，听证人员应当予以书面记载。

在听证举行过程中，当事人提出退出听证的，听证主持人可以宣布听证终止，并记入《听证笔录》。

（三）组织听证

听证会的流程分为几个阶段：确认应到会的人员是否到会，宣布听证会纪律；核对参加听证人员身份、宣读听证会主题、告知权利义务；双方陈述、举证质证、展开辩论；最后陈述；审查核对听证记录等。

（四）听证结果

听证应当制作《听证笔录》。

听证结束后，听证人员应当把《听证笔录》交当事人和案件调查人员审核无误后签名或者盖章。当事人拒绝签名或者盖章的，由听证主持人在听证笔录上说明情况。听证笔录中有关证人证言部分，应当交证人审核无误后签名或者盖章。听证主持人应当对听证笔录进行审阅，提出审核意见并签名或者盖章。

听证笔录应当作为行政机关作出行政处罚决定的依据。

听证主持人应当根据听证情况，提出听证意见，并制作《听证意见书》。

听证主持人应当在《听证意见书》中，对适用听证程序的行政处罚案件提出如下处理意见。

(1) 违法行为事实清楚，证据确凿，案件调查人员提出的行政处罚建议适用依据正确，程序合法，内容适当的，提出维持处罚建议的意见。

(2) 违法行为事实清楚，但调查人员提出的行政处罚建议适用依据错误或者裁量不当的，提出纠正调查人员处罚建议的意见。

(3) 应当受行政处罚的违法行为，但调查人员在办案过程中有程序缺陷的，提出调查人员补充调查后再给予行政处罚的意见。

(4) 违法行为轻微并及时纠正，没有造成危害后果的，提出依法不予行政处罚的意见。

(5) 违法行为不能成立的，提出依法不予行政处罚的意见。

(6) 违法行为符合从轻或者减轻处罚条件的，提出依法从轻或者减轻行政处罚的意见。

(7) 违法行为事实不清的，提出继续调查的意见。

(8) 应当由其他行政机关处理的，提出依法移送的意见。

(9) 涉嫌犯罪的，提出移送司法机关追究刑事责任的意见。

(10) 其他依法提出的处理意见。

《听证意见书》与《听证笔录》一同作为听证结果，提交分管行政处罚的领导，直至机关负责人。

若听证过程中当事人提出了新的证据且可能改变拟给予的行政处罚，或前期调查事实不清、证据不足等，应重新回到调查取证阶段。调查结果符合听证程序的，应重新适用听证程序。

（何　瑾　傅伟华）

第五节　食品药品行政处罚的执行与结案

一、执行的基本原则

(1) 食品药品行政处罚决定作出后，当事人应当在处罚决定规定的期限内予以履行。

(2) 当事人对食品药品行政处罚决定不服申请行政复议或者提起行政诉讼的，行政处罚不停止执行，但行政复议或行政诉讼期间裁定停止执行的除外。

食品药品行政处罚的执行可分为自觉履行和强制执行。

二、自觉履行

当事人自觉履行了全部的行政处罚（如缴付违法所得、罚款、停止营业、改正违法行为等），即可结案。其中，缴付违法所得、罚款可有以下几种情况。

(一) 当场收缴

(1) 依据简易程序当场作出食品药品行政处罚决定，有下列情形之一的，可以当场收缴罚款。

1）依法给予20元以下罚款的。

2）不当场收缴事后难以执行的。

(2) 在边远、水上、交通不便地区，食品药品监管部门作出处罚决定后，当事人向指定的银行缴纳罚款确有困难的，经当事人提出，执法人员也可以当场收缴罚款。

(3) 执法人员当场收缴罚款的，必须向当事人出具财政部门统一制发的罚款收据。执法人员当场收缴的罚款，应当自收缴罚款之日起2日内交至其所属的各级食品药品监管部门；各级食品药品监督管理部门应当在2日内将罚款缴付指定的银行。

(二) 事后缴款

根据《中华人民共和国行政处罚法》规定，当事人应当自收到行政处罚决定书之日起15日内，到指定银行缴纳罚没款。

(三) 延期或分期缴纳

当事人确有经济困难，需要延期或者分期缴纳罚款的，经当事人提出书面申请，提交有关证明材料。经案件承办人员合议，符合规定的，报机关负责人批准并制作《延(分)期缴纳罚款批准书》。

批准后，由当事人提供延(分)期缴纳罚款保证书，注明延(分)期缴款具体时间和金额，在保证书上签字并加盖公章。

三、履行行政处罚决定催告

食品药品监管部门在申请人民法院强制执行前，应当制作《履行行政处罚决定催告书》，催告当事人履行义务，告知当事人履行义务的期限、方式、金钱给付的金额、方式、依法享有的陈述申辩权。

催告期间，当事人进行陈述、申辩的，食品药品监管部门应当制作《陈述申辩笔录》记录当事人提出的事实、理由和证据，并制作《陈述申辩复核意见书》。

当事人提出的事实、理由和证据成立的，食品药品监管部门应当采纳。

四、强制执行

当事人在法定期限内不申请行政复议或者提起行政诉讼，经《履行行政处罚决定催告书》送达10日后仍不履行行政决定的，食品药品监管部门可以自期限届满之日起3个月内向所在地有管辖权的人民法院申请强制执行，并制作《行政处罚强制执行申请书》。

五、结案

有下列情形之一的，应当予以结案，并填写《行政处罚结案报告》，将有关案件材料进行整理装订，归档保存。

(1) 处罚决定执行完毕的。

(2) 经人民法院裁定执行完毕的。

(3) 依法终止执行全部处罚决定的。

(4) 依法终止执行部分处罚决定，其他处罚决定已执行完毕的。

(5) 行政案件调查已满2年，当事人确证无法找到的。

行政处罚案件应当建立档案，归档要求按照《行政处罚案卷管理规范》执行。

六、行政处罚案卷管理规范

（一）行政处罚的案卷装订

分为预装订和归档装订。

行政处罚案卷的预装订是指行政处罚案件终结之前，办案人员在办理行政处罚案件时将有关行政处罚的文书和证据材料等相关资料文书及时装订。

行政处罚案卷的归档装订是指案件处罚决定或者复议决定执行完毕，办案机关按照要求及时将案件材料立卷归档。

（二）办案人员应当按照下列要求及时预装订案件材料

（1）案卷必须一案一卷。

（2）书写文书用毛笔或者钢笔。

（3）案卷应当随流转单在办案过程中按顺序装订，铅笔编写页号。

（三）行政处罚案卷预装订顺序

（1）案卷封面。

（2）办案程序流转单。

（3）案卷材料目录。

（4）线索材料。

（5）立案审批表（包括药品类处罚案件的立案告知书）。

（6）强制措施（解除）审批表、通知书及送达回执。

（7）案件调查终结报告及批件。

（8）草拟的处罚决定书。

（9）讨论意见。

（10）处罚（听证）告知书及送达回执。

（11）听证通知书、听证笔录及听证报告。

（12）陈述申辩材料。

（13）询问笔录、现场检查笔录等各类笔录。

（14）证据材料：证据材料按照证据形成日期顺序排列。证据文字材料在前，图样在后。

（15）其他有关材料。

（四）案件处罚决定或者复议决定执行完毕，办案机关应当按照下列要求及时将案件材料立卷归档

（1）案卷必须一案一卷，案卷分为正卷、副卷装订。正卷装订可对外公开的法律文书和证据材料，副卷装订办案机关内部审批程序的文书，副卷装订的材料不得对外公开。

（2）各类文书齐全，手续完备。

（3）书写文书用毛笔或者钢笔。

（五）办案机关案卷正卷装订的顺序

（1）案卷封面。

（2）案卷材料目录。

（3）处罚决定书及送达回执。

(4) 立案告知书。

(5) 强制措施(解除)通知书及送达回执。

(6) 处罚(听证)告知书及送达回执。

(7) 听证通知书、听证笔录及听证意见书。

(8) 陈述申辩材料。

(9) 询问笔录、现场检查笔录等各类笔录。

(10) 证据材料：证据材料按照证据形成日期顺序排列。证据文字材料在前，图样在后。

(11) 财物处理单据。

(12) 其他有关材料。

(六) 办案机关案卷副卷装订的顺序

(1) 案卷封面。

(2) 案卷材料目录。

(3) 线索材料。

(4) 立案审批表。

(5) 强制措施(解除)审批表。

(6) 案件调查终结报告及批件。

(7) 讨论意见。

(8) 处罚(听证)告知书审批表。

(9) 处罚决定书审批表。

(10) 与上级机关、其他行政部门之间的工作文件。

(11) 证据材料中涉及国家秘密、商业秘密或者个人隐私的。

(12) 其他不宜对外公开的材料。

(七) 案卷装订

案卷装订前应加工去掉案卷内文字材料的金属物。对大于要求的文件，要折叠整齐，窄了的要加边，破损文件应按裱糊技术要求托裱，字迹褪变或扩散的应将其复制件附于原文后。

(八) 案卷编页码

单面书写的文件材料在其右下角编写页号，双面书写的文件材料，正面在其右下角，背面在其左下角编写页号，图样页号编写在标题栏外。

(九) 卷内目录填写要求

(1) 顺序号，一个文件一个号；正文和附件、正文和底稿，都应编一个顺序号。

(2) 案卷封面、卷内文件目录不编号。

(3) 页号栏，每一份文件填写起号，最后一份文件填写起止号。卷内目录排在首页之前，不编号。

(十) 案件承办人员应保证经办文书材料的系统完整。工作变动或因故离职时应将经办的文件材料向接办人员交接清楚，不得擅自带走或销毁。

(十一) 案卷立案归档后，任何人不得私自增加或者抽取案卷材料。未经(分管)局长批准，任何单位或个人不得借阅案卷。

(何　瑾　傅伟华)

第六节 食品药品行政处罚的复议与诉讼

一、食品药品行政处罚复议的概念

食品药品行政处罚复议是指受到处罚的公民、法人或者其他组织认为处罚行为侵犯其合法权益，依照法律规定的条件和程序，向作出处罚行为的行政机关的上级机关或法定机关提出申请，由受理该申请的行政机关依法对该行政处罚行为进行合法性与适当性的全面审查，并作出复议决定。食品药品行政处罚的复议应遵循行政复议的规则。

二、行政复议的基本原则

（一）合法原则

行政复议机关在行使行政复议职责时，必须遵守宪法和法律的规定，做到复议的主体及其职权合法、依据合法、程序合法。

（二）公正原则

行政复议机关在行使行政复议职权时，应当公正地对待复议双方当事人，一视同仁。对于不同的申请人应同样对待。对原具体行政行为的适当性进行审查时，要严格以法律的目的和社会公认的公正标准为尺度，从而保证行政复议过程和结果的公正。

（三）公开原则

指行政复议的条件、依据和过程是公开的。申请人可以依法查阅被申请人提出的书面答复、作出具体行政行为的证据、依据和其他有关材料。行政复议的决定是公开的。不能依据内部文件作出行政复议决定。

（四）及时原则

行政复议机关要在法定的期限内完成行政复议的受理、审查工作，及时作出相应的行政复议决定。

（五）便民原则

行政复议活动要方便百姓，尽量使他们节省费用、时间、精力。

三、行政复议的审理和决定

（一）复议审理

复议原则上采取书面审查方法。

申请人和被申请人要求当面说明情况的、双方争议的主要事实不清、案情复杂、涉及专业技术领域内容的，或复议机关承办人认为其他需要了解情况、听取意见的，复议机关承办人可以向有关组织和人员调查情况，听取申请人、第三人和被申请人的意见。

复议机关承办人向有关组织和人员调查情况，可以采用下列方式：①向有关组织和单位查阅与复议相关的文书资料；②听取申请人、第三人和被申请人的陈述、申辩；③核实证人证言；④实地勘察；⑤举行听证；⑥其他。

（二）复议决定

行政复议的决定是指行政复议机关对行政复议案件进行审查，经复议机关负责人审核或者集体讨论通过后，就有关具体行政行为是否合法、适当，或者是否依申请人的请求责令被申请人作出某种具体行政行为而做出的书面决定。

食品药品监管部门依照《行政复议法》作出行政复议决定。一般有以下几种情形：

(1) 具体行政行为认定事实清楚、证据确凿，适用依据正确，程序合法，内容适当的，决定维持。

(2) 具体行政行为认定事实清楚、证据确凿，适用依据正确，程序合法，但明显不当的，可以决定予以变更。

(3) 具体行政行为违法或者不当的，但不具有可撤销性的，决定确认该具体行政行为违法。

(4) 具体行政行为因违法或不当而被撤销，但具体行政行为相对人的违法事实清楚、证据确凿的，可以责令被申请人在一定期限内重新作出具体行政行为。

行政复议决定应当加盖公章，并及时送达申请人、第三人和被申请人。

四、涉及食品药品行政处罚的行政诉讼

涉及食品药品行政处罚的行政诉讼是指受到行政处罚的公民、法人或者其他组织认为食品药品监管部门的行政处罚行为侵犯其合法权益，依法向具有管辖权的人民法院提起行政诉讼，由人民法院依法进行审理并作出裁决的法律制度。涉及食品药品行政处罚的行政诉讼应遵循行政诉讼的规则。

对属于人民法院受案范围的行政案件，公民、法人或者其他组织可以先向行政机关申请复议，对复议决定不服的，再向人民法院提起诉讼；也可以直接向人民法院提起诉讼。法律、法规规定应当先向行政机关申请复议，对复议决定不服再向人民法院提起诉讼的，依照法律、法规的规定。

公民、法人或者其他组织不服复议决定的，可以在收到复议决定书之日起 15 日内向人民法院提起诉讼。复议机关逾期不作决定的，申请人可以在复议期满之日起 15 日内向人民法院提起诉讼。法律另有规定的除外。

公民、法人或者其他组织直接向人民法院提起诉讼的，应当自知道或者应当知道作出行政行为之日起 6 个月内提出。法律另有规定的除外。

公民、法人或者其他组织申请行政机关履行保护其人身权、财产权等合法权益的法定职责，行政机关在接到申请之日起两个月内不履行的，公民、法人或者其他组织可以向人民法院提起诉讼。法律、法规对行政机关履行职责的期限另有规定的，从其规定。

（何　瑾　傅伟华）

第七节　食品药品监管行政处罚文书制作

一、食品药品监管行政处罚文书适用范围

食品药品监管行政处罚文书适用于各级食品药品监管部门查处办理食品（含食品添加剂、保

健食品、食品相关产品，下同）、药品（含药包材，下同）、医疗器械、化妆品（以下简称“食品药品”）等行政处罚、行政强制案件。

二、食品药品监管行政处罚文书种类及目录编排

食品药品监管行政处罚文书共63份。其中：

立案阶段文书8份：《案件受理记录》《案件移送审批表》《案件移送书》《涉嫌犯罪案件移送书》《查封（扣押）物品移交通知书》《指定管辖通知书》《立案申请表》《立案通知书》。

调查取证阶段文书10份：《询问（调查）通知书》《询问（调查）笔录》《现场检查笔录》《先行登记保存物品审批表》《先行登记保存物品通知书》《先行登记保存物品清单》《行政建议书》《督办案件通知书》《案件调查终结报告》《协助调查函》。

强制措施文书13份：《查封（扣押）审批表》《查封（扣押）决定书》《查封扣押物品清单》《查封（扣押）延期审批表》《查封（扣押）延期决定书》《检验（检疫、检测、技术鉴定）告知书》《封条》《解除先行登记保存物品审批表》《解除先行登记保存物品通知书》《解除先行登记保存物品清单》《解除查封（扣押）审批表》《解除查封（扣押）决定书》《解除查封（扣押）物品清单》。

处罚告知文书4份：《行政处罚事先告知书审批表》《行政处罚事先告知书》《陈述申辩笔录（适用处罚事先告知）》《陈述申辩笔录复核意见书（适用处罚事先告知）》。

听证文书5份：《听证告知书审批表》《听证告知书》《听证通知书》《听证笔录》《听证意见书》。

案件审理和处罚决定文书12份：《案件核审表》《案件合议记录》《重大案件集体讨论记录》《撤案申请表》《撤案通知书》《行政处罚决定书审批表》《行政处罚决定书》《责令改正通知书》《没收物品凭证》《没收物品清单》《没收物品处理审批表》《没收物品处理清单》。

强制执行文书7份：《延（分）期缴纳罚款审批表》《延（分）期缴纳罚款批准书》《行政处罚加处罚款决定书》《履行行政处罚决定催告书》《陈述申辩笔录（适用催告通知）》《陈述申辩复核意见书（适用催告通知）》《行政处罚强制执行申请书》。

结案文书3份：《行政处罚结案报告》《行政处罚案件案卷封面》《卷内文件目录》。

通用文书1份：《送达回执》。

三、食品药品监管行政处罚文书编号

食品药品监管行政处罚文书编号根据法律文书类别进行编制，一般由地区、部门简称、文书类别、年份、文书顺序号等组成。

以上海市食品药品监督管理局执法总队作出的行政处罚为例，具体规则如下。

(1) 沪食药监（地区简称）＋文书类别＋字＋年号＋第＋顺序号＋号，顺序号采4位流水号。例如市局执法总队2015年度查办第一件行政处罚案件时，制发的立案通知书为《上海市食品药品监督管理局立案通知书》，编号为沪食药监（总）立通字[2015]第0001号。

(2) 行政处罚决定书的编号为沪食药监（地区简称）＋罚处字＋年号＋第＋罚缴分离号。

(3) 罚缴分离号共有10位数，编号规则为：①第1位为文书分类：当场行政处罚决定书为“1”，行政处罚决定书为“2”，延（分）期缴纳罚款批准书为“3”；②第2位为专业分类：药品为“1”、医疗器械为“2”、餐饮服务食品为“3”、保健食品为“4”、化妆品为“5”、控烟类为“6”、食品生产为

"7"、食品流通为"8"；③第 3～6 位为公元年份：如 2012；④第 7～10 位为流水号：从 0001～9999。

例如市局执法总队 2015 年度查办的第一件行政处罚案件是餐饮服务食品案件，制发的处罚决定书为《上海市食品药品监督管理局行政处罚决定书》，编号为沪食药监（总）罚处字[2015]第 2320150001 号。

四、食品药品监管行政处罚文书目录

1. 案件受理记录
2. 案件移送审批表
3. 案件移送书
4. 涉嫌犯罪案件移送书
5. 查封(扣押)物品移交通知书
6. 指定管辖通知书
7. 立案申请表
8. 立案通知书
9. 询问(调查)通知书
10. 询问(调查)笔录
11. 现场检查笔录
12. 先行登记保存物品审批表
13. 先行登记保存物品通知书
14. 先行登记保存物品清单
15. 查封(扣押)审批表
16. 查封(扣押)决定书
17. 查封(扣押)物品清单
18. 查封(扣押)延期审批表
19. 查封(扣押)延期决定书
20. 检验(检疫、检测、技术鉴定)告知书
21. 封条
22. 解除先行登记保存物品审批表
23. 解除先行登记保存物品通知书
24. 解除先行登记保存物品清单
25. 解除查封(扣押)审批表
26. 解除查封(扣押)决定书
27. 解除查封(扣押)物品清单
28. 案件核审表
29. 案件合议记录
30. 撤案申请表
31. 撤案通知书
32. 行政处罚事先告知书审批表

33. 行政处罚事先告知书
34. 陈述申辩笔录(适用处罚事先告知)
35. 陈述申辩笔录复核意见书(适用处罚事先告知)
36. 听证告知书审批表
37. 听证告知书
38. 听证通知书
39. 听证笔录
40. 听证意见书
41. 重大案件集体讨论记录
42. 行政建议书
43. 督办案件通知书
44. 协助调查函
45. 责令改正通知书
46. 案件调查终结报告
47. 行政处罚决定书审批表
48. 行政处罚决定书
49. 没收物品凭证
50. 没收物品清单
51. 没收物品处理审批表
52. 没收物品处理清单
53. 延(分)期缴纳罚款审批表
54. 延(分)期缴纳罚款批准书
55. 行政处罚加处罚款决定书
56. 履行行政处罚决定催告书
57. 陈述申辩笔录(适用催告通知)
58. 陈述申辩复核意见书(适用催告通知)
59. 行政处罚强制执行申请书
60. 送达回执
61. 行政处罚结案报告
62. 行政处罚案件案卷封面
63. 卷内文件目录

五、食品药品监管行政处罚文书样张

样张 1

食品药品行政处罚文书
案件受理记录

（××）食药监（ ）案受字[20××]第 号

案件来源：□投诉/举报 □行政检查 □检验 □移送 □交办 □其他________

案件类别：□药品 □医疗器械 □食品 □保健食品 □化妆品 □其他

当事人（单位/个人）：____________________

地址/住所：____________________ 联系方式：____________________

受理时间：________年________月________日________时________分

案情摘要：

受理意见：

经办人签名：

年 月 日

审批意见：

部门负责人签名：

年 月 日

样张 2

食品药品行政处罚文书
案件移送审批表

（××）食药监（ ）案移审字[20××]第 号

案由：______________________________

案件来源：______________________________

当事人：______________ 法定代表人(负责人)：______________

地址：______________ 联系方式：______________

受移送机关：______________________________

主要案情及移送理由：

经办人：________

年 月 日

审核意见：

部门负责人：________

年 月 日

审批意见：

机关负责人：________

年 月 日

样张 3

食品药品行政处罚文书
案　件　移　送　书

(××)食药监(　　)案移送字[20××]第　　号

________________:

____
________________一案,经初步调查,________________,根据________________
______的规定,现移送你单位处理。案件处理结果请函告我局。

附件:案情简介及有关材料________件。

(公　　章)
年　　月　　日

签收回执

食药监(　　)案移送字[20××]第________号《案件移送书》已于________年________月________日收到。

(公　章)
年　　月　　日

注:本文书一式三联。第一联存档,第二联交被移送单位,第三联备查。

样张 4

食品药品行政处罚文书
涉嫌犯罪案件移送书

（××）食药监（　　）涉刑移送字[20××]第　　号

____________公安（分）局：

_______________涉嫌_________________________一案，经初步调查，当事人涉嫌构成犯罪，根据《行政执法机关移送涉嫌犯罪案件的规定》第三条、《关于在行政执法中及时移送涉嫌犯罪案件的意见》第一条、《刑法》第________条的规定，现移送你单位依法查处。

根据《行政执法机关移送涉嫌犯罪案件的规定》第八条的规定，你单位如认为当事人没有犯罪事实，或者犯罪事实显著轻微，不需要追究刑事责任，依法不予立案的，请说明理由，并书面通知我局，退回有关案卷材料。

根据《行政执法机关移送涉嫌犯罪案件的规定》第十二条的规定，我局将在接到你局立案通知书之日起 3 个工作日内将涉案物品及与案件有关的其他材料移交你局。

（公　章）
年　　月　　日

附件：

签收回执

____________号《涉嫌犯罪案件移送书》已于________年________月________日收到。

（公　章）
年　　月　　日

注：本文书一式四联。第一联由公安机关签收后留存；第二联由公安机关签收后由食品药品监管部门存档；第三联抄送公安机关的同级人民检察院，由人民检察院签收后留存；第四联由人民检察院签收后，食品药品监管部门存档。

样张 5

食品药品行政处罚文书
查封(扣押)物品移交通知书

(××)食药监(　　)查扣移字[20××]第　　号

________________：

因你(单位)违法行为涉嫌犯罪,根据《中华人民共和国行政强制法》第二十一条之规定,我局决定对查封(扣押)的你(单位)的有关物品(见《查封(扣押)物品清单》(××)食药监(　　)查扣清字[20××]第________号)移交给________公安局。

(公　章)
年　　月　　日

本通知书已于________年________月________日________时________分收到。

接收人签字：________

执法人员签字：________、________

注：本文书一式二联,第一联由食品药品监管部门存档,第二联交当事人。

样张 6

食品药品行政处罚文书
指定管辖通知书

（××）食药监指辖字[20××]第　　号

________、________：

关于____一案管辖权问题，经研究，现决定指定该案由________局管辖。请你们接到此通知后及时办理案件及相关材料的移交手续。

（公　章）
____年____月____日

本文书一式四份，二份送达，一份归档，一份承办机构留存。

样张 7

食品药品行政处罚文书
立 案 申 请 表

（××）食药监（　　）立字[20××]第　　号

案由：____

当事人：______________________　法定代表人（负责人）：______________

地址：________________________　联系方式：____________________

案件来源：____

案情摘要：

经初步审查，当事人的行为涉嫌违反了____的规定，属本部门管辖，建议立案调查。

经办人：__________

年　月　日

审核意见：

□予以立案　　□不予立案　　□__________

本案自______年______月______日起立案，由______、______承办。

部门负责人：__________

年　月　日

审批意见：

机构负责人：__________

年　月　日

样张 8

食品药品行政处罚文书
立 案 通 知 书

(××)食药监( )立通字[20××]第 号

______________________:

经初步调查,你(单位)____________________的行为,涉嫌违反了______________________
______________________的规定,本机关决定对你(单位)立案调查。

特此通知。

(公 章)
年 月 日

本通知书已于________年________月________日________时________分收到。

收件人签名: 职务:

年 月 日

注:本文书一式二联,一联存档,一联交当事人。

样张 9

食品药品行政处罚文书
询问（调查）通知书

（××）食药监（　　）询通字[20××]第　　号

____________________：

因你（单位）____________________________（事由），请你（单位）法定代表人或委托代理人于________年________月________日________时到____________________________（地点）接受询问调查。根据《中华人民共和国行政处罚法》第三十七条的规定，你有如实回答询问、协助调查的义务。

来时请携带下列材料：

□ 身份证

□ 许可证

□ 营业执照

□ 法定代表人身份证明

□ 委托书

□ 其他______________________

如无法按时前来，请与本机关联系。

联系人：

联系电话：

（公　章）

年　　月　　日

本通知书已于于________年________月________日________时________分收到。

收件人签名：　　　　　　　　　　　　　　　职务：

年　　月　　日

注：本文书一式二联，一联存档，一联交当事人。

样张 10

食品药品行政处罚文书
询问(调查)笔录

第______页 共______页

时间：_____年___月___日___时___分至_____年___月___日___时___分
地点：______________________________
询问(调查)人：__________________ 记录人：________________
执法证号：____________________________
被询问(调查)人：_______ 性别：_______ 年龄：_______ 民族：_______
身份证号：____________ 工作单位：_______ 职务：_______
联系地址(住所)：____________________ 联系电话：_______

告知事项：

我们是_______市食品药品监督管理局行政执法人员，现出示执法证件。现依法就有关问题进行调查，请予配合。依照法律规定，执法人员少于两人或者所出示的执法证件与其身份不符的，你(单位)有权拒绝调查；对于有下列情形之一的，你(单位)有权申请检查人员回避：(1)系当事人或当事人的近亲属；(2)与本人或本人近亲属有利害关系；(3)与当事人有其他关系，可能影响公正执法的。

问：对于上述告知事项你是否听清楚了？

答：

问：你是否申请调查人员回避？

答：

问：你有如实接受调查的法律义务，如有意作虚假陈述将承担法律责任，你是否听明白了？

答：

执法人员签名：_______、_______

被询问(调查)人阅后签名：__________ 记录人签名：__________

年 月 日 年 月 日

询问(调查)笔录(副页)

第________页　共________页

被询问(调查)人阅后签名：________________

年　　月　　日

执法人员签名：__________、__________

记录人签名：________________

年　　月　　日

样张 11

食品药品行政处罚文书
现场检查笔录

第______页 共______页

被检查单位(人)：______________________________

法定代表人(负责人)：________________ 联系电话：____________

地址(住所)：______________________________

检查人员：____________________ 记录人：____________

执法证号：______________________________

检查时间：____年___月___日___时___分至____年___月___日___时___分

检查地点：______________________________

告知事项：

我们是______食品药品监督管理局行政执法人员，现出示执法证件。今天在______陪同下，依法对你(单位)进行现场检查，请予配合。

依照法律规定，执法人员少于两人或者所出示的执法证件与其身份不符的，你(单位)有权拒绝检查；对于检查人员，有下列情形之一的，你(单位)有权申请检查人员回避：①系当事人或当事人的近亲属；②与本人或本人近亲属有利害关系；③与当事人有其他关系，可能影响公正执法的。

检查记录如下：

被检查人阅后签名：__________ 执法人员签名：______、______

年 月 日 年 月 日

见证人签名或捺印：__________ 记录人签名：__________

年 月 日 年 月 日

现场检查笔录（副页）

第________页　共________页

被检查人阅后签名：______________　　执法人员签名：________、________

年　月　日　　年　月　日

见证人签名或捺印：______________　　记录人签名：__________________

年　月　日　　年　月　日

样张 12

食品药品行政处罚文书
先行登记保存物品审批表

（××）食药监（ ）登保审字［20××］第 号

案 由：

当事人： 法定代表人（负责人）：

地 址： 联系方式：

先行登记保存物品名称、种类：

序号	物品名称	批准文号/产品注册证号	生产单位/进口代理单位	批号	有（失）效期	规格	数量	标价	包装	备注

根据《中华人民共和国行政处罚法》第三十七条第二款规定，拟对该单位（人）有关物品予以登记保存。

保存地点：

保存条件：□常温 □阴凉 □冷藏 □其他

承办人：________、________

年 月 日

审核意见：

部门负责人：

年 月 日

审批意见：

机关负责人：

年 月 日

样张 13

食品药品行政处罚文书
先行登记保存物品通知书

（××）食药监（　　）登保通字［20××］第　　号

____________________：

根据《中华人民共和国行政处罚法》第三十七条第二款规定，我局决定对你（单位）的有关物品（见《先行登记保存物品清单》）予以登记保存。未经本局批准，不得使用、销毁或者转移。

保存地点：

保存条件：□ 常温　□ 阴凉　□ 冷藏　□ 其他

附件：先行登记保存物品清单

（公　章）

年　　月　　日

本通知书已于________年________月________日________时________分收到。

接收人签字：________

注：本文书一式二联，第一联存档，第二联交当事人。

样张 14

食品药品行政处罚文书
先行登记保存物品清单

（××）食药监（ ）登保清字[20××]第 号

第________页 共________页

当事人：________________ 地址：________________

品 名	生产厂家	规格	批号	数量	单价	包装	备注

上述物品品种、数量经核对无误：

当事人签字（或盖章）：________________ 执法人员签字：________、________

年 月 日 年 月 日

注：本文书一式二联，第一联存档，第二联交当事人。

样张 15

食品药品行政处罚文书
查封(扣押)审批表

(××)食药监(　　)查扣审字[20××]第　　号

案　由：____________________

当事人：____________　法定代表人(负责人)：____________

地　址：____________　联系方式：____________

该(单位)____________的行为涉嫌(存在)____________。根据《________》第______条第______款第______项的规定，现决定：

□ 对该(单位)的有关物品予以查封(扣押)：

1. 查封(扣押)物品保存地点：____________

2. 查封(扣押)物品保存条件：____________

3. 查封(扣押)物品期限：____________

4. 《查封(扣押)物品清单》文号：____________

□ 对该(单位)的有关场所予以查封：

1. 被查封场所地址：____________

2. 查封场所期限：

根据《中华人民共和国行政强制法》第十九条，需要紧急采取查封(扣押)措施、补办批准手续的说明：

承办人：________、________

年　　月　　日

审核意见：

部门负责人：________

年　　月　　日

审批意见：

机关负责人：________

年　　月　　日

样张 16

食品药品行政处罚文书
查封(扣押)决定书

(××)食药监( )查扣决字[20××]第 号

当事人:________________ 法定代表人(负责人):________________
地 址:________________ 联系方式:________________
你(单位)________________的行为涉嫌(存在)________________。根据《________》第____条第____款第____项的规定,现决定:

□对你(单位)的有关物品予以查封(扣押):

1. 查封(扣押)物品保存地点:________________
2. 查封(扣押)物品保存条件:________________
3. 查封(扣押)物品期限:________________
4.《查封(扣押)物品清单》文号:________________
5. 被查封(扣押)物品需要进行检测、检验、检疫或者技术鉴定的,检测、检验、检疫或者技术鉴定所需期间从查封(扣押)期间中扣除,具体期间另行书面告知。

□对你(单位)的有关场所予以查封:

1. 被查封场所地址:________________
2. 查封场所期限:________________

在上述期间内,未经本局同意,任何人不得使用、隐匿、转移、变卖、损毁、处置本决定所列物品(场所),否则将依法追究有关责任人员的法律责任。

你(单位)可以对本决定进行陈述和申辩。

如不服本决定,可在接到本决定书之日起60日内依法向________申请行政复议或3个月内向________法院起诉。

(公 章)
年 月 日

本决定书于____年____月____日____时____分收到。

接收人签字:________

执法人员签字:________、________

注:本文书一式二联,第一联由食品药品监管部门存档,第二联交当事人。

样张 17

食品药品行政处罚文书
查封(扣押)物品清单

(××)食药监(　　)查扣清字[20××]第　　号

第________页共________页

当事人：________________　　　　地址：________________

品　名	生产厂家	规格	批号	数量	单价	包装	备注

上述物品品种、数量经核对无误：

当事人签字(或盖章)：________________　　　　执法人员签字：________、________

年　　月　　日　　　　年　　月　　日

注：本文书一式二联，第一联存档，第二联交当事人。

样张 18

食品药品行政处罚文书
查封(扣押)延期审批表

(××)食药监( )查扣延审字[20××]第 号

案　由：____

当事人：____________________ 法定代表人(负责人)：__________

地　址：____________________ 联系方式：__________

根据《中华人民共和国行政强制法》第二十五条第一款规定，我局拟对________号《查封(扣押)决定书》查封(扣押)的物品(场所)，延长查封(扣押)期限至________年______月______日。

延长查封(扣押)期限的理由：

承办人：________、________

年　月　日

审核意见：

部门负责人签名：________

年　月　日

审批意见：

机关负责人：________

年　月　日

样张 19

食品药品行政处罚文书
查封(扣押)延期决定书

(××)食药监( )查扣延决字[20××]第 号

当事人:________________ 法定代表人(负责人):________________

地 址:________________ 联系方式:________________

根据《中华人民共和国行政强制法》第二十五条第一款规定,我局决定对________号《查封(扣押)决定书》查封(扣押)的物品(场所),延长查封(扣押)期限至______年______月______日。在查封(扣押)期间,未经本局批准,不得擅自使用、销毁或者转移。

你(单位)可以对本决定进行陈述和申辩。

如不服本决定,可在接到本决定书之日起 60 日内依法向__________申请行政复议或 3 个月内向__________法院起诉。

延长查封(扣押)期限的理由:

查封(扣押)物品保存地点:

查封(扣押)物品保存条件:

(公 章)

年 月 日

本通知书已于______年______月______日______时______分收到。

接收人签字:__________

执法人员签字:______、______

注:本文书一式二联,第一联由食品药品监管部门存档,第二联交当事人。

样张 20

食品药品行政处罚文书
检验(检疫、检测、技术鉴定)告知书

(××)食药监(　　)检告字[20××]第　　号

______________:

我局决定对______________号《查封(扣押)决定书》查封(扣押)的物品进行检验(检疫、检测、技术鉴定),检验(检疫、检测、技术鉴定)期间自______年______月______日至______年______月______日。根据《中华人民共和国行政强制法》第二十五条第三款规定,该期间不计入查封(扣押)期间。

特此告知。

(公　　章)

本告知书已于______年______月______日______时______分收到。

接收人签字:______

执法人员签字:______、______

注:本文书一式二联,第一联由食品药品监管部门存档,第二联交当事人。

样张 21

（××）食品药品监督管理局封条×年×月×日

（盖章）

样张 22

食品药品行政处罚文书
解除先行登记保存物品审批表

（××）食药监（　　）解保审字[20××]第　　号

案　由：______________________________

当事人：________________　法定代表人（负责人）：________

地　址：________________　联系方式：________

我局于______年_____月_____日，以《先行登记保存物品通知书》{（××）食药监（　　）登保通字[20××]第______号}中对《先行登记保存物品清单》所列物品予以登记保存，现因____________，建议予以全部（或部分）解除登记保存。

附件：解除先行登记保存物品清单

承办人：______、______

年　月　日

审核意见：

部门负责人签名：______

年　月　日

审批意见：

机关负责人：______

年　月　日

样张 23

食品药品行政处罚文书
解除先行登记保存物品通知书

（××）食药监（　　）解保通字[20××]第　　号

________________：

我局于________年________月________日，以《先行登记保存物品通知书》{（××）食药监（　　）登保通字[20××]第________号}中对《先行登记保存物品清单》所列物品予以登记保存，现予以全部（或部分）解除登记保存。

附件：解除先行登记保存物品清单

（公　章）
年　　月　　日

本通知书于________年________月________日________时________分收到。

接收人签字：________

注：本文书一式二联，第一联存档，第二联交当事人。

样张 24

食品药品行政处罚文书
解除先行登记保存物品清单

（××）食药监（ ）解保清字[20××]第 号

第________页 共________页

当事人：________________ 地址：________________

品 名	生产厂家	规格	批号	数量	单价	包装	备注

上述物品品种、数量经核对无误：

当事人签字（或盖章）：________________ 执法人员签字：________、________

年 月 日 年 月 日

注：本文书一式二联，第一联存档，第二联交当事人。

样张 25

食品药品行政处罚文书
解除查封(扣押)审批表

(××)食药监(　　)解封审字[20××]第　　号

案　由：____

当事人：____________________　法定代表人(负责人)：____________

地　址：____________________　联系方式：______________

我局于________年________月________日，以________号《查封(扣押)决定书》对《查封(扣押)物品清单》所列物品(场所)予以查封(扣押)，现根据《中华人民共和国行政强制法》第二十八条第________项之规定，予以全部(或部分)解除查封(扣押)。

附：解除查封(扣押)物品清单

承办人：________、________

年　　月　　日

审核意见：

部门负责人：________

年　　月　　日

审批意见：

机关负责人：________

年　　月　　日

样张 26

食品药品行政处罚文书
解除查封(扣押)决定书

(××)食药监( )解封决字[20××]第 号

______________________:

我局于_______年_______月_______日,以_______号《查封(扣押)决定书》对《查封(扣押)物品清单》所列物品(场所)予以查封(扣押),现根据《中华人民共和国行政强制法》第二十八条第_______项之规定,予以全部(或部分)解除查封(扣押)。

附:解除查封(扣押)物品清单

(公 章)
年 月 日

本决定书已于_______年_______月_______日_______时_______分收到。

接收人签字:_______

执法人员签字:_______、_______

注:本文书一式二联,第一联由食品药品监管部门存档,第二联交当事人。

样张 27

食品药品行政处罚文书
解除查封(扣押)物品清单

(××)食药监(　　)解封清字[20××]第　　号

第________页　共________页

当事人：________________　　地址：________________

品　名	生产厂家	规格	批号	数量	单价	包装	备注

上述物品品种、数量经核对无误。

当事人签字(或盖章)：________________　　执法人员签字：________、________

年　　月　　日　　年　　月　　日

注：本文书一式二联，第一联存档，第二联交当事人。

样张 28

食品药品行政处罚文书
案 件 核 审 表

<table>
<tr><td>案件名称</td><td colspan="3"></td></tr>
<tr><td>送审机构</td><td colspan="3"></td></tr>
<tr><td>送审时间</td><td>年 月 日</td><td>退卷时间</td><td>年 月 日</td></tr>
<tr><td>核
审
意
见
和
建
议</td><td colspan="3">承办人：
年 月 日</td></tr>
<tr><td>核审机构
负 责 人
意 见</td><td colspan="3">年 月 日</td></tr>
<tr><td>备 注</td><td colspan="3"></td></tr>
</table>

样张 29

食品药品行政处罚文书
案 件 合 议 记 录

第________页　共________页

当事人：____________________________________　案由：______________________________

合议主持人：________________________________　参加合议人员：______________________

合议时间：________年________月________日________时________分至________时________分

合议地点：____

违法事实：

相关证据：

处罚依据：

合议意见：

合议结果：

参加人员签名：

年　月　日

记录人员签名：

年　月　日

样张 30

食品药品行政处罚文书
撤 案 申 请 表

（××）食药监（　　）撤审字［20××］第　　号

案　　由：____

当 事 人：____________________　法定代表人（负责人）：__________

地　　址：____________________　联系方式：______________

案件来源：______________　立案时间：______年______月______日

案情调查主要情况：

撤销理由：

经办人：__________

年　　月　　日

审核意见：

部门负责人：__________

年　　月　　日

审批意见：

机关负责人：__________

年　　月　　日

样张 31

食品药品行政处罚文书
撤　案　通　知　书

(××)食药监(　　)撤案通字[20××]第　　号

____________________：

本机关于________年________月________日，以(××)食药监(　　)立通字[20××]第________号《立案通知书》对你(单位)决定立案调查。经调查，你(单位)涉嫌________________的违法事实不能成立。根据________之规定，决定撤案。

(公　章)
年　　月　　日

本通知书已于________年________月________日________时________分收到。

接收人签字：________

执法人员签名________、________

(本文书一般为二联，一联交当事人，一联随案存档。)

样张 32

食品药品行政处罚文书
行政处罚事先告知书审批表

分管领导审批：	审核意见：
承办部门负责人复核：	承办人：

当事人：______________________________

案　由：______________________________

行政处罚事先告知书文号：(××)食药监(　　)罚先告[20××]第　　号

样张 33

食品药品行政处罚文书
行政处罚事先告知书

（××）食药监（　　）罚先告字[20××]第　　号

__________________：

你（单位）于________（期间），________（地点），从事__________________________的行为，违反了____的规定，以上事实有______________________________________等为证（现场检查笔录、询问笔录……）。

依据____________________________________的规定，本局责令你（单位）改正上述违法行为，并拟对你（单位）作出如下行政处罚。

如你（单位）对本局拟作出的上述行政处罚决定有异议，根据《中华人民共和国行政处罚法》第三十一条和第三十二条规定，可在________年________月________日前到本局进行陈述和申辩。逾期视为放弃陈述和申辩。

地　　址：

联系电话：

联 系 人：

（公　章）

年　　月　　日

本通知书已于________年________月________日________时________分收到。

当事人签名：________

是否陈述申辩：□是　□否

年　月　日

执法人员签名：________　________

年　月　日

（本文书一式二联，一联交当事人，一联随案存档。）

样张 34

食品药品行政处罚文书
陈述申辩笔录(适用处罚事先告知)

第______页 共______页

案　由：______________________________

当事人：______________________________

陈述、申辩人：______________________________ 联系方式：__________

陈述和申辩时间：______年______月______日______时______分至______时______分

陈述和申辩地点：______________________________

承办人：____________________ 记录人：____________________

陈述和申辩内容：

陈述申辩人签字：__________

承办人签字：__________

记录人签字：__________

___年___月___日　　　　___年___月___日

陈述申辩笔录(副　页)

第______页　共______页

陈述申辩人签字：____________

____年___月___日

承办人签字：____________

记录人签字：____________

____年___月___日

样张 35

食品药品行政处罚文书
陈述申辩笔录复核意见书(适用处罚事先告知)

(××)食药监( )陈辩核字[20××]第 号

当事人	
案　由	
陈述(申辩)事实、理由、证据	
调查复核情况	
复核意见	复核人签名： 年　月　日
复　核 部　门	部门负责人签名： 年　月　日

注：附陈述(申辩)笔录。

样张 36

食品药品行政处罚文书
听证告知书审批表

分管领导审批：	审核意见：
承办部门负责人复核：	承办人：

当事人：______________________________

案　由：______________________________

听证告知书文号：(××)食药监(　　　)听告字[20××]第　　　号

样张 37

食品药品行政处罚文书
听　证　告　知　书

（××）食药监（　　）听告字[20××]第　　号

________________：

你（单位）________________（期间），从事______________________的行为，涉嫌违反了____________________________________的规定，以上事实有现场检查笔录、谈话笔录……等为证。

依据________________________________的规定，本机关拟对你（单位）作出下列行政处罚：

1.

2.

根据《行政处罚法》第四十二条第一款规定，你（单位）有权要求举行听证。如你（单位）要求听证，应当在收到本通知后三日内提出书面申请。逾期视为放弃听证。

联系地址：______________________________

邮政编码：______________________________

联系电话：______________________________

联系人：________________________________

当事人签收：　　　　　　　　　　　　　　　　（公　章）

年　　月　　日　　　　　　　　　　　　　　　年　　月　　日

备注：本告知书一式两联，第一联留存备查，第二联交当事人。

样张 38

食品药品行政处罚文书
听　证　通　知　书

(××)食药监(　　)听通字[20××]第　　号

______________:

根据你(单位)提出的听证要求,本局决定于________年________月________日________时________分,在________________________举行听证。请你(单位)法定代表人或委托代理人准时出席。不按时出席听证,且事先未说明理由,又无特殊原因的,视为放弃听证权利。

委托代理听证的,应当在听证举行前向本局提交听证代理委托书。

本案听证主持人:________________　听证员:__________________

书记员:________________

根据《中华人民共和国行政处罚法》第四十二条的规定,你单位如申请主持人、听证员、书记员回避,可在听证举行前向本局提出回避申请并说明理由。

本局地址:________________________________　邮政编码:__________

联系电话:________________________________　联 系 人:__________

(公　章)

年　　月　　日

本通知书已于________年________月________日________时________分收到。

接收人签字:________

注:本文书一式二联,第一联存卷备查,第二联交当事人。

样张 39

食品药品行政处罚文书
听 证 笔 录

第________页 共________页

案 由：____

当事人：____

法定代表人(负责人)：________ 性别：________ 年龄：________ 联系方式：________

委托代理人：________性别：______ 年龄：________ 职务：________ 联系方式：________

工作单位：______________________地址：______________________________

委托代理人：________性别：________年龄：________ 职务：________ 联系方式：________

工作单位：________________________地址：________

案件承办人：________部门：________ 职务：______________________

案件承办人：________部门：________ 职务：________________

听证主持人：__________________ 听证员：________ 书记员：________

听证时间：________年________月________日________时________分至________时________分

听证方式：____________________________

记录：

注：听证笔录经当事人审核无误后逐页签字，修改处签字或按指纹，并在笔录终了处注明对笔录真实性的意见。案件承办人和听证主持人、听证员逐页并在笔录终了处签字。

当事人或委托代理人签名： 主持人签名：

年 月 日 听证员签名：

案件承办人签名： 记录员签名：

年 月 日 年 月 日

听证笔录(副页)

第________页　共________页

当事人或委托代理人签名：　　　　　　　　　　主持人签名：

年　月　日　　　　　　　　　　听证员签名：

案件承办人签名：　　　　　　　　　　　　　　记录员签名：

年　月　日　　　　　　　　　　年　月　日

样张 40

食品药品行政处罚文书
听 证 意 见 书

案　由：____

当事人：______________________　法定代表人(负责人)：______________

听证时间：____年______月______日______时______分至______时______分

听证主持人：____________________　听证方式：____________________

案件基本情况：

案件承办人主要意见：

当事人主要理由：

听证意见：

听证主持人签字：______________

年　　月　　日

样张 41

食品药品行政处罚文书
重大案件集体讨论记录

第　　页 共　　页

案　　由：＿＿＿＿＿＿＿＿＿＿＿＿＿＿＿＿＿＿＿＿＿＿＿＿＿＿＿＿

当 事 人：＿＿＿＿＿＿＿＿＿＿＿＿＿＿＿＿＿＿＿＿＿＿＿＿＿＿＿＿

讨论时间：＿＿＿＿＿＿＿　地　点：＿＿＿＿＿＿＿＿＿＿＿＿＿＿＿＿

主 持 人：＿＿＿＿＿＿＿＿　汇报人：＿＿＿＿＿　记录人：＿＿＿＿＿

参 加 人：＿＿＿＿＿＿＿＿＿＿＿＿＿＿＿＿＿＿＿＿＿＿＿＿＿＿＿＿

主要违法事实（证据、依据、办案程序及处罚意见）：

讨论记录：

讨论决定：

主持人签字：

参加人员签字：　　　　　　　　　　　　记录人签字：

样张 42

食品药品行政处罚文书
行　政　建　议　书

（××）食药监（　　）行建字[20××]第　　号

________________：

本局在调查处理____一案中，发现被调查人______________________________有____的违法嫌疑，特建议你单位依法处理。

联系人：__________　联系电话：______________

（公　章）

___年___月___日

注：本文书一式三联，第一联送达，第二联存档，第二联承办机构留存。

样张 43

食品药品行政处罚文书
督办案件通知书

（××）食药监督案字[20××]第　　号

________局：

本局于________年________月________日交你局查办的______________________________一案，限你局在________年________月________日之前将调查处理结果上报本局。

（公　章）
____年____月____日

注：本文书一式二联，第一联送达，第二联存档。

样张 44

食品药品行政处罚文书
协 助 调 查 函

（××）食药监（ ）协调字[20××]第 号

______________：

本局在处理____一案（事项）中，因____，特请你单位协助调查以下问题：____
____
____
__________。

请你单位在调查结果上加盖公章后及时函告本局。

联系人：__________ 联系电话：______________

（公 章）
____年____月____日

注：本文书一式三联，第一联送达，第二联存档，第二联承办机构留存。

样张 45

食品药品行政处罚文书
责令改正通知书

（××）食药监（　　）责改字[20××]第　　号

____________________：

本机关于________年________月________日发现你（单位）______________________的行为，违反了____的规定，根据《行政处罚法》第二十三条规定，责令你（单位）

□ 立即改正上述行为

□ ________年________月________日前改正上述行为。

改正内容及要求如下：

如你（单位）不服责令改正，可以在收到本责令改正通知书之日起 60 日内依法向______________________申请行政复议，或 3 个月内向______________________________________法院起诉。

（公　章）

年　　月　　日

本通知书已于________年________月________日________时________分收到。

当事人签名：________

执法人员签名：________　________

年　月　日

备注：本通知书一式两联，第一联交当事人，第二联存档。

样张 46

食品药品行政处罚文书
案件调查终结报告

第________页　共________页

当 事 人：________________________　案　由：________________________

承办机构：________________________　承办人：________________________

案情及违法事实：

相关证据：

争议要点：

拟办建议：

承办人签名：________、________

年　月　日

审查意见：

承办部门负责人签名：____________

年　月　日

样张 47

食品药品行政处罚文书
行政处罚决定书审批表

签发：	分管领导：
复核人：	承办人：

当事人：

案由：

行政处罚决定书编号：(××)食药监(　　)罚处字[20××]第　　号

样张 48

机构代码：************

食品药品行政处罚文书

行政处罚决定书

（××）食药监（　　）罚处字[20××]第　　号

当事人：________________

性别：________ 年龄：________ 身份证：________________

地址：________________

（当事人为自然人填写以上信息）

当事人：________________

许可范围：________________

许可证编号：________________

地址（住所）：________________

法定代表人（负责人）：________ 职务：________

（当事人为企业填写以上信息）

本机关依法于________年________月________日对你单位进行立案调查。经查，你单位有下列违法事实。

你（单位）在________（期间）在________________（地点）从事________________的行为（定性、定量），构成________（情节），造成________（后果）。

以上事实有（现场检查笔录、当事人陈述、书证、证人证言等证据）为证，证据确凿。

本机关依法于________年________月________日告知你（单位）依法享有听证（陈述申辩）的权利。________年________月________日本机关依法举行听证会（听取陈述申辩）。

你（单位）的上述行为违反了________________（法律、法规）第________条第________款第________项的规定。依据《中华人民共和国行政处罚法》第二十三条规定，本机关责令你（单位）（限期）改正违法行为。依据________________（法律、法规）第________条第________款第________项的规定，本机关决定对你（单位）作出如下行政处罚：

1.（没收实物）；

2.（没收违法所得）；

3.（罚款）；

4.（吊销许可证……）。

现要求你（单位）：

于________年________月________日前，携带本决定书，将罚款和没收款交至本市工商银行或者建设银行的具体代收机构。其中，逾期缴纳罚款的，依据《中华人民共和国行政处罚法》第五十一条第（一）项的规定，可每日按罚款数额的百分之三加处罚款。

于________年________月________日前履行________________的行政处罚。

如你（单位）不服本处罚决定，可以在收到本决定书之日起 60 日内向________市人民政府（________区人民政府）或国家食品药品监督管理总局（________市食品药品监督管理局）申请行政复议；也可以在6个月内直接向________市________区人民法院起诉。行政复议和行政诉讼期间，行政处罚不停止执行。

逾期不申请行政复议或者不向法院起诉，又不履行行政处罚决定的，本机关可以申请人民法院强制执行。

（公　章）
年　　月　　日

（本文书一式三联，一联交当事人，一联由当事人交代收银行，一联随案存档）

样张 49

食品药品行政处罚文书
没收物品凭证

（××）食药监（　　）没凭字［20××］第　　号

案　由：＿＿＿＿＿＿＿＿＿＿＿＿＿＿＿＿＿＿＿＿＿＿＿＿＿＿＿＿＿＿

当事人：＿＿＿＿＿＿＿＿＿＿＿＿＿＿＿　地址：＿＿＿＿＿＿＿＿＿＿＿＿

执行机关：＿＿＿＿＿＿＿＿＿＿＿＿＿＿＿＿＿＿＿＿＿＿＿＿＿＿＿＿

根据＿＿＿＿市食品药品监督管理局《行政处罚决定书》［（××）食药监（　　）罚处［20××］第　　号］的决定，对你（单位）的涉案物品执行没收。

附件：没收物品清单

（公　章）

年　　月　　日

注：本文书一式三联，第一联存档，第二联交被处罚单位，第三联必要时交人民法院强制执行。

样张 50

食品药品行政处罚文书
没收物品清单

（××）食药监（　　）没物清字[20××]第　　号

第________页　共________页

当事人：______________________________　地址：________________________________

品名	生产厂家	规格	批号	数量	单价	包装	备注

上述物品品种、数量经核对无误。

当事人签字（或盖章）：_______________　执法人员签字：___________、___________

年　　月　　日　　　　　　　　　　年　　月　　日

注：本文书一式二联，第一联存档，第二联交当事人。

样张 51

食品药品行政处罚文书
没收物品处理审批表

（××）食药监（　　）没处审字[20××]第　　号

根据《中华人民共和国行政处罚法》第五十三条规定，建议对____________________单位（或个人）依据《行政处罚决定书》{[（××）食药监（　　）罚处[20××]第　　号]}没收的物品做销毁 □移交 □上交 □拍卖 □等处理。

物品名称	没收时间	没收数量	折合金额	拟处理方式

负责人：__________

年　月　日

审批意见：

主管领导：________

年　月　日

样张 52

食品药品行政处罚文书
没收物品处理清单

（××）食药监（　　）没处清字［20××］第　　号

根据（××）食品药品监督管理局《行政处罚决定书》［（××）食药监（）罚处［20××］第　　号］
当事人：__________　地址：__________　电话：__________
执行处置单位：__________　地址：__________　电话：__________

没收物品处理情况明细表

物品名称	规格	单位	数量	处理方式	地点	经办人	备注

特邀参加人签字：__________　　承办人签字：__________
年　月　日　　年　月　日

注：此文书共二联，第一联存档，第二联备查。

样张 53

食品药品行政处罚文书
延(分)期缴纳罚款审批表

(××)食药监(　　)延罚审字[20××]第　　号

当事人：______________________________

法定代表人(负责人)：______________________　职务：______________________

行政处罚决定书编号：(××)食药监(　　)罚处字[20××]第　　号

当事人请求批准延(分)期缴纳罚款的理由、期限：

附件：当事人申请书

合议意见：

合议人签字：______________

年　　月　　日

审批意见：

主管领导：________

年　　月　　日

样张 54

机构代码：***********

食品药品行政处罚文书
延(分)期缴纳罚款批准书

(××)食药监(　　)延罚准字[20××]第　　号

______________________：

________年________月________日，本机关对你(单位)发出的(××)食药监(　　)罚处字[20××]第　　号行政处罚决定书，作出了对你(单位)罚款________________元(大写)的决定，现根据你(单位)的申请，本机关依据《中华人民共和国行政处罚法》第五十二条的规定，同意你(单位)：

□ 延期缴纳罚款。延长期限至________年________月________日(大写)止。

□ 分期缴纳罚款，第________期至________年________月________日(大写)前，缴纳罚款______________________元(大写)；第________期至________年________月________日(大写)前，缴纳罚款________元(大写)；第 N 期至________年________月________日(大写)前，缴纳罚款________元(大写)。

代收机构以本批准书为据，办理收款手续。

逾期缴纳罚款的，依据《中华人民共和国行政处罚法》第五十一条第(一)项的规定，可每日按罚款数额的百分之三加处罚款。

(公　章)

年　　月　　日

本文书一式三联，一联交当事人，一联由当事人交代收银行，一联随案存档。

样张 55

机构代码：************

食品药品行政处罚文书
行政处罚加处罚款决定书

(××)食药监(　　　)罚加处字[20××]第　　号

当事人：________________

性别：________　年龄：________　身份证：________________

地址：________________

(当事人为自然人填写以上信息)

当事人：________________

许可范围：________________

许可证编号：________________

地址(住所)：________________

法定代表人(负责人)：________________职务：________________

(当事人为企业填写以上信息)

本机关于________年______月______日发出(××)食药监(　　)罚处字[20××]第　　号《行政处罚决定书》，对你(单位)没收违法所得人民币________________元(大写)、罚款人民币________________元(大写)，要求于________年________月________日前履行。

因你(单位)至今未履行该行政处罚决定，根据《中华人民共和国行政处罚法》第五十一条第(一)项的规定，本机关决定对你(单位)加处罚款人民币________________元(大写)。

现要求你(单位)立即向本市工商银行或者建设银行的具体代收机构缴纳罚(没)款和依法加处的罚款。

如你(单位)不服本加处罚款决定，可以在收到本决定书之日起 60 日内向国家食品药品监督管理总局(________市食品药品监督管理局)或________市人民政府(________区人民政府)申请行政复议；也可以在 3 个月内直接向________市________区人民法院起诉。

(公　章)

年　　月　　日

(本文书一式三联，一联交当事人，一联由当事人交代收银行，一联随案存档)

样张 56

食品药品行政处罚文书
履行行政处罚决定催告书

（××）食药监（　　）罚催告字［20××］第　　号

___________________：

我局于_______年_______月_______日向你（单位）送达了_______号《行政处罚决定书》，决定对你（单位）进行如下处罚：_______________，并要求你（单位）于_______年_______月_______日前到_______银行缴纳罚款。由于你单位至今未（全部）履行处罚决定，我局自_______年_______月_______日起每日按_______号《行政处罚决定书》罚款数额的3％加处罚款（加处罚款的总数额不超过原罚款数额）。逾期我局将根据《中华人民共和国行政强制法》第五十三条、第五十四条等规定，在本催告书送达10日后向人民法院申请强制执行。

如你（单位）对此有异议，可于_______年_______月_______日前进行陈述和申辩。

（公　章）
年　　月　　日

本催告书已于_______年_______月_______日_______时_______分收到。

接收人签字：_______

执法人员签字：_______、_______

（本文书一式三联，一联交当事人，一联交人民法院申请强制执行，一联随案存档）

样张 57

食品药品行政处罚文书
陈述申辩笔录(适用催告通知)

第________页 共________页

被处罚人:____

陈述和申辩人:____________________ 性别:________ 年龄:________

工作单位:____________________ 职务:____________________

身份证号:____

联系地址:____________________ 联系电话:____________________

承办人员:____________________ 记录人:____________________

陈述和申辩地点:____

陈述和申辩时间:________年______月______日______时______分至______时______分

告知事项:对本机关依法作出的履行行政处罚决定的催告,你有权进行陈述和申辩。我们对你的陈述和申辩将进行复核。

陈述和申辩内容:

陈述和申辩人阅后签名:

年 月 日

承办人员签名:

年 月 日

记录人签名:

年 月 日

陈述申辩笔录(副　页)

第＿＿＿＿页　共＿＿＿＿页

承办人员签名：＿＿＿＿、＿＿＿＿

陈述和申辩人阅后签名：＿＿＿＿＿＿　　记录人签名：＿＿＿＿＿＿

年　月　日　　　　年　月　日

样张 58

食品药品行政处罚文书
陈述申辩复核意见书（适用催告通知）

（××）食药监（　　）催陈辩核字[20××]第　　号

被处罚人	
案　由	
陈述（申辩）事实、理由、证据	
陈述（申辩）结论及处理意见	
复核意见	复核人： 年　月　日
复　核 部　门	部门负责人： 年　月　日

注：附陈述（申辩）笔录。

样张 59

食品药品行政处罚文书
行政处罚强制执行申请书

（××）食药监（　　）罚强申字[20××]第　　号

________________人民法院：

关于____一案的行政处罚决定已于________年________月________日送达，该单位逾期未履行行政处罚决定。

根据《中华人民共和国行政处罚法》第五十一条第三款规定，特申请强制执行。申请执行的内容及当事人基本情况如下：

当事人：____

地　址：____

法定代表人（负责人）：________性别：________年龄：________职务：________

申请执行内容：

附件：

（公　章）
年　　月　　日

申请机关地址：____

联系人：____________________　联系方式：________________

注：本文书共二联，第一联存档，第二联交法院。

样张 60

食品药品行政处罚文书
送 达 回 执

送达文书名称	
送达文书编号	
被送达人	
送达地点	
送达方式	年 月 日
送达人	年 月 日
收件人签章 及收件时间	本文书于______年______月______日______时______分收到 收件人签字：
备 注	

注：① 行政处罚法律文书送达依照民事诉讼法有关规定执行。

② 代替被送达人收件的，由代收人在收件人栏内签名或盖章，在备注栏内注明与被送达人的关系。

样张 61

食品药品行政处罚文书
行政处罚结案报告

案由：____

案件来源：____

被处罚单位：____________________　法定代表人(负责人)：____________

立案日期：____年____月____日　处罚日期：____年____月____日

处罚文书号：____________　结案日期：____年____月____日

承办人：____________________　填写人：____________________

处罚内容：

执行结果：

执行方式：1.自动履行　2.复议结案　3.诉讼结案　4.强制执行　5.其他

归档日期：　　　　档案归类：　　　　保存期限：

承办人员拟办意见：

承办人员：　　　　年　月　日

科室负责人审核意见：

年　月　日

审批意见：

主管领导签字：________

年　月　日

注：本文书一式二联，第一联随卷存档，第二联上报。

样张 62

(××)食品药品监督管理局

行政处罚案件

案　　卷

案件名称			
行政处罚 决定书文号			
办案单位		立卷人	
归档时间		归档号	
保管期限			
本卷共________件________页			

全宗号	目录号	案卷号

样张 63

卷内文件目录

序号	文　号	文件名称	日期	页号

（何　瑾　傅伟华）

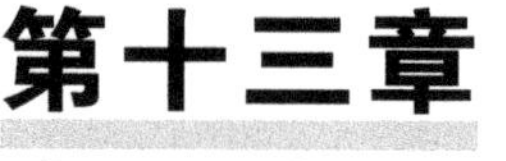

第十三章 食品安全违法行为的行政处罚

食品安全违法行为的行政处罚是食品安全监管部门对食品生产经营者违反《中华人民共和国食品安全法》及其实施条例以及其他有关法律、法规和规章的行为，依法追究其行政责任的活动，也是食品安全监管部门依法履职的重要内容。本章分别描述了食品、保健食品和食品添加剂生产经营者违法行为的行政处罚。

第一节 食品生产经营违法行为的行政处罚

食品安全监管部门可以对下列违法行为，参照相关食品安全违法案由和违反条款作出相应的行政处罚。

一、未经许可生产(经营)食品

(一) 适用范围

(1) 未取得食品生产许可证或者食品经营许可证从事食品生产经营活动。

(2) 食品生产许可证或者食品经营许可证超过有效期限后仍从事食品生产经营活动。

(3) 食品生产经营行为超出食品生产许可证或者食品经营许可证核准的经营范围与品种从事食品生产经营活动。

(二) 违反条款

《中华人民共和国食品安全法》(以下简称《食品安全法》)第三十五条第一款。

(三) 行政处罚

(1) 没收违法所得和违法生产经营的食品及用于违法生产的工具、设备、原料等物品。

(2) 违法生产经营的食品货值金额不足 1 万元的，并处 5 万元以上 10 万元以下罚款。

(3) 违法生产经营的食品货值金额 1 万元以上的，并处货值金额 10 倍以上 20 倍以下罚款。

(四) 适用条款

《食品安全法》第一百二十二条第一款。

二、为未取得食品生产(经营)许可证者提供食品生产经营场所(其他条件)

(一) 适用范围

明知生产经营者未取得食品生产许可证或者食品经营许可证,仍为其提供食品生产经营场所或其他条件。

(二) 违反条款

《食品安全法》第一百二十二条第二款。

(三) 行政处罚

没收违法所得,并处5万元以上10万元以下罚款。

(四) 适用条款

《食品安全法》第一百二十二条第二款。

三、生产(经营)用非食品原料(食品添加剂以外的化学物质和其他可能危害人体健康的物质、用回收食品作为原料)生产的食品

(一) 适用范围

(1) 用非食品原料(包括未经批准的新食品原料、只能用于保健食品的原料)生产食品。

(2) 在食品中添加食品添加剂以外的化学物质和其他可能危害人体健康的物质。

(3) 用回收食品作为原料生产食品。

(4) 经营用非食品原料(在食品中添加食品添加剂以外的化学物质和其他可能危害人体健康的物质、用回收食品作为原料)生产的食品。

(二) 违反条款

《食品安全法》第三十四条第一款第(一)项的规定。

(三) 行政处罚

(1) 没收违法所得和违法生产经营的食品,并可以没收用于违法生产经营的工具、设备、原料等物品。

(2) 违法生产经营的食品货值金额不足1万元的,并处10万元以上15万元以下罚款。

(3) 违法生产经营的食品货值金额1万元以上的,并处货值金额15倍以上30倍以下罚款。

(4) 情节严重的,吊销许可证,并可以由公安机关对其直接负责的主管人员和其他直接责任人员处5日以上15日以下拘留。

(四) 适用条款

《食品安全法》第一百二十三条第一款第(一)项。

四、生产(经营)营养成分不符合食品安全标准的专供婴幼儿(其他特定人群)的主辅食品

(一) 适用范围

生产经营营养成分不符合食品安全标准的专供婴幼儿和其他特定人群的主辅食品。

(二) 违反条款

《食品安全法》第三十四条第一款第(五)项的规定。

(三) 行政处罚

(1) 没收违法所得和违法生产经营的食品,并可以没收用于违法生产经营的工具、设备、原

料等物品。

(2) 违法生产经营的食品货值金额不足 1 万元的,并处 10 万元以上 15 万元以下罚款。

(3) 违法生产经营的食品货值金额 1 万元以上的,并处货值金额十五倍以上 30 倍以下罚款。

(4) 情节严重的,吊销许可证,并可以由公安机关对其直接负责的主管人员和其他直接责任人员处 5 日以上 15 日以下拘留。

(四) 适用条款

《食品安全法》第一百二十三条第一款第(二)项。

五、生产(经营)病死(毒死、死因不明)的禽(畜、兽、水产动物)肉类(肉类制品)

(一) 适用范围

(1) 经营病死、毒死或死因不明的禽、畜、兽、水产动物肉类。

(2) 生产经营病死、毒死或者死因不明的禽、畜、兽、水产动物肉类制品。

(二) 违反条款

《食品安全法》第三十四条第(七)项的规定。

(三) 行政处罚

(1) 没收违法所得和违法生产经营的食品,并可以没收用于违法生产经营的工具、设备、原料等物品。

(2) 违法生产经营的食品货值金额不足 1 万元的,并处 10 万元以上 15 万元以下罚款。

(3) 违法生产经营的食品货值金额 1 万元以上的,并处货值金额 15 倍以上 30 倍以下罚款。

(4) 情节严重的,吊销许可证,并可以由公安机关对其直接负责的主管人员和其他直接责任人员处 5 日以上 15 日以下拘留。

(四) 适用条款

《食品安全法》第一百二十三条第一款第(三)项。

六、生产(经营)未经检疫(检疫不合格)的肉类、未经检验(检验不合格)肉类制品

(一) 适用范围

(1) 经营未按规定进行检疫或者检疫不合格的禽肉和畜肉。

(2) 生产经营未经检验或者检验不合格的禽肉制品和畜肉制品。

(二) 违反条款

《食品安全法》第三十四条第(八)项的规定。

(三) 行政处罚

(1) 没收违法所得和违法生产经营的食品,并可以没收用于违法生产经营的工具、设备、原料等物品。

(2) 违法生产经营的食品货值金额不足 1 万元的,并处 10 万元以上 15 万元以下罚款。

(3) 违法生产经营的食品货值金额 1 万元以上的,并处货值金额 15 倍以上 30 倍以下罚款。

(4) 情节严重的,吊销许可证,并可以由公安机关对其直接负责的主管人员和其他直接责任人员处 5 日以上 15 日以下拘留。

（四）适用条款

《食品安全法》第一百二十三条第一款第(四)项。

七、生产(经营)国家为防病等特殊需要明令禁止生产经营的食品

（一）适用范围

生产经营国家、地方人大、政府为防病等特殊需要明令禁止生产经营的食品。

（二）违反条款

《食品安全法》第三十四条第(十二)项的规定。

（三）行政处罚

(1) 没收违法所得和违法生产经营的食品，并可以没收用于违法生产经营的工具、设备、原料等物品。

(2) 违法生产经营的食品货值金额不足 1 万元的，并处 10 万元以上 15 万元以下罚款。

(3) 违法生产经营的食品货值金额 1 万元以上的，并处货值金额 15 倍以上 30 倍以下罚款。

(4) 情节严重的，吊销许可证，并可以由公安机关对其直接负责的主管人员和其他直接责任人员处 5 日以上 15 日以下拘留。

（四）适用条款

《食品安全法》第一百二十三条第一款第(五)项。

八、生产(经营)添加药品的食品

（一）适用范围

生产经营的食品中添加药品(但国务院卫生行政部门公布的传统既是食品又是中药材的物质除外)。

（二）违反条款

《食品安全法》第三十八条的规定。

（三）行政处罚

(1) 没收违法所得和违法生产经营的食品，并可以没收用于违法生产经营的工具、设备、原料等物品。

(2) 违法生产经营的食品货值金额不足 1 万元的，并处 10 万元以上 15 万元以下罚款。

(3) 违法生产经营的食品货值金额 1 万元以上的，并处货值金额 15 倍以上 30 倍以下罚款。

(4) 情节严重的，吊销许可证，并可以由公安机关对其直接负责的主管人员和其他直接责任人员处 5 日以上 15 日以下拘留。

（四）适用条款

《食品安全法》第一百二十三条第一款第(六)项。

九、为生产经营禁止生产经营食品的生产经营者提供生产(经营)场所(其他条件)

（一）适用范围

(1) 明知生产经营者生产经营用非食品原料生产的食品、在食品中添加食品添加剂以外的化学物质和其他可能危害人体健康的物质、用回收食品作为原料生产食品，仍为其提供生产经营

场所或者其他条件的。

(2) 明知生产经营者生产营养成分不符合食品安全标准的专供婴幼儿和其他特定人群的主辅食品，仍为其提供生产经营场所或者其他条件的。

(3) 明知经营者经营病死、毒死或者死因不明的禽、畜、兽、水产动物肉类，仍为其提供经营场所或者其他条件的。

(4) 明知生产经营者生产经营病死、毒死或者死因不明的禽、畜、兽、水产动物肉类制品，仍为其提供生产经营场所或者其他条件的。

(5) 明知经营者经营未按规定进行检疫或者检疫不合格的禽肉和畜肉，仍为其提供经营场所或者其他条件的。

(6) 明知生产经营者生产经营未经检验或者检验不合格的禽肉制品和畜肉制品，仍为其提供生产经营场所或者其他条件的。

(7) 明知生产经营者生产经营国家和地方为防病等特殊需要明令禁止生产经营的食品，仍为其提供生产经营场所或者其他条件的。

(8) 明知生产经营者生产经营的食品中添加药品，仍为其提供生产经营场所或者其他条件的。

(二) 违反条款

《食品安全法》第一百二十三条第二款的规定。

(三) 行政处罚

责令停止违法行为，没收违法所得，并处10万元以上20万元以下罚款。

(四) 适用条款

《食品安全法》第一百二十三条第二款的规定。

十、生产(经营)致病性微生物(农药残留、兽药残留、生物毒素、重金属等污染物质、其他危害人体健康的物质)含量超过食品安全标准限量的食品

(一) 适用范围

生产经营致病性微生物，农药残留、兽药残留、生物毒素、重金属等污染物质以及其他危害人体健康的物质含量超过食品安全标准限量的食品。

(二) 违反条款

《食品安全法》第三十四条第(二)项。

(三) 行政处罚

(1) 没收违法所得和违法生产经营的食品，并可以没收用于违法生产经营的工具、设备、原料等物品。

(2) 违法生产经营的食品货值金额不足1万元的，并处5万元以上10万元以下罚款。

(3) 违法生产经营的食品货值金额1万元以上的，并处货值金额10倍以上20倍以下罚款。

(4) 情节严重的，吊销《食品生产许可证》或者《食品经营(流通、餐饮服务)许可证》。

(四) 适用条款

《食品安全法》第一百二十四条第一款第(一)项。

十一、生产(经营)使用超过保质期的食品原料(食品添加剂)的食品

(一) 适用范围

(1) 用超过保质期的食品原料、食品添加剂生产食品。

(2) 经营使用超过保质期的食品原料、食品添加剂生产的食品。

(二) 违反条款

《食品安全法》第三十四条第(三)项。

(三) 行政处罚

(1) 没收违法所得和违法生产经营的食品,并可以没收用于违法生产经营的工具、设备、原料等物品。

(2) 违法生产经营的食品货值金额不足1万元的,并处5万元以上10万元以下罚款。

(3) 违法生产经营的食品货值金额1万元以上的,并处货值金额10倍以上20倍以下罚款。

(4) 情节严重的,吊销《食品生产许可证》或者《食品经营许可证》。

(四) 适用条款

《食品安全法》第一百二十四条第一款第(二)项。

十二、生产(经营)超范围(超限量)使用食品添加剂的食品

(一) 适用范围

生产经营超范围、超限量使用食品添加剂的食品。

(二) 违反条款

《食品安全法》第三十四条第(四)项。

(三) 行政处罚

(1) 没收违法所得和违法生产经营的食品,并可以没收用于违法生产经营的工具、设备、原料等物品。

(2) 违法生产经营的食品货值金额不足1万元的,并处5万元以上10万元以下罚款。

(3) 违法生产经营的食品货值金额1万元以上的,并处货值金额十倍以上20倍以下罚款。

(4) 情节严重的,吊销《食品生产许可证》或者《食品经营许可证》。

(四) 适用条款

《食品安全法》第一百二十四条第一款第(三)项。

十三、生产经营腐败变质(油脂酸败、霉变生虫、污秽不洁、混有异物、掺假掺杂、感官性状异常)的食品

(一) 适用范围

生产经营腐败变质、油脂酸败、霉变生虫、污秽不洁、混有异物、掺假掺杂或者感官性状异常的食品。

(二) 违反条款

《食品安全法》第三十四条第(六)项的规定。

(三) 行政处罚

(1) 没收违法所得和违法生产经营的食品,并可以没收用于违法生产经营的工具、设备、原

料等物品。

(2) 违法生产经营的食品货值金额不足1万元的,并处5万元以上10万元以下罚款。

(3) 违法生产经营的食品货值金额1万元以上的,并处货值金额10倍以上20倍以下罚款。

(4) 情节严重的,吊销《食品生产许可证》或者《食品经营许可证》。

(四) 适用条款

《食品安全法》第一百二十四条第一款第(四)项。

十四、生产(经营)标注虚假生产日期、保质期(超过保质期)食品

(一) 适用范围

(1) 生产经营标注虚假生产日期、保质期的食品。

(2) 生产经营超过保质期的食品。

(二) 违反条款

《食品安全法》第三十四条第(十)项的规定。

(三) 行政处罚

(1) 没收违法所得和违法生产经营的食品,并可以没收用于违法生产经营的工具、设备、原料等物品。

(2) 违法生产经营的食品货值金额不足1万元的,并处5万元以上10万元以下罚款。

(3) 违法生产经营的食品货值金额1万元以上的,并处货值金额10倍以上20倍以下罚款。

(4) 情节严重的,吊销《食品生产许可证》或者《食品经营许可证》。

(四) 适用条款

《食品安全法》第一百二十四条第一款第(五)项。

十五、生产经营未按规定注册(未按注册的产品配方、生产工艺等技术要求组织生产)的特殊医学用途配方食品(婴幼儿配方乳粉)

(一) 适用范围

(1) 生产经营未按规定注册的特殊医学用途配方食品、婴幼儿配方乳粉。

(2) 未按注册的产品配方、生产工艺等技术要求组织生产特殊医学用途配方食品、婴幼儿配方乳粉。

(二) 违反条款

《食品安全法》第八十条第一款、第八十一条第四款、第八十二条第三款。

(三) 行政处罚

(1) 没收违法所得和违法生产经营的食品,并可以没收用于违法生产经营的工具、设备、原料等物品。

(2) 违法生产经营的食品货值金额不足1万元的,并处5万元以上10万元以下罚款。

(3) 违法生产经营的食品货值金额1万元以上的,并处货值金额10倍以上20倍以下罚款。

(4) 情节严重的,吊销《食品生产许可证》或者《食品经营许可证》。

(四) 适用条款

《食品安全法》第一百二十四条第一款第(六)项。

十六、以分装方式生产婴幼儿配方乳粉

（一）适用范围

以分装方式生产婴幼儿配方乳粉。

（二）违反条款

《食品安全法》第八十一条第五款。

（三）行政处罚

(1) 没收违法所得和违法生产的婴幼儿配方乳粉，并可以没收用于违法生产的工具、设备、原料等物品。

(2) 违法生产经营的婴幼儿配方乳粉货值金额不足1万元的，并处5万元以上10万元以下罚款。

(3) 违法生产经营的婴幼儿配方乳粉货值金额1万元以上的，并处货值金额10倍以上20倍以下罚款。

(4) 情节严重的，吊销《食品生产许可证》。

（四）适用条款

《食品安全法》第一百二十四条第一款第（七）项。

十七、同一企业以同一配方生产不同品牌的婴幼儿配方乳粉

（一）适用范围

同一企业以同一配方生产不同品牌的婴幼儿配方乳粉。

（二）违反条款

《食品安全法》第八十一条第五款。

（三）行政处罚

(1) 没收违法所得和违法生产的婴幼儿配方乳粉，并可以没收用于违法生产的工具、设备、原料等物品。

(2) 违法生产经营的婴幼儿配方乳粉货值金额不足1万元的，并处5万元以上10万元以下罚款。

(3) 违法生产经营的婴幼儿配方乳粉货值金额1万元以上的，并处货值金额10倍以上20倍以下罚款。

(4) 情节严重的，吊销《食品生产许可证》。

（四）适用条款

《食品安全法》第一百二十四条第一款第（七）项。

十八、利用新的食品原料生产食品未通过安全性评估

（一）适用范围

利用新的食品原料生产食品未通过国务院卫生行政部门安全性评估。

（二）违反条款

《食品安全法》第三十七条的规定。

（三）行政处罚

(1) 没收违法所得和违法生产的食品，并可以没收用于违法生产经营的工具、设备、原料等

物品。

(2) 违法生产的食品货值金额不足1万元的，并处5万元以上10万元以下罚款。

(3) 违法生产的食品货值金额1万元以上的，并处货值金额10倍以上20倍以下罚款。

(4) 情节严重的，吊销《食品生产许可证》或者《食品经营许可证》。

(四) 适用条款

《食品安全法》第一百二十四条第一款第(八)项。

十九、拒不召回(停止经营)食品

(一) 适用范围

(1) 食品生产经营者在食品药品监督管理部门责令其召回不符合食品安全标准或者有证据证明可能危害人体健康的食品后，仍拒不召回的。

(2) 食品生产经营者在食品药品监督管理部门责令其停止经营不符合食品安全标准或者有证据证明可能危害人体健康的食品后，仍拒不停止经营的。

(二) 违反条款

《食品安全法》第六十三条第五款的规定。

(三) 行政处罚

(1) 没收违法所得和违法生产经营的食品，并可以没收用于违法生产经营的工具、设备、原料等物品。

(2) 违法生产经营的食品货值金额不足1万元的，并处5万元以上10万元以下罚款。

(3) 违法生产经营的食品货值金额1万元以上的，并处货值金额10倍以上20倍以下罚款。

(4) 情节严重的，吊销《食品生产许可证》或者《食品经营许可证》。

(四) 适用条款

《食品安全法》第一百二十四条第一款第(九)项。

二十、生产经营被包装材料(容器、运输工具等)污染的食品

(一) 适用范围

生产经营被包装材料、容器、运输工具等污染的食品。

(二) 违反条款

《食品安全法》第三十四条第(九)项的规定。

(三) 行政处罚

(1) 没收违法所得和违法生产经营的食品，并可以没收用于违法生产经营的工具、设备、原料等物品。

(2) 违法生产经营的食品货值金额不足1万元的，并处5 000元以上5万元以下罚款。

(3) 违法生产经营的食品货值金额1万元以上的，并处货值金额5倍以上10倍以下罚款。

(4) 情节严重的，责令停产停业，直至吊销《食品生产许可证》或者《食品经营许可证》。

(四) 适用条款

《食品安全法》第一百二十五条第一款第(一)项。

二十一、生产经营无标签(标签、说明书不符合规定)的预包装食品

(一) 适用范围

(1) 生产经营无标签的预包装国产和进口食品。

(2) 生产经营标签不符合《食品安全法》和食品安全国家标准规定的国产和进口食品。

(3) 生产经营主要营养成分及其含量标签不符合食品安全国家标准规定的专供婴幼儿和其他特定人群的主辅食品(包括进口食品)。

(二) 违反条款

《食品安全法》第三十四条第(十一)项、第六十七条、第七十一条、第九十七条的规定。

(三) 行政处罚

(1) 没收违法所得和违法生产经营的食品,并可以没收用于违法生产经营的工具、设备、原料等物品。

(2) 违法生产经营的食品货值金额不足1万元的,并处5 000元以上5万元以下罚款。

(3) 违法生产经营的食品货值金额1万元以上的,并处货值金额5倍以上10倍以下罚款。

(4) 标签内容存在瑕疵但不影响食品安全且不会对消费者造成误导的,责令改正;拒不改正的,处2 000元以下罚款。

(5) 情节严重的,责令停产停业,直至吊销《食品生产许可证》或者《食品经营许可证》。

(四) 适用条款

《食品安全法》第一百二十五条第一款第二项、第一百二十五条第二款。

二十二、生产经营转基因食品未按规定进行标示

(一) 适用范围

(1) 生产经营以转基因技术生产的食品未按规定进行标示。

(2) 生产经营以转基因食品为原料生产的食品未按规定进行标示。

(二) 违反条款

《食品安全法》第六十九条的规定。

(三) 行政处罚

(1) 没收违法所得和违法生产经营的食品,并可以没收用于违法生产经营的工具、设备、原料等物品。

(2) 违法生产经营的食品货值金额不足1万元的,并处5 000元以上5万元以下罚款。

(3) 违法生产经营的食品货值金额1万元以上的,并处货值金额5倍以上10倍以下罚款。

(4) 情节严重的,责令停产停业,直至吊销《食品生产许可证》或者《食品经营许可证》。

(四) 适用条款

《食品安全法》第一百二十五条第一款第(三)项。

二十三、采购(使用)不符合食品安全标准的食品原料(食品添加剂、食品相关产品)

(一) 适用范围

食品生产经营者采购或者使用不符合食品安全标准的食品原料、食品添加剂、食品相关产品。

（二）违反条款

《食品安全法》第五十条第一款的规定。

（三）行政处罚

(1) 没收违法所得和违法生产经营的食品，并可以没收用于违法生产经营的工具、设备、原料等物品。

(2) 违法生产经营的食品货值金额不足1万元的，并处5 000元以上5万元以下罚款。

(3) 违法生产经营的食品货值金额1万元以上的，并处货值金额5倍以上10倍以下罚款。

(4) 情节严重的，责令停产停业，直至吊销《食品生产许可证》或者《食品经营许可证》。

（四）适用条款

《食品安全法》第一百二十五条第一款第(四)项。

二十四、未按规定对采购的无合格证明的食品原料检验

（一）适用范围

食品生产者采购的无法提供合格证明的食品原料，未按照食品安全标准检验合格后就投入生产食品。

（二）违反条款

《食品安全法》第五十条第一款的规定。

（三）行政处罚

(1) 责令改正，给予警告。

(2) 拒不改正的，处5 000元以上5万元以下罚款。

(3) 情节严重的，责令停产停业，直至吊《销食品生产许可证》。

（四）适用条款

《食品安全法》第一百二十六条第一款第(一)项。

二十五、生产经营其他不符合法律、法规(食品安全标准)食品

（一）适用范围

生产经营其他不符合食品安全法律、法规或者食品安全标准的食品。

（二）违反条款

《食品安全法》第三十四条第(十三)项的规定。

（三）行政处罚

(1) 没收违法所得和违法生产经营的食品，并可以没收用于违法生产经营的工具、设备、原料等物品。

(2) 违法生产经营的食品货值金额不足1万元的，并处5万元以上10万元以下罚款。

(3) 违法生产经营的食品货值金额1万元以上的，并处货值金额10倍以上20倍以下罚款。

(4) 情节严重的，吊销《食品生产许可证》或者《食品经营(流通、餐饮服务)许可证》。

（四）适用条款

《食品安全法》第一百二十四条第二款。

二十六、未按规定建立食品安全管理制度(配备或者培训、考核食品安全管理人员)

(一) 适用范围

(1) 食品生产经营企业未按规定建立食品安全管理制度。

(2) 食品生产经营企业未按规定配备或者培训、考核食品安全管理人员。

(二) 违反条款

《食品安全法》第四十四条第一款、第三款的规定。

(三) 行政处罚

(1) 责令改正,给予警告。

(2) 拒不改正的,处 5 000 元以上 5 万元以下罚款。

(3) 情节严重的,责令停产停业,直至吊销《食品生产许可证》或者《食品经营许可证》。

(四) 适用条款

《食品安全法》第一百二十六条第一款第(二)项。

二十七、未查验供货者许可证和产品合格证明文件(未按规定建立并遵守进货查验记录、出厂检验记录和销售记录制度)

(一) 适用范围

(1) 食品生产者采购食品、食品添加剂和食品相关产品时,未查验供货者许可证和产品合格证明文件。

(2) 食品生产者未按规定建立食品、食品添加剂和食品相关产品进货查验记录制度,或者未按规定如实记录相关内容,保存相关记录和凭证。

(3) 食品生产者未按规定建立食品出厂检验记录制度,或者未按规定如实记录相关内容,保存相关记录和凭证。

(4) 食品经营者采购食品时,未查验供货者许可证和食品合格证明文件。

(5) 食品经营者未按规定建立食品进货查验记录制度,或者未按规定如实记录相关内容,保存相关记录和凭证。

(6) 从事食品批发业务的经营企业未按规定建立食品销售记录制度,或者如实记录批发食品的相关内容,保存相关记录和凭证。

(二) 违反条款

《食品安全法》第五十条第一、二款,第五十一条,第五十三条第一、二、四款的规定。

(三) 行政处罚

(1) 责令改正,给予警告。

(2) 拒不改正的,处 5 000 元以上 5 万元以下罚款。

(3) 情节严重的,责令停产停业,直至吊销《食品生产许可证》或者《食品经营许可证》。

(四) 适用条款

《食品安全法》第一百二十六条第一款第(三)项。

二十八、未制订食品安全事故处置方案

(一) 适用范围

食品生产经营企业未制订食品安全事故处置方案。

（二）违反条款

《食品安全法》第一百零二条第四款的规定。

（三）行政处罚

(1) 责令改正，给予警告。

(2) 拒不改正的，处 5 000 元以上 5 万元以下罚款。

(3) 情节严重的，责令停产停业，直至吊销食品生产许可证或者食品经营许可证。

（四）适用条款

《食品安全法》第一百二十六条第一款第（四）项。

二十九、餐具（饮具、盛放直接入口食品的容器），使用前未经洗净（消毒、清洗消毒不合格）

（一）适用范围

餐具、饮具和盛放直接入口食品的容器，使用前未经洗净、消毒或者清洗消毒不合格。

（二）违反条款

《食品安全法》第三十三条第一款第五项、第五十六条第二款的规定。

（三）行政处罚

(1) 责令改正，给予警告。

(2) 拒不改正的，处 5 000 元以上 5 万元以下罚款。

(3) 情节严重的，责令停产停业，直至吊销《食品生产许可证》或者《食品经营许可证》。

（四）适用条款

《食品安全法》第一百二十六条第一款第（五）项。

三十、餐饮服务设施（设备）未按规定定期维护（清洗、校验）

（一）适用范围

(1) 餐饮服务提供者未按规定定期维护食品加工、贮存、陈列等设施、设备。

(2) 餐饮服务提供者未按规定定期清洗、校验保温设施及冷藏、冷冻等设施。

（二）违反条款

《食品安全法》第五十六条第一款的规定。

（三）行政处罚

(1) 责令改正，给予警告。

(2) 拒不改正的，处 5 000 元以上 5 万元以下罚款。

(3) 情节严重的，责令停产停业，直至吊销《食品经营许可证》。

（四）适用条款

《食品安全法》第一百二十六条第一款第（五）项。

三十一、安排未取得健康证明（患有国务院卫生行政部门规定的有碍食品安全疾病）的人员从事接触直接入口食品工作

（一）适用范围

食品生产经营者安排未取得健康证明或者患有国务院卫生行政部门规定的有碍食品安全疾

病的人员从事接触直接入口食品的工作。

（二）违反条款

《食品安全法》第四十五条的规定。

（三）行政处罚

(1) 责令改正,给予警告。

(2) 拒不改正的,处 5 000 元以上 5 万元以下罚款。

(3) 情节严重的,责令停产停业,直至吊销《食品生产许可证》或者《食品经营许可证》。

（四）适用条款

《食品安全法》第一百二十六条第一款第（五）项。

三十二、未按规定要求销售食品

（一）适用范围

(1) 食品经营者销售散装食品未按规定在容器、外包装上标明相关信息。

(2) 食品经营者未按照食品标签标示要求销售食品。

（二）违反条款

《食品安全法》第六十八条、第七十二条。

（三）行政处罚

(1) 责令改正,给予警告。

(2) 拒不改正的,处 5 000 元以上 5 万元以下罚款。

(3) 情节严重的,责令停产停业,直至吊销《食品经营许可证》。

（四）适用条款

《食品安全法》第一百二十六条第一款第（七）项。

三十三、未定期对食品安全状况进行检查评价(生产经营条件发生变化,未按规定处理)

（一）适用范围

(1) 食品生产经营者未按规定定期对食品安全状况进行检查评价。

(2) 食品生产经营者的生产经营条件发生变化,不再符合食品安全要求的,未立即采取整改措施,或者有发生食品安全事故潜在风险的,未立即停止食品生产经营活动,并向所在地县级食品药品监督管理部门报告。

（二）违反条款

《食品安全法》第四十七条。

（三）行政处罚

(1) 责令改正,给予警告。

(2) 拒不改正的,处 5 000 元以上 5 万元以下罚款。

(3) 情节严重的,责令停产停业,直至吊销《食品生产许可证》或者《食品经营许可证》。

（四）适用条款

《食品安全法》第一百二十六条第一款第（十一）项。

三十四、集中用餐单位未按规定履行食品安全管理责任

（一）适用范围

学校、托幼机构、养老机构、建筑工地等集中用餐单位从未取得食品生产经营许可的企业订购，且未按照要求对订购的食品进行查验。

（二）违反条款

《食品安全法》第五十七条第一款。

（三）行政处罚

（1）责令改正，给予警告。

（2）拒不改正的，处5 000元以上5万元以下罚款。

（3）情节严重的，责令停产停业，直至吊《销食品经营许可证》。

（四）适用条款

《食品安全法》第一百二十六条第一款第（十二）项。

三十五、未按规定制订（实施）生产经营过程控制要求

（一）适用范围

（1）食品生产企业未按规定制订并实施原料采购、原料验收、投料等原料控制；或者生产工序、设备、贮存、包装等生产关键环节控制；或者原料检验、半成品检验、成品出厂检验等检验控制；或者运输和交付控制等生产经营过程控制要求。

（2）餐饮服务提供者未制订并实施原料控制要求；或者加工过程中检查待加工的食品及原料，不符合要求的食品。

（二）违反条款

《食品安全法》第四十六条、第五十五条的规定。

（三）行政处罚

（1）责令改正，给予警告。

（2）拒不改正的，处5 000元以上5万元以下罚款。

（3）情节严重的，责令停产停业，直至吊销《食品生产许可证》或者《食品经营许可证》。

（四）适用条款

《食品安全法》第一百二十六条第一款第（十三）项。

三十六、违反食用农产品进货查验规定

（一）适用范围

（1）食用农产品销售者未建立食用农产品进货查验记录制度，或者未如实记录相关内容。

（2）食用农产品销售者未按规定保存食用农产品进货查验记录和凭证。

（二）违反条款

《食品安全法》第六十五条。

（三）行政处罚

（1）责令改正，给予警告。

(2) 拒不改正的，处5 000元以上5万元以下罚款。

(四) 适用条款

《食品安全法》第一百二十六条第一、四款。

三十七、发生食品安全事故后未进行处置(报告)

(一) 适用范围

食品生产经营者在发生食品安全事故后未立即采取措施，防止事故扩大；或者未按规定及时向事故发生地县级食品药品监督管理、卫生行政部门报告。

(二) 违反条款

《食品安全法》第一百零三条第一款的规定。

(三) 行政处罚

(1) 责令改正，给予警告。

(2) 隐匿、伪造、毁灭有关证据的，责令停产停业，没收违法所得，并处10万元以上50万元以下罚款。

(3) 造成严重后果的，吊销《食品生产许可证》或者《食品经营许可证》。

(四) 适用条款

《食品安全法》第一百二十八条。

三十八、集中交易市场的开办者(柜台出租者、展销会的举办者、食用农产品批发市场)未履行法定义务

(一) 适用范围

(1) 集中交易市场的开办者、柜台出租者、展销会的举办者允许未依法取得许可的食品经营者进入市场销售食品。

(2) 集中交易市场的开办者、柜台出租者、展销会的举办者未履行入场食品经营者经营环境和条件检查；或者发现其有违反规定行为的，未及时制止并立即报告所在地县级食品药品监督管理部门。

(3) 食用农产品批发市场未配备检验设备和检验人员或者委托符合《食品安全法》规定的食品检验机构，对进入该批发市场销售的食用农产品进行抽样检验。

(4) 食用农产品批发市场发现市场销售的食用农产品不符合食品安全标准的，未要求销售者立即停止销售，并向食品药品监督管理部门报告。

(二) 违反条款

《食品安全法》第六十一条、第六十四条的规定。

(三) 行政处罚

(1) 责令改正，没收违法所得，并处5万元以上20万元以下罚款。

(2) 造成严重后果的，责令停业，直至由原发证部门吊销许可证。

(四) 适用条款

《食品安全法》第一百三十条。

三十九、违反网络食品交易规定

（一）适用范围

(1) 网络食品交易第三方平台提供者未对入网食品经营者进行实名登记，明确其食品安全管理责任。

(2) 网络食品交易第三方平台提供者未对入网食品经营者依法应当取得的食品相关许可证进行审查。

(3) 网络食品交易第三方平台提供者发现入网食品经营者有违反《食品安全法》规定的行为的，未及时制止并立即报告所在地县级食品药品监管部门。

(4) 网络食品交易第三方平台提供者发现入网食品经营者有严重违法行为的，未立即停止提供网络交易平台服务。

（二）违反条款

《食品安全法》第六十二条的规定。

（三）行政处罚

(1) 责令改正，没收违法所得，并处5万元以上20万元以下罚款。

(2) 造成严重后果的，责令停业，直至由原发证部门吊销许可证。

（四）适用条款

《食品安全法》第一百三十一条。

四十、未按要求进行食品贮存(运输、装卸)

（一）适用范围

(1) 食品生产经营者和非食品生产经营者贮存、运输和装卸食品的容器、工具和设备不安全、有害，不洁，造成食品污染。

(2) 食品生产经营者和非食品生产经营者贮存、运输和装卸食品时不符合保证食品安全所需的温度、湿度等特殊要求。

(3) 食品生产经营者和非食品生产经营者将食品与有毒、有害物品一同贮存、运输。

（二）违反条款

《食品安全法》第三十三条第一款第(六)项、第二款的规定。

（三）行政处罚

(1) 责令改正，给予警告。

(2) 拒不改正的，责令停产停业，并处1万元以上5万元以下罚款。

(3) 情节严重的，吊销《食品生产许可证》或者《食品经营许可证》。

（四）适用条款

《食品安全法》第一百三十二条。

四十一、拒绝(阻挠、干涉)食品安全监督检查(事故调查处理、风险监测、风险评估)

（一）适用范围

拒绝、阻挠、干涉有关部门、机构及其工作人员依法开展食品安全监督检查、事故调查处理、风险监测和风险评估。

（二）违反条款

《食品安全法》第十五条第二款、第一百零八条、第一百三十三条规定。

（三）行政处罚

（1）责令停产停业，并处 2 000 元以上 5 万元以下罚款。

（2）情节严重的，吊销《食品生产许可证》或者《食品经营许可证》。

（3）构成违反治安管理行为的，由公安机关依法给予治安管理处罚。

（四）适用条款

《食品安全法》第一百三十三条。

四十二、聘用禁止从事食品生产经营管理工作人员

（一）适用范围

（1）食品生产经营者聘用五年内有被吊销食品生产许可证或者食品经营许可证的食品生产经营者或法定代表人、直接负责的主管人员和其他直接责任人员从事食品生产经营管理工作或担任食品生产经营企业食品安全管理人员。

（2）食品生产经营者聘用因食品安全犯罪被判处有期徒刑以上刑罚的人从事食品生产经营管理工作或食品安全管理人员。

（二）违反条款

《食品安全法》第一百第三十五条第一、二款的规定。

（三）行政处罚

吊销《食品生产许可证》或者《食品经营许可证》。

（四）适用条款

《食品安全法》第一百第三十五条第三款。

四十三、虚假宣传食品

（一）适用范围

食品作虚假宣传或涉及疾病预防、治疗功能，且情节严重，由省级以上食品药品监督管理部门决定暂停销售该食品，并向社会公布，但食品生产经营者仍然销售该食品的。

（二）违反条款

《食品安全法》第七十三条第一款。

（三）行政处罚

没收违法所得和违法销售的食品，并处 2 万元以上 5 万元以下罚款。

（四）适用条款

《食品安全法》第一百四十条第五款。

四十四、违反婴幼儿配方食品原料（食品添加剂、产品配方、标签）备案规定

（一）适用范围

婴幼儿配方食品生产企业未将食品原料、食品添加剂、产品配方、标签等向省级食品药品监督管理部门备案。

（二）违反条款

《食品安全法》第八十一条第三款的规定。

（三）行政处罚

（1）责令改正，给予警告。

（2）拒不改正的，处5 000元以上5万元以下罚款。

（3）情节严重的，责令停产停业，直至吊销食品生产许可证。

（四）适用条款

《食品安全法》第一百二十六条第一款第（九）项。

四十五、婴幼儿配方食品（特殊医学用途配方食品）生产企业未按规定建立生产质量管理体系（未定期提交自查报告）

（一）适用范围

（1）特殊医学用途配方食品、婴幼儿配方食品和其他专供特定人群的主辅食品的生产企业未按规定建立生产质量管理体系并有效运行。

（2）特殊医学用途配方食品、婴幼儿配方食品和其他专供特定人群的主辅食品的生产企业未定期向所在地县级食品药品监督管理部门提交生产质量管理体系运行情况的自查报告。

（二）违反条款

《食品安全法》第八十三条的规定。

（三）行政处罚

（1）责令改正，给予警告。

（2）拒不改正的，处5 000元以上5万元以下罚款。

（3）情节严重的，责令停产停业，直至吊销《食品生产许可证》。

（四）适用条款

《食品安全法》第一百二十六条第一款第（十）项。

四十六、发现不安全食品未采取有效措施

（一）适用范围

（1）食品生产经营者发现其生产经营的食品属于不安全食品的，未立即停止生产经营，或者采取通知或者公告的方式告知相关食品生产经营者停止生产经营、消费者停止食用，并采取必要的措施防控食品安全风险。

（2）食品生产者通过自检自查、公众投诉举报、经营者和监督管理部门告知等方式知悉其生产经营的食品属于不安全食品的，未主动召回。

（3）食品生产者在知悉食品安全风险后未在规定期限内启动召回。

（4）食品生产者未按照召回计划召回不安全食品；或者未按照食品药品监督管理部门组织专家评估意见对召回计划进行修改，并按照修改后的召回计划实施召回。

（5）食品经营者对因自身原因所导致的不安全食品，未按规定在其经营的范围内主动召回。

（6）因生产者无法确定、破产等原因无法召回不安全食品的，食品经营者未在其经营的范围内主动召回不安全食品。

(7) 食品生产经营者未依据法律法规的规定，对因停止生产经营、召回等原因退出市场的不安全食品采取补救、无害化处理、销毁等处置措施。

(8) 食品生产经营者对违法添加非食用物质、腐败变质、病死畜禽等严重危害人体健康和生命安全的不安全食品，未立即就地销毁。

(二) 违反条款

《食品召回管理办法》第八条第一款、第十二条第一款、第十三条、第十四条、第二十条第一款、第二十三条第一款、第二十四条第一款。

(三) 行政处罚

给予警告，并处 1 万元以上 3 万元以下罚款。

(四) 适用条款

《食品召回管理办法》第三十八条。

四十七、不配合开展食品召回工作

(一) 适用范围

食品经营者知悉食品生产者召回不安全食品后，不立即采取停止购进、销售，封存不安全食品，在经营场所醒目位置张贴生产者发布的召回公告等措施，配合食品生产者开展召回工作。

(二) 违反条款

《食品召回管理办法》第十九条。

(三) 行政处罚

给予警告，并处 5 000 元以上 3 万元以下罚款。

(四) 适用条款

《食品召回管理办法》第三十九条。

四十八、不安全食品召回中未按规定履行报告义务

(一) 适用范围

(1) 食品生产者在知悉食品安全风险后在规定期限内启动召回时，未按规定向县级以上地方食品药品监督管理部门报告召回计划。

(2) 食品生产经营者对违法添加非食用物质、腐败变质、病死畜禽等严重危害人体健康和生命安全的不安全食品不具备就地销毁条件的，在采取集中销毁处理前，未向县级以上地方食品药品监督管理部门报告。

(3) 食品生产经营者停止生产经营、召回和处置的不安全食品存在较大风险的，未在停止生产经营、召回和处置不安全食品结束后 5 个工作日内向县级以上地方食品药品监督管理部门书面报告情况。

(二) 违反条款

《食品召回管理办法》第十三条、第二十四条第二款、第三十二条。

(三) 行政处罚

(1) 责令改正，给予警告。

(2) 拒不改正的，处 2 000 元以上 2 万元以下罚款。

（四）适用条款

《食品召回管理办法》第四十条。

四十九、拒绝(拖延履行)处置不安全食品

（一）适用范围

食品药品监督管理部门责令食品生产经营者依法处置不安全食品，食品生产经营者拒绝或者拖延履行的。

（二）违反条款

《食品召回管理办法》第二十三条第二款。

（三）行政处罚

给予警告，并处2万元以上3万元以下罚款。

（四）适用条款

《食品召回管理办法》第四十一条。

五十、未按规定记录保存不安全食品停止生产经营(召回和处置情况)

（一）适用范围

(1) 食品生产经营者未如实记录停止生产经营、召回和处置不安全食品的名称、商标、规格、生产日期、批次、数量等内容。

(2) 食品生产经营者未保存不安全食品停止生产经营、召回和处置情况记录或保存期限少于2年。

（二）违反条款

《食品召回管理办法》第二十八条。

（三）行政处罚

(1) 责令改正，给予警告。

(2) 拒不改正的，处2 000元以上2万元以下罚款。

（四）适用条款

《食品召回管理办法》第四十二条。

五十一、以欺骗(贿赂)手段取得食品生产(经营)许可证

（一）适用范围

食品生产经营者以欺骗、贿赂等不正当手段取得食品生产许可证或者食品经营许可证。

（二）违反条款

《食品生产许可管理办法》第五十二条、《食品经营许可管理办法》第四十七条的规定。

（三）行政处罚

(1) 由原发证的食品药品监督管理部门撤销许可，并处1万元以上3万元以下罚款。

(2) 被许可人在3年内不得再次申请食品生产许可。

（四）适用条款

《食品生产许可管理办法》第五十二条、《食品经营许可管理办法》第四十七条。

五十二、伪造(涂改、倒卖、出租、出借、转让)食品生产(经营)许可证

(一) 适用范围

(1) 食品生产者伪造、涂改、倒卖、出租、出借、转让《食品生产许可证》。

(2) 食品经营者伪造、涂改、倒卖、出租、出借、转让《食品经营许可证》。

(二) 违反条款

《食品生产许可管理办法》第三十一条第一款、《食品经营许可管理办法》第二十六条的规定。

(三) 行政处罚

(1) 责令改正,给予警告,并处1万元以下罚款。

(2) 情节严重的,处1万元以上3万元以下罚款。

(四) 适用条款

《食品生产许可管理办法》第五十三条、《食品经营许可管理办法》第四十八条。

五十三、违反食品生产(经营)许可证悬挂(摆放)规定

(一) 适用范围

(1) 食品生产者未按规定在生产场所的显著位置悬挂或者摆放《食品生产许可证》。

(2) 食品经营者未按规定在经营场所的显著位置悬挂或者摆放《食品经营许可证》。

(二) 违反条款

《食品生产许可管理办法》第三十一条第二款、《食品经营许可管理办法》第二十六条第二款的规定。

(三) 行政处罚

责令改正;拒不改正的,给予警告。

(四) 适用条款

《食品生产许可管理办法》第五十三条、《食品经营许可管理办法》第四十八条。

五十四、违反食品生产(经营)许可证变更事项规定

(一) 适用范围

(1) 食品生产者工艺设备布局和工艺流程、主要生产设备设施、食品类别等事项发生变化,需要变更食品生产许可证载明的许可事项,未按规定申请变更。

(2) 食品经营许可证载明的许可事项发生变化,食品经营者未按规定申请变更经营许可。

(二) 违反条款

《食品生产许可管理办法》第三十二条第一款、《食品经营许可管理办法》第二十七条第一款的规定。

(三) 行政处罚

(1) 责令改正,给予警告。

(2) 拒不改正的,处2 000元以上1万元以下罚款。

(四) 适用条款

《食品生产许可管理办法》第五十四条第一款、《食品经营许可管理办法》第四十九条第一款。

五十五、违反食品生产(经营)许可证副本(注销食品生产、经营许可证)管理规定

(一) 适用范围

(1) 食品生产许可证副本载明的同一食品类别内的事项、外设仓库地址发生变化,食品生产者未按规定报告。

(2) 食品生产者终止食品生产,食品生产许可被撤回、撤销或者食品生产许可证被吊销,未按规定申请办理注销手续。

(3) 食品经营者外设仓库地址发生变化,未按规定报告。

(4) 食品经营者终止食品经营,食品经营许可被撤回、撤销或者食品经营许可证被吊销,未按规定申请办理注销手续。

(二) 违反条款

《食品生产许可管理办法》第三十二条第三款、第四十一条第一款,以及《食品经营许可管理办法》第二十七条第二款、第三十六条第一款的规定。

(三) 行政处罚

责令改正,给予警告,并处 2 000 元以下罚款。

(四) 适用条款

《食品生产许可管理办法》第五十四条第二款、《食品经营许可管理办法》第四十九条第二款。

五十六、三次以上违法

(一) 适用范围

食品生产经营者在一年内累计三次因违反本法规定受到责令停产停业、吊销许可证以外处罚的,由食品药品监督管理部门责令停产停业,直至吊销许可证。

(二) 违反条款

《食品安全法》第一百三十四条。

(三) 行政处罚

(1) 责令停产停业。

(2) 直至吊销食品生产许可证或者食品经营(流通、餐饮服务)许可证。

(四) 适用条款

《食品安全法》第一百三十四条。

五十七、免责条款

(一) 适用范围

食品经营者履行了《食品安全法》规定的进货查验等义务,有充分证据证明其不知道所采购的食品不符合食品安全标准,并能如实说明其进货来源的。

(二) 行政处罚

可以免于处罚,应当依法没收其不符合食品安全标准的食品。

(三) 适用条款

《食品安全法》第一百三十六条。

(陈向荣)

第二节　保健食品生产经营违法行为的行政处罚

保健食品属于特殊的食品，保健食品生产经营违法行为除按照本章第一节的有关规定外，还可按照本节的规定实施行政处罚。

一、违反保健食品注册管理规定

（一）适用范围

(1) 生产经营未按规定注册的、使用保健食品原料目录以外原料生产的国产保健食品。

(2) 生产经营未按规定注册的、首次进口的保健食品。

(3) 保健食品生产企业未按照注册的产品配方、生产工艺等技术要求组织生产保健食品。

（二）违反条款

《食品安全法》第七十六条第一款、第八十二条第三款的规定。

（三）行政处罚

(1) 没收违法所得和违法生产经营的保健食品。

(2) 没收用于违法生产经营的工具、设备、原料等物品。

(3) 违法生产经营的保健食品货值金额不足 1 万元的，并处 5 万元以上 10 万元以下罚款。

(4) 违法生产经营的保健食品货值金额 1 万元以上的，并处货值金额 10 倍以上 20 倍以下罚款。

(5) 情节严重的，吊销《食品生产许可证》或者《食品经营许可证》。

（四）适用条款

《食品安全法》第一百二十四条第一款第（六）项。

二、违反保健食品备案管理规定

（一）适用范围

(1) 生产经营未按规定备案的、国产补充维生素、矿物质等营养物质的保健食品。

(2) 生产经营未按规定备案的、首次进口的补充维生素、矿物质等营养物质的保健食品。

(3) 生产经营未按规定备案的、非首次进口的保健食品。

(4) 保健食品生产企业未按照备案的产品配方、生产工艺等技术要求组织生产保健食品。

（二）违反条款

《食品安全法》第七十六条第一款、第八十二条第三款的规定。

（三）行政处罚

(1) 责令改正，给予警告。

(2) 拒不改正的，处 5 000 元以上 5 万元以下罚款。

(3) 情节严重的，责令停产停业，直至吊销《食品生产许可证》或者《食品经营许可证》。

（四）适用条款

《食品安全法》第一百二十六条第一款第（八）项。

三、保健食品生产企业未按规定建立生产质量管理体系(未定期提交自查报告)

(一) 适用范围

(1) 保健食品生产企业未按规定建立生产质量管理体系并有效运行。

(2) 保健食品生产企业未定期向所在地县级食品药品监督管理部门提交生产质量管理体系运行情况的自查报告。

(二) 违反条款

《食品安全法》第八十三条的规定。

(三) 行政处罚

(1) 责令改正,给予警告。

(2) 拒不改正的,处 5 000 元以上 5 万元以下罚款。

(3) 情节严重的,责令停产停业,直至吊销《食品生产许可证》或者《食品经营许可证》。

(四) 适用条款

《中华人民共和国食品安全法》第一百二十六条第一款第十项。

(陈向荣)

第三节 食品添加剂生产经营违法行为的行政处罚

一、未经许可生产食品添加剂

(一) 适用范围

(1) 未取得食品添加剂生产许可证从事食品添加剂生产活动。

(2) 食品添加剂生产许可证已超过有效期后仍从事食品添加剂生产活动。

(二) 违反条款

《食品安全法》第三十九条。

(三) 行政处罚

(1) 没收违法所得和违法生产的食品添加剂及用于违法生产的工具、设备、原料等物品。

(2) 违法生产的食品添加剂货值金额不足 1 万元的,并处 5 万元元以上 10 万元以下罚款。

(3) 违法生产的食品添加剂货值金额 1 万元以上的,并处货值金额 10 倍以上 20 倍以下罚款。

(四) 适用条款

《食品安全法》第一百二十二条第一款。

二、为未取得食品添加剂生产许可证者提供食品添加剂生产场所(其他条件)

(一) 适用范围

明知生产者未取得食品添加剂生产许可证,仍为其提供食品添加剂生产场所或其他条件。

(二) 违反条款

《食品安全法》第一百二十二条第二款。

（三）行政处罚

没收违法所得，并处5万元以上10万元以下罚款。

（四）适用条款

《食品安全法》第一百二十二条第二款。

三、生产(经营)致病性微生物(农药残留、兽药残留、生物毒素、重金属等污染物质、其他危害人体健康的物质)含量超过食品安全标准限量的食品添加剂

（一）适用范围

生产经营致病性微生物，农药残留、兽药残留、生物毒素、重金属等污染物质以及其他危害人体健康的物质含量超过食品安全标准限量的食品添加剂。

（二）违反条款

《食品安全法》第三十四条第一款第（二）项。

（三）行政处罚

（1）没收违法所得和违法生产经营的食品添加剂，并可以没收用于违法生产经营的工具、设备、原料等物品。

（2）违法生产经营的食品添加剂货值金额不足1万元的，并处5万元以上10万元以下罚款。

（3）违法生产经营的食品添加剂货值金额1万元以上的，并处货值金额10倍以上20倍以下罚款。

（4）情节严重的，吊销食品添加剂生产许可证。

（四）适用条款

《食品安全法》第一百二十四条第一款第（一）项。

四、生产(经营)使用超过保质期的食品添加剂原料生产的食品添加剂

（一）适用范围

用超过保质期的食品添加剂原料生产食品添加剂。

（二）违反条款

《食品安全法》第三十四条第一款第（三）项。

（三）行政处罚

（1）没收违法所得和违法生产经营的食品添加剂，并可以没收用于违法生产经营的工具、设备、原料等物品。

（2）违法生产经营的食品添加剂货值金额不足1万元的，并处5万元以上10万元以下罚款。

（3）违法生产经营的食品添加剂货值金额1万元以上的，并处货值金额10倍以上20倍以下罚款。

（4）情节严重的，吊销《食品添加剂生产许可证》。

（四）适用条款

《食品安全法》第一百二十四条第一款第（二）项。

五、生产经营腐败变质(油脂酸败、霉变生虫、污秽不洁、混有异物、掺假掺杂、感官性状异常)的食品添加剂

（一）适用范围

生产经营腐败变质、油脂酸败、霉变生虫、污秽不洁、混有异物、掺假掺杂或者感官性状异常的食品添加剂。

（二）违反条款

《食品安全法》第三十四条第一款第（六）项的规定。

（三）行政处罚

(1) 没收违法所得和违法生产经营的食品添加剂，并可以没收用于违法生产经营的工具、设备、原料等物品。

(2) 违法生产经营的食品添加剂货值金额不足1万元的，并处5万元以上10万元以下罚款。

(3) 违法生产经营的食品添加剂货值金额1万元以上的，并处货值金额10倍以上20倍以下罚款。

(4) 情节严重的，吊销《食品添加剂生产许可证》。

（四）适用条款

《食品安全法》第一百二十四条第一款第（四）项。

六、生产经营标注虚假生产日期(保质期、超过保质期)的食品添加剂

（一）适用范围

生产经营标注虚假生产日期、保质期或者超过保质期的食品添加剂。

（二）违反条款

《食品安全法》第三十四条第一款第（十）项的规定。

（三）行政处罚

(1) 没收违法所得和违法生产经营的食品添加剂，并可以没收用于违法生产经营的工具、设备、原料等物品。

(2) 违法生产经营的食品添加剂货值金额不足1万元的，并处5万元以上10万元以下罚款。

(3) 违法生产经营的食品添加剂货值金额1万元以上的，并处货值金额10倍以上20倍以下罚款。

(4) 情节严重的，吊销食品添加剂生产许可证。

（四）适用条款

《食品安全法》第一百二十四条第一款第（五）项。

七、食品添加剂新品种未通过安全性评估

（一）适用范围

(1) 生产的食品添加剂超出相关《食品安全国家标准》规定的品种。

(2) 生产的食品添加剂新品种未通过国务院卫生行政部门安全性评估。

（二）违反条款

《食品安全法》第三十七条的规定。

（三）行政处罚

（1）没收违法所得和违法生产的食品添加剂，并可以没收用于违法生产的工具、设备、原料等物品。

（2）违法生产的食品添加剂货值金额不足1万元的，并处5万元以上10万元以下罚款。

（3）违法生产的食品添加剂货值金额1万元以上的，并处货值金额10倍以上20倍以下罚款。

（4）情节严重的，吊销《食品添加剂生产许可证》。

（四）适用条款

《食品安全法》第一百二十四条第一款第（八）项。

八、生产经营其他不符合法律、法规（食品安全标准）食品添加剂

（一）适用范围

除《食品安全法》第一百二十三、一百二十四、一百二十五条规定的情形外，生产经营不符合法律、法规或者食品安全标准的食品添加剂。

（二）违反条款

《食品安全法》第三十四条第一款第（十三）项的规定。

（三）行政处罚

（1）没收违法所得和违法生产经营的食品添加剂，并可以没收用于违法生产经营的工具、设备、原料等物品。

（2）违法生产经营的食品添加剂货值金额不足1万元的，并处5万元以上10万元以下罚款。

（3）违法生产经营的食品添加剂货值金额1万元以上的，并处货值金额10倍以上20倍以下罚款。

（4）情节严重的，吊销《食品添加剂生产许可证》。

（四）适用条款

《食品安全法》第一百二十四条第二款。

九、生产经营被包装材料（容器、运输工具等）污染的食品添加剂

（一）适用范围

生产经营被包装材料、容器、运输工具等污染的食品添加剂。

（二）违反条款

《食品安全法》第三十四条第一款第（九）项的规定。

（三）行政处罚

（1）没收违法所得和违法生产经营的食品添加剂，并可以没收用于违法生产经营的工具、设备、原料等物品。

（2）违法生产经营的食品添加剂货值金额不足1万元的，并处5 000元以上5万元以下罚款。

（3）违法生产经营的食品添加剂货值金额1万元以上的，并处货值金额5倍以上10倍以下罚款。

（4）情节严重的，责令停产停业，直至吊销《食品添加剂生产许可证》。

（四）适用条款

《食品安全法》第一百二十五条第一款第（一）项。

十、生产经营无标签（标签、说明书不符合规定）的食品添加剂

（一）适用范围

（1）生产经营无标签的国产和进口食品添加剂。

（2）生产经营标签不符合《食品安全法》和《食品安全国家标准》规定的国产和进口食品添加剂。

（二）违反条款

《食品安全法》第三十四条第一款第十一项、第七十条、第七十一条、第九十七条的规定。

（三）行政处罚

（1）没收违法所得和违法生产经营的食品添加剂，并可以没收用于违法生产经营的工具、设备、原料等物品。

（2）违法生产经营的食品添加剂货值金额不足1万元的，并处5 000元以上5万元以下罚款。

（3）违法生产经营的食品添加剂货值金额1万元以上的，并处货值金额5倍以上10倍以下罚款。

（4）标签存在瑕疵但不影响食品安全且不会对消费者造成误导的，责令改正；拒不改正的，处2 000元以下罚款。

（5）情节严重的，责令停产停业，直至吊销《食品添加剂生产许可证》。

（四）适用条款

《食品安全法》第一百二十五条第一款第（二）项、第一百二十五条第二款。

十一、未按规定对生产的食品添加剂进行检验

（一）适用范围

食品添加剂生产企业未按规定对生产的食品添加剂进行检验。

（二）违反条款

《食品安全法》第五十二条的规定。

（三）行政处罚

（1）责令改正，给予警告。

（2）拒不改正的，处5 000元以上5万元以下罚款。

（3）情节严重的，责令停产停业，直至吊销《食品添加剂生产许可证》。

（四）适用条款

《食品安全法》第一百二十六条第一款第（一）项。

十二、进货时未查验许可证和相关证明文件（未按规定建立并遵守进货查验记录、出厂检验记录制度和销售记录制度）

（一）适用范围

（1）食品添加剂生产者未建立食品添加剂出厂检验记录制度并查验出厂产品的检验合格证

和安全状况。

(2) 食品添加剂生产者未如实记录食品添加剂的名称、规格、数量、生产日期或者生产批号、保质期、检验合格证号、销售日期以及购货者名称、地址、联系方式等相关内容,或者未按规定保存记录和相关凭证。

(3) 食品添加剂经营者采购食品添加剂,未依法查验供货者的许可证和产品合格证明文件。

(4) 食品添加剂经营者未如实记录采购食品添加剂的名称、规格、数量、生产日期或者生产批号、保质期、进货日期以及供货者名称、地址、联系方式等内容,或者未按规定保存记录和相关凭证。

(二) 违反条款

《食品安全法》第五十九条、第六十条的规定。

(三) 行政处罚

(1) 责令改正,给予警告。

(2) 拒不改正的,处 5 000 元以上 5 万元以下罚款。

(3) 情节严重的,责令停产停业,直至吊销《食品添加剂生产许可证》。

(四) 适用条款

《食品安全法》第一百二十六条第一款第(三)项。

十三、在发生食品安全事故后未进行处置(报告)

(一) 适用范围

(1) 食品添加剂生产经营单位在发生食品添加剂引起的食品安全事故后未按规定立即采取措施,防止事故扩大。

(2) 食品添加剂生产经营单位在发生食品添加剂引起的食品安全事故后未按规定及时向事故发生地县级食品药品监督管理、卫生行政部门报告。

(二) 违反条款

《食品安全法》第一百零三条第一款的规定。

(三) 行政处罚

(1) 责令改正,给予警告。

(2) 隐匿、伪造、毁灭有关证据的,责令停产停业,没收违法所得,并处 10 万元以上 50 万元以下罚款。

(3) 造成严重后果的,吊销《食品添加剂生产许可证》。

(四) 适用条款

《食品安全法》第一百二十八条。

十四、拒绝(阻挠、干涉)食品安全监督检查(事故调查处理、风险监测、风险评估)

(一) 适用范围

食品添加剂生产经营企业拒绝、阻挠、干涉有关部门、机构及其工作人员依法开展食品安全监督检查、事故调查处理、风险监测和风险评估。

（二）违反条款

《食品安全法》第一百零八条的规定。

（三）行政处罚

(1) 责令停产停业，并处 2 000 元以上 5 万元以下罚款。

(2) 情节严重的，吊销食品添加剂生产许可证。

(3) 构成违反治安管理行为的，由公安机关依法给予治安管理处罚。

（四）适用条款

《食品安全法》第一百三十三条。

十五、发现不安全食品添加剂未采取有效措施

（一）适用范围

(1) 食品添加剂生产经营者发现其生产经营的食品添加剂属于不安全的，未立即停止生产经营，或者未采取通知或者公告的方式告知相关食品或食品添加剂生产经营者停止生产经营、消费者停止食用，或者未采取必要的措施防控食品或食品添加剂安全风险。

(2) 食品添加剂生产者通过自检自查、公众投诉举报、经营者和监督管理部门告知等方式知悉其生产经营的食品添加剂属于不安全的，未主动召回。

(3) 食品添加剂生产者在知悉食品安全风险后未在规定期限内启动召回。

(4) 食品添加剂生产者未按照召回计划召回不安全食品添加剂。

(5) 食品添加剂经营者对因自身原因所导致的不安全食品添加剂，未按规定在其经营的范围内主动召回。

(6) 因生产者无法确定、破产等原因无法召回不安全食品添加剂的，食品添加剂经营者未在其经营的范围内主动召回不安全食品添加剂。

(7) 食品添加剂生产经营者未依据法律法规的规定，对因停止生产经营、召回等原因退出市场的不安全食品添加剂采取补救、无害化处理、销毁等处置措施。

(8) 食品添加剂生产经营者对违法添加非食用物质、腐败变质等严重危害人体健康和生命安全的不安全食品添加剂，未立即就地销毁。

（二）违反条款

《食品召回管理办法》第八条第一款、第十二条第一款、第十三条、第十四条、第二十条第一款、第二十一条、第二十三条第一款、第二十四条第一款。

（三）行政处罚

给予警告，并处 1 万元以上 3 万元以下罚款。

（四）适用条款

《食品召回管理办法》第三十八条、第四十五条第一款。

十六、不配合开展食品添加剂召回工作

（一）适用范围

食品添加剂经营者知悉食品添加剂生产者召回不安全食品添加剂后，不立即采取停止购进、销售，封存不安全食品添加剂，或不在经营场所醒目位置张贴生产者发布的召回公告等措施，或

不配合食品添加剂生产者开展召回工作。

（二）违反条款

《食品召回管理办法》第十九条。

（三）行政处罚

给予警告，并处5 000元以上3万元以下罚款。

（四）适用条款

《食品召回管理办法》第三十九条、第四十五条第一款。

十七、不安全食品添加剂召回中未按规定履行报告义务

（一）适用范围

（1）食品添加剂生产者在知悉食品添加剂安全风险后在规定期限内启动召回时，未按规定向县级以上地方食品药品监督管理部门报告召回计划。

（2）食品添加剂生产经营者对违法添加非食用物质、腐败变质等严重危害人体健康和生命安全的不安全食品添加剂不具备就地销毁条件的，在采取集中销毁处理前，未向县级以上地方食品药品监督管理部门报告。

（3）食品添加剂生产经营者停止生产经营、召回和处置的不安全食品存在较大风险的，未在停止生产经营、召回和处置不安全食品积极结束后5个工作日内向县级以上地方食品药品监督管理部门书面报告情况。

（二）违反条款

《食品召回管理办法》第十三条、第二十四条第二款、第三十二条。

（三）行政处罚

（1）责令改正，给予警告。

（2）拒不改正的，处2 000元以上2万元以下罚款。

（四）适用条款

《食品召回管理办法》第四十条、第四十五条第一款。

十八、拒绝(拖延履行)处置不安全食品添加剂

（一）适用范围

食品药品监督管理部门责令食品添加剂生产经营者依法处置不安全食品添加剂，食品添加剂生产经营者拒绝或者拖延履行的。

（二）违反条款

《食品召回管理办法》第二十三条第二款。

（三）行政处罚

给予警告，并处2万元以上3万元以下罚款。

（四）适用条款

《食品召回管理办法》第四十一条、第四十五条第一款。

十九、未按规定记录保存不安全食品添加剂停止生产经营(召回和处置情况)

(一) 适用范围

(1) 食品添加剂生产经营者未如实记录停止生产经营、召回和处置不安全食品添加剂的名称、商标、规格、生产日期、批次、数量等内容。

(2) 食品添加剂生产经营者未保存不安全食品添加剂停止生产经营、召回和处置情况记录或保存期限少于2年。

(二) 违反条款

《食品召回管理办法》第二十八条。

(三) 行政处罚

(1) 责令改正,给予警告。

(2) 拒不改正的,处2 000元以上2万元以下罚款。

(四) 适用条款

《食品召回管理办法》第四十二条、第四十五条第一款。

二十、欺骗(贿赂)手段取得食品添加剂生产许可证

(一) 适用范围

食品添加剂生产者以欺骗、贿赂等不正当手段取得食品添加剂生产许可证。

(二) 违反条款

《食品生产许可管理办法》第五十二条的规定。

(三) 行政处罚

(1) 由原发证的食品药品监督管理部门撤销许可,并处1万元以上3万元以下罚款。

(2) 被许可人在3年内不得再次申请食品添加剂生产许可。

(四) 适用条款

《食品生产许可管理办法》第五十二条、第五十八条。

二十一、伪造(涂改、倒卖、出租、出借、转让)食品添加剂生产许可证

(一) 适用范围

食品添加剂生产者伪造、涂改、倒卖、出租、出借、转让食品添加剂生产许可证。

(二) 违反条款

《食品生产许可管理办法》第三十一条第一款的规定。

(三) 行政处罚

(1) 责令改正,给予警告,并处1万元以下罚款。

(2) 情节严重的,处1万元以上3万元以下罚款。

(四) 适用条款

《食品生产许可管理办法》第五十三条、第五十八条。

二十二、违反食品添加剂生产许可证悬挂(摆放)规定

(一) 适用范围

食品添加剂生产者未按规定在生产场所的显著位置悬挂或者摆放食品添加剂生产许可证。

（二）违反条款

《食品生产许可管理办法》第三十一条第二款的规定。

（三）行政处罚

责令改正；拒不改正的，给予警告。

（四）适用条款

《食品生产许可管理办法》第五十三条、第五十八条。

二十三、违反食品添加剂生产许可证变更事项规定

（一）适用范围

食品添加剂生产者工艺设备布局和工艺流程、主要生产设备设施、食品添加剂类别等事项发生变化，需要变更食品添加剂生产许可证载明的许可事项，未按规定申请变更。

（二）违反条款

《食品生产许可管理办法》第三十二条第一款的规定。

（三）行政处罚

(1) 责令改正，给予警告。

(2) 拒不改正的，处2 000元以上1万元以下罚款。

（四）适用条款

《食品生产许可管理办法》第五十四条第一款、第五十八条。

二十四、违反食品添加剂生产许可证副本（注销食品添加剂生产许可证）管理规定

（一）适用范围

(1) 食品添加剂生产许可证副本载明的同一食品添加剂类别内的事项、外设仓库地址发生变化，食品添加剂生产者未按规定报告。

(2) 食品添加剂生产者终止食品添加剂生产，食品添加剂生产许可被撤回、撤销或者食品添加剂生产许可证被吊销，未按规定申请办理注销手续。

（二）违反条款

《食品生产许可管理办法》第三十二条第三款、第四十一条第一款的规定。

（三）行政处罚

责令改正，给予警告，并处2 000元以下罚款。

（四）适用条款

《食品生产许可管理办法》第五十四条第二款、第五十八条。

（陈向荣）

第十四章
药品、医疗器械、化妆品安全违法行为的行政处罚

第一节　药品生产、经营、使用违法行为的行政处罚

一、生产(配制)、销售、使用药品所含成分与国家药品标准规定的成分不符的药品

(一) 适用范围

(1) 生产药品所含成分与国家药品标准规定的成分不符的药品。

(2) 销售药品所含成分与国家药品标准规定的成分不符的药品。

(3) 使用药品所含成分与国家药品标准规定的成分不符的药品。

(二) 违反条款

(1)《中华人民共和国药品管理法》(以下简称《药品管理法》)第四十八条第一款、第二款第(一)项(生产、销售)。

(2)《中华人民共和国药品管理法实施条例》(以下简称《药品管理法实施条例》)第六十三条、《药品管理法》第四十八条第二款第(一)项(使用)。

(三) 行政处罚

(1) 没收违法生产、销售的药品和违法所得,并处违法生产、销售药品货值金额2倍以上5倍以下的罚款。

(2) 有药品批准证明文件的予以撤销,并责令停产、停业整顿。

(3) 情节严重的,吊销《药品生产许可证》《药品经营许可证》或者《医疗机构制剂许可证》。

(四) 适用条款

(1)《药品管理法》第七十三条(生产、销售)。

(2)《药品管理法实施条例》第六十三条、《药品管理法》第七十三条(使用)。

二、生产(配制)、销售、使用以非药品冒充药品或者以他种药品冒充此种药品

(一) 适用范围

(1) 生产以非药品冒充药品。

(2) 生产以他种药品冒充此种药品。

(3) 销售以非药品冒充药品。

(4) 销售以他种药品冒充此种药品。

(5) 使用以非药品冒充药品。

(6) 使用以他种药品冒充此种药品。

(二) 违反条款

(1)《药品管理法》第四十八条第一款、第二款第(二)项(生产、销售)。

(2)《药品管理法实施条例》第六十三条、《药品管理法》第四十八条第二款第(二)项(使用)。

(三) 行政处罚

(1) 没收违法生产、销售的药品和违法所得,并处违法生产、销售药品货值金额 2 倍以上 5 倍以下的罚款。

(2) 有药品批准证明文件的予以撤销,并责令停产、停业整顿。

(3) 情节严重的,吊销《药品生产许可证》《药品经营许可证》或者《医疗机构制剂许可证》。

(四) 适用条款

(1)《药品管理法》第七十三条(生产、销售)。

(2)《药品管理法实施条例》第六十三条、《药品管理法》第七十三条(使用)。

三、生产(配制)、销售、使用国务院药品监督管理部门规定禁止使用的药品

(一) 适用范围

(1) 生产国务院药品监督管理部门规定禁止使用的药品。

(2) 销售国务院药品监督管理部门规定禁止使用的药品。

(3) 使用国务院药品监督管理部门规定禁止使用的药品。

(二) 违反条款

(1)《药品管理法》第四十八条第一款、第三款第(一)项(生产、销售)。

(2)《药品管理法实施条例》第六十三条、《药品管理法》第四十八条第三款第(一)项(使用)。

(三) 行政处罚

(1) 没收违法生产、销售的药品和违法所得,并处违法生产、销售药品货值金额 2 倍以上 5 倍以下的罚款。

(2) 有药品批准证明文件的予以撤销,并责令停产、停业整顿。

(3) 情节严重的,吊销《药品生产许可证》《药品经营许可证》或者《医疗机构制剂许可证》。

(四) 适用条款

(1)《药品管理法》第七十三条(生产、销售)。

(2)《药品管理法实施条例》第六十三条、《药品管理法》第七十三条(使用)。

四、生产(配制)、销售、使用必须批准而未经批准生产、进口的药品

(一) 适用范围

(1) 生产必须批准而未经批准生产的药品。

(2) 销售必须批准而未经批准生产的药品。

(3) 销售必须批准而未经批准进口的药品。

(4) 使用必须批准而未经批准生产的药品。

(5) 使用必须批准而未经批准进口的药品。

(二) 违反条款

(1)《药品管理法》第四十八条第一款、第三款第(二)项(生产、销售)。

(2)《药品管理法实施条例》第六十三条、《药品管理法》第四十八条第三款第(二)项(使用)。

(三) 行政处罚

(1) 没收违法生产、销售的药品和违法所得,并处违法生产、销售药品货值金额 2 倍以上 5 倍以下的罚款。

(2) 责令停产、停业整顿。

(3) 情节严重的,吊销《药品生产许可证》《药品经营许可证》或者《医疗机构制剂许可证》。

(四) 适用条款

(1)《药品管理法》第七十三条(生产、销售)。

(2)《药品管理法实施条例》第六十三条、《药品管理法》第七十三条(使用)。

五、销售、使用需国家强制检验而未经检验的药品

(一) 适用范围

(1) 销售需国家强制检验而未经检验的药品。

(2) 使用需国家强制检验而未经检验的药品。

(二) 违反条款

(1)《药品管理法》第四十八条第一款、第三款第(二)项(销售)。

(2)《药品管理法实施条例》第六十三条、《药品管理法》第四十八条第三款第(二)项(使用)。

(三) 行政处罚

(1) 没收违法销售的药品和违法所得,并处违法销售药品货值金额 2 倍以上 5 倍以下的罚款。

(2) 责令停产、停业整顿。

(3) 情节严重的,吊销《药品经营许可证》。

(四) 适用条款

(1)《药品管理法》第七十三条(销售)。

(2)《药品管理法实施条例》第六十三条、《药品管理法》第七十三条(使用)。

(3)《药品管理法》第四十一条规定药品在销售前或进口时必须进行的检验。

六、生产(配制)、销售、使用变质药品

(一) 适用范围

(1) 生产变质的药品。

(2) 销售变质的药品。

(3) 使用变质的药品。

(二) 违反条款

(1)《药品管理法》第四十八条第一款、第三款第(三)项(生产、销售)。

(2)《药品管理法实施条例》第六十三条、《药品管理法》第四十八条第三款第(三)项(使用)。

(三) 行政处罚

(1) 没收违法生产、销售的药品和违法所得,并处违法生产、销售药品货值金额2倍以上5倍以下的罚款。

(2) 有药品批准证明文件的予以撤销,并责令停产、停业整顿。

(3) 情节严重的,吊销《药品生产许可证》《药品经营许可证》或者《医疗机构制剂许可证》。

(四) 适用条款

(1)《药品管理法》第七十三条(生产、销售)。

(2)《药品管理法实施条例》第六十三条、《药品管理法》第七十三条(使用)。

七、生产(配制)、销售、使用被污染药品

(一) 适用范围

(1) 生产被污染的药品。

(2) 销售被污染的药品。

(3) 使用被污染的药品。

(二) 违反条款

(1)《药品管理法》第四十八条第一款、第三款第(四)项(生产、销售)。

(2)《药品管理法实施条例》第六十三条、《药品管理法》第四十八条第三款第(四)项(使用)。

(三) 行政处罚

(1) 没收违法生产、销售的药品和违法所得,并处违法生产、销售药品货值金额2倍以上5倍以下的罚款。

(2) 有药品批准证明文件的予以撤销,并责令停产、停业整顿。

(3) 情节严重的,吊销《药品生产许可证》《药品经营许可证》或者《医疗机构制剂许可证》。

(四) 适用条款

(1)《药品管理法》第七十三条(生产、销售)。

(2)《药品管理法实施条例》第六十三条、《药品管理法》第七十三条(使用)。

八、生产(配制)、销售、使用用未取得批准文号的原料药生产(配制)的药品

(一) 适用范围

(1) 用未取得批准文号的原料药生产的药品。

(2) 销售用未取得批准文号的原料药生产的药品。

(3) 使用用未取得批准文号的原料药生产的药品。

(二) 违反条款

(1)《药品管理法》第四十八条第一款、第三款第(五)项(生产、销售)。

(2)《药品管理法实施条例》第六十三条、《药品管理法》第四十八条第三款第(五)项(使用)。

(三) 行政处罚

(1) 没收违法生产、销售的药品和违法所得,并处违法生产、销售药品货值金额2倍以上5倍以下的罚款。

(2) 有药品批准证明文件的予以撤销,并责令停产、停业整顿。

(3) 情节严重的,吊销《药品生产许可证》《药品经营许可证》或者《医疗机构制剂许可证》。

(四) 适用条款

(1)《药品管理法》第七十三条(生产、销售)。

(2)《药品管理法实施条例》第六十三条、《药品管理法》第七十三条(使用)。

九、生产(配制)、销售、使用所标明的适应证或功能主治超出规定范围的药品

(一) 适用范围

(1) 生产所标明的适应证或功能主治超出规定范围的药品。

(2) 销售所标明的适应证或功能主治超出规定范围的药品。

(3) 使用所标明的适应证或功能主治超出规定范围的药品。

(二) 违反条款

(1)《药品管理法》第四十八条第一款、第三款第(六)项(生产、销售)。

(2)《药品管理法实施条例》第六十三条、《药品管理法》第四十八条第三款第(六)项(使用)。

(三) 行政处罚

(1) 没收违法生产、销售的药品和违法所得,并处违法生产、销售药品货值金额 2 倍以上 5 倍以下的罚款。

(2) 有药品批准证明文件的予以撤销,并责令停产、停业整顿。

(3) 情节严重的,吊销《药品生产许可证》《药品经营许可证》或者《医疗机构制剂许可证》。

(四) 适用条款

(1)《药品管理法》第七十三条(生产、销售)。

(2)《药品管理法实施条例》第六十三条、《药品管理法》第七十三条(使用)。

十、生产(配制)、销售、使用药品成分的含量不符合国家药品标准的药品

(一) 适用范围

(1) 生产药品成分的含量不符合国家药品标准的药品。

(2) 销售药品成分的含量不符合国家药品标准的药品。

(3) 使用药品成分的含量不符合国家药品标准的药品。

(二) 违反条款

(1)《药品管理法》第四十九条第一款、第二款(生产、销售)。

(2)《药品管理法实施条例》第六十三条、《药品管理法》第四十九条第二款(使用)。

(三) 行政处罚

(1) 没收违法生产、销售的药品和违法所得,并处违法生产、销售药品货值金额 1 倍以上 3 倍以下的罚款。

(2) 情节严重的,责令停产、停业整顿或者撤销药品批准证明文件,吊销《药品生产许可证》《药品经营许可证》或《医疗机构制剂许可证》。

(四) 适用条款

(1)《药品管理法》第七十四条(生产、销售)。

(2)《药品管理法实施条例》第六十三条、《药品管理法》第七十四条(使用)。

十一、生产(配制)、销售、使用未标明有效期或者更改有效期的药品

(一)适用范围

(1)生产未标明有效期的药品。

(2)更改药品有效期。

(3)销售未标明有效期的药品。

(4)销售更改有效期的药品。

(5)使用未标明有效期的药品。

(6)使用更改有效期的药品。

(二)违反条款

(1)《药品管理法》第四十九条第一款、第三款第(一)项(生产、销售)。

(2)《药品管理法实施条例》第六十三条、《药品管理法》第四十九条第三款第(一)项(使用)。

(三)行政处罚

(1)没收违法生产、销售的药品和违法所得,并处违法生产、销售药品货值金额1倍以上3倍以下的罚款。

(2)情节严重的,责令停产、停业整顿或者撤销药品批准证明文件,吊销《药品生产许可证》《药品经营许可证》或《医疗机构制剂许可证》。

(四)适用条款

《药品管理法》第七十四条(生产、销售)、《药品管理法实施条例》第六十三条、《药品管理法》第七十四条(使用)。

十二、生产(配制)、销售、使用不注明生产(配制)批号或者更改生产(配制)批号的药品

(一)适用范围

(1)生产不注明生产批号的药品。

(2)药品更改生产批号。

(3)销售不注明生产批号的药品。

(4)销售更改生产批号的药品。

(5)使用不注明生产批号的药品。

(6)使用更改生产批号的药品。

(二)违反条款

(1)《药品管理法》第四十九条第一款、第三款第(二)项(生产、销售)。

(2)《药品管理法实施条例》第六十三条、《药品管理法》第四十九条第三款第(二)项(使用)。

(三)行政处罚

(1)没收违法生产、销售的药品和违法所得,并处违法生产、销售药品货值金额1倍以上3倍以下的罚款。

(2)情节严重的,责令停产、停业整顿或者撤销药品批准证明文件,吊销《药品生产许可证》《药品经营许可证》或《医疗机构制剂许可证》。

(四) 适用条款

《药品管理法》第七十四条(生产、销售)、《药品管理法实施条例》第六十三条、《药品管理法》第七十四条(使用)。

十三、销售、使用超过有效期的药品

(一) 适用范围

(1) 销售超过有效期的药品。

(2) 使用超过有效期的药品。

(二) 违反条款

(1)《药品管理法》第四十九条第一款、第三款第(三)项(销售)。

(2)《药品管理法实施条例》第六十三条、《药品管理法》第四十九条第三款第(三)项(使用)。

(三) 行政处罚

(1) 没收违法销售的药品和违法所得,并处违法销售药品货值金额1倍以上3倍以下的罚款。

(2) 情节严重的,责令停产、停业整顿,吊销《药品经营许可证》。

(四) 适用条款

《药品管理法》第七十四条(销售)、《药品管理法实施条例》第六十三条、《药品管理法》第七十四条(使用)。

十四、生产(配制)、销售、使用用未经批准的直接接触药品的包装材料和容器生产(配制)的药品

(一) 适用范围

(1) 用未经批准的直接接触药品的包装材料和容器生产药品。

(2) 销售用未经批准的直接接触药品的包装材料和容器生产的药品。

(3) 使用用未经批准的直接接触药品的包装材料和容器生产的药品。

(二) 违反条款

(1)《药品管理法》第四十九条第一款、第三款第(四)项、第五十二条第二款(生产)。

(2)《药品管理法》第四十九条第一款、第三款第(四)项(销售)。

(3)《药品管理法实施条例》第六十三条、《药品管理法》第四十九条第三款第(四)项(使用)。

(三) 行政处罚

(1) 没收违法生产、销售的药品和违法所得,并处违法生产、销售药品货值金额1倍以上3倍以下的罚款。

(2) 情节严重的,责令停产、停业整顿或者撤销药品批准证明文件,吊销《药品生产许可证》《药品经营许可证》或《医疗机构制剂许可证》。

(四) 适用条款

(1)《药品管理法》第七十四条(生产、销售)。

(2)《药品管理法实施条例》第六十三条、《药品管理法》第七十四条(使用)。

十五、生产(配制)、销售、使用擅自添加着色剂、防腐剂、香料、矫味剂及辅料的药品

(一) 适用范围

(1) 擅自添加着色剂、防腐剂、香料、矫味剂及辅料生产药品。

(2) 销售擅自添加着色剂、防腐剂、香料、矫味剂及辅料的药品。

(3) 使用擅自添加着色剂、防腐剂、香料、矫味剂及辅料的药品。

(二) 违反条款

(1)《药品管理法》第四十九条第一款、第三款第(五)项(生产、销售)。

(2)《药品管理法实施条例》第六十三条、《药品管理法》第四十九条第一款、第三款第(五)项(使用)。

(三) 行政处罚

(1) 没收违法生产、销售的药品和违法所得,并处违法生产、销售药品货值金额 1 倍以上 3 倍以下的罚款。

(2) 情节严重的,责令停产、停业整顿或者撤销药品批准证明文件,吊销《药品生产许可证》《药品经营许可证》或《医疗机构制剂许可证》。

(四) 适用条款

《药品管理法》第七十四条(生产、销售)、《药品管理法实施条例》第六十三条、《药品管理法》第七十四条(使用)。

十六、生产(配制)、销售、使用其他不符合药品标准规定的药品

(一) 适用范围

(1) 生产不符合炮制规范的中药饮片。

(2) 不按照批准的标准配制医疗机构制剂。

(3) 销售不符合炮制规范的中药饮片。

(4) 使用不符合炮制规范的中药饮片。

(5) 使用不按照批准的标准配制的医疗机构制剂。

(6) 生产、销售、使用其他不符合药品标准规定的药品。

(二) 违反条款

(1)《药品管理法》第四十九条第一款、第三款第(六)项(生产、销售其他不符合药品标准规定的药品)。

(2)《药品管理法实施条例》第六十六条(生产不符合炮制规范的中药饮片或者不按照批准的标准配制医疗机构制剂)。

(3)《药品管理法实施条例》第六十三条、《药品管理法》第四十九条第一款、第三款第(六)项(使用)。

(三) 行政处罚

(1) 没收违法生产、销售的药品和违法所得,并处违法生产、销售药品货值金额 1 倍以上 3 倍以下的罚款。

(2) 情节严重的,责令停产、停业整顿或者撤销药品批准证明文件,吊销《药品生产许可证》《药品经营许可证》或《医疗机构制剂许可证》。

(四) 适用条款

(1)《药品管理法》第七十四条(生产、销售其他不符合药品标准规定的药品)。

(2)《药品管理法实施条例》第六十六条、《药品管理法》第七十四条(生产不符合炮制规范的中药饮片或者不按照标准配制医疗机构制剂)

(3)《药品管理法实施条例》第六十三条、《药品管理法》第七十四条(使用)。

十七、无证生产(配制)、经营药品

(一) 适用范围

(1) 未取得《药品生产许可证》生产药品。

(2) 未取得《医疗机构制剂许可证》配制医疗机构制剂。

(3) 未取得《药品经营许可证》经营药品。

(二) 违反条款

《药品管理法》第七条第一款(生产)、第二十三条第一款(配制)、第十四条第一款(经营)。

(三) 行政处罚

依法予以取缔,没收违法生产、销售的药品和违法所得,并处违法生产、销售的药品货值金额2倍以上5倍以下的罚款。

(四) 适用条款

《药品管理法》第七十二条。

十八、未按规定实施GMP、GSP、GLP、GCP

(一) 适用范围

(1) 药品生产企业未按规定实施《药品生产质量管理规范》(GMP)。

(2) 药品经营企业未按规定实施《药品经营质量管理规范》(GSP)。

(3) 药物非临床安全性评价研究机构未按规定实施《药物非临床研究质量管理规范》(GLP)。

(4) 药物临床试验机构未按规定实施《药物临床试验质量管理规范》(GCP)。

(二) 违反条款

《药品管理法》第九条第一款(GMP)、第十六条第一款(GSP)、第三十条第一款(GLP、GCP)。

(三) 行政处罚

(1) 警告、责令限期改正。

(2) 逾期不改正的,责令停产、停业整顿,并处5 000元以上2万元以下的罚款。

(3) 情节严重的,吊销《药品生产许可证》《药品经营许可证》和药物临床试验机构的资格。

(四) 适用条款

《药品管理法》第七十八条。

十九、未通过GMP、GSP认证生产、经营药品

(一) 适用范围

(1) 新开办药品生产企业未通过《药品生产质量管理规范》(GMP)认证,仍进行药品生产。

(2) 新建药品生产车间未通过《药品生产质量管理规范》(GMP)认证,仍进行药品生产。

(3) 新增生产剂型未通过《药品生产质量管理规范》(GMP)认证,仍进行药品生产。

(4) 新开办药品经营企业未通过《药品经营质量管理规范》(GSP)认证,仍进行药品经营。

(二) 违反条款

(1)《药品管理法实施条例》第六条(生产)。

(2)《药品管理法实施条例》第十三条(经营)。

(三) 行政处罚

(1) 警告,责令限期改正。

(2) 逾期不改正的,责令停产、停业整顿,并处 5 000 元以上 2 万元以下的罚款。

(3) 情节严重的,吊销《药品生产许可证》《药品经营许可证》。

(四) 适用条款

《药品管理法实施条例》第五十八条、《药品管理法》第七十八条。

二十、擅自委托、接受委托生产药品

(一) 适用范围

(1) 未经省、自治区、直辖市人民政府药品监督管理部门批准,药品生产企业委托生产药品。

(2) 未经省、自治区、直辖市人民政府药品监督管理部门批准,药品生产企业接受委托生产药品。

(二) 违反条款

《药品管理法实施条例》第五十九条(擅自委托)、《药品管理法》第十三条(擅自受托)。

(三) 行政处罚

(1) 没收违法生产的药品和违法所得,并处违法生产药品货值金额 2 倍以上 5 倍以下的罚款。

(2) 有药品批准证明文件的予以撤销,并责令停产、停业整顿。

(3) 情节严重的,吊销《药品生产许可证》。

(四) 适用条款

《药品管理法实施条例》第五十九条、《药品管理法》第七十三条。

二十一、未经批准擅自委托、接受委托配制医疗机构制剂

(一) 适用范围

(1) 医疗机构擅自委托配制医疗机构制剂。

(2) 药品生产企业/医疗机构擅自接受委托配制医疗机构制剂。

(二) 违反条款

《医疗机构制剂配制监督管理办法(试行)》第二十八条。

(三) 行政处罚

(1) 没收违法生产的药品和违法所得,并处违法生产药品货值金额 2 倍以上 5 倍以下的罚款。

(2) 有药品批准证明文件的予以撤销,并责令停产、停业整顿。

(3) 情节严重的,吊销《药品生产许可证》《医疗机构制剂许可证》。

（四）适用条款

《医疗机构制剂配制监督管理办法（试行）》第五十一条、《药品管理法》第七十三条。

二十二、未按规定办理变更药品生产（配制）、经营许可事项

（一）适用范围

（1）药品生产企业未按规定办理《药品生产许可证》许可事项的变更。

（2）药品经营企业未按规定办理《药品经营许可证》许可事项的变更。

（3）医疗机构未按规定办理《医疗机构制剂许可证》许可事项的变更。

（二）违反条款

《药品管理法实施条例》第四条（生产企业）、第十六条（经营企业）、第二十一条（医疗机构）。

（三）行政处罚

（1）由原发证部门给予警告，责令限期补办变更登记手续。

（2）逾期不补办的，宣布其《药品生产许可证》《药品经营许可证》和《医疗机构制剂许可证》无效。

（3）仍从事药品生产经营活动的，依照《药品管理法》第七十二条处罚。

（四）适用条款

《药品管理法实施条例》第六十九条。

二十三、药品/医疗机构制剂标识不符合规定

（一）适用范围

（1）药品包装、标签、说明书不符合规定（按照假药、劣药论处的除外）。

（2）医疗机构制剂的包装、标签、说明书不符合规定（按照假药、劣药论处的除外）。

（二）违反条款

《药品管理法》第五十四条（药品）、《药品管理法实施条例》第六十八条（医疗机构制剂）。

（三）行政处罚

（1）责令改正，给予警告。

（2）情节严重的，撤销该药品的批准证明文件。

（四）适用条款

《药品管理法》第八十五条（药品）、《药品管理法实施条例》第六十八条、《药品管理法》第八十五条（医疗机构制剂）。

二十四、无真实完整的药品购销记录

（一）适用范围

药品经营企业无真实完整的药品购销记录。

（二）违反条款

《药品管理法》第十八条。

（三）行政处罚

（1）责令改正，给予警告。

(2) 情节严重的,吊销《药品经营许可证》。

(四) 适用条款

《药品管理法》第八十四条。

二十五、违法调配处方

(一) 适用范围

(1) 药品经营企业销售药品未做到准确无误,未正确说明用法、用量和注意事项。

(2) 药品经营企业违法调配处方。

(二) 违反条款

《药品管理法》第十九条第一款。

(三) 行政处罚

(1) 责令改正,给予警告。

(2) 情节严重的,吊销《药品经营许可证》。

(四) 适用条款

《药品管理法》第八十四条。

二十六、销售未标明产地的中药材

(一) 适用范围

药品经营企业销售未标明产地的中药材。

(二) 违反条款

《药品管理法》第十九条第二款。

(三) 行政处罚

(1) 责令改正,给予警告。

(2) 情节严重的,吊销《药品经营许可证》。

(四) 适用条款

《药品管理法》第八十四条。

二十七、擅自在城乡集市贸易市场设点销售药品/在城乡集市贸易市场设点超范围经营药品

(一) 适用范围

(1) 未经批准,擅自在城乡集市贸易市场设点销售药品。

(2) 未经批准,擅自在城乡集市贸易市场设点超范围经营非处方药以外的其他药品。

(二) 违反条款

《药品管理法实施条例》第十八条。

(三) 行政处罚

依法予以取缔(仅限于药品零售企业擅自在集市贸易场所设点销售药品),没收违法销售的药品和违法所得,并处违法销售的药品货值金额 2 倍以上 5 倍以下的罚款。

(四) 适用条款

《药品管理法实施条例》第六十条、《药品管理法》第七十二条。

二十八、个人设置的医疗机构超范围和品种提供药品

(一) 适用范围

个人设置的门诊部、诊所等医疗机构向患者提供的药品超出规定的范围和品种。

(二) 违反条款

《药品管理法实施条例》第二十七条第三款。

(三) 行政处罚

没收违法销售的药品和违法所得，并处违法销售的药品货值金额 2 倍以上 5 倍以下的罚款。

(四) 适用条款

《药品管理法实施条例》第六十二条、《药品管理法》第七十二条。

二十九、进口药品未按规定登记备案

(一) 适用范围

进口已获得药品进口注册证书的药品，未按照规定向允许药品进口的口岸所在地的药品监督管理部门登记备案。

(二) 违反条款

《药品管理法》第四十条第一款。

(三) 行政处罚

(1) 给予警告，责令限期改正。

(2) 逾期不改正的，撤销进口药品注册证书。

(四) 适用条款

《药品管理法》第八十条。

三十、医疗机构违法销售配制的制剂

(一) 适用范围

医疗机构违法销售配制的制剂。

(二) 违反条款

《药品管理法》第二十五条第二款。

(三) 行政处罚

(1) 责令改正，没收违法销售的制剂，并处违法销售制剂货值金额 1 倍以上 20 倍以下的罚款。

(2) 有违法所得的，没收违法所得。

(四) 适用条款

《医疗机构制剂注册管理办法(试行)》第四十二条第二款、《药品管理法》第八十三条。

三十一、擅自使用其他医疗机构配制的制剂

(一) 适用范围

(1) 发生灾情、疫情、突发事件或者临床急需而市场没有供应时，调剂使用省级辖区内医疗机构制剂，未经所在地省、自治区、直辖市(食品)药品监督管理部门批准。

（2）属国家食品药品监督管理局规定的特殊制剂以及省、自治区、直辖市之间医疗机构制剂调剂的，未经国家食品药品监督管理局批准。

（二）违反条款

《医疗机构制剂注册管理办法（试行）》第二十六条。

（三）行政处罚

（1）责令改正，没收违法购进的药品，并处违法购进药品货值金额 2 倍以上 5 倍以下的罚款。

（2）有违法所得的，没收违法所得。

（四）适用条款

《药品管理法》第七十九条、《药品管理法实施条例》第六十一条、《医疗机构制剂注册管理办法（试行）》第三十九条。

三十二、从非法渠道购进药品(疫苗另行规定)

（一）适用范围

药品生产企业、药品经营企业、医疗机构从无《药品生产许可证》《药品经营许可证》的企业购进药品（购进未实施批准文号管理的中药材除外）。

（二）违反条款

《药品管理法》第三十四条。

（三）行政处罚

（1）责令改正，没收违法购进药品、并处违法购进药品货值金额 2 倍以上 5 倍以下的罚款。

（2）有违法所得的，没收违法所得。

（3）情节严重的，吊销《药品生产许可证》《药品经营许可证》。

（四）适用条款

《药品管理法》第七十九条。

三十三、伪造、变造、买卖、出租、出借许可证或药品批准证明文件

（一）适用范围

伪造、变造、买卖、出租、出借《药品生产许可证》《药品经营许可证》《医疗机构制剂许可证》或者药品批准证明文件。

（二）违反条款

《药品管理法》第八十一条。

（三）行政处罚

（1）没收违法所得并处违法所得 1 倍以上 3 倍以下的罚款。

（2）没有违法所得的，处 2 万元以上 10 万元以下的罚款。

（3）情节严重的，并吊销卖方、出租方、出借方的《药品生产许可证》《药品经营许可证》《医疗机构制剂许可证》或者撤销药品批准证明文件。

（四）适用条款

《药品管理法》第八十一条。

三十四、采取不正当手段骗取许可证、药品批准证明文件

（一）适用范围

提供虚假的证明、文件资料样品或者采取其他欺骗手段取得《药品生产许可证》《药品经营许可证》《医疗机构制剂许可证》或者药品批准证明文件。

（二）违反条款

《药品管理法》第八十二条。

（三）行政处罚

吊销《药品生产许可证》《药品经营许可证》《医疗机构制剂许可证》或者撤销药品批准证明文件，5 年内不受理其申请，并处 1 万元以上 3 万元以下的罚款

（四）适用条款

《药品管理法》第八十二条。

三十五、为假劣药品提供便利条件

（一）适用范围

知道或者应当知道属于假劣药品而为其提供运输、保管、仓储等便利条件案。

（二）违反条款

《药品管理法》第七十六条。

（三）行政处罚

没收全部运输、保管、仓储的收入，并处违法收入百分之五十以上 3 倍以下的罚款。

（四）适用条款

《药品管理法》第七十六条。

三十六、违法药品广告

（一）适用范围

(1) 未经企业所在地省、自治区、直辖市人民政府药品监督管理部门批准，或者未取得药品广告批准文号，发布药品广告。

(2) 处方药在国务院卫生行政部门和国务院药品监督管理部门共同指定的医学、药学专业刊物上以外介绍，或者在大众传播媒介发布广告或者以其他方式进行以公众为对象的广告宣传。

(3) 药品广告的内容不真实、不合法，与国务院药品监督管理部门批准的说明书不同，含有虚假的内容。

(4) 药品广告含有不科学的表示功效的断言或者保证。

(5) 药品广告利用国家机关、医药科研单位、学术机构或者专家、学者、医师、患者的名义和形象作证明。

(6) 非药品广告有涉及药品的宣传。

（二）违反条款

(1)《药品管理法》第五十九条第一款(未经批准发布药品广告)。

(2)《药品管理法》第五十九条第二款(处方药违法发布广告)。

(3)《药品管理法》第六十条第一款(药品广告内容不真实)。

(4)《药品管理法》第六十条第二款(药品广告含有不科学的表示功效的断言或者保证/利用国家机关、医药科研单位、学术机构或者专家、学者、医师、患者的名义和形象作证明/非药品广告涉及药品宣传)。

(5)《药品管理法》第六十条第三款(非药品广告涉及药品宣传)。

(三) 行政处罚

由发给广告批准文号的药品监督管理部门撤销批准文号,一年内不受理该品种的广告审批申请。

(四) 适用条款

《药品管理法》第六十一条、第九十一条第一款。

三十七、篡改经批准的药品广告内容

(一) 适用范围

篡改经批准的药品广告内容。

(二) 违反条款

《药品管理法》第六十条第一款。

(三) 行政处罚

(1) 责令广告主立即停止该药品广告的发布。

(2) 由原审批的药品监督管理部门撤销广告批准文号,一年内不受理该品种的广告审批申请。

(四) 适用条款

《药品管理法实施条例》第七十条第一款、《药品管理法》第九十一条。

三十八、未经备案发布药品广告

(一) 适用范围

未经备案发布药品广告。

(二) 违反条款

《药品广告审查办法》第十二条。

(三) 行政处罚

(1) 由发布地的药品监督管理部门责令限期改正。

(2) 逾期不改正的,停止该药品品种在发布地的广告发布活动。

(四) 适用条款

《药品管理法实施条例》第七十一条。

三十九、未按照规定办理《药品生产许可证》登记事项变更

(一) 适用范围

药品生产企业未按规定办理《药品生产许可证》中企业名称、法定代表人、注册地址、企业类型的变更。

(二) 违反条款

《药品生产监督管理办法》第十七条。

（三）行政处罚

由所在地省级（食品）药品监督管理部门给予以下处罚。

（1）警告，责令限期改正。

（2）逾期不改正的，可以处 5 000 元以上 1 万元以下的罚款。

（四）适用条款

《药品生产监督管理办法》第五十六条第（一）项。

四十、接受境外制药厂商委托加工药品未备案

（一）适用范围

药品生产企业接受境外制药厂商委托在中国境内加工药品，未按照规定进行备案。

（二）违反条款

《药品生产监督管理办法》第三十七条。

（三）行政处罚

由所在地省级（食品）药品监督管理部门给予以下处罚。

（1）警告，责令限期改正。

（2）逾期不改正的，可以处 5 000 元以上 1 万元以下的罚款。

（四）适用条款

《药品生产监督管理办法》第五十六条第（二）项。

四十一、药品生产企业质量负责人/生产负责人变更未按照规定报告

（一）适用范围

药品生产企业质量负责人、生产负责人发生变更，未按照规定报告。

（二）违反条款

《药品生产监督管理办法》第四十六条。

（三）行政处罚

由所在地省级（食品）药品监督管理部门给予以下处罚。

（1）警告，责令限期改正。

（2）逾期不改正的，可以处 5 000 元以上 1 万元以下的罚款。

（四）适用条款

《药品生产监督管理办法》第五十六条第（三）项。

四十二、药品生产企业关键生产设施等条件与现状变化未按照规定备案

（一）适用范围

药品生产企业的关键生产设施等条件与现状发生变化，未按照规定进行备案。

（二）违反条款

《药品生产监督管理办法》第四十七条。

（三）行政处罚

由所在地省级（食品）药品监督管理部门给予以下处罚。

（1）警告，责令限期改正。

(2) 逾期不改正的，可以处5 000元以上1万元以下的罚款。

(四) 适用条款

《药品生产监督管理办法》第五十六条第(四)项。

四十三、药品生产企业发生重大药品质量事故未按照规定报告

(一) 适用范围

药品生产企业发生重大药品质量事故未按照规定报告。

(二) 违反条款

《药品生产监督管理办法》第四十八条。

(三) 行政处罚

由所在地省级(食品)药品监督管理部门给予以下处罚。

(1) 警告，责令限期改正。

(2) 逾期不改正的，可以处5 000元以上1万元以下的罚款。

(四) 适用条款

《药品生产监督管理办法》第五十六条第(五)项。

四十四、药品生产企业隐瞒有关情况、提供虚假材料或者拒不提供相关材料

(一) 适用范围

监督检查时，药品生产企业隐瞒有关情况、提供虚假材料或者拒不提供相关材料。

(二) 违反条款

《药品生产监督管理办法》第四十二条第一款。

(三) 行政处罚

由所在地省级(食品)药品监督管理部门给予以下处罚。

(1) 警告，责令限期改正。

(2) 逾期不改正的，可以处5 000元以上1万元以下的罚款。

(四) 适用条款

《药品生产监督管理办法》第五十六条第(六)项。

四十五、未经批准使用药包材

(一) 适用范围

药品生产企业、医疗机构使用未经批准的列入《实施注册管理的药包材产品目录》中的药包材生产(配制)药品。

(二) 违反条款

《直接接触药品的包装材料和容器管理办法》第三条第一款。

(三) 行政处罚

(1) 没收违法生产的药品和违法所得，并处违法生产药品货值金额1倍以上3倍以下的罚款。

(2) 情节严重的，责令停产、停业整顿或者撤销药品批准证明文件，吊销《药品生产许可证》或《医疗机构制剂许可证》。

（四）适用条款

《直接接触药品的包装材料和容器管理办法》第六十二条，《药品管理法》第四十九条、第七十四条。

四十六、无证生产药包材

（一）适用范围

未获得《药包材注册证》，擅自生产《实施注册管理的药包材产品目录》中的药包材。

（二）违反条款

《直接接触药品的包装材料和容器管理办法》第三条第一款。

（三）行政处罚

责令停止生产，并处以1万元以上3万元以下罚款，已经生产的药包材由食品药品监督管理部门监督处理。

（四）适用条款

《直接接触药品的包装材料和容器管理办法》第六十四条第一款。

四十七、生产并销售或者进口不符合国家标准的药包材

（一）适用范围

（1）生产并销售不符合国家标准的药包材。

（2）进口不符合国家标准的药包材。

（二）违反条款

《直接接触药品的包装材料和容器管理办法》第二条。

（三）行政处罚

责令停止生产或者进口，并处以1万元以上3万元以下罚款，已经生产或者进口的药包材由食品药品监督管理部门监督处理。

（四）适用条款

《直接接触药品的包装材料和容器管理办法》第六十四条第二款。

四十八、使用与国家标准不符的药包材

（一）适用范围

药品生产企业/医疗机构使用与国家标准不符的药包材生产（配制）药品。

（二）违反条款

《直接接触药品的包装材料和容器管理办法》第六十条。

（三）行政处罚

责令停止使用，并处1万元以上3万元以下的罚款，已包装药品的药包材应当立即收回并由食品药品监督管理部门监督处理。

（四）适用条款

《直接接触药品的包装材料和容器管理办法》第六十五条。

四十九、销售未获得《生物制品批签发合格证》的生物制品

(一) 适用范围

销售未获得《生物制品批签发合格证》的生物制品。

(二) 违反条款

《生物制品批签发管理办法》第二条。

(三) 行政处罚

(1) 没收违法生产、销售的药品和违法所得，并处违法生产、销售药品货值金额 2 倍以上 5 倍以下的罚款。

(2) 有药品批准证明文件的予以撤销，并责令停产、停业整顿。

(3) 情节严重的，吊销《药品生产许可证》《药品经营许可证》。

(4) 已上市销售的生物制品，应当责令药品生产企业收回，并按照有关规定在(食品)药品监督管理部门的监督下予以销毁。

(四) 适用条款

《生物制品批签发管理办法》第三十条、第三十三条，《药品管理法》第四十八条第三款第(二)项、第七十三条。

五十、伪造《生物制品批签发合格证》

(一) 适用范围

伪造《生物制品批签发合格证》。

(二) 违反条款

《生物制品批签发管理办法》第三十一条。

(三) 行政处罚

(1) 没收违法所得，并处违法所得一倍以上 3 倍以下的罚款。

(2) 没有违法所得的，处 2 万元以上 10 万元以下的罚款。

(四) 适用条款

《生物制品批签发管理办法》第三十一条、《药品管理法》第八十一条。

五十一、医疗机构变更《医疗机构制剂许可证》登记事项未申请变更登记

(一) 适用范围

医疗机构变更《医疗机构制剂许可证》登记事项，未在有关部门核准变更后 30 日内，向原发证机关申请《医疗机构制剂许可证》变更登记。

(二) 违反条款

《医疗机构制剂配制监督管理办法(试行)》第十九条。

(三) 行政处罚

由所在地省、自治区、直辖市(食品)药品监督管理部门责令改正。

(四) 适用条款

《医疗机构制剂配制监督管理办法(试行)》第五十二条第一款。

五十二、医疗机构制剂室药检室负责人及质量管理组织负责人变更未备案

（一）适用范围

医疗机构制剂室的药检室负责人及质量管理组织负责人发生变更，未在变更之日起30日内将变更人员简历及学历证明等有关情况报所在地省、自治区、直辖市（食品）药品监督管理部门备案。

（二）违反条款

《医疗机构制剂配制监督管理办法（试行）》第二十四条。

（三）行政处罚

由所在地省、自治区、直辖市（食品）药品监督管理部门责令改正。

（四）适用条款

《医疗机构制剂配制监督管理办法（试行）》第五十二条第一款。

五十三、医疗机构制剂室关键配制设施等条件发生变化未备案

（一）适用范围

医疗机构制剂室关键配制设施等条件发生变化，未自发生变化之日起30日内报所在地省、自治区、直辖市（食品）药品监督管理部门备案。

（二）违反条款

《医疗机构制剂配制监督管理办法（试行）》第二十五条。

（三）行政处罚

(1) 由所在地省、自治区、直辖市（食品）药品监督管理部门给予警告，责令限期改正。

(2) 逾期不改正的，可以处5 000元以上1万元以下的罚款。

（四）适用条款

《医疗机构制剂配制监督管理办法（试行）》第五十二条第二款。

五十四、擅自进行药物临床试验

（一）适用范围

药物临床试验机构擅自进行药物临床试验。

（二）违反条款

《药品管理法》第二十九条第一款。

（三）行政处罚

(1) 给予警告，责令限期改正。

(2) 逾期不改正的，责令停产、停业整顿，并处以5 000元以上2万元以下的罚款。

(3) 情节严重的，吊销药物临床试验机构的资格。

（四）适用条款

《药品管理法实施条例》第六十四条、《药品管理法》第七十八条。

五十五、申报临床试验时，报送虚假药品注册申报资料和样品

（一）适用范围

申请人在申报临床试验时，报送虚假药品注册申报资料和样品。

（二）违反条款

《药品注册管理办法》第一百六十六条。

（三）行政处罚

（1）不予受理或者对该申报药品的临床试验不予批准，给予警告，1 年内不受理该申请人提出的该药物临床试验申请。

（2）已批准进行临床试验的，撤销批准该药物临床试验的批件，并处 1 万元以上 3 万元以下罚款，3 年内不受理该申请人提出的该药物临床试验申请；

（3）药品监督管理部门对报送虚假资料和样品的申请人建立不良行为记录，并予以公布。

（四）适用条款

《药品注册管理办法》第一百六十六条。

五十六、未组织从业培训/未建立培训档案

（一）适用范围

（1）药品生产、经营企业未对其购销人员进行药品相关的法律、法规和专业知识培训。

（2）药品生产、经营企业未建立培训档案，未记录培训时间、地点、内容及接受培训的人员。

（二）违反条款

《药品流通监督管理办法》第六条。

（三）行政处罚

（1）责令限期改正，给予警告。

（2）逾期不改正的，处以 5 000 元以上 2 万元以下的罚款。

（四）适用条款

《药品流通监督管理办法》第三十条第（一）项。

五十七、未按规定管理药品销售人员

（一）适用范围

药品生产、经营企业未加强对药品销售人员的管理，未对其销售行为作出具体规定。

（二）违反条款

《药品流通监督管理办法》第七条。

（三）行政处罚

给予警告，责令限期改正。

（四）适用条款

《药品流通监督管理办法》第三十一条。

五十八、药品生产、批发企业未按规定开具销售凭证

（一）适用范围

药品生产、批发企业销售药品时，未开具标明供货单位名称、药品名称、生产厂商、批号、数量、价格等内容的销售凭证。

（二）违反条款

《药品流通监督管理办法》第十一条第一款。

（三）行政处罚

（1）责令限期改正，给予警告。

（2）逾期不改正的，处以 5 000 元以上 2 万元以下的罚款。

（四）适用条款

《药品流通监督管理办法》第三十条第（二）项。

五十九、药品零售企业未按规定开具销售凭证

（一）适用范围

药品零售企业销售药品时，未开具标明药品名称、生产厂商、数量、价格、批号等内容的销售凭证。

（二）违反条款

《药品流通监督管理办法》第十一条第二款。

（三）行政处罚

（1）责令改正，给予警告。

（2）逾期不改正的，处以 500 元以下的罚款。

（四）适用条款

《药品流通监督管理办法》第三十四条。

六十、未按照规定留存有关资料、销售凭证

（一）适用范围

药品生产、经营企业采购药品时，未按规定留存供货企业有关证件、资料和销售凭证。

（二）违反条款

《药品流通监督管理办法》第十二条。

（三）行政处罚

（1）责令限期改正，给予警告。

（2）逾期不改正的，处以 5 000 元以上 2 万元以下的罚款。

（四）适用条款

《药品流通监督管理办法》第三十条第（三）项。

六十一、在核准地址以外场所现货销售药品

（一）适用范围

药品生产、经营企业在经药品监督管理部门核准的地址以外的场所现货销售药品。

（二）违反条款

《药品流通监督管理办法》第八条。

（三）行政处罚

依法予以取缔，没收违法生产、销售的药品和违法所得，并处违法生产、销售的药品货值金额

2倍以上5倍以下的罚款。

（四）适用条款

《药品流通监督管理办法》第三十二条第(一)项、《药品管理法》第七十二条。

六十二、药品生产企业销售受委托生产的或者他人生产的药品

（一）适用范围

药品生产企业销售本企业受委托生产的或者他人生产的药品。

（二）违反条款

《药品流通监督管理办法》第九条

（三）行政处罚

没收违法生产、销售的药品和违法所得，并处违法生产、销售的药品货值金额2倍以上5倍以下的罚款。

（四）适用条款

《药品流通监督管理办法》第三十二条第(二)项、《药品管理法》第七十二条。

六十三、以非法方式现货销售药品

（一）适用范围

药品生产、经营企业以展示会、博览会、交易会、订货会、产品宣传会等方式现货销售药品。

（二）违反条款

《药品流通监督管理办法》第十五条。

（三）行政处罚

依法予以取缔，没收违法生产、销售的药品和违法所得，并处违法生产、销售的药品货值金额2倍以上5倍以下的罚款。

（四）适用条款

《药品流通监督管理办法》第三十二条第(三)项、《药品管理法》第七十二条。

六十四、擅自改变经营方式或扩大经营范围

（一）适用范围

未经药品监督管理部门审核同意，药品经营企业擅自改变经营方式或未按照《药品经营许可证》许可的经营范围经营药品。

（二）违反条款

《药品流通监督管理办法》第十七条。

（三）行政处罚

没收违法销售的药品和违法所得，并处违法销售的药品货值金额2倍以上5倍以下的罚款。

（四）适用条款

《药品流通监督管理办法》第三十二条第(四)项、《药品管理法》第七十二条。

六十五、在核准地址以外场所储存药品

（一）适用范围

药品生产、经营企业违反规定，在经药品监督管理部门核准的地址以外的场所储存药品。

（二）违反条款

《药品流通监督管理办法》第八条。

（三）行政处罚

(1) 警告，由原发证部门责令限期补办变更登记手续。

(2) 逾期不补办的，宣布其《药品生产许可证》《药品经营许可证》无效。

(3) 仍从事药品生产经营活动的，依照《药品管理法》第七十二条处罚。

（四）适用条款

《药品流通监督管理办法》第三十三条、《药品管理法实施条例》第六十九条。

六十六、为无证生产、经营药品提供药品

（一）适用范围

药品生产、经营企业知道或者应当知道他人从事无证生产、经营药品行为而为其提供药品。

（二）违反条款

《药品流通监督管理办法》第十三条。

（三）行政处罚

(1) 给予警告，责令改正，并处 1 万元以下的罚款。

(2) 情节严重的，处 1 万元以上 3 万元以下的罚款。

（四）适用条款

《药品流通监督管理办法》第三十五条。

六十七、违法提供药品经营场所或者便利条件

（一）适用范围

药品生产、经营企业为他人以本企业的名义经营药品提供场所，或者资质证明文件，或者票据等便利条件。

（二）违反条款

《药品流通监督管理办法》第十四条。

（三）行政处罚

(1) 没收违法所得，并处违法所得 1 倍以上 3 倍以下的罚款。

(2) 没有违法所得的，处 2 万元以上 10 万元以下的罚款。

(3) 情节严重的，并吊销《药品生产许可证》《药品经营许可证》或者撤销药品批准证明文件。

（四）适用条款

《药品流通监督管理办法》第三十六条、《药品管理法》第八十一条。

六十八、药品经营企业购进和销售医疗机构制剂

(一) 适用范围

药品经营企业购进和销售医疗机构配制的制剂。

(二) 违反条款

《药品流通监督管理办法》第十六条。

(三) 行政处罚

(1) 责令改正,没收违法购进的医疗机构配制的制剂,并处违法购进医疗机构配制的制剂货值金额 2 倍以上 5 倍以下的罚款。

(2) 有违法所得的,没收违法所得。

(3) 情节严重的,吊销《药品经营许可证》。

(四) 适用条款

《药品流通监督管理办法》第三十七条、《药品管理法》第七十九条。

六十九、药品零售企业未凭处方销售处方药

(一) 适用范围

药品零售企业未凭处方销售处方药。

(二) 违反条款

《药品流通监督管理办法》第十八条第一款。

(三) 行政处罚

(1) 责令限期改正,给予警告。

(2) 逾期不改正或者情节严重的,处以 1 000 元以下的罚款。

(四) 适用条款

《药品流通监督管理办法》第三十八条第一款。

七十、药品零售企业药师不在岗销售处方药或者甲类非处方药

(一) 适用范围

经营处方药和甲类非处方药的药品零售企业,在执业药师或者其他依法经资格认定的药学技术人员不在岗时,未挂牌告知,并未停止销售处方药和甲类非处方药。

(二) 违反条款

《药品流通监督管理办法》第十八条第二款。

(三) 行政处罚

(1) 责令限期改正,给予警告。

(2) 逾期不改正,处以 1 000 元以下的罚款。

(四) 适用条款

《药品流通监督管理办法》第三十八条第二款。

七十一、未按规定条件运输药品

(一) 适用范围

药品生产、批发企业未在药品说明书规定的低温、冷藏条件下运输药品。

(二) 违反条款

《药品流通监督管理办法》第十九条第一款。

(三) 行政处罚

(1) 给予警告,责令限期改正。

(2) 逾期不改正的,处以 5 000 元以上 2 万元以下的罚款。

(3) 有关药品经依法确认属于假劣药品的,按照《药品管理法》有关规定予以处罚。

(四) 适用条款

《药品流通监督管理办法》第三十九条第一款。

七十二、未按规定条件储存药品

(一) 适用范围

药品生产、批发企业未在药品说明书规定的低温、冷藏条件下储存药品。

(二) 违反条款

《药品流通监督管理办法》第十九条第一款。

(三) 行政处罚

(1) 给予警告,责令限期改正。

(2) 逾期不改正的,责令停产、停业整顿,并处 5 000 元以上 2 万元以下的罚款。

(3) 情节严重的,吊销《药品生产许可证》《药品经营许可证》。

(4) 有关药品经依法确认属于假劣药品的,按照《药品管理法》有关规定予以处罚。

(四) 适用条款

《药品流通监督管理办法》第三十九条第二款、《药品管理法》第七十八条。

七十三、违法赠送处方药或者甲类非处方药

(一) 适用范围

药品生产、经营企业以搭售、买药品赠药品、买商品赠药品等方式向公众赠送处方药或者甲类非处方药。

(二) 违反条款

《药品流通监督管理办法》第二十条。

(三) 行政处罚

(1) 限期改正,给予警告。

(2) 逾期不改正或者情节严重的,处以赠送药品货值金额 2 倍以下的罚款,但是最高不超过 3 万元。

(四) 适用条款

《药品流通监督管理办法》第四十条。

七十四、以邮售、互联网交易等方式直接向公众销售处方药

(一) 适用范围

药品生产、经营企业、医疗机构以邮售、互联网交易等方式直接向公众销售处方药。

（二）违反条款

（1）《药品流通监督管理办法》第二十一条（药品生产、经营企业）。

（2）《药品流通监督管理办法》第二十八条（医疗机构）。

（三）行政处罚

责令改正，给予警告，并处销售药品货值金额2倍以下的罚款，但是最高不超过3万元。

（四）适用条款

《药品流通监督管理办法》第四十二条。

七十五、非法收购药品

（一）适用范围

非法收购药品。

（二）违反条款

《药品流通监督管理办法》第二十二条。

（三）行政处罚

依法予以取缔，没收违法生产、销售的药品和违法所得，并处违法生产、销售的药品货值金额2倍以上5倍以下的罚款。

（四）适用条款

《药品流通监督管理办法》第四十三条、《药品管理法》第七十二条。

七十六、医疗机构药房设置不符合规定

（一）适用范围

（1）医疗机构设置的药房不具有与所使用药品相适应的场所、设备、仓储设施和卫生环境。

（2）医疗机构设置的药房未配备相应的药学技术人员。

（3）医疗机构设置的药房未设立药品质量管理机构或者配备质量管理人员。

（4）医疗机构设置的药房未建立药品保管制度。

（二）违反条款

《药品流通监督管理办法》第二十三条。

（三）行政处罚

（1）责令限期改正。

（2）情节严重的，给予通报。

（四）适用条款

《药品流通监督管理办法》第四十一条。

七十七、医疗机构未按规定购进药品

（一）适用范围

医疗机构购进药品时，未按规定索取、查验、保存供货企业有关证件、资料、票据。

（二）违反条款

《药品流通监督管理办法》第二十四条。

（三）行政处罚

（1）责令限期改正。

（2）情节严重的，给予通报。

（四）适用条款

《药品流通监督管理办法》第四十一条。

七十八、医疗机构药品购进记录不符规定

（一）适用范围

（1）医疗机构购进药品，未建立并执行进货检查验收制度，未建有真实完整的药品购进记录。

（2）医疗机构的药品购进记录未注明药品的通用名称、生产厂商（中药材未标明产地）、剂型、规格、批号、生产日期、有效期、批准文号、供货单位、数量、价格、购进日期。

（3）医疗机构的药品购进记录未保存至超过药品有效期 1 年，或者少于 3 年。

（二）违反条款

《药品流通监督管理办法》第二十五条。

（三）行政处罚

（1）责令限期改正。

（2）情节严重的，给予通报。

（四）适用条款

《药品流通监督管理办法》第四十一条。

七十九、医疗机构储存药品不符规定

（一）适用范围

医疗机构储存药品，未制定和执行有关药品保管、养护的制度，并未采取必要的措施，保证药品质量。

（二）违反条款

《药品流通监督管理办法》第二十六条。

（三）行政处罚

（1）责令限期改正。

（2）情节严重的，给予通报。

（四）适用条款

《药品流通监督管理办法》第四十一条。

八十、医疗机构/计划生育技术服务机构未经诊疗直接向患者提供药品

（一）适用范围

医疗机构/计划生育技术服务机构未经诊疗直接向患者提供药品。

（二）违反条款

《药品流通监督管理办法》第二十七条。

（三）行政处罚

（1）责令限期改正。

（2）情节严重的，给予通报。

（四）适用条款

《药品流通监督管理办法》第四十一条。

八十一、药品生产企业不主动召回存在安全隐患的药品

（一）适用范围

药品生产企业发现药品存在安全隐患而不主动召回的。

（二）违反条款

《药品召回管理办法》第十五条。

（三）行政处罚

（1）处应召回药品货值金额 3 倍的罚款。

（2）造成严重后果的，撤销药品批准证明文件，直至吊销《药品生产许可证》。

（四）适用条款

《药品召回管理办法》第三十条。

八十二、药品生产企业拒绝召回存在安全隐患的药品

（一）适用范围

药品生产企业拒绝履行责令召回决定。

（二）违反条款

《药品召回管理办法》第二十五条。

（三）行政处罚

（1）处应召回药品货值金额 3 倍的罚款。

（2）造成严重后果的，撤销药品批准证明文件，直至吊销《药品生产许可证》。

（四）适用条款

《药品召回管理办法》第三十一条。

八十三、药品生产企业未按规定通知停止销售和使用需召回药品

（一）适用范围

药品生产企业作出召回决定后，未在规定时间内通知药品经营企业、使用单位停止销售和使用需召回药品。

（二）违反条款

《药品召回管理办法》第十六条。

（三）行政处罚

警告，责令限期改正，并处 3 万元以下罚款。

（四）适用条款

《药品召回管理办法》第三十二条。

八十四、药品生产企业未按要求改正措施或者召回药品

（一）适用范围

药品生产企业未按药品监督管理部门要求采取改正措施或者召回药品。

（二）违反条款

《药品召回管理办法》第十九条(药品生产企业未按药品监督管理部门要求采取更为有效的改正措施)、第二十四条第二款(主动召回情况下,药品生产企业未按药品监督管理部门要求重新召回或者扩大召回范围)、第二十八条第二款(责令召回情况下,药品生产企业未按药品监督管理部门要求重新召回或者扩大召回范围)。

（三）行政处罚

警告,责令限期改正,并处 3 万元以下罚款。

（四）适用条款

《药品召回管理办法》第三十三条。

八十五、药品生产企业未按规定建立召回制度、质量保证体系与不良反应监测系统

（一）适用范围

(1) 药品生产企业未按规定建立药品召回制度。

(2) 药品生产企业未按规定建立药品质量保证体系和药品不良反应监测系统。

（二）违反条款

《药品召回管理办法》第五条第一款(未按规定建立药品召回制度)、第十条(未按规定建立药品质量保证体系和药品不良反应监测系统)。

（三）行政处罚

(1) 警告,责令限期改正。

(2) 逾期不改正的,处 2 万元以下罚款。

（四）适用条款

《药品召回管理办法》第三十五条第(一)项。

八十六、药品生产企业拒绝协助调查

（一）适用范围

药品监督管理部门对药品可能存在的安全隐患开展调查时,药品生产企业拒绝协助调查。

（二）违反条款

《药品召回管理办法》第十一条第二款。

（三）行政处罚

(1) 警告,责令限期改正。

(2) 逾期不改正的,处 2 万元以下罚款。

（四）适用条款

《药品召回管理办法》第三十五条第(二)项。

八十七、药品生产企业未按规定提交召回相关文件

(一) 适用范围

(1) 药品生产企业未按规定提交药品召回的调查评估报告和召回计划。

(2) 药品生产企业未按规定提交药品召回进展情况。

(3) 药品生产企业未按规定提交药品召回总结报告。

(二) 违反条款

《药品召回管理办法》第十七条(药品召回的调查评估报告和召回计划)、第二十一条(药品召回进展情况)、第二十三条(药品召回总结报告)。

(三) 行政处罚

(1) 警告,责令限期改正。

(2) 逾期不改正的,处 2 万元以下罚款。

(四) 适用条款

《药品召回管理办法》第三十五条第(三)项。

八十八、药品生产企业变更召回计划未报备案

(一) 适用范围

药品生产企业变更召回计划,未报药品监督管理部门备案。

(二) 违反条款

《药品召回管理办法》第二十条。

(三) 行政处罚

(1) 警告,责令限期改正。

(2) 逾期不改正的,处 2 万元以下罚款。

(四) 适用条款

《药品召回管理办法》第三十五条第(四)项。

八十九、药品生产企业无召回处理记录/未报召回处理情况/擅自销毁召回药品

(一) 适用范围

(1) 药品生产企业对召回药品的处理无详细的记录。

(2) 药品生产企业未向所在地省、自治区、直辖市药品监督管理部门报告召回药品的处理情况。

(3) 药品生产企业对必须销毁的召回药品,未在药品监督管理部门的监督下销毁。

(二) 违反条款

《药品召回管理办法》第二十二条。

(三) 行政处罚

警告,责令限期改正,并处 3 万元以下罚款。

(四) 适用条款

《药品召回管理办法》第三十四条。

九十、药品经营企业/使用单位发现其经营/使用的药品存在安全隐患，未停止销售或使用、未通知生产企业或者供货商、未向药监部门报告

（一）适用范围

药品经营企业/使用单位发现其经营、使用的药品存在安全隐患，未停止销售或使用该药品/未通知药品生产企业或者供货商/未向药品监督管理部门报告。

（二）违反条款

《药品召回管理办法》第六条。

（三）行政处罚

（1）责令停止销售和使用存在安全隐患的药品（如当事人已停止销售或使用该药品，则不适用该处罚），并处1 000元以上5万元以下罚款。

（2）造成严重后果的，由原发证部门吊销《药品经营许可证》或者其他许可证。

（四）适用条款

《药品召回管理办法》第三十六条。

九十一、药品经营企业/使用单位拒绝配合药品安全隐患调查、拒绝协助召回药品

（一）适用范围

（1）药品经营企业/使用单位拒绝配合药品生产企业或者药品监督管理部门开展有关药品安全隐患的调查。

（2）药品经营企业/使用单位拒绝协助药品生产企业召回药品。

（二）违反条款

《药品召回管理办法》第五条第二款（药品经营企业/使用单位拒绝协助药品生产企业召回药品）、第十一条第三款（药品经营企业/使用单位拒绝配合药品生产企业或者药品监督管理部门开展有关药品安全隐患的调查）。

（三）行政处罚

予以警告，责令改正，可以并处2万元以下罚款。

（四）适用条款

《药品召回管理办法》第三十七条。

九十二、药品生产企业未按照规定建立不良反应报告和监测管理制度/无专门机构、专职人员负责不良反应报告和监测工作/药品经营企业无专职或者兼职人员负责不良反应监测工作

（一）适用范围

（1）药品生产企业未按照规定建立药品不良反应报告和监测管理制度。

（2）药品生产企业无专门机构、专职人员负责药品不良反应报告和监测工作。

（3）药品经营企业无专职或者兼职人员负责不良反应监测工作。

（二）违反条款

《药品不良反应报告和监测管理办法》第十三条。

（三）行政处罚

1 对生产企业的处罚

警告，责令限期改正，可以并处5 000元以上3万元以下的罚款。

对经营企业的处罚

(1) 给予警告，责令限期改正。

(2) 逾期不改的，处 3 万元以下的罚款。

(四) 适用条款

《药品不良反应报告和监测管理办法》第五十八条第一款第(六)项(生产)、第五十九条第(一)项(经营)。

九十三、药品生产企业未建立和保存不良反应报告和监测档案

(一) 适用范围

药品生产企业未建立和保存药品不良反应报告和监测档案。

(二) 违反条款

《药品不良反应报告和监测管理办法》第十八条。

(三) 行政处罚

警告，责令限期改正，可以并处 5 000 元以上 3 万元以下的罚款。

(四) 适用条款

《药品不良反应报告和监测管理办法》第五十八条第一款第(二)项。

九十四、药品生产企业未按要求开展药品不良反应/群体不良事件相关工作

(一) 适用范围

药品生产企业未按照要求开展药品不良反应或者群体不良事件报告、调查、评价和处理。

(二) 违反条款

《药品不良反应报告和监测管理办法》第二十一条(药品生产企业发现或者获知新的、严重的药品不良反应，未按照要求报告)、第二十七条(药品生产企业获知或者发现药品群体不良事件，未按照要求报告)、第二十九条(药品生产企业获知药品群体不良事件后，未按照要求调查、报告或处理)、第四十五条(药品生产企业对收集到的药品不良反应报告和监测资料/已确认发生严重不良反应的药品/药品安全性信息未按规定开展报告/调查/评价/处理)。

(三) 行政处罚

警告，责令限期改正，可以并处 5 000 元以上 3 万元以下的罚款。

(四) 适用条款

《药品不良反应报告和监测管理办法》第五十八条第一款第(三)项。

九十五、药品生产企业未按要求提交更新报告

(一) 适用范围

药品生产企业未按照要求提交定期安全性更新报告。

(二) 违反条款

《药品不良反应报告和监测管理办法》第三十六条。

(三) 行政处罚

警告，责令限期改正，可以并处 5 000 元以上 3 万元以下的罚款，按照《药品注册管理办法》

的规定对相应药品不予再注册。

(四) 适用条款

《药品不良反应报告和监测管理办法》第五十八条第一款第(四)项、第二款。

九十六、药品生产企业未按要求开展重点监测

(一) 适用范围

药品生产企业未按照要求对本企业生产的药品开展重点监测。

(二) 违反条款

《药品不良反应报告和监测管理办法》第四十一条。

(三) 行政处罚

警告,责令限期改正,可以并处 5 000 元以上 3 万元以下的罚款,按照《药品注册管理办法》的规定对相应药品不予再注册。

(四) 适用条款

《药品不良反应报告和监测管理办法》第五十八条第一款第(五)项、第二款。

九十七、药品生产企业/经营企业不配合严重不良反应或者群体不良事件调查

(一) 适用范围

药品生产企业/经营企业不配合严重药品不良反应或者群体不良事件的相关调查工作。

(二) 违反条款

《药品不良反应报告和监测管理办法》第十七条。

(三) 行政处罚

1 对生产企业的处罚

警告,责令限期改正,可以并处 5 000 元以上 3 万元以下的罚款。

2 对经营企业的处罚

(1) 给予警告,责令限期改正。

(2) 逾期不改的,处 3 万元以下的罚款。

(四) 适用条款

《药品不良反应报告和监测管理办法》第五十八条第一款第(六)项(生产)、第五十九条第(三)项(经营)。

九十八、药品经营企业未按要求开展不良反应或者群体不良事件相关工作

(一) 适用范围

药品经营企业未按要求开展不良反应或者群体不良事件报告、调查、评价和处理。

(二) 违反条款

《药品不良反应报告和监测管理办法》第二十一条(药品经营企业发现或者获知新的、严重的药品不良反应,未按照要求报告)、第二十七条(药品经营企业获知或者发现药品群体不良事件,未按照要求报告)、第三十条(药品经营企业发现药品群体不良事件未按要求处理)、第四十六条(药品经营企业未对收集到的药品不良反应报告和监测资料未按要求分析评价或处理)。

（三）行政处罚

（1）给予警告，责令限期改正。

（2）逾期不改的，处 3 万元以下的罚款。

（四）适用条款

《药品不良反应报告和监测管理办法》第五十九条第（二）项。

九十九、麻醉药品和精神药品定点生产企业未按年度计划安排生产

（一）适用范围

麻醉药品和精神药品定点生产企业未按照麻醉药品和精神药品年度生产计划安排生产。

（二）违反条款

《麻醉药品和精神药品管理条例》第十九条。

（三）行政处罚

（1）责令限期改正，警告，并没收违法所得和违法销售的药品。

（2）逾期不改正的，责令停产，并处 5 万元以上 10 万元以下的罚款。

（3）情节严重的，取消其定点生产资格。

（四）适用条款

《麻醉药品和精神药品管理条例》第六十七条第（一）项。

一百、麻醉药品和精神药品定点生产企业未按规定报告生产情况

（一）适用范围

麻醉药品和精神药品定点生产企业未依照规定向药品监督管理部门报告生产情况。

（二）违反条款

《麻醉药品和精神药品管理条例》第十九条。

（三）行政处罚

（1）责令限期改正，警告，并没收违法所得和违法销售的药品。

（2）逾期不改正的，责令停产，并处 5 万元以上 10 万元以下的罚款。

（3）情节严重的，取消其定点生产资格。

（四）适用条款

《麻醉药品和精神药品管理条例》第六十七条第（二）项。

一百零一、麻醉药品和精神药品定点生产企业未按规定储存麻醉药品和精神药品/未按规定建立、保存专用账册

（一）适用范围

（1）麻醉药品和精神药品定点生产企业未依照规定储存麻醉药品和精神药品。

（2）麻醉药品和精神药品定点生产企业未依照规定建立、保存专用账册。

（二）违反条款

《麻醉药品和精神药品管理条例》第四十八条。

(三) 行政处罚

(1) 责令限期改正,警告,并没收违法所得和违法销售的药品。

(2) 逾期不改正的,责令停产,并处5万元以上10万元以下的罚款。

(3) 情节严重的,取消其定点生产资格。

(四) 适用条款

《麻醉药品和精神药品管理条例》第六十七条第(三)项。

一百零二、麻醉药品和精神药品定点生产企业未按规定销售麻醉药品和精神药品

(一) 适用范围

麻醉药品和精神药品定点生产企业未依照规定销售麻醉药品和精神药品。

(二) 违反条款

《麻醉药品和精神药品管理条例》第二十条。

(三) 行政处罚

(1) 责令限期改正,警告,并没收违法所得和违法销售的药品。

(2) 逾期不改正的,责令停产,并处5万元以上10万元以下的罚款。

(3) 情节严重的,取消其定点生产资格。

(四) 适用条款

《麻醉药品和精神药品管理条例》第六十七条第(四)项。

一百零三、麻醉药品和精神药品定点生产企业未按规定销毁麻醉药品和精神药品

(一) 适用范围

(1) 麻醉药品和精神药品的生产企业未对过期、损坏的麻醉药品和精神药品进行登记造册,未向所在地县级药品监督管理部门申请销毁。

(2) 麻醉药品和精神药品的生产企业对过期、损坏的麻醉药品和精神药品,未在药品监督管理部门现场监督下销毁。

(二) 违反条款

《麻醉药品和精神药品管理条例》第六十一条第一款。

(三) 行政处罚

(1) 责令限期改正,警告,并没收违法所得和违法销售的药品。

(2) 逾期不改正的,责令停产,并处5万元以上10万元以下的罚款。

(3) 情节严重的,取消其定点生产资格。

(四) 适用条款

《麻醉药品和精神药品管理条例》第六十七条第(五)项。

一百零四、用现金进行麻醉药品和精神药品交易

(一) 适用范围

定点生产企业、定点批发企业和其他单位使用现金进行麻醉药品和精神药品交易。

(二) 违反条款

《麻醉药品和精神药品管理条例》第三十条第二款。

（三）行政处罚

责令改正，警告，没收违法交易的药品，并处5万元以上10万元以下的罚款。

（四）适用条款

《麻醉药品和精神药品管理条例》第七十九条。

一百零五、麻醉药品和精神药品定点批发企业未按规定销售麻醉药品和精神药品

（一）适用范围

麻醉药品和精神药品定点批发企业未按规定销售麻醉药品和精神药品案。

（二）违反条款

(1)《麻醉药品和精神药品管理条例》第二十五条第一款(麻醉药品和第一类精神药品的全国性批发企业向麻醉药品和第一类精神药品的区域性批发企业、经批准可以向取得麻醉药品和第一类精神药品使用资格的医疗机构以及依法批准的其他单位以外的单位和个人销售麻醉药品和第一类精神药品)。

(2)《麻醉药品和精神药品管理条例》第二十五条第二款(麻醉药品和第一类精神药品的全国性批发企业在未经批准的情况下，向取得麻醉药品和第一类精神药品使用资格的医疗机构销售麻醉药品和第一类精神药品)。

(3)《麻醉药品和精神药品管理条例》第二十六条第一款(麻醉药品和第一类精神药品的区域性批发企业向本省、自治区、直辖市行政区域内取得麻醉药品和第一类精神药品使用资格的医疗机构以外的单位和个人或者在未经批准的情况下向其他省、自治区、直辖市行政区域内取得麻醉药品和第一类精神药品使用资格的医疗机构销售麻醉药品和第一类精神药品)。

（三）行政处罚

(1) 责令限期改正，给予警告，并没收违法所得和违法销售的药品。

(2) 逾期不改正的，责令停业，并处违法销售药品货值金额2倍以上5倍以下的罚款。

(3) 情节严重的，取消其定点批发资格。

（四）适用条款

《麻醉药品和精神药品管理条例》第六十八条。

一百零六、麻醉药品和精神药品定点批发企业未按规定经营麻醉药品、第一类精神药品的原料药

（一）适用范围

麻醉药品和精神药品定点批发企业未按规定经营麻醉药品原料药和第一类精神药品原料药。

（二）违反条款

《麻醉药品和精神药品管理条例》第二十六条。

（三）行政处罚

(1) 责令限期改正，给予警告，并没收违法所得和违法销售的药品。

(2) 逾期不改正的，责令停业，并处违法销售药品货值金额2倍以上5倍以下的罚款。

(3) 情节严重的，取消其定点批发资格。

(四) 适用条款

《麻醉药品和精神药品管理条例》第六十八条。

一百零七、麻醉药品和精神药品的定点批发企业未按规定购进麻醉药和第一类精神药品

(一) 适用范围

(1) 跨省、自治区、直辖市从事麻醉药品和第一类精神药品批发业务的企业(全国性批发企业)未从定点生产企业购进麻醉药品和第一类精神药品。

(2) 在本省、自治区、直辖市行政区域内从事麻醉药品和第一类精神药品批发业务的企业(区域性批发企业),未从全国性批发企业购进麻醉药品和第一类精神药品或者未经所在地省、自治区、直辖市人民政府药品监督管理部门批准,从定点生产企业购进麻醉药品和第一类精神药品。

(二) 违反条款

《麻醉药品和精神药品管理条例》第二十七条。

(三) 行政处罚

(1) 责令限期改正,给予警告。

(2) 逾期不改正的,责令停业,并处 2 万元以上 5 万元以下的罚款。

(3) 情节严重的,取消其定点批发资格。

(四) 适用条款

《麻醉药品和精神药品管理条例》第六十九条第(一)项。

一百零八、麻醉药品和精神药品定点批发企业未按规定保证麻醉药品、第一类精神药品供应

(一) 适用范围

麻醉药品和精神药品定点批发企业未保证供药责任区域内的麻醉药品和第一类精神药品的供应。

(二) 违反条款

《麻醉药品和精神药品管理条例》第二十三条第二款。

(三) 行政处罚

(1) 责令限期改正,给予警告。

(2) 逾期不改正的,责令停业,并处 2 万元以上 5 万元以下的罚款。

(3) 情节严重的,取消其定点批发资格。

(四) 适用条款

《麻醉药品和精神药品管理条例》第六十九条第(二)项。

一百零九、麻醉药品和精神药品定点批发企业未按规定履行送货义务

(一) 适用范围

麻醉药品和精神药品定点批发企业未对医疗机构履行送货义务。

(二) 违反条款

《麻醉药品和精神药品管理条例》第二十八条。

(三) 行政处罚

(1) 责令限期改正,给予警告。

(2) 逾期不改正的,责令停业,并处 2 万元以上 5 万元以下的罚款。

(3) 情节严重的,取消其定点批发资格。

(四) 适用条款

《麻醉药品和精神药品管理条例》第六十九条第(三)项。

一百一十、麻醉药品和精神药品定点批发企业未按规定报告相关情况

(一) 适用范围

麻醉药品和精神药品定点批发企业未依照规定报告麻醉药品和精神药品的进货、销售、库存数量以及流向。

(二) 违反条款

《麻醉药品和精神药品管理条例》第五十九条第一款。

(三) 行政处罚

(1) 责令限期改正,给予警告。

(2) 逾期不改正的,责令停业,并处 2 万元以上 5 万元以下的罚款。

(3) 情节严重的,取消其定点批发资格。

(四) 适用条款

《麻醉药品和精神药品管理条例》第六十九条第(四)项。

一百一十一、麻醉药品和精神药品定点批发企业未按规定储存麻醉药品和精神药品或未依照规定建立、保存麻醉药品和精神药品专用账册

(一) 适用范围

麻醉药品和精神药品定点批发企业未依照规定储存麻醉药品和精神药品,或者未依照规定建立、保存麻醉药品和精神药品专用账册的。

(二) 违反条款

《麻醉药品和精神药品管理条例》第四十六条第一款、第二款(麻醉药品和精神药品定点批发企业未依照规定储存麻醉药品和第一类精神药品)、第四十八条(麻醉药品和精神药品定点批发企业未依照规定建立、保存麻醉药品和第一类精神药品专用账册)、第四十九条(第二类精神药品定点批发企业未依照规定储存第二类精神药品,或未依照规定建立、保存第二类精神药品专用账册)。

(三) 行政处罚

(1) 责令限期改正,给予警告。

(2) 逾期不改正的,责令停业,并处 2 万元以上 5 万元以下的罚款。

(3) 情节严重的,取消其定点批发资格。

(四) 适用条款

《麻醉药品和精神药品管理条例》第六十九条第(五)项。

一百一十二、麻醉药品和精神药品定点批发企业未按规定销毁麻醉药品和精神药品

(一) 适用范围

麻醉药品和精神药品定点批发企业未依照规定销毁麻醉药品和精神药品。

（二）违反条款

《麻醉药品和精神药品管理条例》第六十一条第一款。

（三）行政处罚

(1) 责令限期改正，给予警告。

(2) 逾期不改正的，责令停业，并处2万元以上5万元以下的罚款。

(3) 情节严重的，取消其定点批发资格。

（四）适用条款

《麻醉药品和精神药品管理条例》第六十九条第(六)项。

一百一十三、麻醉药品和精神药品定点批发企业未按规定调剂、备案

（一）适用范围

(1) 在本省、自治区、直辖市行政区域内从事麻醉药品和第一类精神药品批发业务的企业（区域性批发企业）之间违反规定调剂麻醉药品和第一类精神药品。

(2) 在本省、自治区、直辖市行政区域内从事麻醉药品和第一类精神药品批发业务的企业（区域性批发企业）之间因特殊情况调剂麻醉药品和第一类精神药品后未依照规定备案。

（二）违反条款

《麻醉药品和精神药品管理条例》第二十六条第三款。

（三）行政处罚

(1) 责令限期改正，给予警告。

(2) 逾期不改正的，责令停业，并处2万元以上5万元以下的罚款。

(3) 情节严重的，取消其定点批发资格。

（四）适用条款

《麻醉药品和精神药品管理条例》第六十九条第(七)项。

一百一十四、第二类精神药品零售企业未按规定储存、销售、销毁第二类精神药品

（一）适用范围

(1) 第二类精神药品零售企业未按规定储存第二类精神药品。

(2) 第二类精神药品零售企业未凭执业医师出具的处方，未按规定剂量销售第二类精神药品，并将处方保存2年备查。

(3) 第二类精神药品零售企业超剂量或者无处方销售第二类精神药品。

(4) 第二类精神药品零售企业向未成年人销售第二类精神药品。

(5) 第二类精神药品零售企业未按规定销毁第二类精神药品。

（二）违反条款

《麻醉药品和精神药品管理条例》第四十九条。

（三）行政处罚

(1) 责令限期改正，给予警告，并没收违法所得和违法销售的药品。

(2) 逾期不改正的，责令停业，并处5 000元以上2万元以下的罚款。

(3) 情节严重的，取消其第二类精神药品零售资格。

（四）适用条款

《麻醉药品和精神药品管理条例》第七十条。

一百一十五、违规购买麻醉药品和精神药品

（一）适用范围

（1）药品生产企业需要以麻醉药品和第一类精神药品为原料生产普通药品的，未向所在地省、自治区、直辖市人民政府药品监督管理部门报送年度需求计划，未经批准向定点生产企业购买。

（2）药品生产企业需要以第二类精神药品为原料生产普通药品的，未将年度需求计划报所在地省、自治区、直辖市人民政府药品监督管理部门备案审查，未向定点批发企业或者定点生产企业购买。

（3）食品、食品添加剂、化妆品、油漆等非药品生产企业需要使用咖啡因作为原料的，未经所在地省、自治区、直辖市人民政府药品监督管理部门批准，未向定点批发企业或者定点生产企业购买。

（4）科学研究、教学单位需要使用麻醉药品和精神药品开展实验、教学活动的，未经所在地省、自治区、直辖市人民政府药品监督管理部门批准，未向定点批发企业或者定点生产企业购买。

（5）需要使用麻醉药品和精神药品的标准品、对照品的，未经所在地省、自治区、直辖市人民政府药品监督管理部门批准，未向国务院药品监督管理部门批准的单位购买。

（二）违反条款

《麻醉药品和精神药品管理条例》第三十四条第一款（药品生产企业以麻醉药品和第一类精神药品为原料）、第三十四条第二款（药品生产企业以麻醉药品和第一类精神药品为原料）、第三十五条第一款（非药品生产企业以咖啡因为原料）、第三十五条第二款（科学研究、教学单位）、第三十五条第三款（使用麻醉药品和精神药品的标准品、对照品）。

（三）行政处罚

（1）没收违法购买的麻醉药品和精神药品，责令限期改正，给予警告。

（2）逾期不改正的，责令停产或者停止相关活动，并处 2 万元以上 5 万元以下的罚款。

（四）适用条款

《麻醉药品和精神药品管理条例》第七十一条。

一百一十六、违规运输麻醉药品和精神药品

（一）适用范围

（1）托运、承运和自行运输麻醉药品和精神药品的，未采取安全保障措施，防止麻醉药品和精神药品在运输过程中被盗、被抢、丢失。

（2）通过铁路运输麻醉药品和第一类精神药品的，未使用集装箱或者铁路行李车运输。

（3）没有铁路需要通过公路或者水路运输麻醉药品和第一类精神药品未由专人负责押运。

（4）托运或者自行运输麻醉药品和第一类精神药品的单位，未向所在地设区的市级药品监督管理部门申请领取运输证明。

（5）托运人办理麻醉药品和第一类精神药品运输手续，未将运输证明副本交付承运人。

（6）承运人未查验、收存运输证明副本，未检查货物包装。

(7) 承运人承运没有运输证明或者货物包装不符合规定的麻醉药品和第一类精神药品。

(8) 承运人在运输过程中未携带麻醉药品和第一类精神药品运输证明副本。

(9) 定点生产企业、全国性批发企业和区域性批发企业之间运输麻醉药品、第一类精神药品,发货人在发货前未向所在地省、自治区、直辖市人民政府药品监督管理部门报送本次运输的相关信息。

(二) 违反条款

《麻醉药品和精神药品管理条例》第五十条(托运、承运和自行运输麻醉药品和精神药品)、第五十一条第一款(通过铁路运输麻醉药品和第一类精神药品)、第五十一条第二款(通过公路、水路运输麻醉药品和第一类精神药品)、第五十二条第一款(未申领运输证明)、第五十三条第一款(托运人未将运输证明副本交承运人/承运人未查验收存运输证明副本,未检查货物包装/承运人承运没有运输证明或者货物包装不符合规定的麻醉药品和第一类精神药品)、第五十三条第二款(承运人未携带运输证明副本)、第五十五条(发货人未报送麻醉药品和第一类精神药品运输信息)。

(三) 行政处罚

责令改正,给予警告,处 2 万元以上 5 万元以下的罚款。

(四) 适用条款

《麻醉药品和精神药品管理条例》第七十四条第一款。

一百一十七、骗取麻醉药品和精神药品的实验研究、生产、经营、使用资格

(一) 适用范围

提供虚假材料、隐瞒有关情况,或者采取其他欺骗手段取得麻醉药品和精神药品的实验研究、生产、经营、使用资格。

(二) 违反条款

《麻醉药品和精神药品管理条例》第七十五条。

(三) 行政处罚

(1) 由原审批部门撤销其已取得的资格,5 年内不得提出有关麻醉药品和精神药品的申请。

(2) 情节严重的,处 1 万元以上 3 万元以下的罚款,有药品生产许可证、药品经营许可证、医疗机构执业许可证的,依法吊销其许可证明文件。

(四) 适用条款

《麻醉药品和精神药品管理条例》第七十五条。

一百一十八、违反规定致使麻醉药品和精神药品流入非法渠道

(一) 适用范围

违反规定,致使麻醉药品和精神药品流入非法渠道造成危害,尚不构成犯罪但情节严重的。

(二) 违反条款

《麻醉药品和精神药品管理条例》第八十二条。

(三) 行政处罚

由原发证部门吊销其药品生产、经营和使用许可证明文件。

（四）适用条款

《麻醉药品和精神药品管理条例》第八十二条。

一百一十九、药品临床试验机构以健康人为麻醉药品和第一类精神药品临床试验受试对象

（一）适用范围

药品临床试验机构以健康人为麻醉药品和第一类精神药品临床试验的受试对象。

（二）违反条款

《麻醉药品和精神药品管理条例》第十三条

（三）行政处罚

（1）责令停止违法行为，给予警告。

（2）情节严重的，取消其药物临床试验机构的资格。

（四）适用条款

《麻醉药品和精神药品管理条例》第七十七条。

一百二十、药品研究单位在普通药品实验研究和研制过程中产生麻醉药品和精神药品未按规定报告

（一）适用范围

药品研究单位在普通药品实验研究和研制过程中产生麻醉药品和精神药品，未依照规定报告。

（二）违反条款

《麻醉药品和精神药品管理条例》第十二条。

（三）行政处罚

（1）责令改正，给予警告，没收违法药品。

（2）拒不改正的，责令停止实验研究和研制活动。

（四）适用条款

《麻醉药品和精神药品管理条例》第七十六条。

一百二十一、麻醉药品和精神药品被盗、被抢、丢失后未按规定采取必要的控制措施或报告

（一）适用范围

发生麻醉药品和精神药品被盗、被抢、丢失案件的单位未按规定采取必要的控制措施或未同时报告所在地县级公安机关和药品监督管理部门。

（二）违反条款

《麻醉药品和精神药品管理条例》第六十四条第一款。

（三）行政处罚

（1）责令改正，给予警告。

（2）情节严重的，处 5 000 元以上 1 万元以下的罚款。

（3）有上级主管部门的，由其上级主管部门对直接负责的主管人员和其他直接责任人员，依法给予降级、撤职的处分。

（四）适用条款

《麻醉药品和精神药品管理条例》第八十条。

一百二十二、倒卖、转让、出租、出借、涂改麻醉药品和精神药品许可证明文件

（一）适用范围

依法取得麻醉药品药用原植物种植或者麻醉药品和精神药品实验研究、生产、经营、使用、运输等资格的单位，倒卖、转让、出租、出借、涂改其麻醉药品和精神药品许可证明文件。

（二）违反条款

《麻醉药品和精神药品管理条例》第四条。

（三）行政处罚

（1）由原审批部门吊销相应许可证明文件，没收违法所得。

（2）情节严重的，处违法所得2倍以上5倍以下的罚款。

（3）没有违法所得的，处2万元以上5万元以下的罚款。

（四）适用条款

《麻醉药品和精神药品管理条例》第八十一条。

一百二十三、麻醉药品药用原植物种植企业未按计划种植

（一）适用范围

麻醉药品药用原植物种植企业未依照麻醉药品药用原植物年度种植计划进行种植。

（二）违反条款

《麻醉药品和精神药品管理条例》第八条第一款。

（三）行政处罚

（1）责令限期改正，给予警告。

（2）逾期不改正的，处5万元以上10万元以下的罚款。

（3）情节严重的，取消其种植资格。

（四）适用条款

《麻醉药品和精神药品管理条例》第六十六条第(一)项。

一百二十四、麻醉药品药用原植物种植企业未按规定报告种植情况

（一）适用范围

麻醉药品药用原植物种植企业未依照规定报告种植情况。

（二）违反条款

《麻醉药品和精神药品管理条例》第八条第二款。

（三）行政处罚

（1）责令限期改正，给予警告。

（2）逾期不改正的，处5万元以上10万元以下的罚款。

（3）情节严重的，取消其种植资格。

（四）适用条款

《麻醉药品和精神药品管理条例》第六十六条第(二)项。

一百二十五、麻醉药品药用原植物种植企业未按规定储存麻醉药品

（一）适用范围

麻醉药品药用原植物种植企业未依照规定储存麻醉药品。

（二）违反条款

《麻醉药品和精神药品管理条例》第四十六条第一款。

（三）行政处罚

（1）责令限期改正，给予警告。

（2）逾期不改正的，处 5 万元以上 10 万元以下的罚款。

（3）情节严重的，取消其种植资格。

（四）适用条款

《麻醉药品和精神药品管理条例》第六十六条第（三）项。

一百二十六、无证经营疫苗

（一）适用范围

疫苗生产企业、县级疾病预防控制机构以外的单位或者个人经营疫苗。

（二）违反条款

《疫苗流通和预防接种管理条例》第七十条。

（三）行政处罚

依法予以取缔，没收违法销售的药品和违法所得，并处违法销售的药品货值金额 2 倍以上 5 倍以下的罚款。

（四）适用条款

《疫苗流通和预防接种管理条例》第七十条、《药品管理法》第七十二条。

一百二十七、疫苗生产企业未按规定建立并保存疫苗销售记录

（一）适用范围

疫苗生产企业未按规定建立并保存疫苗销售记录。

（二）违反条款

《疫苗流通和预防接种管理条例》第十八条第一款。

（三）行政处罚

（1）警告，责令限期改正。

（2）逾期不改正的，责令停产、停业整顿，并处 5 000 元以上 2 万元以下的罚款。

（3）情节严重的，吊销《药品生产许可证》。

（四）适用条款

《疫苗流通和预防接种管理条例》第六十三条、《药品管理法》第七十八条。

一百二十八、疫苗生产企业未按规定标记免疫规划疫苗

（一）适用范围

疫苗生产企业未依照规定在纳入国家免疫规划疫苗的最小外包装上注明“免费”字样以及

"免疫规划"专用标识。

（二）违反条款

《疫苗流通和预防接种管理条例》第十三条第二款。

（三）行政处罚

（1）责令改正，警告。

（2）拒不改正的，处5 000元以上2万元以下的罚款，并封存相关的疫苗。

（四）适用条款

《疫苗流通和预防接种管理条例》第六十四条。

一百二十九、向规定渠道以外的单位和个人销售第二类疫苗

（一）适用范围

疫苗生产企业向县级疾病预防控制机构以外的单位或者个人销售第二类疫苗。

（二）违反条款

《疫苗流通和预防接种管理条例》第六十五条。

（三）行政处罚

（1）没收违法销售的疫苗，并处违法销售的疫苗货值金额2倍以上5倍以下的罚款。

（2）有违法所得的，没收违法所得。

（3）其直接负责的主管人员和其他直接责任人员5年内不得从事药品生产经营活动。

（4）情节严重的，依法吊销疫苗生产资格或者撤销疫苗进口批准证明文件，其直接负责的主管人员和其他直接责任人员10年内不得从事药品生产经营活动。

（四）适用条款

《疫苗流通和预防接种管理条例》第六十五条。

一百三十、储存、运输疫苗不符合规定

（一）适用范围

（1）疾病预防控制机构未在规定的冷藏条件下储存、运输疫苗。

（2）接种单位未在规定的冷藏条件下储存、运输疫苗。

（3）疫苗生产企业未在规定的冷藏条件下储存、运输疫苗。

（4）接受委托配送疫苗的企业未在规定的冷藏条件下储存、运输疫苗。

（二）违反条款

《疫苗流通和预防接种管理条例》第十六条第一款。

（三）行政处罚

1 对疾病预防控制机构、接种单位的处罚

责令改正，给予警告，对所储存、运输的疫苗予以销毁。

2 对疫苗生产企业、接受委托配送疫苗的企业的处罚

（1）责令改正，给予警告，对所储存、运输的疫苗予以销毁。

（2）责令停产、停业整顿，并处违反规定储存、运输的疫苗货值金额2倍以上5倍以下的罚款，造成严重后果的，依法吊销疫苗生产资格或者撤销疫苗进口批准证明文件，其直接负责的主

管人员和其他直接责任人员10年内不得从事药品生产经营活动。

（四）适用条款

《疫苗流通和预防接种管理条例》第六十六条。

一百三十一、生产企业擅自生产蛋白同化制剂、肽类激素

（一）适用范围

(1) 药品生产企业未取得药品批准文号擅自生产蛋白同化制剂、肽类激素。

(2) 未取得《药品生产许可证的企业》擅自生产蛋白同化制剂、肽类激素。

（二）违反条款

《反兴奋剂条例》第八条第一款。

（三）行政处罚

(1) 没收非法生产的蛋白同化制剂、肽类激素和违法所得，并处违法生产药品货值金额2倍以上5倍以下的罚款。

(2) 情节严重的，由发证机关吊销《药品生产许可证》(本项处罚仅针对药品生产企业)。

（四）适用条款

《反兴奋剂条例》第三十八条第(一)项。

一百三十二、药品生产企业向规定渠道以外的单位和个人供应蛋白同化制剂、肽类激素

（一）适用范围

蛋白同化制剂、肽类激素的生产企业向医疗机构、具有经营蛋白同化制剂、肽类激素资质的药品批发企业和其他同类生产企业以外的单位和个人供应蛋白同化制剂、肽类激素。

（二）违反条款

《反兴奋剂条例》第十四条第一款。

（三）行政处罚

(1) 没收非法生产的蛋白同化制剂、肽类激素和违法所得，并处违法生产药品货值金额2倍以上5倍以下的罚款。

(2) 情节严重的，由发证机关吊销《药品生产许可证》。

（四）适用条款

《反兴奋剂条例》第三十八条第(一)项。

一百三十三、药品批发企业擅自经营蛋白同化制剂、肽类激素

（一）适用范围

药品批发企业擅自经营蛋白同化制剂、肽类激素。

（二）违反条款

《反兴奋剂条例》第九条第一款。

（三）行政处罚

(1) 没收非法经营的蛋白同化制剂、肽类激素和违法所得，并处违法经营药品货值金额2倍以上5倍以下的罚款。

(2) 情节严重的,由发证机关吊销《药品经营许可证》。

(四) 适用条款

《反兴奋剂条例》第三十八条第(二)项。

一百三十四、药品批发企业向规定渠道以外的单位和个人供应蛋白同化制剂、肽类激素

(一) 适用范围

药品批发企业向医疗机构、蛋白同化制剂、肽类激素的生产企业和其他同类批发企业以外的单位或者个人供应蛋白同化制剂、肽类激素。

(二) 违反条款

《反兴奋剂条例》第十四条第二款。

(三) 行政处罚

(1) 没收非法经营的蛋白同化制剂、肽类激素和违法所得,并处违法经营药品货值金额 2 倍以上 5 倍以下的罚款。

(2) 情节严重的,由发证机关吊销《药品经营许可证》。

(四) 适用条款

《反兴奋剂条例》第三十八条第(二)项。

一百三十五、药品零售企业无证经营除胰岛素以外蛋白同化制剂、肽类激素

(一) 适用范围

药品零售企业擅自经营除胰岛素以外蛋白同化制剂、肽类激素。

(二) 违反条款

《反兴奋剂条例》第十条。

(三) 行政处罚

(1) 没收非法经营的蛋白同化制剂、肽类激素和违法所得,并处违法经营药品货值金额 2 倍以上 5 倍以下的罚款。

(2) 情节严重的,由发证机关吊销《药品经营许可证》。

(四) 适用条款

《反兴奋剂条例》第三十八条第(三)项。

一百三十六、提供虚假材料申请药品广告审批

(一) 适用范围

提供虚假材料申请药品广告审批,被药品广告审查机关在受理审查中发现。

(二) 违反条款

《药品广告审查办法》第二十二条。

(三) 行政处罚

1 年内不受理该企业该品种的广告审批申请。

(四) 适用条款

《药品广告审查办法》第二十二条。

一百三十七、提供虚假材料取得药品广告批准文号

（一）适用范围

提供虚假材料申请药品广告审批，取得药品广告批准文号。

（二）违反条款

《药品广告审查办法》第二十三条。

（三）行政处罚

撤销该药品广告批准文号，并3年内不受理该企业该品种的广告审批申请。

（四）适用条款

《药品广告审查办法》第二十三条。

一百三十八、无证生产/收购/经营医疗用毒性药品

（一）适用范围

（1）无证生产医疗用毒性药品。

（2）无证收购医疗用毒性药品。

（3）无证经营医疗用毒性药品。

（二）违反条款

《医疗用毒性药品管理办法》第三条（生产）、第五条（收购、经营）。

（三）行政处罚

没收全部毒性药品，并处以警告或按非法所得的5～10倍罚款。

（四）适用条款

《医疗用毒性药品管理办法》第十一条。

一百三十九、擅自仿制中药保护品种

（一）适用范围

擅自仿制中药保护品种。

（二）违反条款

《中药品种保护条例》第十七条。

（三）行政处罚

（1）没收违法生产的药品和违法所得，并处违法生产药品货值金额2倍以上5倍以下的罚款。

（2）责令停产、停业整顿。

（3）情节严重的，吊销《药品生产许可证》或者《医疗机构制剂许可证》。

（四）适用条款

《中药品种保护条例》第二十三条第一款、《药品管理法》第七十三条。

一百四十、伪造《中药品种保护证书》及有关证明文件生产、销售

（一）适用范围

伪造《中药品种保护证书》及有关证明文件进行生产、销售。

（二）违反条款

《中药品种保护条例》第十七条。

（三）行政处罚

没收全部有关药品及违法所得，并可以处以有关药品正品价格 3 倍以下罚款。

（四）适用条款

《中药品种保护条例》第二十三条第二款。

一百四十一、药品检验机构出具虚假检验报告

（一）适用范围

药品检验机构出具虚假检验报告。

（二）违反条款

《中华人民共和国药品管理法》第八十六条。

（三）行政处罚

(1) 责令改正，给予警告，对单位并处 3 万元以上 5 万元以下的罚款。

(2) 对直接负责的主管人员和其他直接责任人员依法给予降级、撤职、开除的处分，并处 3 万元以下的罚款。

(3) 有违法所得的，没收违法所得。

(4) 情节严重的，撤销其检验资格。

（四）适用条款

《药品管理法》第八十六条。

一百四十二、药包材检验机构出具虚假检验报告书

（一）适用范围

药包材检验机构在承担药包材检验时，出具虚假检验报告书。

（二）违反条款

《直接接触药品的包装材料和容器管理办法》第六十六条。

（三）行政处罚

(1) 给予警告，并处 1 万元以上 3 万元以下罚款。

(2) 情节严重的，取消药包材检验机构资格。

（四）适用条款

《直接接触药品的包装材料和容器管理办法》第六十六条。

（王雅君 赵宇翔 朱 珠 诸程骏）

第二节 医疗器械生产、经营、使用违法行为的行政处罚

一、生产、经营未取得医疗器械注册证的第二类、第三类医疗器械

（一）适用范围

(1) 生产未取得医疗器械注册证的第二类、第三类医疗器械。

(2) 经营未取得医疗器械注册证的第二类、第三类医疗器械。

(二) 违反条款

《医疗器械监督管理条例》第八条、第四十条。

(三) 行政处罚

(1) 没收违法所得、违法生产经营的医疗器械和用于违法生产经营的工具、设备、原材料等物品。

(2) 违法生产经营的医疗器械货值金额不足1万元的，并处5万元以上10万元以下罚款；货值金额1万元以上的，并处货值金额10倍以上20倍以下罚款。

(3) 情节严重的，由原发证部门吊销医疗器械生产许可证或者医疗器械经营许可证，5年内不受理相关责任人及企业提出的医疗器械许可申请。

(四) 适用条款

《医疗器械监督管理条例》第六十三条第一款第(一)项、第二款，《医疗器械生产监督管理办法》第六十一条第(一)项。

二、未经许可从事第二类、第三类医疗器械生产活动

(一) 适用范围

未取得医疗器械生产许可而擅自从事第二、三类医疗器械生产的。

(二) 违反条款

《医疗器械监督管理条例》第二十二条、《医疗器械生产监督管理办法》第八条。

(三) 行政处罚

(1) 没收违法所得、违法生产经营的医疗器械和用于违法生产经营的工具、设备、原材料等物品。

(2) 违法生产经营的医疗器械货值金额不足1万元的，并处5万元以上10万元以下罚款；货值金额1万元以上的，并处货值金额10倍以上20倍以下罚款。

(3) 情节严重的，5年内不受理相关责任人及企业提出的医疗器械许可申请。

(四) 适用条款

《医疗器械监督管理条例》第六十三条第一款第(二)项、《医疗器械生产监督管理办法》第六十一条第(二)项。

三、生产超出生产范围或者与医疗器械生产产品登记表载明的产品信息不一致的第二类、第三类医疗器械

(一) 适用范围

(1) 未经变更生产不属于原生产范围的医疗器械。

(2) 生产与医疗器械生产产品登记表载明的产品信息不一致的第二类、第三类医疗器械。

(二) 违反条款

《医疗器械生产监督管理办法》第十四条。

(三) 行政处罚

(1) 没收违法所得、违法生产经营的医疗器械和用于违法生产经营的工具、设备、原材料等

物品。

(2) 违法生产经营的医疗器械货值金额不足1万元的,并处5万元以上10万元以下罚款;货值金额1万元以上的,并处货值金额10倍以上20倍以下罚款。

(3) 情节严重的,5年内不受理相关责任人及企业提出的医疗器械许可申请。

(四) 适用条款

《医疗器械监督管理条例》第六十三条、《医疗器械生产监督管理办法》第六十一条第(三)项。

四、在未经许可的生产场地生产第二类、第三类医疗器械

(一) 适用范围

在未经许可的生产场地生产第二类、第三类医疗器械。

(二) 违反条款

《医疗器械生产监督管理办法》第四十五条。

(三) 行政处罚

(1) 没收违法所得、违法生产经营的医疗器械和用于违法生产经营的工具、设备、原材料等物品。

(2) 违法生产经营的医疗器械货值金额不足1万元的,并处5万元以上10万元以下罚款;货值金额1万元以上的,并处货值金额10倍以上20倍以下罚款。

(3) 情节严重的,5年内不受理相关责任人及企业提出的医疗器械许可申请。

(四) 适用条款

《医疗器械监督管理条例》第六十三条、《医疗器械生产监督管理办法》第六十一条第(四)项。

五、第二类、第三类医疗器械委托生产终止后,受托方继续生产受托产品

(一) 适用范围

委托生产终止,继续生产受托第二类、第三类医疗器械的。

(二) 违反条款

《医疗器械生产监督管理办法》第六十一条第(五)项。

(三) 行政处罚

(1) 没收违法所得、违法生产经营的医疗器械和用于违法生产经营的工具、设备、原材料等物品。

(2) 违法生产经营的医疗器械货值金额不足1万元的,并处5万元以上10万元以下罚款;货值金额1万元以上的,并处货值金额10倍以上20倍以下罚款。

(3) 情节严重的,5年内不受理相关责任人及企业提出的医疗器械许可申请。

(四) 适用条款

《医疗器械监督管理条例》第六十三条、《医疗器械生产监督管理办法》第六十一条第(五)项。

六、《医疗器械生产许可证》有效期届满后未依法办理延续仍继续从事医疗器械生产

(一) 适用范围

有效期届满后未依法办理《医疗器械生产许可证》延续仍继续从事医疗器械生产的。

(二) 违反条款

《医疗器械生产监督管理办法》第十七条。

(三) 行政处罚

(1) 没收违法所得、违法生产经营的医疗器械和用于违法生产经营的工具、设备、原材料等物品。

(2) 违法生产经营的医疗器械货值金额不足1万元的,并处5万元以上10万元以下罚款;货值金额1万元以上的,并处货值金额10倍以上20倍以下罚款。

(3) 情节严重的,5年内不受理相关责任人及企业提出的医疗器械许可申请。

(四) 适用条款

《医疗器械监督管理条例》第六十三条、《医疗器械生产监督管理办法》第六十二条。

七、未经许可从事第三类医疗器械经营活动

(一) 适用范围

未取得医疗器械经营许可从事第三类医疗器械经营活动的。

(二) 违反条款

《医疗器械监督管理条例》第三十一条、《医疗器械经营监督管理办法》第四条第二款。

(三) 行政处罚

(1) 没收违法所得和违法经营的医疗器械。

(2) 违法经营的医疗器械货值金额不足1万元的,并处5万元以上10万元以下罚款;货值金额1万元以上的,并处货值金额10倍以上20倍以下罚款。

(3) 情节严重的,5年内不受理相关责任人及企业提出的医疗器械许可申请。

(四) 适用条款

《医疗器械监督管理条例》第六十三条第(三)项、《医疗器械经营监督管理办法》第五十五条。

八、《医疗器械经营许可证》有效期届满后未依法办理延续、仍继续从事医疗器械经营

(一) 适用范围

未依法办理《医疗器械经营许可证》延续、仍继续从事医疗器械经营的。

(二) 违反条款

《医疗器械经营监督管理办法》第二十二条。

(三) 行政处罚

(1) 没收违法所得和没收违法经营的医疗器械。

(2) 违法经营的医疗器械货值金额不足1万元的,并处5万元以上10万元以下罚款;货值金额1万元以上的,并处货值金额10倍以上20倍以下罚款。

(3) 情节严重的,5年内不受理相关责任人及企业提出的医疗器械许可申请。

(四) 适用条款

《医疗器械监督管理条例》第六十三条、《医疗器械经营监督管理办法》第五十五条。

九、提供虚假资料或者采取其他欺骗手段取得医疗器械许可证件

（一）适用范围

（1）提供虚假资料或者采取其他欺骗手段取得医疗器械（含体外诊断试剂）注册证的。

（2）提供虚假资料或者采取其他欺骗手段取得医疗器械生产许可证的。

（3）提供虚假资料或者采取其他欺骗手段取得医疗器械经营许可证的。

（4）提供虚假资料或者采取其他欺骗手段取得医疗器械广告批准文件的。

（二）违反条款

《医疗器械监督管理条例》第九条第二款。

（三）行政处罚

由原发证部门撤销已经取得的许可证件，并处5万元以上10万元以下罚款，5年内不受理相关责任人及企业提出的医疗器械许可申请。

（四）适用条款

《医疗器械监督管理条例》第六十四条第一款、《医疗器械注册管理办法》第六十九条第一款、《体外诊断试剂注册管理办法》第七十九条第一款、《医疗器械生产监督管理办法》第六十三条、《医疗器械经营监督管理办法》第五十六条。

十、伪造、变造、买卖、出租、出借相关医疗器械（含体外诊断试剂）许可证件

（一）适用范围

（1）伪造、变造、买卖、出租、出借相关医疗器械（含体外诊断试剂）注册证的。

（2）伪造、变造、买卖、出租、出借相关生产许可证的。

（3）伪造、变造、买卖、出租、出借相关经营许可证的。

（二）违反条款

《医疗器械生产监督管理办法》第二十五条、《医疗器械经营监督管理办法》第二十九条。

（三）行政处罚

（1）由原发证部门予以收缴或者吊销，没收违法所得。

（2）违法所得不足1万元的，处1万元以上3万元以下罚款；违法所得1万元以上的，处违法所得3倍以上5倍以下罚款。

（四）适用条款

《医疗器械监督管理条例》第六十四条第二款、《医疗器械注册管理办法》第七十条、《体外诊断试剂注册管理办法》第八十条、《医疗器械生产监督管理办法》第六十五条第一款、《医疗器械经营监督管理办法》第五十七条第一款。

十一、伪造、变造、买卖、出租、出借医疗器械生产备案凭证

（一）适用范围

伪造、变造、买卖、出租、出借医疗器械生产备案凭证的。

（二）违反条款

《医疗器械生产监督管理办法》第二十五条。

（三）行政处罚

责令改正，处1万元以下罚款。

（四）适用条款

《医疗器械生产监督管理办法》第六十五条第二款。

十二、伪造、变造、买卖、出租、出借医疗器械经营备案凭证

（一）适用范围

伪造、变造、买卖、出租、出借医疗器械经营备案凭证的。

（二）违反条款

《医疗器械经营监督管理办法》第二十九条。

（三）行政处罚

责令改正并处1万元以下罚款。

（四）适用条款

《医疗器械经营监督管理办法》第五十七条第二款。

十三、未依照规定备案

（一）适用范围

(1) 第一类医疗器械未依法备案的。

(2) 未经备案从事第一类医疗器械生产的。

(3) 未经备案从事第二类医疗器械经营的。

(4) 开展医疗器械临床试验，未向临床试验提出者所在地省、自治区、直辖市食药监管部门备案的。

(5) 医疗器械经营企业跨行政区域设置库房的，未向库房所在地设区的市级食品药品监督管理部门办理备案的。

（二）违反条款

《医疗器械监督管理条例》第八条、第十八条第一款、第二十一条、第三十条，《医疗器械注册管理办法》第五条、第五十七条，《体外诊断试剂注册管理办法》第六条、第六十七条，《医疗器械生产监督管理办法》第十一条，《医疗器械经营监督管理办法》第十二条、第十七条第二款。

（三）行政处罚

(1) 责令限期改正。

(2) 逾期不改正的，向社会公告未备案单位和产品名称，可以处1万元以下罚款。

（四）适用条款

《医疗器械监督管理条例》第六十五条第一款、《医疗器械生产监督管理办法》第六十四条、《医疗器械经营监督管理办法》第五十八条。

十四、备案时提供虚假资料

（一）适用范围

(1) 第一类医疗器械产品备案时，提供虚假资料。

(2) 第一类医疗器械生产备案时，提供虚假资料。

(3) 第二类医疗器械企业经营备案时，提供虚假资料。

(4) 开展医疗器械临床试验,向临床试验提出者所在地省、自治区、直辖市食药监管部门备案时,提供虚假资料。

(二) 违反条款

《医疗器械监督管理条例》第九条第二款。

(三) 行政处罚

(1) 向社会公告备案单位和产品名称。

(2) 情节严重的,直接责任人员5年内不得从事医疗器械生产经营活动。

(四) 适用条款

《医疗器械监督管理条例》第六十五条第二款、《医疗器械注册管理办法》第六十九条第二款、《体外诊断试剂注册管理办法》第七十九条第二款、《医疗器械生产监督管理办法》第六十四条、《医疗器械经营监督管理办法》第五十八条。

十五、生产、经营、使用不符合强制性标准或者不符合经注册或者备案的产品技术要求的医疗器械

(一) 适用范围

(1) 生产、经营、使用不符合强制性标准的医疗器械的。

(2) 生产、经营、使用不符合经注册或者备案的产品技术要求的医疗器械的。

(二) 违反条款

《医疗器械监督管理条例》第六条、第二十四条。

(三) 行政处罚

(1) 责令改正,没收违法生产经营或者使用的医疗器械。

(2) 违法生产经营或者使用的医疗器械货值金额不足1万元的,并处2万元以上5万元以下罚款;货值金额1万元以上的,并处货值金额5倍以上10倍以下罚款。

(3) 情节严重的,责令停产停业,直至由原发证部门吊销医疗器械注册证、医疗器械生产许可证、医疗器械经营许可证。

(四) 适用条款

《医疗器械监督管理条例》第六十六条第(一)项、《医疗器械生产监督管理办法》第六十六条第(一)项、《医疗器械经营监督管理办法》第五十九条第(一)项。

十六、未按照经注册或者备案的产品技术要求组织生产,或者未依照本条例规定建立质量管理体系并保持有效运行

(一) 适用范围

(1) 医疗器械生产企业未按照经注册或者备案的产品技术要求组织生产。

(2) 未依照本条例规定建立质量管理体系并保持有效运行的。

(二) 违反条款

《医疗器械监督管理条例》第二十四条第一款、《医疗器械生产监督管理办法》第三十八条。

(三) 行政处罚

(1) 责令改正,没收违法生产的医疗器械。

(2) 违法生产的医疗器械货值金额不足1万元的，并处2万元以上5万元以下罚款；货值金额1万元以上的，并处货值金额5倍以上10倍以下罚款。

(3) 情节严重的，责令停产停业，直至由原发证部门吊销医疗器械注册证、医疗器械生产许可证。

(四) 适用条款

《医疗器械监督管理条例》第六十六条第(二)项、《医疗器械生产监督管理办法》第六十六条第(二)项。

十七、经营、使用无合格证明文件、过期、失效、淘汰的医疗器械或者使用未依法注册

(一) 适用范围

(1) 经营无合格证明文件、过期、失效、淘汰的医疗器械的。

(2) 使用无合格证明文件、过期、失效、淘汰的医疗器械的。

(3) 使用未依法注册的医疗器械的。

(4) 使用未依法办理医疗器械(含体外诊断试剂)注册许可事项变更的医疗器械。

(二) 违反条款

《医疗器械监督管理条例》第四十条，《医疗器械注册管理办法》第三十七条、第四十九条第一、二款，《体外诊断试剂注册管理办法》第四十七条、第五十八条。

(三) 行政处罚

(1) 责令改正，没收违法经营或者使用的医疗器械。

(2) 违法经营或者使用的医疗器械货值金额不足1万元的，并处2万元以上5万元以下罚款。货值金额1万元以上的，并处货值金额5倍以上10倍以下罚款。

(3) 情节严重的，责令停产停业，直至由原发证部门吊销医疗器械经营许可证。

(四) 适用条款

《医疗器械监督管理条例》第六十六条第(三)项、《医疗器械经营监督管理办法》第五十九条第(二)项、《医疗器械注册管理办法》第七十二条、《体外诊断试剂注册管理办法》第八十二条。

十八、食品药品监督管理部门责令其依照规定实施召回或者停止经营，仍拒不召回或者停止经营医疗器械

(一) 适用范围

责令其依照规定实施召回或者停止经营后，仍拒不召回或者停止经营医疗器械的。

(二) 违反条款

《医疗器械监督管理条例》第五十二条。

(三) 行政处罚

(1) 责令改正，没收违法生产的医疗器械。

(2) 违法生产的医疗器械货值金额不足1万元的，并处2万元以上5万元以下罚款；货值金额1万元以上的，并处货值金额5倍以上10倍以下罚款。

(3) 情节严重的，责令停产停业，直至由原发证部门吊销《医疗器械注册证》《医疗器械生产许可证》《医疗器械经营许可证》。

(四) 适用条款

《医疗器械监督管理条例》第六十六条第(四)项、《医疗器械经营监督管理办法》第五十九条

第(三)项。

十九、委托不具备规定条件的企业生产医疗器械或者未对受托方的生产行为进行管理

(一)适用范围

(1)委托不具备规定条件的企业生产医疗器械。

(2)未对受托方的生产行为进行管理的。

(二)违反条款

《医疗器械监督管理条例》第二十八条、《医疗器械生产监督管理办法》第二十六条第二款、第二十七条。

(三)行政处罚

(1)责令改正,没收违法生产的医疗器械。

(2)违法生产的医疗器械货值金额不足1万元的,并处2万元以上5万元以下罚款;货值金额1万元以上的,并处货值金额5倍以上10倍以下罚款。

(3)情节严重的,责令停产停业,直至由原发证部门吊销《医疗器械注册证》《医疗器械生产许可证》。

(四)适用条款

《医疗器械监督管理条例》第六十六条第(五)项、《医疗器械生产监督管理办法》第六十六条第(三)项。

二十、医疗器械生产企业的生产条件发生变化、不再符合医疗器械质量管理体系要求,未依照规定整改、停止生产、报告

(一)适用范围

医疗器械生产企业的生产条件发生变化、不再符合医疗器械质量管理体系要求,未依照规定整改、停止生产、报告的。

(二)违反条款

《医疗器械监督管理条例》第二十五条、《医疗器械生产监督管理办法》第四十二条。

(三)行政处罚

(1)责令改正,处1万元以上3万元以下罚款。

(2)情节严重的,责令停产停业,直至由原发证部门吊销《医疗器械生产许可证》。

(四)适用条款

《医疗器械监督管理条例》第六十七条第(一)项、《医疗器械生产监督管理办法》第六十七条。

二十一、生产、经营说明书、标签不符合规定的医疗器械

(一)适用范围

生产、经营说明书、标签不符合规定的医疗器械的。

(二)违反条款

《医疗器械监督管理条例》第二十七条、第四十二条第二款,《医疗器械说明书和标签管理规定》。

（三）行政处罚

（1）责令改正，处1万元以上3万元以下罚款。

（2）情节严重的，责令停产停业，直至由原发证部门吊销《医疗器械生产许可证》《医疗器械经营许可证》。

（四）适用条款

《医疗器械监督管理条例》第六十七条第（二）项、《医疗器械经营监督管理办法》第六十条第（一）项、《医疗器械说明书和标签管理规定》第十八条。

二十二、未按照医疗器械说明书和标签标示要求运输、贮存医疗器械

（一）适用范围

未按照医疗器械说明书和标签标示要求运输、贮存医疗器械的。

（二）违反条款

《医疗器械监督管理条例》第三十三条、《医疗器械经营监督管理办法》第三十四条。

（三）行政处罚

（1）责令改正，处1万元以上3万元以下罚款。

（2）情节严重的，责令停产停业，直至由原发证部门吊销《医疗器械生产许可证》《医疗器械经营许可证》。

（四）适用条款

《医疗器械监督管理条例》第六十七条第（三）项、《医疗器械经营监督管理办法》第六十条第（二）项。

二十三、转让过期、失效、淘汰或者检验不合格的在用医疗器械

（一）适用范围

转让过期、失效、淘汰或者检验不合格的在用医疗器械的。

（二）违反条款

《医疗器械监督管理条例》第四十一条。

（三）行政处罚

责令改正，处1万元以上3万元以下罚款。

（四）适用条款

《医疗器械监督管理条例》第六十七条第（四）项。

二十四、医疗器械生产企业未按照要求提交质量管理体系自查报告

（一）适用范围

医疗器械生产企业未按照要求提交质量管理体系自查报告的。

（二）违反条款

《医疗器械监督管理条例》第二十四条第二款、《医疗器械生产监督管理办法》第四十一条。

（三）行政处罚

（1）责令改正，给予警告。

(2) 拒不改正的,处5 000元以上2万元以下罚款。

(3) 情节严重的,责令停产停业,直至由原发证部门吊销《医疗器械生产许可证》。

(四) 适用条款

《医疗器械监督管理条例》第六十八条第(一)项、《医疗器械生产监督管理办法》第六十八条。

二十五、医疗器械经营企业、使用单位未依照规定建立并执行医疗器械进货查验记录制度

(一) 适用范围

医疗器械经营企业、使用单位未依照规定建立并执行医疗器械进货查验记录制度的。

(二) 违反条款

《医疗器械监督管理条例》第三十二条、《医疗器械经营监督管理办法》第三十二条。

(三) 行政处罚

(1) 责令改正,给予警告。

(2) 拒不改正的,处5 000元以上2万元以下罚款。

(3) 情节严重的,责令停产停业,直至由原发证部门吊销《医疗器械经营许可证》。

(四) 适用条款

《医疗器械监督管理条例》第六十八条第(二)项、《医疗器械经营监督管理办法》第六十一条第(一)项。

二十六、从事第二类、第三类医疗器械批发业务以及第三类医疗器械零售业务的经营企业未依照规定建立并执行销售记录制度

(一) 适用范围

(1) 从事第二类、第三类医疗器械批发业务未依照规定建立并执行销售记录制度的。

(2) 第三类医疗器械零售业务的经营企业未依照规定建立并执行销售记录制度的。

(二) 违反条款

《医疗器械监督管理条例》第三十二条、《医疗器械经营监督管理办法》第三十二条。

(三) 行政处罚

(1) 责令改正,给予警告。

(2) 拒不改正的,处5 000元以上2万元以下罚款。

(3) 情节严重的,责令停产停业,直至由原发证部门吊销《医疗器械经营许可证》。

(四) 适用条款

《医疗器械监督管理条例》第六十八条第(三)项、《医疗器械经营监督管理办法》第六十一条第(二)项。

二十七、重复使用的医疗器械,医疗器械使用单位未按照消毒和管理的规定进行处理

(一) 适用范围

医疗器械使用单位对重复使用的医疗器械未按照消毒和管理的规定进行处理的。

(二) 违反条款

《医疗器械监督管理条例》第三十五条第一款。

（三）行政处罚

食品药品监督管理部门和卫生计生主管部门依据各自职责：

（1）责令改正，给予警告。

（2）拒不改正的，处5 000元以上2万元以下罚款。

（四）适用条款

《医疗器械监督管理条例》第六十八条第（四）项。

二十八、医疗器械使用单位重复使用一次性使用的医疗器械，或者未按照规定销毁使用过的一次性使用的医疗器械

（一）适用范围

（1）医疗器械使用单位重复使用一次性使用的医疗器械。

（2）未按照规定销毁使用过的一次性使用的医疗器械的。

（二）违反条款

《医疗器械监督管理条例》第三十五条第二款。

（三）行政处罚

食品药品监督管理部门和卫生计生主管部门依据各自职责：

（1）责令改正，给予警告。

（2）拒不改正的，处5 000元以上2万元以下罚款。

（四）适用条款

《医疗器械监督管理条例》第六十八条第（五）项。

二十九、需要定期检查、检验、校准、保养、维护的医疗器械，医疗器械使用单位未按照产品说明书要求检查、检验、校准、保养、维护并予以记录，及时进行分析、评估，确保医疗器械处于良好状态

（一）适用范围

需要定期检查、检验、校准、保养、维护的医疗器械，医疗器械使用单位未按照产品说明书要求检查、检验、校准、保养、维护并予以记录，及时进行分析、评估，确保医疗器械处于良好状态的。

（二）违反条款

《医疗器械监督管理条例》第三十六条。

（三）行政处罚

食品药品监督管理部门和卫生计生主管部门依据各自职责：

（1）责令改正，给予警告。

（2）拒不改正的，处5 000元以上2万元以下罚款。

（四）适用条款

《医疗器械监督管理条例》第六十八条第（六）项。

三十、医疗器械使用单位未妥善保存购入第三类医疗器械的原始资料，或者未按照规定将大型医疗器械以及植入和介入类医疗器械的信息记载到病历等相关记录中

（一）适用范围

（1）医疗器械使用单位未妥善保存购入第三类医疗器械的原始资料。

（2）未按照规定将大型医疗器械以及植入和介入类医疗器械的信息记载到病历等相关记录中的。

（二）违反条款

《医疗器械监督管理条例》第三十七条。

（三）行政处罚

食品药品监督管理部门和卫生计生主管部门依据各自职责：

（1）责令改正，给予警告。

（2）拒不改正的，处 5 000 元以上 2 万元以下罚款。

（四）适用条款

《医疗器械监督管理条例》第六十八条第（七）项。

三十一、医疗器械使用单位发现使用的医疗器械存在安全隐患未立即停止使用、通知检修，或者继续使用经检修仍不能达到使用安全标准的医疗器械

（一）适用范围

（1）医疗器械使用单位发现使用的医疗器械存在安全隐患未立即停止使用、通知检修。

（2）继续使用经检修仍不能达到使用安全标准的医疗器械的。

（二）违反条款

《医疗器械监督管理条例》第三十八条。

（三）行政处罚

食品药品监督管理部门和卫生计生主管部门依据各自职责：

（1）责令改正，给予警告。

（2）拒不改正的，处 5 000 元以上 2 万元以下罚款。

（四）适用条款

《医疗器械监督管理条例》第六十八条第（八）项。

三十二、医疗器械生产经营企业、使用单位未依照规定开展医疗器械不良事件监测，未按照要求报告不良事件，或者对医疗器械不良事件监测技术机构、食品药品监督管理部门开展的不良事件调查不予配合

（一）适用范围

（1）医疗器械生产经营企业、使用单位未依照规定开展医疗器械不良事件监测，未按照要求报告不良事件。

（2）医疗器械生产经营企业、使用单位对医疗器械不良事件监测技术机构、食品药品监督管理部门开展的不良事件调查不予配合的。

(二) 违反条款

《医疗器械监督管理条例》第四十七条、第五十条。

(三) 行政处罚

食品药品监督管理部门和卫生计生主管部门依据各自职责：

(1) 责令改正，给予警告。

(2) 拒不改正的，处 5 000 元以上 2 万元以下罚款。

(3) 情节严重的，责令停产停业，直至由原发证部门吊销医疗器械生产许可证、医疗器械经营许可证。

(四) 适用条款

《医疗器械监督管理条例》第六十八条第(九)项。

三十三、违反条例规定开展医疗器械临床试验

(一) 适用范围

(1) 按照规定应当进行临床试验的第二类、第三类医疗器械。

(2) 未按照医疗器械临床试验质量管理规范要求，在有资质的临床试验机构进行。

(二) 违反条款

《医疗器械监督管理条例》第十八条。

(三) 行政处罚

(1) 责令改正或者立即停止临床试验，可以处 5 万元以下罚款。

(2) 造成严重后果的，依法对直接负责的主管人员和其他直接责任人员给予降级、撤职或者开除的处分；有医疗器械临床试验机构资质的，由授予其资质的主管部门撤销医疗器械临床试验机构资质，5 年内不受理其资质认定申请。

(四) 适用条款

《医疗器械监督管理条例》第六十九条第一款。

三十四、医疗器械临床试验机构出具虚假报告

(一) 适用范围

医疗器械临床试验机构出具虚假报告的。

(二) 违反条款

《医疗器械监督管理条例》第六十九条第二款。

(三) 行政处罚

(1) 撤销医疗器械临床试验机构资质，10 年内不受理其资质认定申请。

(2) 处 5 万元以上 10 万元以下罚款。

(3) 有违法所得的，没收违法所得。

(4) 对直接负责的主管人员和其他直接责任人员，依法给予撤职或者开除的处分。

(四) 适用条款

《医疗器械监督管理条例》第六十九条第二款。

三十五、发布虚假医疗器械广告，在由省级以上人民政府食品药品监督管理部门决定暂停销售该医疗器械、并向社会公布后仍然销售该医疗器械

（一）适用范围

发布虚假医疗器械广告，在由省级以上人民政府食品药品监督管理部门决定暂停销售该医疗器械、并向社会公布后仍然销售该医疗器械的。

（二）违反条款

《医疗器械监督管理条例》第四十五条。

（三）行政处罚

没收违法销售的医疗器械，并处2万元以上5万元以下罚款。

（四）适用条款

《医疗器械监督管理条例》第七十一条第三款。

三十六、医疗器械技术审评机构、医疗器械不良事件监测技术机构未依照条例规定履行职责，致使审评、监测工作出现重大失误

（一）适用范围

医疗器械技术审评机构、医疗器械不良事件监测技术机构未依照条例规定履行职责，致使审评、监测工作出现重大失误的。

（二）违反条款

《医疗器械监督管理条例》第四十八条。

（三）行政处罚

(1) 责令改正，通报批评，给予警告。

(2) 造成严重后果的，对直接负责的主管人员和其他直接责任人员，依法给予降级、撤职或者开除的处分。

（四）适用条款

《医疗器械监督管理条例》第七十二条。

三十七、未依法办理第一类医疗器械(含体外诊断试剂)变更备案或者第二类、第三类医疗器械(含体外诊断试剂)注册登记事项变更

（一）适用范围

(1) 未依法办理第一类医疗器械(含体外诊断试剂)变更备案。

(2) 未依法办理第二类医疗器械(含体外诊断试剂)注册登记事项变更的。

(3) 未依法办理第三类医疗器械(含体外诊断试剂)注册登记事项变更的。

（二）违反条款

《医疗器械监督管理条例》第八条、《医疗器械注册管理办法》第三十七条、第四十九条、第五十九条、《体外诊断试剂注册管理办法》第五十八条第一、二款、第六十九条。

（三）行政处罚

(1) 责令限期改正。

(2) 逾期不改正的，向社会公告未备案单位和产品名称，可以处1万元以下罚款。

（四）适用条款

《医疗器械注册管理办法》第七十一条、《体外诊断试剂注册管理办法》第八十一条、《医疗器械监督管理条例》第六十五条第一款。

三十八、未依法办理医疗器械（含体外诊断试剂）注册许可事项变更

（一）适用范围

未依法办理医疗器械（含体外诊断试剂）注册许可事项变更的。

（二）违反条款

《医疗器械注册管理办法》第四十九条第一、二款、《体外诊断试剂注册管理办法》第五十八条第一、三款。

（三）行政处罚

（1）没收违法所得，违法生产经营的医疗器械和用于违法生产经营的工具、设备、原材料等物品。

（2）违法生产经营的医疗器械货值金额不足1万元的，并处5万元以上10万元以下罚款；货值金额1万元以上的，并处货值金额10倍以上20倍以下罚款。

（3）情节严重的，由原发证部门吊销医疗器械生产许可证，5年内不受理相关责任人及企业提出的医疗器械许可申请。

（四）适用条款

《医疗器械注册管理办法》第七十二条，《体外诊断试剂注册管理办法》第八十二条，《医疗器械监督管理条例》第六十三条第一款第（一）项、第二款。

三十九、申请人未按照规定开展医疗器械临床试验

（一）适用范围

（1）申请第二类、第三类医疗器械注册，应当进行临床试验。

（2）临床试验应当按照医疗器械临床试验质量管理规范的要求，在取得资质的临床试验机构内进行。

（3）临床试验样品的生产应当符合医疗器械质量体系的要求。

（4）第三类医疗器械进行临床试验对人体具有较高风险的，应当经国家食品药品监督管理总局批准。

（5）医疗器械临床试验应当在批准后3年内实施；逾期未实施的，原批准文件自行废止，仍需进行临床试验的，应当重新申请。

（二）违反条款

《医疗器械监督管理条例》第十八条第一款，《医疗器械注册管理办法》第二十三条、二十四条、三十条。

（三）行政处罚

（1）责令改正，可以处3万元以下罚款。

（2）情节严重的，应当立即停止临床试验，已取得临床试验批准文件的，予以注销。

（四）适用条款

《医疗器械注册管理办法》第七十三条。

四十、申请人未按照规定开展体外诊断试剂临床试验

（一）适用范围

(1) 申请第二类、第三类体外诊断试剂注册，应当进行临床试验。

(2) 在取得资质的临床试验机构，按照有关规定开展临床试验。

(3) 临床试验样品的生产应当符合医疗器械质量管理体系的相关要求。

(4) 申请人应当与临床试验机构签订临床试验合同、制订临床试验方案，免费提供临床试验样品。

(5) 申请人发现临床试验机构违反有关规定或者未执行临床试验方案的，应当督促其改正；情节严重的，可以要求暂停或者终止临床试验，并向临床试验机构所在地省、自治区、直辖市食品药品监督管理部门和国家食品药品监督管理总局报告。

（二）违反条款

《医疗器械监督管理条例》第十八条第一款，《体外诊断试剂注册管理办法》第三十二条、三十三条、三十八条。

（三）行政处罚

(1) 责令改正，可以处 3 万元以下罚款。

(2) 情节严重的，应当立即停止临床试验。

（四）适用条款

《体外诊断试剂注册管理办法》第八十三条。

四十一、出厂医疗器械未按照规定进行检验

（一）适用范围

出厂医疗器械未按照规定进行检验的。

（二）违反条款

《医疗器械生产监督管理办法》第四十条。

（三）行政处罚

(1) 警告，责令限期改正，可以并处 3 万元以下罚款。

(2) 情节严重或者造成危害后果，属于违反《医疗器械监督管理条例》相关规定的，依照《医疗器械监督管理条例》的规定处罚。

（四）适用条款

《医疗器械生产监督管理办法》第六十九条第一款第(一)项、第二款。

四十二、出厂医疗器械未按照规定附有合格证明文件

（一）适用范围

出厂医疗器械未按照规定附有合格证明文件的。

（二）违反条款

《医疗器械生产监督管理办法》第四十条。

（三）行政处罚

(1) 警告，责令限期改正，可以并处 3 万元以下罚款。

(2) 情节严重或者造成危害后果,属于违反《医疗器械监督管理条例》相关规定的,依照《医疗器械监督管理条例》的规定处罚。

(四) 适用条款

《医疗器械生产监督管理办法》第六十九条第一款第(二)项、第二款。

四十三、未按照规定办理《医疗器械生产许可证》变更登记

(一) 适用范围

未按照规定办理《医疗器械生产许可证》变更登记的(企业名称、法定代表人、企业负责人、住所变更或者生产地址文字性变更的)。

(二) 违反条款

《医疗器械生产监督管理办法》第十六条。

(三) 行政处罚

(1) 警告,责令限期改正,可以并处 3 万元以下罚款。

(2) 情节严重或者造成危害后果,属于违反《医疗器械监督管理条例》相关规定的,依照《医疗器械监督管理条例》的规定处罚。

(四) 适用条款

《医疗器械生产监督管理办法》第六十九条第一款第(三)项、第二款。

四十四、未按照规定办理委托生产备案手续

(一) 适用范围

(1) 委托生产第二类、第三类医疗器械的,委托方未按规定向所在地省、自治区、直辖市食品药品监督管理部门办理委托生产备案。

(2) 委托生产第一类医疗器械的,委托方未按规定向所在地设区的市级食品药品监督管理部门办理委托生产备案。

(二) 违反条款

《医疗器械生产监督管理办法》第三十条。

(三) 行政处罚

(1) 警告,责令限期改正,可以并处 3 万元以下罚款。

(2) 情节严重或者造成危害后果,属于违反《医疗器械监督管理条例》相关规定的,依照《医疗器械监督管理条例》的规定处罚。

(四) 适用条款

《医疗器械生产监督管理办法》第六十九条第一款第(四)项、第二款。

四十五、医疗器械产品连续停产一年以上且无同类产品在产,未经所在地省、自治区、直辖市或者设区的市级食品药品监督管理部门核查符合要求即恢复生产

(一) 适用范围

医疗器械产品连续停产一年以上且无同类产品在产,未经所在地省、自治区、直辖市或者设区的市级食品药品监督管理部门核查符合要求即恢复生产的。

(二) 违反条款

《医疗器械生产监督管理办法》第四十三条。

(三) 行政处罚

(1) 警告,责令限期改正,可以并处3万元以下罚款。

(2) 情节严重或者造成危害后果,属于违反《医疗器械监督管理条例》相关规定的,依照《医疗器械监督管理条例》的规定处罚。

(四) 适用条款

《医疗器械生产监督管理办法》第六十九条第一款第(五)项、第二款。

四十六、向监督检查的食品药品监督管理部门隐瞒有关情况、提供虚假资料或者拒绝提供反映其活动的真实资料

(一) 适用范围

向监督检查的食品药品监督管理部门隐瞒有关情况、提供虚假资料或者拒绝提供反映其活动的真实资料的。

(二) 违反条款

《医疗器械生产监督管理办法》第六十九条第一款第(六)项。

(三) 行政处罚

(1) 警告,责令限期改正,可以并处3万元以下罚款。

(2) 情节严重或者造成危害后果,属于违反《医疗器械监督管理条例》相关规定的,依照《医疗器械监督管理条例》的规定处罚。

(四) 适用条款

《医疗器械生产监督管理办法》第六十九条第一款第(六)项、第二款。

四十七、医疗器械经营企业未依照规定办理登记事项变更

(一) 适用范围

医疗器械经营企业对除经营场所、经营方式、经营范围、库房地址以外的变更未按规定办理登记事项变更的。

(二) 违反条款

《医疗器械经营监督管理办法》第十六条第一款、第三款、第十九条。

(三) 行政处罚

(1) 责令限期改正,给予警告。

(2) 拒不改正的,处5 000元以上2万元以下罚款。

(四) 适用条款

《医疗器械经营监督管理办法》第五十三条第(一)项。

四十八、医疗器械经营企业派出销售人员销售医疗器械,未按照规定要求提供授权书

(一) 适用范围

医疗器械经营企业派出销售人员销售医疗器械,未按照规定要求提供加盖本企业公章授权

书的。

（二）违反条款

《医疗器械经营监督管理办法》第三十一条。

（三）行政处罚

（1）责令限期改正，给予警告。

（2）拒不改正的，处5 000元以上2万元以下罚款。

（四）适用条款

《医疗器械经营监督管理办法》第五十三条第（二）项。

四十九、第三类医疗器械经营企业未在每年年底前向食品药品监督管理部门提交年度自查报告

（一）适用范围

第三类医疗器械经营企业未在每年年底前向食品药品监督管理部门提交年度自查报告的。

（二）违反条款

《医疗器械经营监督管理办法》第四十条。

（三）行政处罚

（1）责令限期改正，给予警告。

（2）拒不改正的，处5 000元以上2万元以下罚款。

（四）适用条款

《医疗器械经营监督管理办法》第五十三条第（三）项。

五十、医疗器械经营企业经营条件发生变化，不再符合医疗器械经营质量管理规范要求，未按照规定进行整改

（一）适用范围

医疗器械经营企业经营条件发生变化，不再符合医疗器械经营质量管理规范要求，未按照规定进行整改的。

（二）违反条款

《医疗器械经营监督管理办法》第七条。

（三）行政处罚

责令改正，处1万元以上3万元以下罚款。

（四）适用条款

《医疗器械经营监督管理办法》第五十四条第（一）项。

五十一、医疗器械经营企业擅自变更经营场所或者库房地址、扩大经营范围或者擅自设立库房

（一）适用范围

（1）医疗器械经营企业擅自变更经营场所。

(2) 医疗器械经营企业擅自变更库房地址。

(3) 医疗器械经营企业擅自扩大经营范围。

(4) 医疗器械经营企业擅自设立库房的。

(二) 违反条款

《医疗器械经营监督管理办法》第十六条第二款、第十八条。

(三) 行政处罚

责令改正,处 1 万元以上 3 万元以下罚款。

(四) 适用条款

《医疗器械经营监督管理办法》第五十四条第(二)项。

五十二、从事医疗器械批发业务的经营企业销售给不具有资质的经营企业或者使用单位

(一) 适用范围

(1) 从事医疗器械批发业务的经营企业销售给不具有资质的经营企业的。

(2) 从事医疗器械批发业务的经营企业销售给不具有资质的使用单位的。

(二) 违反条款

《医疗器械经营监督管理办法》第三十七条。

(三) 行政处罚

责令改正,处 1 万元以上 3 万元以下罚款。

(四) 适用条款

《医疗器械经营监督管理办法》第五十四条第(三)项。

五十三、医疗器械经营企业从不具有资质的生产、经营企业购进医疗器械

(一) 适用范围

(1) 医疗器械经营企业从不具有资质的生产企业购进医疗器械的。

(2) 医疗器械经营企业从不具有资质的经营企业购进医疗器械的。

(二) 违反条款

《医疗器械经营监督管理办法》第三十三条第一款。

(三) 行政处罚

责令改正,处 1 万元以上 3 万元以下罚款。

(四) 适用条款

《医疗器械经营监督管理办法》第五十四条第(四)项。

五十四、未按规定配备与其规模相适应的医疗器械质量管理机构或者质量管理人员,或者未按规定建立覆盖质量管理全过程的使用质量管理制度

(一) 适用范围

(1) 医疗器械使用单位未按规定配备与其规模相适应的医疗器械质量管理机构或者质量管理人员。

(2) 医疗器械使用单位未按规定建立覆盖质量管理全过程的使用质量管理制度。

（二）违反条款

《医疗器械使用质量监督管理办法》第四条第一款。

（三）行政处罚

（1）责令限期改正，给予警告。

（2）拒不改正的，处1万元以下罚款。

（四）适用条款

《医疗器械使用质量监督管理办法》第三十条第（一）项。

五十五、未按规定由指定的部门或者人员统一采购医疗器械

（一）适用范围

医疗器械使用单位未按规定由指定的部门或者人员统一采购医疗器械。

（二）违反条款

《医疗器械使用质量监督管理办法》第七条。

（三）行政处罚

（1）责令限期改正，给予警告。

（2）拒不改正的，处1万元以下罚款。

（四）适用条款

《医疗器械使用质量监督管理办法》第三十条第（二）项。

五十六、购进、使用未备案的第一类医疗器械

（一）适用范围

医疗器械使用单位购进、使用未备案的第一类医疗器械。

（二）违反条款

《医疗器械使用质量监督管理办法》第十二条。

（三）行政处罚

（1）责令限期改正，给予警告。

（2）拒不改正的，处1万元以下罚款。

（四）适用条款

《医疗器械使用质量监督管理办法》第三十条第（三）项。

五十七、从未备案的经营企业购进第二类医疗器械

（一）适用范围

医疗器械使用单位从未备案的经营企业购进第二类医疗器械。

（二）违反条款

《医疗器械使用质量监督管理办法》第八条。

（三）行政处罚

（1）责令限期改正，给予警告。

（2）拒不改正的，处1万元以下罚款。

(四)适用条款

《医疗器械使用质量监督管理办法》第三十条第(三)项。

五十八、贮存医疗器械的场所、设施及条件与医疗器械品种、数量不相适应

(一)适用范围

医疗器械使用单位贮存医疗器械的场所、设施及条件与医疗器械品种、数量不相适应的。

(二)违反条款

《医疗器械使用质量监督管理办法》第十条。

(三)行政处罚

(1)责令限期改正,给予警告。

(2)拒不改正的,处1万元以下罚款。

(四)适用条款

《医疗器械使用质量监督管理办法》第三十条第(四)项。

五十九、未按照贮存条件、医疗器械有效期限等要求对贮存的医疗器械进行定期检查并记录

(一)适用范围

医疗器械使用单位未按照贮存条件、医疗器械有效期限等要求对贮存的医疗器械进行定期检查并记录。

(二)违反条款

《医疗器械使用质量监督管理办法》第十一条。

(三)行政处罚

(1)责令限期改正,给予警告。

(2)拒不改正的,处1万元以下罚款。

(四)适用条款

《医疗器械使用质量监督管理办法》第三十条第(四)项。

六十、未按规定建立、执行医疗器械使用前质量检查制度

(一)适用范围

医疗器械使用单位未按规定建立、执行医疗器械使用前质量检查制度的。

(二)违反条款

《医疗器械使用质量监督管理办法》第十三条。

(三)行政处罚

(1)责令限期改正,给予警告。

(2)拒不改正的,处1万元以下罚款。

(四)适用条款

《医疗器械使用质量监督管理办法》第三十条第(五)项。

六十一、未按规定索取、保存医疗器械维护维修相关记录

（一）适用范围

医疗器械使用单位未按规定索取、保存医疗器械维护维修相关记录的。

（二）违反条款

《医疗器械使用质量监督管理办法》第十八条。

（三）行政处罚

(1) 责令限期改正，给予警告。

(2) 拒不改正的，处1万元以下罚款。

（四）适用条款

《医疗器械使用质量监督管理办法》第三十条第（六）项。

六十二、未按规定对本单位从事医疗器械维护维修的相关技术人员进行培训考核、建立培训档案

（一）适用范围

医疗器械使用单位未按规定对本单位从事医疗器械维护维修的相关技术人员进行培训考核、建立培训档案的。

（二）违反条款

《医疗器械使用质量监督管理办法》第十八条。

（三）行政处罚

(1) 责令限期改正，给予警告。

(2) 拒不改正的，处1万元以下罚款。

（四）适用条款

《医疗器械使用质量监督管理办法》第三十条第（七）项。

六十三、未按规定对其医疗器械质量管理工作进行自查、形成自查报告

（一）适用范围

医疗器械使用单位未按规定对其医疗器械质量管理工作进行自查、形成自查报告的。

（二）违反条款

《医疗器械使用质量监督管理办法》第二十四条。

（三）行政处罚

(1) 责令限期改正，给予警告。

(2) 拒不改正的，处1万元以下罚款。

（四）适用条款

《医疗器械使用质量监督管理办法》第三十条第（八）项。

六十四、未按要求提供维护维修服务，或者未按要求提供维护维修所必需的材料和信息

（一）适用范围

(1) 医疗器械生产经营企业未按要求提供维护维修服务。

(2)医疗器械生产经营企业未按要求提供维护维修所必需的材料和信息的。

(二) 违反条款

《医疗器械使用质量监督管理办法》第十七条。

(三) 行政处罚

(1) 给予警告,责令限期改正。

(2) 情节严重或者拒不改正的,处 5 000 元以上 2 万元以下罚款。

(四) 适用条款

《医疗器械使用质量监督管理办法》第三十一条。

六十五、不配合食品药品监督管理部门的监督检查,或者拒绝、隐瞒、不如实提供有关情况和资料

(一) 适用范围

(1) 医疗器械使用单位、生产经营企业和维修服务机构等不配合食品药品监督管理部门的监督检查。

(2) 医疗器械使用单位、生产经营企业和维修服务机构等拒绝、隐瞒、不如实提供有关情况和资料的。

(二) 违反条款

《医疗器械使用质量监督管理办法》第二十三条第三款。

(三) 行政处罚

责令改正,给予警告,可以并处 2 万元以下罚款。

(四) 适用条款

《医疗器械使用质量监督管理办法》第三十二条。

(范之劲 姜海鑫)

第三节 化妆品生产、经营违法行为的行政处罚

一、未取得《化妆品生产企业卫生许可证》擅自生产化妆品

(一) 适用范围

未取得《化妆品生产企业卫生许可证》擅自从事化妆品生产。

(二) 违反条款

《化妆品卫生监督条例》第五条第三款。

(三) 行政处罚

责令停产,没收产品及违法所得,并且可以并处违法所得 3～5 倍的罚款。

(四) 适用条款

《化妆品卫生监督条例》第二十四条。

二、销售未取得《化妆品生产企业卫生许可证》的企业生产的化妆品

(一) 适用范围

销售未取得《化妆品生产企业卫生许可证》的企业生产的化妆品。

(二) 违反条款

《化妆品卫生监督条例》第十三条第(一)项。

(三) 行政处罚

责令停止经营化妆品30天以内,并可以处没收违法所得及违法所得2～3倍的罚款。

(四) 适用条款

《化妆品卫生监督条例实施细则》第四十六条第一款第(三)项。

三、生产未取得批准文号的特殊用途化妆品

(一) 适用范围

生产未取得批准文号的特殊用途化妆品。

(二) 违反条款

《化妆品卫生监督条例》第十条第一款。

(三) 行政处罚

没收产品及违法所得,处违法所得3～5倍的罚款,并且可以责令停产或者吊销《化妆品生产企业卫生许可证》。

(四) 适用条款

《化妆品卫生监督条例》第二十五条。

四、销售未取得批准文号的特殊用途化妆品

(一) 适用范围

销售未取得批准文号的特殊用途化妆品。

(二) 违反条款

《化妆品卫生监督条例》第十三条第(四)项。

(三) 行政处罚

责令停止经营化妆品30天以内,并可以处没收违法所得及违法所得2～3倍的罚款。

(四) 适用条款

《化妆品卫生监督条例实施细则》第四十六条第一款第(三)项。

五、生产、销售不符合国家《化妆品卫生标准》的化妆品

(一) 适用范围

(1) 生产不符合国家《化妆品卫生标准》或卫生部《化妆品卫生规范》(2007年版)规定的化妆品。

(2) 销售不符合国家《化妆品卫生标准》或卫生部《化妆品卫生规范》(2007年版)规定的化妆品。

（二）违反条款

《化妆品卫生监督条例》第二十七条。

（三）行政处罚

没收产品及违法所得，并且可以处违法所得3～5倍的罚款。

（四）适用条款

《化妆品卫生监督条例》第二十七条。

六、不符合化妆品生产企业卫生要求

（一）适用范围

化妆品生产企业不符合卫生要求。

（二）违反条款

《化妆品卫生监督条例》第六条。

（三）行政处罚

(1) 违反《化妆品卫生监督条例》第六条规定之一项的，处以警告，并可同时责令限期改进。

(2) 违反《化妆品卫生监督条例》第六条规定之两项以上者，处以停产化妆品30天以内。

（四）适用条款

《化妆品卫生监督条例实施细则》第四十五条第(一)项、第四十六条第一款第(二)项。

七、使用化妆品禁用原料或未经批准的新原料生产化妆品

（一）适用范围

(1) 使用禁用原料生产化妆品。

(2) 使用未经卫生部批准的新原料生产化妆品。

（二）违反条款

《化妆品卫生监督条例》第九条第一款、第二十五条。

（三）行政处罚

没收产品及违法所得，处违法所得3～5倍的罚款，并且可以责令停产或吊销《化妆品生产企业卫生许可证》。

（四）适用条款

《化妆品卫生监督条例》第二十五条。

八、使用不符合国家卫生标准的原料、辅料、直接接触化妆品的容器、包装材料生产化妆品

（一）适用范围

(1) 使用不符合国家卫生标准的原料生产化妆品。

(2) 使用不符合国家卫生标准的辅料生产化妆品。

(3) 使用不符合国家卫生标准的直接接触化妆品的容器生产化妆品。

(4) 使用不符合国家卫生标准的直接接触化妆品的包装材料生产化妆品。

（二）违反条款

《化妆品卫生监督条例》第八条。

（三）行政处罚

（1）警告，并责令限期改进。

（2）情节严重的，可以责令停产或者吊销《化妆品生产企业卫生许可证》。

（四）适用条款

《化妆品卫生监督条例》第二十八条。

九、进口（销售）未经批准（检验）的进口化妆品

（一）适用范围

（1）进口（销售）未取得卫生部或国家食品药品监督管理总局批准或备案的进口化妆品。

（2）进口（销售）未经国家商检部门检验的进口化妆品。

（二）违反条款

（1）《化妆品卫生监督条例》第十五条、第十六条第一款。

（2）《化妆品卫生监督条例实施细则》第三十一条第（三）项第 2 目。

（三）行政处罚

没收产品及违法所得，并且可以处违法所得 3～5 倍的罚款。

（四）适用条款

《化妆品卫生监督条例》第二十六条第一款。

十、销售超过使用期限的化妆品

（一）适用范围

销售超过使用期限化妆品。

（二）违反条款

《化妆品卫生监督条例》第十三条第（五）项。

（三）行政处罚

责令停止经营化妆品 30 天以内，并可以处没收违法所得及违法所得 2～3 倍的罚款。

（四）适用条款

《化妆品卫生监督条例实施细则》第四十六条第一款第（三）项。

十一、化妆品未经检验或检验不合格出厂

（一）适用范围

（1）化妆品未经检验出厂。

（2）化妆品检验不合格仍出厂。

（二）违反条款

《化妆品卫生监督条例》第十一条。

（三）行政处罚

（1）警告，并责令限期改进。

（2）情节严重的，可以责令该企业停产或者吊销《化妆品生产企业卫生许可证》。

（四）适用条款

《化妆品卫生监督条例》第二十八条。

十二、销售无质量合格标记的化妆品

（一）适用范围

销售无质量合格标记的化妆品。

（二）违反条款

《化妆品卫生监督条例》第十三条第（二）项。

（三）行政处罚

警告，并可同时责令限期改进。

（四）适用条款

《化妆品卫生监督条例实施细则》第四十五条第（三）项。

十三、生产、销售标签不符合规定的化妆品

（一）适用范围

（1）化妆品标签上未注明产品名称、厂名、生产企业卫生许可证编号。

（2）化妆品的小包装或说明书上未注明生产日期和有效使用日期。

（3）特殊用途化妆品未注明批准文号。

（4）可能引起不良反应的化妆品说明书上未注明使用方法、注意事项。

（5）化妆品标签、小包装或说明书上注有适应证，宣传疗效，使用医疗术语。

（6）化妆品标签、说明书、小包装上应标明的内容无中文记载。

（二）违反条款

（1）《化妆品卫生监督条例》第十二条、第十三条第（三）项。

（2）《化妆品卫生监督条例实施细则》第二十一条。

（三）行政处罚

① 对生产企业的行政处罚

（1）警告，并责令限期改进。

（2）情节严重的，可以责令停产或者吊销《化妆品生产企业卫生许可证》。

② 对销售（经营）单位的行政处罚

警告，并可同时责令限期改进。

（四）适用条款

（1）《化妆品卫生监督条例》第二十八条（生产企业）。

（2）《化妆品卫生监督条例实施细则》第四十五条第（三）项（经营单位）。

十四、未履行国产非特殊用途化妆品信息报备义务

（一）适用范围

生产企业、委托方未按要求履行国产非特殊用途化妆品上市前产品信息报备义务。

（二）违反条款

《国家食品药品监督管理总局关于调整化妆品注册备案管理有关事宜的通告》（2013 年第 10 号）、《化妆品卫生监督条例实施细则》第四十五条第（七）项。

（三）行政处罚

警告，并可同时责令限期改进。

（四）适用条款

《国家食品药品监督管理总局关于调整化妆品注册备案管理有关事宜的通告》（2013 年第 10 号）、《化妆品卫生监督条例实施细则》第四十五条第（七）项。

十五、违反从事化妆品生产活动人员健康要求

（一）适用范围

（1）直接从事化妆品生产人员未取得健康证明从事化妆品生产活动。

（2）患有手癣、指甲癣、手部湿疹、发生于手部的银屑病或鳞屑、渗出性皮肤病以及患有痢疾、伤寒、病毒性肝炎、活动性肺结核等传染病的人员，直接从事化妆品生产活动。

（二）违反条款

《化妆品卫生监督条例》第七条。

（三）行政处罚

警告，并责令限期改进。

（四）适用条款

《化妆品卫生监督条例实施细则》第四十五条第（二）项。

十六、拒绝卫生监督

（一）适用范围

（1）拒绝接受行政监管部门的监督检查。

（2）拒绝、隐瞒或提供假材料。

（二）违反条款

《化妆品卫生监督条例》第二十一条、《化妆品卫生监督条例实施细则》第四十五条第（七）项。

（三）行政处罚

警告，并可同时责令限期改进。

（四）适用条款

《化妆品卫生监督条例实施细则》第四十五条第（七）项。

十七、涂改《化妆品生产企业卫生许可证》

（一）适用范围

涂改《化妆品生产企业卫生许可证》。

（二）违反条款

《化妆品卫生监督条例实施细则》第七条第一款。

(三) 行政处罚

警告,并可同时责令限期改进。

(四) 适用条款

《化妆品卫生监督条例实施细则》第四十五条第(四)项。

十八、转让、伪造、倒卖《化妆品生产企业卫生许可证》

(一) 适用范围

转让、伪造、倒卖《化妆品生产企业卫生许可证》。

(二) 违反条款

《化妆品卫生监督条例实施细则》第七条第一款。

(三) 行政处罚

吊销《化妆品生产企业卫生许可证》。

(四) 适用条款

《化妆品卫生监督条例实施细则》第四十七条第(二)项。

十九、涂改特殊用途化妆品批准文号

(一) 适用范围

涂改特殊用途化妆品批准文号。

(二) 违反条款

《化妆品卫生监督条例实施细则》第十八条。

(三) 行政处罚

警告,并可同时责令限期改进。

(四) 适用条款

《化妆品卫生监督条例实施细则》第四十五条第(五)项。

二十、转让、伪造、倒卖特殊用途化妆品批准文号

(一) 适用范围

转让、伪造、倒卖特殊用途化妆品批准文号。

(二) 违反条款

《化妆品卫生监督条例实施细则》第十八条。

(三) 行政处罚

1 对生产企业的行政处罚

没收违法所得及违法所得 2～3 倍的罚款,并可以处撤销特殊用途化妆品批准文号。

2 对销售(经营)单位的行政处罚

停止经营化妆品 30 天以内,可以并处没收违法所得及违法所得 2～3 倍的罚款。

(四) 适用条款

《化妆品卫生监督条例实施细则》第四十八条第(一)项(生产企业)、《化妆品卫生监督条例实施细则》第四十六条第一款第(四)项(经营单位)。

二十一、涂改进口化妆品卫生许可批件或批准文号

(一) 适用范围

涂改进口化妆品卫生许可批件或批准文号。

(二) 违反条款

《化妆品卫生监督条例实施细则》第二十五条。

(三) 行政处罚

警告,并可同时责令限期改进。

(四) 适用条款

《化妆品卫生监督条例实施细则》第四十五条第(六)项。

二十二、转让、伪造、倒卖进口化妆品卫生许可批件或批准文号

(一) 适用范围

转让、伪造、倒卖进口化妆品卫生许可批件或批准文号。

(二) 违反条款

《化妆品卫生监督条例实施细则》第二十五条。

(三) 行政处罚

没收违法所得及违法所得 2～3 倍的罚款,并可以撤销进口化妆品批准文号。

(四) 适用条款

《化妆品卫生监督条例实施细则》第四十八条第(二)项。

二十三、化妆品标识未标注化妆品名称或标注名称不符合规定

(一) 适用范围

(1) 未标注化妆品名称。

(2) 标注的化妆品名称不符合规定。

(二) 违反条款

《化妆品标识管理规定》第六条、第七条。

(三) 行政处罚

(1) 责令限期改正。

(2) 逾期未改正的,处以 1 万元以下罚款。

(四) 适用条款

《化妆品标识管理规定》第二十四条。

二十四、化妆品标识未标注化妆品实际生产加工地或生产者名称、地址

(一) 适用范围

(1) 未标注化妆品实际生产加工地。

(2) 未标注化妆品生产者名称、地址。

(3) 化妆品实际生产加工地未按照行政区划至少标注到省级地域。

(二) 违反条款

《化妆品标识管理规定》第八条、第九条。

（三）行政处罚

（1）责令限期改正。

（2）逾期未改正的，处以1万元以下罚款。

（四）适用条款

《化妆品标识管理规定》第二十五条。

二十五、化妆品标识伪造化妆品实际生产加工地或伪造、冒用他人厂名、厂址

（一）适用范围

（1）化妆品标识伪造化妆品实际生产加工地。

（2）化妆品标识冒用他人厂名、厂址。

（二）违反条款

《化妆品标识管理规定》第八条、第九条。

（三）行政处罚

（1）责令改正，没收违法生产、销售的产品，并处违法生产、销售产品货值金额等值以下的罚款。

（2）有违法所得的，并处没收违法所得。

（3）情节严重的，吊销营业执照。

（四）适用条款

《化妆品标识管理规定》第二十五条、《中华人民共和国产品质量法》第五十三条。

二十六、化妆品标识未清晰标注化妆品的生产日期和保质期或者生产批号和限期使用日期

（一）适用范围

未清晰标注化妆品的生产日期和保质期或者生产批号和限期使用日期的。

（二）违反条款

《化妆品标识管理规定》第十条。

（三）行政处罚

（1）责令改正。

（2）情节严重的，责令停止生产、销售，并处违法生产、销售产品货值金额百分之三十以下的罚款。

（3）有违法所得的，并处没收违法所得。

（四）适用条款

《化妆品标识管理规定》第二十六条、《中华人民共和国产品质量法》第五十四条。

二十七、化妆品标识未标注注意事项、中文警示说明，以及满足保质期和安全性要求的储存条件

（一）适用范围

（1）化妆品根据产品使用需要或者在标识中难以反映产品全部信息时，未增加使用说明。

（2）凡使用或者保存不当容易造成化妆品本身损坏或者可能危及人体健康和人身安全的化

妆品、适用于儿童等特殊人群的化妆品，未须标注注意事项、中文警示说明，以及满足保质期和安全性要求的储存条件等。

（二）违反条款

《化妆品标识管理规定》第十五条。

（三）行政处罚

(1) 责令改正。

(2) 情节严重的，责令停止生产、销售，并处违法生产、销售产品货值金额百分之三十以下的罚款。

(3) 有违法所得的，并处没收违法所得。

（四）适用条款

《化妆品标识管理规定》第二十六条、《中华人民共和国产品质量法》第五十四条。

二十八、化妆品标识未标注净含量或净含量标注不符合规定

（一）适用范围

(1) 化妆品未按规定正确、清晰地标注净含量。

(2) 化妆品未标注净含量。

（二）违反条款

《化妆品标识管理规定》第十一条。

（三）行政处罚

(1) 未正确、清晰地标注净含量的，责令改正。

(2) 未标注净含量的，限期改正，逾期不改的，可处 1 000 元以下罚款。

（四）适用条款

《化妆品标识管理规定》第二十七条、《定量包装商品计量监督管理办法》第十七条。

二十九、化妆品标识未标注全成分表，或标注方法及要求不符合相应标准规定

（一）适用范围

(1) 化妆品未标注全成分表。

(2) 标注方法及要求不符合相应标准规定。

（二）违反条款

《化妆品标识管理规定》第十二条。

（三）行政处罚

(1) 责令限期改正。

(2) 逾期未改正的，处以 1 万元以下罚款。

（四）适用条款

《化妆品标识管理规定》第二十八条。

三十、化妆品标识未标注产品标准号或质量检验合格证明

（一）适用范围

(1) 化妆品标识未标注企业所执行的国家标准、行业标准号或者经备案的企业标准号。

(2) 化妆品标识未含有产品质量检验合格证明。

(二) 违反条款

《化妆品标识管理规定》第十三条。

(三) 行政处罚

(1) 责令限期改正。

(2) 逾期未改正的,处以 1 万元以下罚款。

(四) 适用条款

《化妆品标识管理规定》第二十九条。

三十一、化妆品标识标注内容不符合法律、法规或国家标准

(一) 适用范围

(1) 含有夸大功能、虚假宣传、贬低同类产品的内容。

(2) 明示或者暗示具有医疗作用的内容。

(3) 容易给消费者造成误解或者混淆的产品名称。

(4) 其他法律、法规和国家标准禁止标注的内容。

(二) 违反条款

《化妆品标识管理规定》第十六条。

(三) 行政处罚

(1) 责令限期改正。

(2) 逾期未改正的,处以 1 万元以下罚款。

(四) 适用条款

《化妆品标识管理规定》第三十一条。

三十二、化妆品标识与化妆品包装物(容器)分离

(一) 适用范围

(1) 化妆品标识与化妆品包装物(容器)分离。

(2) 化妆品标识未直接标注在化妆品最小销售单元(包装)上。

(3) 化妆品有说明书的未随附于产品最小销售单元(包装)内。

(二) 违反条款

《化妆品标识管理规定》第十七条、第十八条。

(三) 行政处罚

(1) 责令限期改正。

(2) 逾期未改正的,处以 1 万元以下罚款。

(四) 适用条款

《化妆品标识管理规定》第三十二条。

三十三、化妆品标识中文字使用或字体大小不符合规定

(一) 适用范围

(1) 化妆品标识中除注册商标标识之外,其内容未使用规范中文。

(2) 使用拼音、少数民族文字或者外文的，与汉字无对应关系。

(3) 化妆品包装物(容器)最大表面面积大于 20 cm^2 的，化妆品标识中强制标注内容字体高度小于 1.8 mm。

(4) 除注册商标之外，标识所使用的拼音、外文字体大于相应的汉字。

(二) 违反条款

《化妆品标识管理规定》第二十一条、第二十二条。

(三) 行政处罚

(1) 责令限期改正。

(2) 逾期未改正的，处以 1 万元以下罚款。

(四) 适用条款

《化妆品标识管理规定》第三十三条。

三十四、化妆品标识标注形式不符合法律、法规

(一) 适用范围

(1) 利用字体大小、色差或者暗示性的语言、图形、符号误导消费者。

(2) 擅自涂改化妆品标识中的化妆品名称、生产日期和保质期或者生产批号和限期使用日期。

(二) 违反条款

《化妆品标识管理规定》第二十三条。

(三) 行政处罚

(1) 责令限期改正，并处以 5 000 元以下罚款。

(2) 逾期未改正的，处以 1 万元以下罚款。

(四) 适用条款

《化妆品标识管理规定》第三十四条。

三十五、销售不能提供检验报告或者检验报告复印件的化妆品

(一) 适用范围

化妆品销售者不能按照产品生产批次提供符合法定条件的检验机构出具的检验报告或者由供货商签字或者盖章的检验报告复印件。

(二) 违反条款

《国务院关于加强食品等产品安全监督管理的特别规定》第五条第一款。

(三) 行政处罚

(1) 没收违法所得和违法销售的产品，并处货值金额 3 倍的罚款。

(2) 造成严重后果的，由原发证部门吊销许可证照。

(四) 适用条款

《国务院关于加强食品等产品安全监督管理的特别规定》第五条第二款。

(冯　晓　金　蕾　高俊杰　龚　颖　朱轶华)

第四篇

监测抽检

第十五章 食品药品抽检工作概述与文书制作

第一节 食品药品监测抽检工作概述

对食品药品质量实行监测抽检是促进食品药品提高质量、保证食品药品安全的重要手段之一。食品药品抽检是指按照一定的原则和程序抽取一定数量的食品药品作为其整体的代表性样品进行质量检验的过程。食品药品监测抽检服务于食品药品行政监管。

一、食品药品抽检的基本原则

食品药品抽检是一项专业性、技术性很强的工作,应遵循以下原则。

(一)合法性

包括主体合法和程序合法。食品药品抽样由食品药品监管部门或其设置(或确定)的食品药品检验机构承担。食品药品检验机构必须具备依法认定的资质方可对食品药品实施检验。承担抽样和检验的人员、抽检的操作规程以及检验项目、频率、方法和出具报告的形式必须符合有关法律、法规、规章、标准和技术规范的要求。

(二)客观性

抽检的样品是客观存在的,既没有受到外来的污染,又没有人为"减少"或者"增加",其结果能客观反映实际情况。

(三)代表性

通过对代表性样品的采样检验,能真正反映被抽检对象的整体水平,即通过对具有代表性样品的监督抽检能客观推断全部被测产品、场所和环境的卫生质量。

(四)典型性

通过对典型样品的采样检测,能充分说明被测产品、场所和环境是否受到污染或者产品是否存在掺假掺杂等。

(五)及时性

检验结果能正确反映抽样当时的实际情况,但抽验结果会随着时间而发生变化。在突发事件调查中应在第一时间采集样品;在日常监督中,应在相对人正常生产经营和服务时采集样品;

采样后应及时送检。

二、食品药品抽验的分类

从抽验所发挥的功能角度出发,食品药品抽验分为日常监督抽验、评价性监督抽验、专项监督抽验(有目的、针对性抽验)及跟踪监督抽验等。从抽验行为事先有无计划角度出发,可分为计划抽验和检查抽验。

(一)按照抽验功能分

1 日常监督抽验

按照被监督对象基本情况有计划、按照比例地定期或不定期地深入现场进行的监督检查和抽验。

2 评价性监督抽验

为评价某一品种或某一类别产品的质量(如与现行法定标准的符合情况,稳定性、安全性、有效性)和检验方法、标准的科学性等内容而进行的监督抽验。

3 专项监督抽验

针对市场上出现不良反应(或事件)较多或者群众反映质量问题较多,或者故意造假制劣等情况所进行的监督抽验。

4 跟踪监督抽验

针对上一年度或上一次抽验不合格的产品进行的跟踪监督抽验,旨在考察出现不合格产品的单位或个人是否已采取整改措施确保产品质量。

(二)按照抽验行为分类

1 计划抽验

为有目的、有步骤地开展食品药品抽验工作,食品药品监管部门应事先确定抽验品种、单位、批数的抽验。计划抽验一般分为国家和省、自治区、直辖市两级。

2 检查抽验

指在监督检查过程中发现产品质量可疑时进行的抽验。此外,根据监督需要临时决定的专项抽验,在接获假劣产品信息后组织的突击抽验,抽验不合格后随即进行的跟踪抽验等,也属于检查抽验的范畴。此类抽验事先难以有确切计划。

三、食品药品采样(抽样)的基本要求

(1) 监督采样(抽样)必须由2名以上执法人员执行。采样(抽样)前应出示执法证件,表明身份,说明来意及监督抽验依据,告知被监督抽检人所享有的权利和义务,在被监督抽检人的陪同下进行样品的采集。

(2) 在计划抽验中,采集样品的种类、数量、来源等应按照抽验计划的规定进行,保证采集的样品符合要求。

(3) 采集的样品注意应在保质期内,尽量抽取保质期于3个月以上的产品(保质期限不足3个月的除外);采集的样品应注意包装完整、无破损、未被污染。

(4) 采集样品应遵守被监督抽检人的卫生、安全规定。

(5) 进行食品药品采样(抽样)的,要制作《采样(抽样)记录》;监督抽检环境和场所等非产品类样品的,则要制作《非产品样品采样记录》。

(6) 样品采集后运输、储存应符合规定的条件。

(何 瑾 吴仁华 傅伟华)

第二节 食品安全监测抽检文书的制作

一、监测抽检文书的适用范围和作用

监测抽检文书是指食品安全监管部门在抽检过程中依法制作的，具有法律效力或法律意义的文书。通常包括：抽样记录、样品移交确认记录、结果告知记录和快速检测记录等。其作用在于：①被采样品信息的收集；②采样过程的如实记录；③所采样品的交付凭证；④产品责任主体的确定；⑤作为行政处罚案件的书证。

二、监测抽检文书制作的原则与基本要求

监测抽检文书制作应遵循客观、准确、合法的原则。特别是对被采样品基本信息的记录如产品名称、产品批号、生产日期等内容一定要准确无误，以免所采样品在行政处罚或向社会公布信息时因记录信息的误差引发争议甚至行政诉讼。

三、抽样记录

(一) 种类

抽检记录包括：抽样检验告知书、抽样单、样品购置费用告知书、拒绝抽样认定书和工作质量及工作纪律反馈单。

(二) 抽样检验告知书

抽样时应向被抽样单位出示《________食品安全抽样检验告知书》(表 15－1)和抽样人员有效身份证件，告知被抽样单位阅读文书背面的被抽样单位须知，并向被抽样单位告知抽检监测性质、抽检监测食品范围等相关信息。

表 15－1 ________食品安全抽样检验告知书

№________

(被抽样单位全称)________：

依据《中华人民共和国食品安全法》，国家对食品进行定期或者不定期的抽样检验。按照我局部署，现对你单位依法进行________食品安全(□监督抽检、□风险监测、□快速检测)。请你单位认真阅读本告知书背面《________食品安全抽样检验被抽样单位须知》，并予以积极配合。

被抽食品：________________

抽样单位：________________

抽样人员：________________

抽样日期：________年________月________日

(组织抽样检验的食品药品监管部门印章)

年 月 日

有效期至 年 月 日

(第一联 被抽样单位留存)

(第二联 抽样单位留存)

(第三联 组织抽样检验的食品药品监管部门留存)

（三）抽样单

抽样人员应当使用规定的《________食品安全抽样检验抽样单》（表 15－2），详细完整记录抽

表 15－2　________食品安全抽样检验抽样单

抽样单编号：SHSPCJ

任务来源				任务类别	□监督抽检　□风险监测		
被抽样人信息	名称			区域类型	□城市　□乡村　□景点		
	地址	________市________区（县）________街道________（镇）________弄________号________室 ____________________________________					
	法人代表		年销售额	万元	营业执照号		
	联系人		□经营许可证				
	电话		传真		邮编		
抽样地点	生产环节：□原辅料库　□生产线　□半成品库　成品库（□待检区　□已检区） 流通环节：□农贸市场　□菜市场　□批发市场　□商场　□超市　□小食杂店　□网购　□其他（________） 餐饮环节：餐馆（□特大型餐馆　□大型餐馆　□中型餐馆　□小型餐馆） 食堂（□机关食堂　□学校/托幼食堂　□企事业单位食堂　□建筑工地食堂） □小吃店　□快餐店　□饮品店　□集体用餐配送单位　□中央厨房　□其他（________） 其　他：□						
样品信息	样品来源	□加工/自制　□委托生产　□外购　□其他					
	样品属性	□普通食品　□特殊膳食食品　□节令食品　□重大活动保障食品　□其他					
	样品类型	□食用农产品　□工业加工食品　□餐饮加工食品　□食品添加剂 □食品相关产品　□其他（　　　）					
	样品名称			商标			
	□生产/□加工/□购进日期	年　月　日		规格型号			
	样品批号			保质期			
	执行标准/技术文件			质量等级			
	生产许可证编号		单价		是否出口	□是　□否	
	抽样基数/批量		抽样数量（含备样）		备样数量		
	样品形态	□固体　□半固体　□液体　□气体		包装分类	□散装　□预包装		
（标称）生产者信息	生产者名称						
	生产者地址				联系电话		
（标称）样品储存条件	□常温　□冷藏　□冷冻　□避光　□密闭 □其他（________________）			寄、送样品截止日期			
				寄送样品地址			
抽样样品包装	□玻璃瓶　□塑料瓶　□塑料袋　□无菌袋 □其他（________________）			抽样方式	□无菌抽样 □非无菌抽样		
抽样单位信息	单位名称			地址			
	联系人		电话		传真		邮编
备注	（需要说明的其他问题）						
被抽样单位对抽样程序、过程、封样状态及上述内容无异议 被抽样单位签名（盖章）： 年　月　日				抽样人（签名）： 抽样单位（公章）： 年　月　日			

注：本文书一式五联，第一联交组织抽样检验的食品药品监管部门，第二联交负责核查处置工作的食品药品监管部门，第三联交标称食品生产者，第四联抽样单位留存，第五联交被抽样单位。

样信息。抽样文书应当字迹工整、清楚，容易辨认，不得随意更改。如需要更改信息应当由被抽样单位签字或盖章确认。

抽样单上被抽样单位名称应当严格按照营业执照或其他相关法定资质证书填写。被抽样单位地址按照被抽样单位的实际地址填写，若在批发市场等食品经营单位抽样时，应当记录被抽样单位摊位号。被抽样单位名称、地址与营业执照或其他相关法定资质证书上名称、地址不一致时，应当在抽样单备注栏中注明。

抽样单上样品名称应当按照食品标示信息填写。若无食品标示的，可根据被抽样单位提供的食品名称填写，需在备注栏中注明“样品名称由被抽样单位提供”，并由被抽样单位签字确认。若标注的食品名称无法反映其真实属性，或使用俗名、简称时，应当同时注明食品的“标称名称”和“(标准名称或真实属性名称)”，如“稻花香(大米)”。

被抽样品为委托加工的，抽样单上被抽样单位信息应当填写实际被抽样单位信息，标称的食品生产者信息填写被委托方信息，并在备注栏中注明委托方信息。

必要时，抽样单备注栏中还应当注明食品加工工艺等信息。

抽样单填写完毕后，被抽样单位应当在抽样单上签字或盖章确认。

需要企业标准的，抽样人员应当索要食品执行的企业标准文本复印件，并与样品一同移交承检机构。

抽样记录保存期限不得少于 2 年。

(四) 样品购置费用告知书、拒绝抽样认定书和工作质量及工作纪律反馈单

食品安全监管部门应当购买抽取的样品，不得向被抽检单位收取检验费和其他任何费用。抽样人员应当向被抽样单位支付样品购置费并索取发票(或相关购物凭证)及所购样品明细，可现场支付费用或先出具《________食品安全抽样检验样品购置费用告知书》(表 15 - 3)随后支付费用。样品购置费的付款单位由组织抽检监测工作的食品安全监管部门指定。

表 15 - 3 ________食品安全抽样检验样品购置费用告知书

(被抽样单位名称)______________：

________食品药品监督管理局在________年依法组织食品安全抽样检验，抽样检验食品相关信息详见编号为________的《________食品安全抽样检验抽样单》。按照《中华人民共和国食品安全法》的有关规定，食品抽样检验的样品以向企业购买的方式获得。现告知如下：

1. 被抽样单位须提供正式发票，如果被抽样单位不能现场提供正式发票，则在样品被抽检后 1 个月内将此告知书和被抽样品购置费(按照食品销售价格核算)的正式发票及所购样品明细邮寄到付款单位，由付款单位支付样品购置费。

2. 发票抬头填写：(付款单位名称)________________

项目填写：“食品”或具体产品名称________________

税务登记号：________________________________

开户行名称：________账号(含税号)：________

3. 此次抽样检验的样品购置费用：

样品名称	单价(元)	数量	金额(元)
总计：(大写) 万 仟 佰 拾 圆 角 分			小写：

4. 付款单位信息

单位名称			
地址及邮编			
联系人		电话	

5. 企业收款信息（由被抽样单位自行填写完整的正确信息）

企业全称			
开户行名称			
银行账号			
企业联系人		电话	

被抽样单位签字（盖章）
年 月 日

抽样单位（盖章）
年 月 日

注：本文书一式两联，被抽样单位、样品购置费付款单位各一联。

被抽样单位拒绝或阻挠食品安全抽样工作的，抽样人员应当认真取证，如实做好情况记录，告知拒绝抽样的后果，填写《________食品安全抽样检验拒绝抽样认定书》（表 15－4），列明被抽

表 15－4 ________食品安全抽样检验拒绝抽样认定书

被抽样单位	单位名称			
	单位地址			
	拟抽样检验食品名称			
	法定代表人		电话	
	联系人		电话	
抽样单位	单位名称			
	联系人		电话	
事实认定（拒检过程描述）：				
被抽样单位签字： 年 月 日	食品药品监管部门（或其他相关人员）签字： 年 月 日	抽样人员签字： （抽样单位公章） 年 月 日		

注：本文书一式三联，一联报送省级食品药品监管部门，一联报送有管辖权的食品药品监管部门，一联抽样单位留存。

样单位拒绝抽样的情况。认定拒绝抽样必须是在抽样条件符合规定，抽样人员向企业耐心解释抽样性质、说明企业拒绝抽样后果仍达不到抽样目的的情况下，现场认定企业拒绝抽样。事实认定必须实事求是，文字通顺，语言精练。

被抽样单位对抽检工作有异议时，抽检人员应当请被抽样单位填写《________食品安全抽样检验工作质量及工作纪律反馈单》（表 15－5），由被抽样单位寄送至组织抽检监测工作的食品安全监管部门。

表 15－5　________食品安全抽样检验工作质量及工作纪律反馈单

No.________

抽样检验产品名称		抽样日期	年　月　日
抽样单位名称			
抽样人员姓名			
对抽样单位抽样工作的评价	1. (□是　　□否)抽样人员抽样前，是否出示有效工作证？ 2. (□是　　□否)抽样人员是否向你单位说明样品通过购买取得(或送达《国家食品安全抽样检验样品购置费用告知书》)？ 3. (□是　　□否)抽样人员是否对所抽取的样品全部当场进行封样？是否对样品采取了防拆封措施？ 4. (□是　　□否)抽样人员是否自行携带或寄送？ 5. (□是　　□否)抽样人员是否按产品标签中标注的保存条件及其他特殊要求对所抽取的样品进行保存？ 6. (□是　　□否)抽样人员在抽样过程中是否廉洁公正？ 上述选项中填写“否”的，请简要描述抽样人员的违规行为： (本处填写不下的，可另附书面说明)		
对食品抽样检验工作的意见和建议			
被抽样单位	电话：区号　—　　　　E-Mail： 传真：区号　— 法定代表人或负责人签字： 填表日期：　　年　月　日 (单位公章)		

说明：如对抽样工作有异议，请被抽样单位将本反馈单填好并加盖公章后，按以下联系方式寄送或传真。

反馈受理单位：

通讯地址及邮编：

联系电话：　　　　传　　真：

被抽样单位签字(盖章)　　　　时　　间：　　年　月　日

注：本文书一式两联，分别由被抽样单位和抽样单位留存。

四、样品移交确认记录

（一）种类

样品移交确认记录包括：样品移交确认单、复检备份样品确认和移交单。

(二)样品移交确认单

抽样单位和承检机构样品移交时,应填写《________食品安全抽样检验样品移交确认单》(表15-6),确认样品完好性和文书填写正确性的文书。样品件数(含备用样品)按抽样单数量计。样品抽样单编号,同时移交多件样品时,可同时填写多个抽样单编号。样品移交确认结果如选择拒收,应详细说明拒收理由,必要时可通过拍照或录像等方式采集信息。

表15-6 ________食品安全抽样检验样品移交确认单

(抽样单位名称)________________:

收样时间	________年________月________日________时
样品件数(含备用样品)	
样品抽样单编号	
样品检查记录	封　　条:□完好　□有破损 样品包装:□完好　□有破损 样品数量:□满足要求　□不满足 样品状态:□正常　□异常
文书检查记录	文书数量:□齐全　□不齐全 文书信息:□与样品相符　□与样品不符
样品移交确认结果	□接收　□拒收 拒收理由:
抽样单位样品移交人签字:	承检机构样品确认人签字(盖章):

注:本文书一式两联,由承检机构、抽样单位分别存留。

(三)复检备份样品确认和移交单

实施抽样检验的食品安全监管部门应当对备份样品的确认和移交以及取样检验进行监督,指定专人与复检申请人到初检机构办理备份样品的确认和移交手续,确认样品的封条、包装完好,制作《复检备份样品确认和移交单》(表15-7),由复检申请人、初检机构及复检机构共同签字或盖章确认,送达复检机构。

表15-7 复检备份样品确认和移交单

确认、移交时间	年　月　日　时　分
确认、移交地点	
复检申请人	
移交人 (初检机构)	
接收人 (复检机构)	

（续表）

<table>
<tr><td>备份样品名称</td><td></td><td>标称商标</td><td></td></tr>
<tr><td>等　级</td><td></td><td>型号规格</td><td></td></tr>
<tr><td>生产日期或批号</td><td></td><td>保质期</td><td></td></tr>
<tr><td>标称生产者</td><td></td><td>被抽检人</td><td></td></tr>
<tr><td>备份样品数量</td><td></td><td>复检用样品数量</td><td></td></tr>
<tr><td>确认情况</td><td colspan="3">封　　条：□完好　　□有破损
样品包装：□完好　　□有破损
复检申请人(签字或者盖章)：
年　月　日</td></tr>
<tr><td rowspan="3">移交情况</td><td colspan="3">移交人(签字或者盖章)：
年　月　日</td></tr>
<tr><td colspan="3">接收人(签字或者盖章)：
年　月　日</td></tr>
<tr><td colspan="3">食品药品监管部门执法人员(签字)：
年　月　日</td></tr>
<tr><td>备　注</td><td colspan="3"></td></tr>
</table>

注：1. 本文书一式四份，复检申请人、移交人、接收人各一份，实施抽样检验的食品药品监管部门留存一份。

2. 复检申请人、接收人需出示主体资格证明文件（营业执照、事业单位法人证书等）、委托书和被委托人的身份证明。

3. 复检备份样品如出现封条、包装被破坏，或其他对结果判定产生影响的情况，应如实记录，通过拍照或录像等方式记录复检备份样品异常情况，并书面告知复检申请人，终止复检。

五、结果告知记录

（一）种类

结果告知记录包括：检验结果通知书、抽样检验风险隐患告知书等。

（二）检验结果通知书

食品安全监督抽检的检验结论合格的，承检机构应当在检验结论作出后10个工作日内将检验结论报送组织或者委托实施监督抽检的食品安全监管部门。

食品安全抽检监测的检验结论不合格或者存在异常结果的，承检机构应当在检验结论作出后2个工作日内，将不合格样品或问题样品检验报告及《________食品安全抽样检验结果通知书》（表15－8）等有关材料报告组织或者委托实施抽检监测的食品安全监管部门。

食品药品监管部门收到监督抽检不合格检验结论后应当在5个工作日内通知相关食品生产经营者，同时启动核查处置工作。在经营环节组织监督抽检的，标称的食品生产者不在本辖区的应当及时做好通报工作。

表 15-8 ________食品安全抽样检验结果通知书

（抽样单号： ）

(被抽样单位、标称食品生产者名称)：

按照________________有关要求，于________年________月________日对你单位(□生产 □经销 □自制 □采购)的(产品名称、商标、规格型号、生产日期、质量等级)食品进行了国家食品安全抽样检验，检验结果为不合格，检验报告附后，报告编号为________。

如你单位对检验结论有异议，可在收到此通知书之日起7个工作日内，向实施抽样检验的食品药品监管部门或者其上一级食品药品监管部门提出复检申请，并说明理由。逾期未提出的，视为认可检验结论。其余规定请阅读本通知书背面《________食品安全抽样检验复检须知》。

对被抽样品真实性、检验方法、判定依据等存在异议的，应当自收到不合格检验结论通知之日起7个工作日内，向组织开展抽样检验的食品药品监管部门提出书面异议审核申请，并提交相关证明材料。逾期未提出异议的或者未提供有效证明材料的，视同无异议。

食品药品监管部门联系方式：

电话、传真：________________

地址、邮编：________________

承检机构联系方式：

电话、传真：________________

地址、邮编：________________

（食品药品监管部门盖章）

年 月 日

（三）抽检检验风险隐患告知书

食品安全风险监测中发现的问题食品，组织抽检的食品安全监管部门可以组织相关领域专家对发现的问题食品存在的风险隐患进行分析评价，分析评价结论表明相关食品存在安全隐患的，应向问题食品生产经营者发出《________食品安全抽样检验风险隐患告知书》(表15-9)，并采取措施化解食品安全风险。

表 15-9 ________食品安全抽样检验风险隐患告知书

（顺序号）

(被抽样单位、标称食品生产者名称)：

按照________________有关要求，于________年________月________日对你单位(□生产 □经销 □自制 □采购)的(产品名称、商标、规格型号、生产日期、质量等级)食品进行了食品安全抽样检验，检验结果发现异常，经组织相关领域专家进行分析评价认为该食品存在食品安全隐患。

你单位接到本告知书后，应当立即采取封存库存问题食品，暂停生产、销售和使用问题食品，召回问题食品等措施控制食品安全风险，排查问题发生的原因并进行整改，及时向所在地食品药品监管部门报告相关处理情况。

（食品药品监管部门印章）

年 月 日

六、快速检测记录

（一）种类

食品安全监管部门在食品安全日常监管中，可以采用国家相关部门认定的快速检测方法，对食品安全风险较高的食品进行初步筛查。快速检测记录包括：食品快速检测工作记录和食品快速检测结果不合格告知书等。

（二）食品快速检测工作记录

执法人员应当根据快速检测的需要，随机抽取并购买样品，按照检测规程实施食品快速检测，如实记录样品信息和检测结果。检测结束后，应当场告知被抽检人检测结果，制作《食品快速检测工作记录》（表15-10），并要求被抽检人签字或盖章确认。工作记录内容包括：被抽检人、样品名称、标称生产企业、标称商标、型号规格、生产日期或批号、检测项目和检测结果等。

表15-10　________食品药品监督管理局__________食品快速检测工作记录

被抽检人：________　　　　日期：　　年　　月　　日

样品编号	样品名称	标称生产企业	标称商标	型号规格	生产日期或批号	检测项目	检测结果

食药监督执法人员：________　________被抽检人(签字或盖章)：　　年　月　日

（三）食品快速检测结果不合格告知书

对快速检测不合格的食品，执法人员应当场制作《食品快速检测结果不合格告知书》（表15-11）送达被抽检人，并抽取同一批次食品作为样品送检验机构检验。采用国家规定的快速检测方法对食用农产品进行抽查检测，被抽检人对检测结果有异议的，可以自收到检测结果时起四小时内申请复检。

表15-11　________食品药品监督管理局________食品快速检测
结果不合格告知书

编号：

__________________(被抽检人)：

________年______月______日，我局对你单位生产(经销)的标称________生产的________食品(标称商标：________，型号规格：________，生产日期或批号：________)进行快速检测，检测结果为不合格。

我局将对快速检测结果不合格的食品及时委托相关检验机构进行检验。在检验机构出具检验结果之前，请你单位根据实际情况自行采取食品安全的保障措施。

联系人：　　　　联系电话：

（食品药品监管部门印章）
年　月　日

……………………………………………………………………

回　执

食品药品监管部门：

你单位送达的编号为________的《食品快速检测不合格结果告知书》(________生产的________牌________规格________批次的________食品)收悉。

单位名称：　　　　单位地址：
联 系 人：　　　　负责人签字：
联系电话：　　　　(单位公章)

年　月　日

（吴仁华）

第三节 药品安全监督抽验文书的制作

一、药品(含药包材)监督抽验文书适用范围及作用

药品(含药包材)监督抽验文书是指药品监管部门在抽验过程中依法制作的,具有法律效力或法律意义的外部执法文书,通常包括药品抽验记录及凭证、药品封签、药包材抽样记录及凭证、药包材封签、送达回执等。其作用在于:①抽样品信息的收集;②抽样过程的如实记录;③所抽样品的交付凭证;④产品责任主体的确定;⑤作为行政处罚案件的书证。

二、药品(含药包材)监督抽验文书制作的原则与基本要求

药品监督抽验文书制作应遵循客观、准确、合法的原则。特别是对被抽样品基本信息的记录如产品名称、产品批号、生产日期等内容一定要准确无误,以免所抽样品,在行政处罚或向社会公布信息时因记录信息的误差引发争议甚至行政诉讼。

三、药品抽验记录及凭证

(一) 适用范围

药品抽验记录及凭证是药品监督管理部门抽取用于检验药品的书面记录。

(二) 记录要素

药品抽验记录及凭证应当写明抽样编号、抽样日期、药品名称、制剂规格、生产单位名称、产品批号、药品批准文号、药品储存条件(标注)、效期、生产单位分类、药品单价、包装规格、抽样总数、其中留样数量、代表数量、药品包装情况、剂型、药品分类、药品来源、被抽样单位名称、被抽样单位地址、抽样场所、邮编、联系人、联系电话、检查情况记录、任务来源、抽样性质、备注和药品交接情况。

(三) 制作要点

(1) 药品抽验记录及凭证原则上通过在药品抽验系统实时录入抽验信息后,打印生成。在信息化条件不允许的情况下,可以用纸质单据代替。

(2) 抽样编号由 9 位编号组成,第一位为抽样单位或部门代号(根据相应的原则编制),第二位为 1(代表药品抽样),第三至六位为年份和月份(如 1507 代表 2015 年 07 月),第七至九位为各单位流水号(由各单位自行编写,原则上每月从 001 起编)。

(3) 药品名称、生产单位名称、生产单位地址、制剂规格、包装规格、药品批准文号、药品储存条件(标注)等信息应严格按照药品包装和说明书内容填写完整。

(4) 产品批号和效期按照包装标识填写,书写格式和内容要与标识完全一致,如 2015.01.28 不能改为填写 2015 年 1 月 28 日。

(5) 抽样数量根据方案要求抽取大于最小检验量和对应的留样数量,记录中填写抽样总数及其中留样数量,代表数量为被抽样单位的相同批次产品的总数,含抽样总数。

(6) 生产单位分类分为:本市、外地、进口和无证,其中外地生产单位需写明具体省市名称(如江苏、北京)。

(7) 药品包装情况分为:塑瓶、玻瓶、铝塑、铝管、铝塑管、安瓿、塑袋、复合膜或其他;剂型包

含：片剂、胶囊剂、丸剂、颗粒剂、注射剂、口服液体制剂、软(乳)膏剂、糊剂、散剂、外用液体制剂、栓剂、气(晒、粉)雾剂、膜剂、植入剂、凝胶剂、眼用制剂、耳用制剂、鼻用制剂、贴(膏)剂、饮片或其他。

(8) 药品分类需在大类中勾选小类,共分为6大类。

1) 中药,细分为中药材、中药饮片、中成药或其他。

2) 西药,细分为化学药、生化药、抗生素或其他。

3) 生物制品,细分为疫苗、微生态制剂、细胞因子、血液制品或其他。

4) 特药,细分为放射药品、麻醉药品、毒性药品、精神药品。

5) 诊断试剂(药品类)。

6) 其他。

(9) 药品来源指被抽样单位的性质,需在大类中勾选小类,共分为5大类：①生产单位;②医院制剂;③经营单位,分为批发和零售,其中零售细分为独立(即单体药房等)、连锁、加盟或其他;④使用单位,细分为三级医院、二级医院、一级医院、民办医院及门诊部、持证保健室及村卫生室或其他;⑤无证。

(10) 被抽样单位名称、被抽样单位地址、联系人、联系电话,邮编、要书写正确,与《药品生产许可证》《药品经营许可证》或《医疗机构执业许可证》等相符,必要时可要求被抽样单位出示相关证件和票据。

(11) 抽样场所、检查情况记录应如实填写,必要时可通过照片等视听材料佐证。抽样场所分为：成品仓库、货架或其他(需写明具体抽样场所)。检查情况记录一是需确认包装有无缺陷,如有缺陷需勾选具体缺陷(有破损、有水迹、已霉变、有虫蛀、已污染),可多选。二是需确认存放条件的温度和湿度,数值基于温湿度记录仪,如检查时发现其他问题,可具体记录。

(12) 任务来源分为：国家总局、市局、区县分局三级。抽样性质分为：监督性抽验、评价性抽验、专项/专题性抽验、涉案、摸底或其他。

(13) 备注一栏如无特殊情况填写“无”,如有涉案加急检测、快检具体某项目阳性等特殊情况,根据实际情况填写。

(14) 药品抽验记录及凭证一式三联,第一联：抽样单位留存;第二联：交检验单位,随检品流转;第三联：交被抽样单位。每一联均需要抽样单位与被抽样单位双方签字盖章确认。

(15) 药品交接情况应由送样人、收样人双方签字确认,并记录送样时间、收样时间、检品编号和检验单位,需注明检验项目退样等特殊情况填写在备注栏内。

四、药包材抽样记录及凭证

(一) 适用范围

药包材抽样记录及凭证是药品监督管理部门抽取用于检验药包材的书面记录。

(二) 记录要素

药包材抽样记录及凭证应当写明抽样编号、抽样日期、产品名称、规格、产品分类、批号、抽样数量、包装规格及材料、代表数量、产品包装情况、检验依据、生产单位、注册证号、被抽样单位全称、邮编、联系人、抽样地点、电话、地址、样品来源分类、抽样情况说明和样品交接情况。

(三) 制作要点

(1) 药包材抽样记录及凭证原则上通过在药品抽验系统中录入抽验信息后,打印生成。在信息化条件不允许的情况下，可以用纸质单据代替。

(2) 抽样编号由9位编号组成，第一位为抽样单位或部门代号，第二位为3(代表药包材抽样)，第三至六位为年份和月份(如1507代表2015年07月)，第七至九位为各单位流水号(由各单位自行编写，原则上每月从001起编)。

(3) 产品名称、规格、包装规格及材料等信息应严格按照产品包装标识内容填写完整。

(4) 批号按照标签标识填写，书写格式和内容要与标识完全一致，如2015.01.28不能改为填写2015年1月28日。

(5) 抽样数量根据抽样方案要求抽取，代表数量为被抽样单位的相同批次产品的总数(含抽样数量)。样品单价根据以销售价格为准，样品总价由样品单价和抽样数量计算得出。

(6) 产品分类需在大类中勾选小类，共分为13大类。

1) 塑料瓶，细分为固体、液体、滴眼剂、滴鼻剂和滴耳剂。

2) 铝盖，细分为铝盖和铝塑组合盖。

3) 复合膜，细分为膜和袋。

4) 玻璃瓶，细分为输液、抗生素和口服。

5) 铝箔。

6) 软膏管，细分为复合管、铝管。

7) 胶塞，细分为抗生素、输液、冷冻。

8) 干燥剂。

9) 安瓿。

10) 喷(气)雾剂，细分为阀门和罐。

11) 输液瓶，细分为膜、袋和配件。

12) 硬片，细分为PVC、复合硬片。

13) 其他。

(7) 产品包装情况需填写外包和内包的形式(外包：硬纸箱、麻袋、木箱、纤维桶、编织袋、牛皮纸袋或其他，内包：塑料袋、无或其他)，并注明包装有无破损，如有异常情况需具体说明，库存条件是否符合要求，如不符合要求需具体说明。

(8) 检验依据、生产单位、注册证号、被抽样单位名称、被抽样单位地址、联系人、联系电话、邮编要写正确，必要时可要求被抽样单位出示相关证件和票据。

(9) 样品来源分为生产单位、使用单位或其他，抽样地点分为仓库、生产现场或其他。抽样情况说明要说明是否塑料瓶带封口膜。

(10) 任务来源分为：国家总局、市局、区县分局三级。抽样性质分为：监督性抽验、评价性抽验、专项/专题性抽验、涉案抽验或其他。

(11) 备注一栏如无特殊情况填写“无”，如有涉案加急检测等特殊情况，根据实际情况填写。

(12) 药包材抽样记录及凭证一式三联，第一联：抽样单位留存；第二联：随样品交检验单位；第三联：交被抽样单位。每一联均需要抽样单位与被抽样单位双方签字盖章确认。

(13) 药包材交接情况应由送样人、收样人双方签字确认，并记录送样时间、收样时间、检品编号和检验单位，需注明检验项目退样等特殊情况填写在备注栏内。

五、药品(药包材)封签

(一) 适用范围

药品(药包材)封签是用于检测单位确认样品与药品抽验(药包材抽样)记录及凭证对应一致的标记。

(二) 记录要素

药品(药包材)封签应写明抽样编号、品名及批号、被抽样单位、被抽样单位经手人、抽样单位经手人、抽样签封日期。

(三) 制作要点

(1) 抽样编号、品名及批号、被抽样单位、被抽样单位经手人、抽样单位经手人等填写内容应与药品抽验(药包材抽样)记录及凭证的对应内容完全一致。抽样签封日期应与抽样日期对应。

(2) 药品(药包材)封签的数量由实际情况决定,原则上要覆盖到每个独立样品,如所有样品放置于同一密闭包装内,应在封口处加贴药品(药包材)封签。

六、送达回执

(一) 适用范围及基本要求

送达回执是药品监督管理部门根据有关规定将检验报告送达相应当事人的文书,要写明送达文书名称、送达文书编号、送达地点、送达方式、送达人等内容。一般由抽样单位制作并随检验报告送达被抽样单位。

(二) 制作要点

(1) 送达文书名称及编号,根据需要送达的检验报告填写,针对一家单位的多份检验报告,可填写一张送达文书,但需写明每份报告的文书编号。

(2) 如果检验报告结果不合格,根据《药品质量抽查检验管理规定》的规定,应告知当事人复验权利,特别注意不予复验的情形。

第四节　医疗器械监督抽验文书的制作

一、医疗器械监督抽验文书适用范围及作用

医疗器械监督抽验文书是指医疗器械监管部门在抽验过程中依法制作的,具有法律效力或法律意义的外部执法文书,通常包括医疗器械抽样记录及凭证、医疗器械封签、送达回执等。其作用在于:①被抽样品信息的收集;②抽样过程的如实记录;③所抽样品的交付凭证;④产品责任主体的确定;⑤作为行政处罚案件的书证。

二、医疗器械监督抽验文书制作的原则与基本要求

医疗器械监督抽验文书制作应遵循客观、准确、合法的原则。特别是对被抽样品基本信息的记录如产品名称、规格型号、生产日期/批号等内容一定要准确无误,以免所抽样品,在行政处罚或向社会公布信息时因记录信息的误差引发争议甚至行政诉讼。

三、医疗器械抽样记录及凭证

（一）适用范围

医疗器械抽样记录及凭证是医疗器械监督管理部门抽取用于检验医疗器械的书面记录。

（二）记录要素

医疗器械抽样记录及凭证应当写明抽样编号、抽样日期、产品名称、规格型号、产品分类、生产日期/批号、抽样数量、代表数量、样品单价、样品总价、产品包装情况、检验依据、生产单位分类、样品来源、生产单位名称、生产单位地址、邮编、产品注册证号、被抽样单位全称、被抽样单位地址、邮编、联系人、抽样地点、联系电话、送样时间等。

（三）制作要点

(1) 医疗器械抽样记录及凭证原则上通过在医疗器械抽验系统中录入抽验信息后，打印生成。在信息化条件不允许的情况下，可以用纸质单据代替。

(2) 抽样编号由 9 位编号组成，第一位为抽样单位或部门代号，第二位为 2 代表医疗器械抽样，第三至六位为年份和月份（如 1507 代表 2015 年 07 月），第七至九位为各单位流水号（由各单位自行编写，原则上每月从 001 起编）。

(3) 产品名称、规格型号等信息应严格按照产品包装标识内容填写完整。

(4) 生产日期/批号按照标签标识填写，书写格式和内容要与标识完全一致，如 2015.01.28 不能改为填写 2015 年 1 月 28 日。

(5) 抽样数量根据抽样方案要求抽取，代表数量为被抽样单位的相同批次产品的总数（含抽样数量）。样品单价根据以销售价格为准（使用单位以进货价格为准），样品总价由样品单价和抽样数量计算得出。

(6) 产品分类分为Ⅰ类、Ⅱ类、Ⅲ类或其他。

(7) 产品包装情况需填写外包和内包的形式（外包：硬纸箱、麻袋、木箱、纤维桶、编织袋、牛皮纸袋或其他，内包：玻瓶、塑料袋、无或其他），并确认包装无破损、无水迹、无霉变、无污染或其他，确认库存条件是否符合要求，如不符合要求需具体说明。

(8) 生产单位分类分为：本市、外地、进口和无证，其中外地生产单位需写明具体省市名称（如江苏、北京），进口单位选择国外或香港澳门。样品来源分为生产、经营、使用或其他，抽样地点填写仓库、货架等样品具体存放地点。

(9) 检验依据、生产单位名称、生产单位地址、产品注册证号、被抽样单位全称、被抽样单位地址、联系人、联系电话、邮编等信息要填写正确，必要时可要求被抽样单位出示相关证件和票据。

(10) 任务来源分为：国家总局、市局、区县分局三级。抽样性质分为：监督性抽验、评价性抽验、专项/专题性抽验、摸底性抽验、涉案抽验或其他。

(11) 送样时间需要明确送样人事抽样人员或者被抽样单位自己送样或寄样，确定送样的时间和地点。检验单位一般情况为上海市医疗器械检测所。

(12) 备注一栏如无特殊情况填写“无”，如有涉案加急检测等特殊情况，根据实际情况填写。

(13) 医疗器械抽样记录及凭证一式三联，第一联：抽样单位留存；第二联：随样品交检验单位；第三联：交被抽样单位。每一联均需要抽样单位与被抽样单位双方签字盖章确认。

四、医疗器械封签

（一）适用范围

医疗器械封签是用于检测单位确认样品与医疗器械抽样记录及凭证对应一致的标记。

（二）记录要素

医疗器械封签应写明抽样编号、品名规格及批号、生产单位、被抽样单位、被抽样单位经手人、抽样单位、抽样单位经手人、抽样签封日期。

（三）制作要点

(1) 抽样编号、品名规格及批号、生产单位、被抽样单位、被抽样单位经手人、抽样单位、抽样单位经手人等填写内容应与医疗器械记录及凭证的对应内容完全一致。抽样签封日期应与抽样日期对应。

(2) 医疗器械封签的数量由实际情况决定，原则上要覆盖到每个独立样品，如所有样品放置于同一密闭包装内，应在封口处加贴医疗器械封签。

五、送达回执

（一）适用范围及基本要求

送达回执是医疗器械监督管理部门根据有关规定将检验报告送达相应当事人的文书，要写明送达文书名称、送达文书编号、送达地点、送达方式、送达人等内容。一般由抽样单位制作并随检验报告送达被抽样单位。

（二）制作要点

(1) 送达文书名称及编号，根据需要送达的检验报告填写，针对一家单位的多份检验报告，可填写一张送达文书，但需写明每份报告的文书编号。

(2) 如果检验报告结果不合格，根据《医疗器械质量监督抽查检验管理规定》的规定，应告知当事人复验权利，特别注意不予复验的情形。

第五节　化妆品监督抽检和风险监测文书的制作

一、化妆品监督抽验文书适用范围及作用

化妆品监督抽验文书是指化妆品监管部门在抽验过程中依法制作的，具有法律效力或法律意义的外部执法文书，通常包括化妆品抽样记录及凭证、样品封签、产品样品确认告知书、检验结果告知书等。其作用在于：①被抽样品信息的收集；②抽样过程的如实记录；③所抽样品的交付凭证；④产品责任主体的确定；⑤作为行政处罚案件的书证。

二、化妆品监督抽验文书制作的原则与基本要求

化妆品监督抽验文书制作应遵循客观、准确、合法的原则。特别是对被抽样品基本信息的记录如产品名称、产品批号、生产日期等内容一定要准确无误，以免所抽样品，在行政处罚或向社会公布信息时因记录信息的误差引发争议甚至行政诉讼。

三、化妆品抽样记录及凭证

（一）适用范围

化妆品抽样记录及凭证是化妆品监督管理部门抽取用于检验化妆品的书面记录。

（二）记录要素

化妆品抽样记录及凭证应当写明抽样编号、抽样日期、产品名称、产品商标、生产单位名称、生产单位地址、规格、包装规格、有(失)效期、批号、生产日期、卫生许可证号、产品批准文号/备案号、产地分类、产品类别、产品功能、抽样地点、生产或购进数量、被抽样单位名称、被抽样单位类别、被抽样单位地址、邮编、被抽样单位经手人、联系人、联系电话、产品储存条件、温度、湿度、样品剂型、产品单价、样品总价、抽样总数、留样数量、样品计量单位、任务来源、抽样性质、检测单位、备注和样品交接情况。

（三）制作要点

(1) 化妆品抽样记录及凭证原则上通过在化妆品抽验系统中录入抽验信息后，打印生成。在信息化条件不允许的情况下，可以用纸质单据代替。

(2) 抽样编号由9位编号组成，第一位为抽样单位或部门代号，第二位为5(代表化妆品抽样)，第三至六位为年份和月份(如1507代表2015年07月)，第七至九位为各单位流水号(由各单位自行编写，原则上每月从001起编)。

(3) 产品名称、产品商标、生产单位名称、生产单位地址、规格、包装规格、有(失)效期、批号、生产日期、卫生许可证号、产品批准文号/备案号等信息应严格按照产品包装标签内容填写完整。

(4) 生产日期及批号按照标签标识填写，书写格式和内容要与标识完全一致，如2002.01.28不能改为填写2002年1月28日。

(5) 产地分类根据产地国内填写各省市名称(如上海市、广东省等)，进口产品填写国外或香港澳门。

(6) 产品类别分为特殊用途化妆品、非特殊用途化妆品或其他。产品功能根据不同的产品类别有所区分：

1) 特殊用途化妆品的功能：育发、染发、烫发、脱毛、美乳、健美、除臭、祛斑、防晒等。

2) 非特殊用途化妆品的功能细分：①发用类：洗发用品、祛屑；②护肤类：美白护肤、去皱抗敏、宣称祛痘、祛螨抑制粉刺、爽身粉、除螨、面膜；③美容修饰类：彩妆、眼部用产品、指甲油、口红；④香水类；⑤婴儿用化妆品类；⑥其他类：原料或其他。

(7) 被抽样单位名称、生产或购进数量、被抽样单位地址、邮编、被抽样单位经手人、联系人、联系电话，要书写正确，与营业执照相符，必要时可要求被抽样单位出示相关证件和票据。

(8) 被抽样单位类别分为：生产厂家、批发市场(包括化妆品集散地)、超市卖场(包括连锁便利店)、超市卖场配送中心、药房配送中心、药房(包括单体药房)、商场专柜、化妆品专卖店、美容院/SPA会所、其他。抽样地点分为：货架(柜)、仓库、成品库、留样室、半成品库、原料库、生产现场或其他。

(9) 产品储存条件、温度和湿度根据抽样现场情况填写，温湿度单位为℃。

(10) 样品剂型分为：液体类、粉类、膏剂等。抽样总数和留样数量根据抽样方案和不同产品的最小抽样量确定，样品总价由产品单价和数量计算得出。样品计量单位指样品数量的对应计量单位(如盒、支、片等)。

(11) 任务来源分为：国家总局、市局、区县分局三级。抽样性质分为：国家监督抽检、日常监督抽检、专项监督抽检、快检阳性验证、举报投诉抽检或其他。

（12）备注一栏如无特殊情况填写“无”，如有涉案加急检测、快检具体某项目阳性等特殊情况，根据实际情况填写。

（13）化妆品抽样记录及凭证一式三联，第一联：存根，留抽样单位；第二联：交检验单位，随检品流转；第三联：交被抽样单位。每一联均需要抽样单位与被抽样单位双方签字盖章确认。

（14）样品交接情况与检测单位相对应，样品需送到具有检验资质的单位进行检测，交接情况应注明送样人、送样时间、收样人、收样时间和检测单位，退样等特殊情况填写在备注栏内。

四、样品封签

（一）适用范围

样品封签是用于检测单位确认样品与化妆品抽样记录及凭证对应一致的标记。

（二）记录要素

样品封签应写明品名及批号、被抽样单位、被抽样单位经手人、抽样单位经手人、抽样签封日期。

（三）制作要点

（1）品名及批号、被抽样单位、被抽样单位经手人、抽样单位经手人的填写内容应与化妆品抽样记录及凭证的对应内容完全一致。抽样签封日期应与抽样日期对应。

（2）样品封签的数量由实际情况决定，原则上要覆盖到每个独立样品，如所有样品放置于同一密闭包装内，应在封口处加贴样品封签。

五、产品样品确认通知书

（一）适用范围

产品样品确认通知书是化妆品监督管理部门在流通市场取得样品后，为确认样品的真实生产或进口代理单位，向标签标注的生产或进口代理单位发出的书面通知。一般用于定型包装产品的确认。

（二）制作要素

产品样品确认通知书应写明样品的基本情况：抽样日期、被抽样单位或地址、样品名称、样品标注的生产或进口代理单位、生产日期或批号、商标、规格以及包装状况或储存条件、有关依据等内容；还应注明通知样品确认的时间、地点、联系地址、邮编、联系电话、联系人，并注明样品确认时厂商代表需向化妆品监督管理部门提供的身份确认材料，包括身份证、单位介绍信或法人委托书。此外厂商代表还应该根据化妆品监督管理部门需要备齐化妆品生产许可证、营业执照、企业产品标准及工艺流程等材料。

（三）制作要点

（1）产品样品确认是生产或进口代理单位对流通领域中本单位生产或代理产品真实性的确认，因此不能由被采样单位或某地区的该产品代理商进行确认；但当通知书无法直接送达样品生产或进口代理单位时，可要求产品经营单位代为转交。产品样品的确认不宜在检验结束后进行。

（2）对直接从生产者或者进口代理单位采集的样品，不必进行确认；对从经销单位采集的非定型包装样品可以不进行确认，但应尽量查清产品生产单位，并取得该单位生产的有关证据（如进货票据或购买协议等）。

六、检验结果告知书

（一）适用范围及基本要求

检验结果告知书是化妆品监督管理部门根据有关规定将检验结果告知相应当事人的文书，要写明被检验的产品或其他物质的名称、法律依据及提出复核申请的期限等内容。

（二）制作要点

（1）检验结果告知书填写不合格抽样产品时应注意不仅要填写产品名称还要填写产品批号或生产日期，以及产品的规格。

（2）告知当事人复检权利的时候，应根据《健康相关产品国家卫生监督抽检规定》中复检的相关规定填写；特别注意不予复检的情形。

（范鹏程）

第十六章 食品安全监测抽检

第一节 食品安全风险监测

一、食品安全风险监测背景

食品安全风险监测主要是政府部门为了调查、发现和防控、预警食品产业链中可能存在的问题，判断分析食品安全宏观形势，评估食品安全管理政策，而通过制订监测计划和方案的形式对食源性疾病，食品中生物性、化学性、物理性的污染物以及食品中的有害因素，进行长时间的、连续的数据归集、统计分析的管理行为。2015 年 10 月 1 日生效的《中华人民共和国食品安全法》第二章第十四条规定：国家建立食品安全风险监测制度，对食源性疾病、食品污染以及食品中的有害因素进行监测。

食品安全风险监测包括两方面内容：一方面是食源性疾病监测；另一方面是食品污染及有害因素监测。

（一）食品污染及有害因素监测

早在 20 世纪 70 年代世界卫生组织(World Health Organization，WHO)就与联合国环境规划署(United Nations Environment Programme，UNEP)和联合国粮农组织(UN Food and Agriculture Organizations，FAO)联合设立全球环境监测系统/食品部分(Global Environmental Monitoring System，GEMS/Food)，其主要目的是监测全球食品中主要污染物的污染水平及其变化趋势，以便了解其危害的严重性及其规律。目前，全球约有 20 多个国家将总膳食研究作为国家经常性的食品污染监测手段，其特点是通过直接检测居民烹调后的全部膳食(包括饮水)中各种污染物的含量，得到一个人群或亚人群的食品污染物膳食摄入量。我国曾于 1990 年、1992 年、2000 年、2007 年和 2011 年成功开展了五次全国总膳食研究，被世界卫生组织誉为发展中国家开展总膳食研究的典范。

我国严格意义上的食品污染及有害因素监测始于 2000 年开始的全国食品污染物监测。监测工作最初是作为国家科技部支持的一项研究课题而启动的，旨在了解我国常见食品中污染物的污染基线水平及其变化趋势，发现食品安全问题较大的食品品种，为建立国家污染物信息数据库开展风险预警等。鉴于食品安全风险监测工作对于我国的食品安全方针政策具有非常重要的指导意义，食品安全风险监测工作受到国家卫生计生委(原卫生部)等业务主管部门的重视和支持。2002 年卫生部颁布了《卫生部关于建立和完善全国食品污染物监测网的通知》(卫法监发[2002]134 号)；2003 年又发布了《食品安全行动计划》(卫法监发[2003]219 号)，要求进一步加强食品污染物和有害因素监测，扩大监测网络，5 年内将食品污染物监测网覆盖全国 31 个省市，建立和完善食品污染物监测和信息系统。

2015 年 10 月 1 日生效的《中华人民共和国食品安全法》有力地促进了我国食品污染及有害因素的监测工作。《食品安全法》规定：国务院卫生行政部门会同国务院食品药品监督管理、质量监督等部门制定、实施国家食品安全风险监测计划。省、自治区、直辖市人民政府卫生行政部门会同同级食品药品监督管理、质量监督等部门，根据国家食品安全风险监测计划，结合本行政区域的具体情况，组织制订、实施本行政区域的食品安全风险监测方案。经过近十余年的努力，我国食品安全风险监测工作在卫生计生委系统参与单位从 2000 年开始的 9 家省级疾病预防控制中心发展到 2015 年的全国省级疾病预防控制中心全部参加；国家食品药品监督管理总局已自 2013 年开始连续 3 年组织开展国家本级和省级食品安全监督抽检和风险监测工作；农业部已连续多年组织开展国家农产品质量安全例行监测(风险监测)工作。

上海市食品污染和有害因素监测始于 2005 年的食品安全监管体制改革，上海市食品药品监督管理局自承担食品安全监管职能后，每年安排的 2 000 万元的财政专项资金用于上海市的食品安全风险监测工作。目前已形成年监测 1 万余件样品，400 多项指标，有 10 余家监测技术机构参与采样检测，监测范围覆盖 17 个区县 600 余个固定采样点的监测体系。为食品安全监督抽检、科学监管和风险预警等提供了大量基础数据。

(二) 食源性疾病监测

1984 年世界卫生组织(WHO)将“食源性疾病”(foodborne diseases)一词作为正式的专业术语，以代替历史上使用的“食物中毒”一词，并将食源性疾病定义为“通过摄食方式进入人体内的各种致病因子引起的通常具有感染或中毒性质的一类疾病”，即指通过食物传播的方式和途径致使病原物质进入人体并引发的中毒或感染性疾病，从这个概念出发应当不包括一些与饮食有关的慢性病、代谢病，如糖尿病、高血压等。然而国际上也有人把这类疾病也归为食源性疾患的范畴。顾名思义，凡与摄食有关的一切疾病(包括传染性和非传染性疾病)均属食源性疾患。

食源性疾病在全球被认为是最广泛的公共卫生问题之一，自 1996 年美国建立食源性疾病主动监测网络(FoodNet)开始，荷兰、英国等发达国家纷纷建立了各自的食源性疾病主动监测网络，开展食源性疾病负担的研究。为更好地估计食源性疾病对全球造成的负担，WHO 在 2007 年成立了食源性疾病流行病学参比专家组(Foodborne Disease Burden Epidemiology Reference Group, FERG)，启动了食源性疾病负担的全球性研究。FERG 专家组认为，食源性疾病全球疾病负担面临的主要问题在于数据缺失，WHO 鼓励发展中国家尽可能利用发达国家已有的研究结果和方法，结合各国自身已有的数据来尽可能地估计食源性疾病负担。

食源性疾病监测系统主要包括常规监测系统和主动监测系统两部分，其中常规监测系统主要由临床病例报告、实验室病例报告和暴发事件调查报告 3 个互有联系又相对独立的监测系统组成。常规监测系统为追踪受监测的食源性疾病的大体发病趋势、发现已有病原体的暴发提供了一种费用低廉的网络。但是，这些系统对常见病原体的分散暴发不敏感，对散发病例提供的信息很少，且很难发现正在出现的病原体。此外，由于食源性疾病常规监测主要取决于病人是否就诊、医生或实验室是否及时提供诊治报告等一系列因素，其发现的食源性感染病人仅为“冰山一角”,对食源性疾病的估计极其不足,漏报相当严重,年度报告中的食源性疾病的发病率难免因漏报出现假象。据估计,每发现一例沙门菌病和弯曲菌病患者就有 38 例患者未报告。由于培养标本获取不足、实验室样本准备和检测的问题、现有技术的局限性使感染微生物不可测等原因,每年报告给美国 CDC 的暴发病例中约有一半找不到确切的病原。

食源性疾病主动监测系统通常以实验室主动监测为基础,即要求采集的罹患某些病症(如腹泻)的所有就诊病人的临床样品进行某些病原菌的检验,并结合开展相关流行病学调查研究。监测内容包括临床医生有关病症诊治情况调查、临床实验室开展有关病原体分离鉴定工作调查、特定人群有关病症发生情况调查和暴露因素的病例—对照研究等几个方面。

食源性疾病监测系统还包括病原体基因分型监测和跨国食源性疾病国际监测。食源性疾病的监测工作目前尚存在许多困难和缺陷。一是不能发现未收录入监测范围的疾病。新病原体的出现不可避免,过去 20 年里,至少有 15 种微生物被认为是食源性疾病的新病因。二是实验室和其他监测程序中使用的有些方法费用昂贵,且需要非常熟练的专业人员,而许多地方往往缺乏这类人才,急需建立简便、经济的检测方法,以便以较低的成本获得评价、防治食源性疾病危害所需的信息。

我国从 1992 年开始建立国家食源性疾病监测网,经过 10 年运行,至 2001 年监测网已经覆盖北京、重庆、福建、广东、广西、湖北、河南、吉林、江苏、内蒙古、山东、上海和浙江 13 个省、自治区和直辖市,覆盖人口 6.143 亿,占当时我国总人口的 50.18%。结果显示:1992～2001 年监测地区平均每年发生食源性疾病暴发事件 577 起,共涉及患者人数达 162 995 人。

2009 年《食品安全法》实施后,国家卫生计生系统即开始在原有“国家食源性疾病监测网”基础上筹划成立新的食源性疾病监测系统,根据食品安全相关法律法规的规定,卫生计生部门在食源性疾病方面承担的主要职责有:一是国家建立食品安全风险监测制度,对食源性疾病进行监测,由国家卫生计生委和省级卫生计生部门负责制订国家监测计划和地方监测方案;二是医疗机构发现其接收的病人属于食源性疾病病人、食物中毒病人,或者疑似食源性疾病病人、疑似食物中毒病人的,应当及时向辖区卫生计生部门报告;三是各级卫生计生部门应当对报告的食源性疾病信息核实分析;四是各级卫生计生部门向相关部门通报食源性疾病监测发现的食品安全隐患;五是各级卫生计生部门组织疾控机构依法开展食品安全事故流行病学调查;六是卫生计生部门开展预防食源性疾病相关预警工作。

二、食品安全风险监测工作目的和意义

(一) 食品安全风险监测工作的目的

(1) 开展国家和地方已知重要食品中主要污染物及有害因素的监测,获得一段时间内食品中主要污染物及有害因素监测数据,掌握其在食品中污染水平和变化趋势,全面评价食品安全状况。

(2) 确定危害因素的分布和来源,发现并掌握各食品生产、流通和消费环节的食品安全隐患,满足食品安全风险评估工作的需要。

(3) 掌握国家或地区辖区范围内主要食源性疾病的发病及流行趋势;及时发现食品安全风险和食源性疾病暴发隐患,进行风险预警及采取相应的风险管控和监管措施,降低食源性疾病发病率。

(4) 满足食品安全标准工作的需要,为制修订食品安全标准提供充分的、可靠的数据支持,

为评价食品生产经营企业的污染控制水平与食品安全标准的执行情况和效力提供科学依据。

(5) 掌握食品污染及有害因素在不同地理特点、经济发展水平地区和城乡的分布特点以及对食品安全的影响,为地方政府开展食品安全科学监督和立项整治提供有力的依据。

(6) 为食品生产经营企业和监管部门控制食品污染提供技术指导,为评价监管效果提供技术依据。

(二) 食品安全风险监测工作的意义

食品安全风险监测工作与食品安全检测不同。食品安全检测是一项技术活动,是技术人员通过设备、仪器等对食品中某些成分以及微生物、重金属、化学物质等污染物进行检验测量,并提供数据和结果的技术性行为,以判断是否符合标准及是否存在危害为目的。

食品安全风险监测也不同于食品安全监督抽检。食品安全监督抽检是为了解决食品安全中的突出问题,而针对某些食品品种、某些污染物而展开的抽样检测活动,并对违反食品安全标准和法律要求的企业进行出发的行为。

食品安全风险监测是为了系统地收集、分析和评价食源性疾病,食品污染及有害因素数据和防止食品污染及有害因素对公众健康造成危害的过程,我国的卫生、农业、商务、食品药品监督等相关部门近年来开展了大量与食品安全相关的监测与监督抽检工作,这些数据为科学评估我国的食品安全现状、掌握影响我国食品安全质量的关键食品和指标,为各环节科学地开展食品安全管理提供了依据,为制定科学合理的食品安全标准提供了技术基础。

我国虽然是 GEMS/Food 的参加国,从 20 世纪 80 年代开始在重金属、农药、兽药、真菌毒素等重要化学污染物方面也开展了一些监测工作,但缺乏系统的监测数据,尤其是各部门监测数据没有实现充分共享,这不仅影响了我国食品中污染物标准制定的科学性,而且无法积极参与 CAC 标准的制定和保护本国利益,在国际标准制定中几乎没有发言权。此外,CAC 已开始讨论食品中二噁英类等持久性有机污染物的标准,而我国能够开展相关检测的机构有限,污染情况家底不清,迫切需要相关监测数据。通过开展食品安全风险监测,建立食源性疾病和食品污染及有害因素监测体系可以为摸清“家底”,按照国际标准重新评价我国的食品安全标准,在食品国际标准制定中保护我国的利益,加强国家食品安全控制方面提供有力的科学技术支撑。

近年来,非法添加和滥用食品添加剂现象层出不穷,诸如“瘦肉精”、三聚氰胺、吊白块等违禁物质被非法添加,甜味剂、防腐剂、膨松剂和发色剂等食品添加剂过量和超范围使用,不但对我国消费者的健康造成一定威胁,而且已经成为我国食品出口贸易的明显障碍。通过对各种食品添加剂和非食用物质进行全面监测,及时发现隐患,可以为预防和控制由此造成的食品安全事件和净化市场提供技术保障。

由微生物引起的食源性疾病越来越成为一个重要的公共卫生问题。1998 年,发展中国家(不包括中国)约有 180 万儿童死于微生物性腹泻,其中绝大部分源于水和食物。发达国家每年约有三分之一的人受食源性疾病危害。由微生物危害导致的食源性疾病不断增加,原因十分复杂,但都与世界的快速变化有关。对食品中微生物敏感的人群日益增加。农场生产模式的改变、食品流通的广泛性、发展中国家对肉、禽的需求量增加等因素都是导致食源性疾病发病率升高的潜在原因。有效控制食源性疾病必须以评估食源性风险和食源性疾病的信息为基础,我国目前尚缺乏完善有效的食源性疾病监测网络,建立科学的食源性疾病监测体系是开展风险评估、制修订食品安全标准,控制和降低食源性疾病发生的基础。

三、制订食品安全风险监测计划

(一) 制订食品安全风险监测计划的关键点

从国际及发达国家和区域组织的食品污染物监测体系以及我国卫生计生委、国家食品药品监管总局和农业部组织开展的食品污染监测和食源性疾病监测工作情况来看，任何监测体系都要经历从成立、发展到成熟的阶段。每个国家和地区的监测形式，是多部门共同参与，还是单独一个部门统一负责，是按项目类别分别监测，还是全囊括到一个监测项目中都是源于每个国家和地区实际情况和食品安全监管特点辖区面积、人口数量、经济状况和政府职能等而定的。制订好食品安全风险监测计划，必须要重视以下几点：

1. 目的明确

没有目的或者漫无目的的监测会导致监测行为的偏离和失常，目的决定了监测的方向和监测的实施方案。除了要有宏观目的外，具体目的也尤为重要，直接决定监测方案中的执行内容。比如目的是加强食品安全监管，有效控制食品安全事件频发的话，监测的采样方式其目的明确，针对性强，就不可能是采用无偏倚采样；若目的为收集污染物信息，结合食品消费数据进行暴露评估的话，那么采样形式最好基于统计学原理进行无偏倚的采样。若两者结合，那么监测的类型也要丰富，需要多种监测类型共同执行，相互支撑。

2. 指导方针明确

监测方案需要有相应的指令法规，规章条例或者手册指南作为监测实施过程中的指导方针。比如，欧盟的监测方案就是在一系列指令法规下进行的，德国的食品安全风险监测也是要严格履行该国的食品安全法。我国除《食品安全法》和《食品安全法实施条例》外，五部门联合制定了《食品安全风险监测管理规定(试行)》，卫生计生委制定了《食源性疾病管理办法》、国家食品药品监管总局《食品安全抽样检验管理规范》，皆是制订食品安全风险监测计划和实施食品安全风险监测工作的指导性文件。

3. 实施计划周详

监测的实施计划要详细周全并具有可行性，无论是从采样—运输—实验室分析—质量控制—结果产出—报告发布，各环节都要经过缜密考虑：在采样环节，要考虑到季节、地理和样本的采集量对数据结果产生的波动性影响；运输阶段要考虑到运输的时间和方式对数据结果产生的影响；实验室分析要考虑到各地区实验室能力和容量问题，这牵涉到财力、物力和人力等因素；质量控制需要考虑质控工作的严密性和反映问题的实质，以及后继技术能力辅助等工作；结果的查处要考虑到结合监测目的，进行数据的筛选、统计指标的选择和数据的分析；报告发布要考虑到数据的公开程度、共享程度及其发布后对相关利益群体的影响。任何环节都要结合实际情况进行计划，从采集的样本数量、覆盖的监测食品和污染物项目、结果产出的等方面都要根据实验室的技术水平、容量大小以及采样人员的素质和数量来决定。

4. 过程控制反馈

在监测的实施过程中，需要对实施过程进行督导和评价，以防止监测过程中出现或多或少的问题，导致偏离既定监测目的。

5. 持续长期积累

监测工作是长期的，滚动的项目，不可能一蹴而就，需要经历较长的时间，进行原始数据和监测工作的累积，才可能有更新的认识和领悟，更灵活地把握工作的方向。

（二）制订食品安全风险监测计划的原则

鉴于食品安全风险监测工作是一项科学性强、组织严密、运行复杂的系统工程，涉及监测点、监测食品种类、食品污染与有害因素监测项目的合理选择，需要按规定的统一方法进行样品采集、检测、数据上报、质控和数据统计，因此食品安全风险监测计划的制订和实施必须科学、合理，国家监测计划应尽可能建立起覆盖全国各省、市（地）、县级并逐步延伸到农村地区的监测网络体系，而地方监测方案则应兼顾辖区域食品生产供应特点和居民食品消费结构，在完成国家监测计划指定任务的同时，结合本行政区域的具体情况，制订、调整本行政区域的食品安全风险监测方案。食品安全风险监测计划和方案制订的原则包括：

1 明确各级监测机构职责

《中华人民共和国食品安全法》(2015 年修订)第十四条规定：国务院卫生计生部门会同国务院食品药品监督管理、质量监督等部门，制订、实施国家食品安全风险监测计划。国务院食品药品监督管理部门和其他有关部门获知有关食品安全风险信息后，应当立即核实并向国务院卫生计生部门通报。对有关部门通报的食品安全风险信息以及医疗机构报告的食源性疾病等有关疾病信息，国务院卫生计生部门应当会同国务院有关部门分析研究，认为必要的，及时调整国家食品安全风险监测计划。省、自治区、直辖市人民政府卫生计生部门会同同级食品药品监督管理、质量监督等部门，根据国家食品安全风险监测计划，结合本行政区域的具体情况，制订、调整本行政区域的食品安全风险监测方案，报国务院卫生行政部门备案并实施。

（1）国家级监测机构：主要指受国务院卫生计生部门、国务院食品药品监督管理部门和其他有关部门委托，从事食品安全风险监测服务的机构，主要包括：国家食品安全风险评估中心、中国食品药品检定研究院和中国农业科学院等机构。其职责包括：

1）受国务院卫生计生部门和国务院食品药品监督管理部门和其他有关部门委托，制订国家年度食品安全风险监测计划和本系统内的年度食品安全风险监测计划。

2）根据监测计划中的抽样要求、新开展的检测项目或新检测方法、网络数据直报等对省级监测机构进行技术培训和技术指导。

3）根据各级监测点的检测能力及检测项目的技术要求，提出年度质量控制类型、质量控制项目、方法和要求；组织对省级监测机构监测项目的分析质量控制。

4）建立和完善数据网络上报系统、完成数据统计分析。

5）撰写国家食品安全风险监测年度总结报告和本系统内的食品安全风险监测年度总结报告。

（2）省级监测机构：主要指受地方卫生计生部门，地方食品药品监督管理部门和其他有关部门委托，从事食品安全风险监测服务的机构，主要包括：省级疾病预防控制中心、省级食品药品检验所和产品质检中心等机构。其职责包括：

1）受地方卫生计生部门或地方食品药品监督管理部门和其他有关部门委托，根据国家年度食品安全风险监测计划和本系统内的年度食品安全风险监测计划，结合本区域的食品安全状况制订省级年度食品安全风险监测方案。

2）对本省各监测点和监测哨点医院进行技术培训和技术指导。

3）根据本辖区各监测点的检测能力及检测项目的技术要求，提出年度质量控制类型、质量控制项目、方法和要求；开展对本辖区各级监测技术机构监测项目的分析质量控制。

4）审核本辖区食品安全风险监测数据、按时上报监测数据并进行数据统计分析。

5）撰写全省食品安全风险监测年度总结报告和本系统内的食品安全风险监测年度总结报告。

（3）地市级监测机构：主要指受地方卫生计生部门、地方食品药品监督管理部门和其他有关部门委托，从事食品安全风险监测服务的机构，主要包括：地（市）级疾病预防控制中心、区域食品药品检验所和产品质检中心等机构。其职责包括：

1）根据省级年度食品安全风险监测方案，结合本区域的食品安全状况制订地（市）级年度食品安全风险监测计划。

2）对本辖区各监测点和监测哨点医院进行技术培训和质量控制，参加国家和省级监测机构组织的监测项目分析质量控制工作。

3）承担监测样品的抽样和检测工作，承担疑似食源性疾病监测病例的生物标本采集和监测以及病案调查工作。

4）审核本辖区食品安全风险监测数据并按时上报监测数据和开展数据统计分析。

5）撰写本辖区食品安全风险监测年度总结报告和本系统内的食品安全风险监测年度总结报告。

监测点和哨点医院的确定和选择

我国地域辽阔，气候条件多样化，人口众多，不同地区间经济发展程度参差不齐，人民生活水平和饮食习惯差异很大；在各省份内也存在类似情况。上述因素将直接影响我国不同地区的食品污染状况和当地居民污染物的暴露水平。因此在制订食品污染物及有害因素监测计划时，必须充分考虑以下因素选择监测点。

（1）地理、地质和气候因素：地理、地质和气候因素直接影响农产品的种植情况和污染状况，不同的地理、地质和气候条件下种植的农产品污染物种类和污染水平不同，在选择食品污染物及有害因素监测点时，要充分考虑覆盖各种地理、地质和气候条件的地区。

（2）人口分布：我国人口众多，在选择监测点时，该监测点所能覆盖人口数的多少应作为优先考虑的因素之一，有条件的话可以按照一定的人口比例设立监测点。

（3）经济发展水平：我国和各省区域内的经济发展水平差距很大，而不同经济水平发展不同直接影响食品（特别是加工食品）的消费情况，因此，在选择监测点时应尽可能覆盖各种经济水平的地区。

（4）工业生产和环境污染情况：工业生产导致环境污染，通过生物链造成食品污染。在选择监测点时应充分考虑当地工业生产和环境污染对食品（特别是初级农产品）的影响。

（5）监测点和采样点的固定化：经过适当运行的监测点和采样点可以固定，以后每年均在此区域的此采样点采集样品，以便收集和分析食品污染的变化趋势。

（6）监测技术机构的能力：食品污染及有害因素监测数据的准确性与参与监测的实验室直接相关，为了保证监测数据的可靠性，实验室的软、硬件条件和规范管理是至关重要的。纳入监测体系的监测技术机构应具备下列条件：

1）实验室硬件条件必须能够满足开展食品污染及有害因素监测的需要：实验室面积和仪器的配置应能满足监测要求。实验室仪器的灵敏度，必须满足每个检测项目的基本要求，也就是说满足现行国家标准检测方法（或监测网推荐的检测方法）对仪器灵敏度的要求，达不到要求的仪器不能用于食品污染及有害因素监测。

2）监测技术机构必须有一支人员数量足够、检测水平较高、具有一定的科研能力和奉献精神的业务队伍。

3）管理规范：纳入食品污染及有害因素监测的机构必须按照资质认证或者实验室认可的质量体系的进行规范化管理。同时，应根据食品污染物及有害因素监测的特殊性，建立一套适合于食品(需要卫生计生委提供)污染物及有害因素监测实际的制度和规范，保证监测结果的可靠性。

(7) 哨点医院的选择。

3 监测内容的确定

(1) 食品污染及有害因素项目选择：确定年度监测项目应重点考虑以下几方面。

1）根据我国和本地区近年来食品污染及有害因素监测网工作的多年监测数据。

2）健康危害较大、风险程度较高以及污染水平呈上升趋势，易于对婴幼儿、孕产妇、老年人、病人造成健康影响的。

3）在我国产量大、流通范围广、消费量高和以往在国内导致食品安全事故、受到消费者关注、我国各食品安全监管部门在日常监管中发现有问题倾向的。

4）已在国外导致健康危害并有证据表明可能在国内存在的。

5）涵盖食品生产、流通和餐饮服务各环节。

(2) 监测食品种类的选择依据：监测计划中污染物监测规定了各项目的监测食品，有些项目具体到食品品种，有些项目仅要求了食品类别，对于前者可以直接按照计划要求采集相应的食品，对于后者，监测计划中对某些项目规定了采集食品品种的比例，有些没有具体要求需要按计划严格执行。确定采样品种时，一方面要符合计划的要求，另一方面要与当地的食品生产、消费情况相结合，选择主要的食品品种。对于有季节变化的食品，在不同季节采样时，选择当季的主要品种。

(3) 各类食品检测数量的确定：按照检测样品的代表性和统计学意义上的要求进行计算，并根据实际监测能力的要求确定。样本量是指每个省、自治区、直辖市应该检测的食品的份数。当采用简单随机抽样的方法抽样时，样本量的计算公式如下：

$$n_0 = \frac{(Z_{\alpha/2})^2 p(1-p)}{L^2}$$

公式中：

n_0 最小样品量；

p 为以往监测或参考文献报道的检出率或超标率；

$Z_{\alpha/2}$ 为选定的可信限所对应的 Z 值，一般采用 95%可信限的对应值(1.96)；

L 为要求的准确度(或容许误差)；

由公式得到的样本量在考虑到样本代表性的基础上，应适当扩大样本量，通常为 3 倍。各省、自治区、直辖市监测样品的数量可在国家计划的基础上，根据监测区域中的居民数量、食品消费量特点、抽样区域地域特点以及以往监测中反映出的问题进行适当地调整。

(4) 抽样时间、监测频次确定：食品污染和有害因素监测应根据监测物质种类特点及与季节的关系、食品安全风险评估以及处置突发性公共卫生事件等需求，确定各类监测样品的采样时间、监测频次。

4 食品安全风险监测形式

(1) 常规监测：常规监测的主要目的是了解和评价食品安全总体状况和污染趋势、及时发现食品安全问题和隐患。常规监测遵循问题导向性和样品代表性原则，在相对固定的采样点及相对固定的时间开展连续性监测。

(2) 专项监测：专项监测的主要目的是及时发现和溯源食品安全隐患，为食品安全科学监管提供依据线索；或针对既往监测中提示的食品安全隐患和社会关注热点，基于风险评估、标准制(修)订、风险管理措施评价等需要，专门设计方案进行监测。

(3) 应急监测：针对突发食品安全事故和重要舆情反映的食品安全问题等，组织人员在尽可能短的时间内完成特定食品和指标的监测，为应急处置、媒体应对和食品消费的正确引导提供依据。

四、食品安全风险监测组织实施

(一) 监测技术机构的遴选和确定

(1) 指定监测技术机构程序：省级卫生行政部门会同相关部门根据历年监测计划、监测方案中监测工作任务和辖区监测技术机构能力及质量管理体系运行情况等因素，指定监测技术机构，并报国家卫生计生委和国家食品安全风险评估中心备案。

(2) 监测技术机构可以独立或同时承担采样、检验、数据审核等监测工作。

(3) 监测检验技术机构应至少具备如下条件：

1) 获得有效的食品检验机构资质认定证书的独立法人资格。

2) 具有与监测任务相适应的检验能力。承担的监测检验任务应在《食品检验机构资质认定证书》能力附表范围内；否则应由省级疾病预防控制中心通过室间比对(质控考核、测量审核、实验室间比对、结果验证)等方式确认其能力。

3) 将监测工作质量管理纳入该机构质量管理体系，保证质量管理体系持续有效运行。

4) 配置与监测任务相适应的设备、标准物质(菌种)、关键试剂等物质；配备与监测任务相适应的人员，并经相应的技术培训并评价合格后上岗。

(4) 监测采样技术机构应至少具备如下条件：

1) 具有独立法人资格。

2) 将监测工作质量管理纳入该机构质量管理体系，保证质量管理体系持续有效运行。

3) 配备与监测任务相适应的人员，经相应的技术培训并评价合格后上岗。

(5) 数据审核机构应至少具备如下条件：

1) 获得有效食品检验机构资质认定资格。

2) 了解本地监测检验技术机构检验质量情况；能够对监测采样和检验技术机构组织监测工作质量监督；参与省级卫生行政部门组织的监测工作督导检查；组织质控考核、结果验证、实验室间比对活动。

3) 机构派员参与国家级食品安全风险监测技术培训，获得省级师资资格。

4) 机构参加国家食品安全风险评估中心组织的质控考核并获得满意结果。

(二) 制订抽样计划的原则

抽样点的选择

采样地点是指在监测点采集样品的具体地点，如某个超市、农贸市场等。对于网购，一个卖家作为一个采样地点，可以是一个电子商城，如红孩子、京东商城，也可以是一个淘宝店铺；有些电子商店，虽然依托商城，如京东商城，但其经营相对独立，这种情况要以特定的卖家作为一个采样点，并且说明所驻扎的商城。监测计划中明确规定了监测项目的采样环节或地点类型，根据当地食品生产、消费情况，合理选择采样地点以及分配样本量。选择采样地点时，首先对采样环节包括的各类型场所进行全面调查，了解各场所的消费人群、数量、规模、位置等信息，选择代表大多数人消费的场所进行采样。

2 抽样时间

监测计划明确规定了每个项目的截止上报时间，样品采集、检测和上报必须在此时间之前完成。在符合计划要求的前提下，还要根据具体的项目，合理安排采样时间。对于水果、蔬菜等季节性供应波动明显的食品，要合理分散采样时间；对于新鲜贝类中的贝类毒素，其高危时间在夏季前后，应在高危时间采样。微生物监测要求按照季度完成。

3 抽样记录

采样过程中要对每份样品进行采样信息记录，填写样品信息记录表。如果条件允许，尽可能在采样现场完成登记，如果不能，则必须在样品标签上填写登记表要求的全部内容，采样当天完成采样信息登记表。采样信息登记表随样品一起移交至实验室。

4 样品采集的基本原则

（1）采样过程

1）采样人员在采样前要与实验室人员沟通，双方确定采样任务，明确样品及相关物品的交接。

2）采样人员根据本地的采样计划确定采样场所，准备采样所需的材料、工具等。

3）采样人员到达采样场所后按计划采样，按照要求填写采样信息登记表，进行样品包装、标识、运输等。

4）如由于客观原因导致无法完成采样任务，要进行详细记录，并与采样、实验室等相关人员及时沟通。

5）采样完成后，在规定的时间内将样品、采样信息登记表一并移交给指定的实验室人员，实验室人员按照要求保存样品。

（2）采样人员

1）采样人员要熟悉本地区的采样计划，在采样前应详细了解被采集样品的特性以及采样要求。

2）各监测技术机构应指定一名具有高级职称的专业人员作为本区域采样负责人，全面负责本区域的采样工作，制订本区域的采样计划，对本区域的采样人员进行备案，组织本区域的采样人员进行技术培训。

3）采样应由 2 名及以上采样人员同时完成。

4）采样人员应为县级及以上监测单位从事食品安全工作的专业技术人员，具有相应的专业技术工作经验。

5）采样人员应经过专门培训后方可开展采样工作，各单位采样人员应相对固定，名单上报各省级地区的样品采集负责人备案，更换采样人时，提前以书面形式通知本区域的采样负责人并征得其同意，应由原采样人对新换采样人进行培训，并陪同采样至少 1 次，方可执行正常采样任务。

5 抽样量的要求

采样量受样品种类、性状、水分含量、可食部在样品中所占比例和监测项目等多种因素影响，原则上采样量应尽可能客观反映样品的污染状况并满足实验室检测的需要，同时在实际监测工作中具有可操作性。一般情况下，每份样品的采样量至少应满足下列规定。

(1) 散装产品根据水分含量和可食部的比例确定采样量，一般每份样品 500～1 000 g。

(2) 定型包装样品同一批号(或生产日期)的食品为 1 份样品，每份样品的采样量不少于 500 g，单个包装重量 250 g 以上的，每份样品采集 3～4 个包装，单个包装在 250 g 以下的，每份样品采集 5～8 个包装。

(3) 采集样品时，一般每份样品一式两份，一份用于分析检验，另一份作为备用样品，按照样品保存的相关要求妥善保存。

(三) 检验方法的选择和确证

1 检验方法选择

按照食品污染物及有害因素的监测要求，原则上应当优先选择最灵敏的国家标准检测方法，其定性和定量的准确度以及方法的精密度能够满足食品污染物和有害因素监测的要求，也可以选择比国家标准方法更准确、更灵敏的非标准方法，使用前需要进行验证确认。针对兽药、生物毒素和非法添加等项目可采用指定的基于免疫技术的快速检测方法进行粗筛，对于发现的阳性样品再采取必要的确证措施。

2 检验方法确认

监测检验机构应对每一个的新方法，即使是标准方法，在正式投入使用前都要求进行方法确认和实验室验证，以确保该检测方法在本实验室能够得到正确使用。保证监测结果准确、可靠，具有可比性；确认合格则表明该方法可以用于监测工作，如果不合格则需要在对方法进行适当调整的基础上进行再确认，必要时做检验细则，以充分表明检测方法符合检测项目的技术指标要求。

验证内容包括方法的确证性、正确度、精密度、检测限、定量限、线性关系、耐变性和系统适用性等。具体包括仪器及仪器参数、试剂、系统适用性试验、供试品溶液制备、对照品溶液制备、测定、计算等。

(四) 监测样品的留样及处置

食品安全风险监测采集样品时，一般每份样品一式两份，一份用于分析检验，另一份作为备用样品，按照样品保存的相关要求妥善保存。

(1) 留样时原则上是 3 个月。对于检测超标或问题样品，依据相关规定处理。

(2) 当送样量不能满足留样要求时，在保证分析样用量后，全部用作留样。

(3) 及时按相关规定处理超过保存期的留样，做好处置记录。

五、食品安全风险监测质量控制

为了确保监测工作质量，必须进行实验室质量控制。实验室质量控制工作包括内部质量控制和外部质量控制。

(一) 内部质量控制

检验机构在开始样品检验前或检验中，应利用下列方式开展内部质量控制。

(1) 有证标准物质加标回收试验或质控样品检验及评价(质控图)。

(2) 平行样检验及质量评价。

(3) 人员比对及评价(如果多人参与同一检验)。

(4) 设备比对及评价(如果多台设备用于同一检验)等内部质量控制活动,提供相关记录。

(5) 空白、阴性、标准菌株或质控样品检验。

(二) 外部结果质量控制

(1) 参加国家相关专业机构组织的质控考核。

(2) 参加省监测中心组织的质控考核、结果验证和比对活动。

(3) 鼓励参加 FAPAS 或者国家合格评定委员会组织的与污染物及有害因素监测相关的能力验证或比对。对于达不到要求,考核不过关的实验室原则上应退出监测系统。

六、食品安全风险监测结果分析研判

(1) 对于收集到的食品安全风险监测结果,首先可参考国家相关标准进行合格性判定,以便获得污染情况或污染水平的整体印象。

(2) 对于没有国家相关标准的监测项目,可参考既往或国际监测结果进行比较。

(3) 对于检测发现的污染和危害严重的项目,可参考相关标准或健康参考值等,开展暴露评估。

七、食品安全风险监测不合格和问题食品处置

(1) 各级监管部门以及各承检机构应按照职责分工,根据相关要求对监测发现的问题食品进行核实、处置、通报和上报。属于限时报告问题食品的,核查处置工作应在 24 小时之内启动。

(2) 市局执法总队开展承检机构上报的问题食品相关信息的审核,并及时将审核结果反馈市局协调处。

(3) 市局协调处接到承检机构和市局执法总队上报的问题食品信息后,如问题食品属于本市生产、流通、餐饮环节的,应根据所属环节,及时将《食品安全抽检监测问题食品信息及核查处置反馈表》通报市局食品生产处、食品流通处、食品餐饮处等相关处室。如问题食品生产经营者涉及其他省份的,应函告相关省级食品药品监管部门。

(4) 市局食品生产处、食品流通处、食品餐饮处接到问题食品通报后,应按辖区及时将问题食品通报情况和相关检验报告通报所在地分局,并指导督促各分局及时开展问题食品调查核实和处置工作,并汇总后续处置情况报送市局协调处。

(5) 各区局接市局相关处室问题食品核查、处置等情况通报后,应按规定开展核查处置工作。对问题食品中含有非食用物质或其他可能存在较高风险的,核查处置工作应在 24 小时之内启动。各区局应将问题食品后续处置情况按环节报送市局相关处室审核。

(6) 属于重大的、涉及外省市或跨省市的、带有系统性、区域性风险等的监测结果、市局及时将相关情况上报总局。如监测结果影响仅限于本市的,市局按照有关规定定期发布。

八、食品安全风险监测信息传报

(1) 各承检机构在完成抽样后,应先行将抽样信息通过市局“上海市食品安全风险监测管理系统”上报。各承检机构应按规定的检验方法开展样品检验,完成检验后,应及时将问题食品检验结果以《食品安全抽检监测问题样品信息表》格式报送市局协调处和市局执法总队;发现问题食品中含有非食用质或其他可能存在较高健康风险的(下称限时报告问题食品,具体情形另行规定),应在确认检验结果后 24 小时之内报告。经市局协调处和市局执法总队审核反馈后,应及时

将检验结果通过上述系统上报。各承检机构及时完成当月样品检验、复核和确认，并将检验结果通过市局“食品安全风险监测信息管理系统”上报。节令性食品的检验结果应在节前15日内上报。

(2) 市局执法总队应及时审核承检机构报送的监测结果，完成监测结果汇总分析，并上报市局。其中，Ⅰ级食品监测结果每月汇总分析，当月30日前上报，Ⅱ级食品监测结果每季度汇总分析，季度末月30日前上报，Ⅲ级食品监测结果每半年汇总分析，半年末月30日前上报。专项和应急监测结果应及时分析上报。

九、食品安全风险监测结果综合应用

(一) 食品安全风险评估

国家食品安全风险监测网络的建设和监测计划的实施结果，不仅有利于准确了解我国的食品安全基本状况，也为食品安全风险评估和风险预警提供了科学依据，国家食品安全风险评估进行了一系列的基础性建设工作。

我国的食品安全风险评估工作最早起步于20世纪70年代，原卫生部先后组织开展了食品中污染物和部分塑料食品包装材料树脂及成型品浸出物等的危险性评估。加入WTO后，我国进一步加强了食品中微生物、化学污染物、食品添加剂、食品强化剂等专题评估工作，开展了一系列应急和常规食品安全风险评估项目。基于食品安全风险监测工作的不断深入，先后完成食品中苏丹红、油炸食品中丙烯酰胺、酱油中的氯丙醇、面粉中溴酸钾、婴幼儿配方奶粉中碘和三聚氰胺、PVC保鲜膜中的加工助剂、红豆杉、二噁英污染等风险评估的基础性工作。

国家食品安全风险评估专家委员会成立后，加强了针对国内外食品安全热点问题的风险评估。2010年在开展膳食中铝、镉的评估基础上，2011年将双酚A对人体的健康影响评估列入国家食品安全风险评估优先项目，并开展了对膳食中二噁英、反式脂肪酸等5项风险评估工作，2012年新增邻苯二甲酸酯、鸡肉空弯菌等5项优先评估项目。一系列风险评估工作的深入展开和评估结果，为政府部门制定措施提供了科学依据，也对保障消费者健康起到了重要作用。

截至2013年7月15日，国家已经公布《丙烯酰胺危险性评估报告》《苏丹红危险性评估报告》和《中国居民反式脂肪酸膳食摄入水平及其风险评估》等报告，完成膳食中铝的暴露评估和膳食中镉的暴露评估。

(二) 食品安全标准制定、修订

从2010年开始，国家实施食品安全风险监测计划以来，收集了大量的监测数据。基于监测数据的风险评估为开展食品安全标准制(修)定提供重要的科学依据。

(三) 食品安全风险管理和预警

建立食品安全风险预警体系，及时发布食品安全风险预警信息，有利于及时引导消费与保护消费者健康，促进食品行业和企业的自律，有助于国际社会理解我国的食品安全管理政策。随着我国食品安全风险监测评估体系的建设，科学开展预警分析，依据监测与评估发布预警信息正在逐步成为常态。

(四) 食品安全风险交流

风险交流涉及风险评估者、风险管理者、食品企业、消费者、媒体以及其他利益相关方，是对风险评估结果的解释和风险管理决策依据进行的互动式沟通。目前，各国一些共用的风险交流方法主要是对交流对象的风险接受、风险感知水平进行调查研究，制定风险交流战略和风险交流计划。由于我国的食品安全风险交流工作刚刚开始，交流对象尤其是消费者的风险感知分析尚处于研究空白阶段，与媒体的沟通交流对于其准确客观报道，起着非常重要的作用。因此，以政府为主导的、有第三方社会团体或组织参加的、多群体的风险交流活动，会加快提高民众整体的风险认知能力，减少风险信息的不对称性。而开展风险交流进学校、进社区、进军营、到农村的活动，将使更多的人享受到国家食品安全风险交流的机会。

（吴仁华 彭少杰）

第二节 食品安全监督抽检

食品安全监督抽检（以下简称“监督抽检”）是指食品药品监督管理部门在日常监督检查、专项整治、案件稽查、事故调查、应急处置等工作中依法对食品（含食品添加剂、保健食品）组织的抽样、检验、复检、处理等活动。

监督抽检作为日常监督管理的手段之一，常用于检查评价食品是否符合国家食品安全标准。监督抽检工作必须按照《中华人民共和国食品安全法》、国家食品药品监督管理总局《食品安全抽样检验管理办法》等相关规定的程序和要求进行，任何一个环节出现问题都可能导致检验结果出现偏差，以至于不能准确地评价整体产品的质量安全状况。

一、食品安全监督抽检的原则

食品药品监督管理部门在实施抽检中根据不同的目的，应遵循以下原则。

（一）合法性

承担抽样和检验的机构及其人员、抽检的操作规程以及检测项目、频率、方法和出具报告的形式必须符合有关法律、法规、规章、标准和技术规范的要求。

（二）客观性

抽检的样品是客观存在的，既没有受到外来的污染，又没有人为“减少”或者“增加”，其结果能客观反映实际情况。

（三）代表性

通过对代表性样品的采样检测，能真正反映被抽检对象的整体水平，即通过对具有代表性样品的监督抽检能客观推断全部被测产品、场所和环境的质量安全状况。

（四）典型性

通过对典型样品的采样检测，能充分说明被测产品、场所和环境是否受到污染或者产品是否存在掺假掺杂。通常用于食物中毒、食品受污染等突发事件的调查。

（五）及时性

抽检结果会随着时间而发生变化。检测结果能正确反映抽样当时的实际情况。在突发公共卫生事件调查中应在第一时间采集样品；在日常监督中，应在正常生产经营和服务时采集样品；采样后及时送检。

（六）完整性

采取的样品在检测前，应确保数量不少、封装完好、标记清晰。

二、食品安全监督抽检的基本要求

(1) 监督抽检实行抽、检分离制度。抽样任务主要由当地食品药品监管部门或其执法机构负责。检验任务主要由依法取得资质认定的食品检验机构负责。食品药品监管部门也可委托具有法定资质的承检机构承担食品安全抽样工作。

(2) 监督抽检的抽样人员在执行抽样任务时应当出示监督抽检通知书、委托书等文件及有效身份证明文件,并不得少于2人,书面告知被抽样食品生产经营者依法享有的权利和应当承担的义务,在被监督抽检者的陪同下进行样品的采集。案件稽查、事故调查中的食品安全抽样活动,应当由食品安全行政执法人员进行或者陪同。承担监督抽检抽样任务的机构和人员不得提前通知被抽样的食品生产经营者。

(3) 采集样品的种类、数量、来源等应按照抽检计划的规定进行,保证采集的样品符合要求。由抽样人员从食品生产者的成品库的待销产品、食品经营者销售的食品、餐饮服务提供者使用或销售的食品中抽取。至少有2名抽样人员同时现场抽取,不得由被抽样单位自行提供。监督抽检的抽样数量原则上应当满足检验和复检的要求。

(4) 采集的样品注意应在保质期内,尽量抽取保质期于3个月以上的产品(保质期限不足3个月的除外);采集的样品应注意包装完整、无破损、未被污染。

(5) 采集的样品要与抽检计划规定的采样品种一致;监督员在采样前要详细阅读抽检计划及规定采集品种的定义,以避免对产品类别分辨不清,错取非规定种类产品。

(6) 采集样品应避免受到污染或品质受影响,并遵守被监督抽检人的卫生、安全规定。

(7) 抽检产品样品、环境和场所等非产品类样品的,监督抽检的抽样人员都应使用规范的抽样文书,详细记录抽样信息。记录保存期限不得少于2年。

(8) 样品采集后应当现场封样。复检备份样品应当单独封样,交由承检机构保存。抽样人员应当采取有效的防拆封措施,并由抽样人员、被抽样食品生产经营者签字或者盖章确认。抽样人员可以通过拍照、录像、留存购物票据等方式保存证据。

(9) 监督抽检的样品、抽样文书及相关资料应当由抽样人员携带或者寄送至承检机构,不得由被抽样食品生产经营者自行送样和寄送文书。

对有特殊贮存和运输要求的样品,抽样人员应当采取相应措施,保证样品贮存、运输过程符合国家相关规定和包装标示的要求,不发生影响检验结论的变化。

(10) 监督抽检抽取样品应当支付费用。

(11) 不予抽样的情形:抽样时,抽样人员应当查看被抽样单位的营业执照,以及食品生产许可证、食品流通许可证、餐饮服务许可证等相关法定资质,确认被抽样单位合法生产经营,并且拟抽检监测的食品属于被抽样单位法定资质允许生产经营的类别。遇有下列情况之一且能提供有效证明的,不予抽样。

1) 食品抽样基数不符合实施细则要求的。

2) 食品标签、包装、说明书标有“试制”或者“样品”等字样的。

3) 有充分证据证明拟抽检监测的食品为被抽样单位全部用于出口的。

4) 食品已经由食品生产经营者自行停止经营并单独存放、明确标注进行封存待处置的。

5) 超过保质期或已腐败变质的。

6) 被抽样单位存有明显不符合有关法律法规和部门规章要求的。

7) 法律、法规和规章规定的其他情形。

(12) 案件稽查、事故调查、应急处置中的抽样，不受抽样数量、抽样地点、被抽样单位是否具备合法资质等限制。

(13) 发生食品安全事故时，应立即赶赴现场、及时采样并送检。

三、抽检工作程序

(一) 抽检前的准备工作

(1) 抽样单位应对参与抽样工作的抽样人员进行培训，包括学习《中华人民共和国食品安全法》《食品安全抽样检验管理办法》等相关法律法规、食品安全标准以及监督抽检的相关要求。

(2) 抽检人员应了解监督抽检目的，明确被抽检食品的品种、样品的件数、每件样品的数量、检验项目等要求，特别要弄清被抽检食品种类的含义。

(3) 根据抽检要求做好采样工具、容器、仪器设备、材料和试剂的准备工作；待抽检的食品有特殊保存要求的，要带好保温箱；采样过程需无菌操作的，应带好工作衣帽、酒精灯等用具。

(4) 工具与容器应保持清洁干燥，需要做微生物检验的，应预先经灭菌消毒处理。

(5) 准备监督抽检文书，文书包括抽样单、现场检查笔录、监督抽检告知书等。

(二) 样品的分类

1 客观样品

在经常性和预防性食品安全监督管理过程中，为掌握食品安全质量，对食品生产、流通环节和餐饮环节的产品、原料、场所和环境进行定期或不定期抽样。这种抽检是在未发生不符合食品安全标准或要求的情况下，按照指定的计划进行随机化抽检。

2 选择性样品

对可能不合格、受到污染、发生突发公共卫生事件、污染事故、举报投诉的产品、原料、场所和环境，要查明原因、范围、程度，而有针对性的、在不同场所选择可疑或典型样品进行监督抽检。

(三) 样品的采集

采样应遵循无菌操作程序，采样工具和容器应无菌、干燥、防漏，形状及大小适宜。

1 散装样品

(1) 液体或半液体：采样前，先检查样品的感官性状，均匀后再采样；难以搅拌均匀的，按容器的高度(深度)等距离分为上、中、下三层，在四角和中间不同部分三层中各取同样量的样品混合后，供检验使用。

(2) 固体(颗粒或粉末)：采用分区、分层、分点采样法。每个区域面积一般为 50 m^2，区内设"梅花"采样点，然后分层采样，经混合后，取检验所需样品。

2 大包装样品

(1) 液体或半液体：混合均匀的，按比例从大包装中采样，经混合后，取样；混合不均匀的，按比例从大包装的不同层中采样，经混合后，取样。

(2) 固体(颗粒或粉末)：按比例从大包装的不同层中采样，采用"四分法"分取平均样品。

无论哪种采样，如样品数量较多，都应混合均匀，用四分区法平均样品。

3 小包装样品 按照生产日期、班次或批号，按比例随机取样。

4 其他食品

(1) 肉类：同质的肉类按照上、中、下的采样原则，不同质的先分类后分别取样，也可以根据要求重点采集某一部位。

（2）鱼类：同质鱼堆在四角和中间分别采样，尽量从上、中、下三层抽取有代表性的样品。一般鱼类，都采集完整的个体。

（3）果蔬：体积较小的（葡萄、草莓等）可采集若干个整体作为样品；体积较大的（西瓜等）可按成熟度及个体大小组成比例，对个体按生长纵轴剖分 4 份或 8 份，选取对角线的 2 份。

（4）体积蓬松的叶菜类：由多个包装分别抽取一定数量作为样品。

5. 物体表面

涂抹法、纸片法或洗涤法取样。

6. 食物中毒事件的样品

根据现场的具体情况进行，具体可参见第二十四章食品安全事故处置相关要求。食物中毒时间样品的采集数量不受常规数量的限制，以满足食物中毒原因判定的检验要求为前提，视样品种类而定。采集样品时，要注意无菌操作，防止污染，目的明确，重点突出。

（四）无菌操作采样

食品安全监督抽检经常需要做到无菌采样。无菌采样的用具和容器应无菌、干燥防漏，形状及大小适宜，使用前需用专用纸或布单件包装，事先经高压灭菌处理。监督抽检的采样过程中应严格遵循无菌操作程序。

1. 操作步骤

采样人员洗手消毒，穿隔离衣，戴口罩和灭菌手套；用 75%酒精消毒样品包装的开口处，然后打开样品容器；用灭菌采样用具采集样品；在火焰旁打开采样容器，将样品从样品容器中取出，在火焰旁放入采样容器；采样容器在火焰下燃烧开口处，加盖封口。

2. 注意事项

尽量从未开封的包装内取样，大包装的要注意采样的代表性；预先包好灭菌的用具和采用瓶，采样时打开；一般为 2 人协作操作，一人负责取样，另外一人负责打开采样容器、包装、封口等。

（五）采样数量

根据检验目的和检验项目要求确定采样数量，兼顾考虑理化检验和微生物检验两个方面。一般每份样品不少于检验需要量的 2 倍，以供检验、留样备查之用。

1. 微生物学检验样品需要量

一般每份样品不少于 250 g，液体不少于 250 ml；国家标准有特殊规定的，依据特殊规定确定采样量。其他特殊情况按照具体的检验项目需要和样品的具体情况适当增加或减少。

2. 理化检验样品需要量

一般每份样品不少于 500 g；液体、半液体每份样品不少于 500 ml；250 g 以下包装的不少于 6 包。但应按照具体的检验项目需要和样品的具体情况适当增加或减少。

特殊情况下根据检验要求与样品的具体情况共同确定每件的数量。

（六）样品签封和编号

现场采样样品后，将采好的样品分别盛装在容器或牢固的包装内，在容器盖接处或包装上进行签封，贴上盖有抽样单位公章的封条，可以由采样人或采样单位签封，以防止样品被擅自拆封、动用及调换。每件样品还必须贴上标签，明确标记品名、来源、数量、采样地点、采样人及采样年月日等内容，微生物学检验样品还应标明采样时的温度。如样品品种较少应在每件样品上进行编号，其号应与采样记录和样品名称或编号相符。

（七）样品的获取方式

抽样人员应向被抽样单位支付样品购置费并索取发票及所购样品明细，可现场支付费用或先书面告知随后支付费用。样品购置费的付款单位由组织监督抽检的食品药品监管部门指定。

（八）监督抽检文书的制作

(1) 抽样人员应当使用规定的抽样文书，详细完整记录抽样信息。抽样文书应当字迹工整、清楚，容易辨认，不得随意更改。如需要更改信息应当由被抽样单位签字或盖章确认。

(2) 抽样单上被抽样单位名称应当严格按照营业执照或其他相关法定资质证书填写。被抽样单位地址按照被抽样单位的实际地址填写，若在批发市场等食品经营单位抽样时，应当记录被抽样单位摊位号。被抽样单位名称、地址与营业执照或其他相关法定资质证书上名称、地址不一致时，应当在抽样单备注栏中注明。

(3) 抽样单上样品名称应当按照食品标示信息填写。若无食品标示的，可根据被抽样单位提供的食品名称填写，需在备注栏中注明"样品名称由被抽样单位提供"，并由被抽样单位签字确认。若标注的食品名称无法反映其真实属性，或使用俗名、简称时，应当同时注明食品的"标称名称"和"标准名称或真实属性名称"，如"稻花香(大米)"。

(4) 被抽样品为委托加工的，抽样单上被抽样单位信息应当填写实际被抽样单位信息，标称的食品生产者信息填写被委托方信息，并在备注栏中注明委托方信息。

(5) 必要时，抽样单备注栏中还应当注明食品加工工艺等信息。

(6) 抽样单填写完毕后，被抽样单位应当在抽样单上签字或盖章确认。

(7) 需要企业标准的，抽样人员应当索要食品执行的企业标准文本复印件，并与样品一同移交承检机构。

(8) 抽样记录保存期限不得少于 2 年。

(9) 抽样人员应将填写完整的抽样单、监督抽检告知书交于被抽样单位，并告知其所享有的权利和应承担的义务。

（九）样品运输与储存

监督抽检人员在运送样品的过程中，应对样品进行严密包装，以避免样品之间的交叉污染问题。采取的样品应严格按照其物理、化学、生物学等特性，或者其标签标识上注明的储运条件进行运输和贮藏，并及时送检，使其不发生影响检验结论的变化。需要冷冻冷藏保存的样品，应使用能达到规定温度的冰箱或冰袋进行传送。传送过程中对于易碎、易损样品包装应作特殊保护。涉及微生物检验的样品，样品采集后送到微生物检验室应尽量快速，最长不宜超过 4 小时(定型包装样品标签标注为常温保存的样品除外)。采集样品到检验室要立即检验，如不能立即检验的要按照标识规定的贮存条件进行贮存，微生物检验样品还应做好样品运送工作记录，写明运送条件、日期(时间)及其他应用说明的事项。

（十）样品确认

监督抽检中发现有不合格食品的，食品药品监管部门应当在收到检验报告书 5 个工作日内通知被抽检的食品生产经营者。

对检验结论有异议的，被抽样食品生产经营者可以自收到食品安全监督抽检不合格检验结论之日起 7 个工作日内，向实施抽样检验的食品药品监管部门或者其上一级食品药品监管部门提出复检申请。在食品经营单位抽样的，被抽样单位或标称的食品生产者对检验结论有异议的，需双方协商统一后由其中一方提出。涉及委托加工关系的，委托方或被委托方对检验结论有异议的，需双方协商统一后由其中一方提出。逾期未提出申请的，视为抽样产品的真实性并承认检验结果。

（十一）复检备份样品的处理要求

监督抽检的检验结论合格的，承检机构应当自检验结论作出之日起3个月内妥善保存复检备份样品。复检备份样品剩余保质期不足3个月的，应当保存至保质期结束。

检验结论不合格的，承检机构应当自检验结论作出之日起6个月内妥善保存复检备份样品。复检备份样品剩余保质期不足6个月的，应当保存至保质期结束。

（十二）复检

（1）被抽检的食品生产经营者和标称的食品生产者可以自收到食品安全监督抽检不合格检验结论之日起7个工作日内，依照法律规定提出书面复检申请，并说明理由。复检机构与复检申请人存在日常检验业务委托等利害关系的，不得接受复检申请。

（2）复检申请人原则上应当自提出复检申请之日起20个工作日内向组织或者委托实施监督抽检的食品药品监督管理部门提交复检报告。逾期不提交的，视为认可初检结论。食品药品监督管理部门与复检申请人、复检机构另有约定的，从其约定。

（3）有下列情形之一的，复检机构不得予以复检：①检验结论显示微生物指标超标的；②复检备份样品超过保质期的；③逾期提出复检申请的；④其他原因导致备份样品无法实现复检目的的。

（十三）不需复检的异议处理

被抽样食品生产经营者对被抽样品真实性有异议的，或者对检验方法、判定依据等存在异议的，应当自收到不合格检验结论通知之日起5个工作日内，向组织开展抽检监测的食品药品监管部门提出书面异议审核申请，并提交相关证明材料。逾期未提出异议的或者未提供有效证明材料的，视同无异议。

组织开展抽检监测的食品药品监管部门应当对异议审核申请进行审核，并及时答复。

四、处理措施

（一）对抽检工作不配合的处理措施

被抽样单位无正当理由，对抽样工作不配合或者拒绝抽检监测的，抽样人员应认真取证，如实做好情况记录，告知拒检的后果。必要时，可依据《食品安全法》第一百三十三条、《食品安全抽样检验管理办法》第四十五条予以处罚。

（二）不合格食品生产经营者的行政处理措施

（1）及时向食品生产经营者送达书面通知，监督食品生产经营者依法采取封存库存不合格食品，暂停生产、销售和使用不合格食品，召回不合格食品等措施控制食品安全风险。

（2）对不合格食品生产经营者进行调查，并根据调查情况立案，依法实施行政处罚；涉嫌犯罪的，应当依法及时移送公安机关。

（3）监督不合格食品生产者开展问题原因的分析排查，限定期限完成整改，并在规定期限内提交整改报告。

（4）根据不合格食品生产经营者提交的整改报告开展复查，并加强对不合格食品及同种食品的跟踪抽检监测。

（5）复检结论表明食品合格的，应当及时书面通知被抽检人和标称食品生产者恢复生产、销售该批次食品。

（吴仁华　党　凯　杨朝银　胡　鹏）

第三节 食品安全快速检测

一、概述

（一）快速检测的概念

食品快速检测方法，指适用于食品安全相关项目的技术和产品，具有快速、简便、灵敏等特点。作为一种快速筛检可疑阳性样品的方法，一般来说，快速检测结果需要实验室标准方法确认后才能作为监督执法的依据，但其中部分快速检测方法，如温度、距离、尘埃离子计数等，经过计量认证后其结果可作为监督执法的依据。

食品安全快速检测可以广泛应用于食品生产经营企业审核发证参数检测、食品污染物筛检、重大活动食品安全保障、食物中毒可疑食品排查等。快速检测有利于及时发现并处置食品安全隐患，提高监督员专业执法能力，提升食品安全保障水平，应当作为食品安全监督员的执法基本技能。快速检测也可应用于食品生产经营企业食品安全的自检把关，是企业落实食品安全主体责任的重要技术手段。

（二）快速检测的法律依据

《中华人民共和国食品安全法》第一百一十二条规定，县级以上人民政府食品药品监督管理部门在食品安全监督管理工作中可以采用国家规定的快速检测方法对食品进行抽查检测。对抽查检测结果表明可能不符合食品安全标准的食品，应当依照本法第八十七条的规定进行检验（监督抽检）。第八十八条规定，采用国家规定的快速检测方法对食用农产品进行抽查检测，被抽查人对检测结果有异议的，可以自收到检测结果时起四小时内申请复检。复检不得采用快速检测方法。

（三）快速检测分类及硬件要求

1 快速检测分类

依据应用目标不同，快速检测的对象主要分为：生产经营条件及过程指标、食品品质指标、污染物和有害因素指标、食物中毒物质指标、非法添加和掺杂掺假指标等。部分典型的快速检测分类和项目具体如下：

（1）生产经营条件及过程：①环境洁净度（ATP）；②极性组分；③有效氯。

（2）食品品质指标：①酸价；②过氧化值；③碘含量；④电导率。

（3）污染物和有害因素：①甲醛；②二氧化硫；③砷。

（4）食物中毒物质：①有机磷和氨基甲酸酯农药；②亚硝酸盐；③甲醇；④瘦肉精。

（5）非法添加和掺杂掺假：①硼砂；②硫酸铝钾；③荧光增白剂；④罂粟（吗啡）；⑤酚酞；⑥西地那非。

主要食品安全快速检测方法分类和技术参数见表 16－1。

2 快速检测硬件要求

基层监督所是开展食品安全快速检测的主力军，应设置专门的快速检测室。根据食药监财〔2014〕218 号《食品药品监管总局关于印发食品药品监管乡镇（街道）排除机构办公用房建设指导意见的通知》，乡镇（街道）快速检测室应根据面积应达到 50～60 m^2。快速检测实验室应具备空调、供电、给排水、通风、操作台等设施，配置冰箱、离心机、留样柜、样品前处理设备等基础设

表 16-1　主要食品安全快速检测方法分类和技术参数一览表

序号	检测类别	检测对象	检测指标	检测品种	方法类型	检测方法	操作时长
1	生产经营条件过程	环节	ATP	手面、砧板等	仪器法	荧光光度法	2 min
2		食用油	极性组分	煎炸油	仪器法	电导测定法	2 min
3		消毒液	有效氯	含氯消毒液	试纸法	碘化钾显色法	2 min
4	食品品质指标	食用油	酸价	植物油	试纸法	显色反应法	3 min
5		食用油	过氧化值	植物油	试纸法	显色反应法	3 min
6		食用盐	碘含量	加碘盐	试剂法	玫瑰红比色法	3 min
7		饮用水	电导率	纯净水	仪器法	电导测定法	3 min
8	污染物和有害因素指标	水发产品	甲醛	牛百叶、豆制品	试剂法	AHMT 显色法	5 min
9		干制蔬菜	二氧化硫	金针菇、黄花菜	试剂法	碘试剂滴定法	10 min
10		液态食品	砷	饮料等	试剂法	检砷管法	10 min
11	食物中毒指标	蔬菜水果	有机磷农药	叶类蔬菜等	仪器法	胆碱酯酶抑制法	5 min
12		食用盐	亚硝酸盐	食用盐	试剂法	重氮偶联反应	3 min
13		酒类	甲醇	白酒	仪器法	旋光法	10 min
14		肉及肉制品	瘦肉精	畜肉	试剂法	免疫胶体金法	10 min
15	非法添加掺杂掺假	肉制品等	硼砂	肉丸、粉丝等	仪器法	姜黄素显色法	30 min
16		面制品	硫酸铝钾	面粉、油条等	试剂法	铬天青显色法	30 min
17		食用菌	荧光增白剂	蘑菇	仪器法	紫外照射法	3 min
18		餐饮食品	吗啡	火锅汤(底料)	试剂法	免疫胶体金法	10 min
19		保健食品	酚酞	减肥类	试剂法	碱性试液显色法	3 min
20		保健食品	西地那非	壮阳、抗疲劳类	试剂法	三硝基苯酚显色法	3 min

注：1. 上述检测指标的分类存在一定的重叠；2. 检测品种仅为重点检测品种，其他适用范围参见产品说明书；3. 操作时长为完成 1 件样品的参考时长。

备，以及快速检测结果在线传输所需要的网络环境。具体内容如下：

(1) 基础设备：①冰箱：2 个(180L 以上，温度范围：−20～10℃)；②便携式采样冰箱(包)：5～10 个；③净水发生器或蒸馏水发生器：1 个；④玻璃器皿：若干套；⑤电脑和打印机：各 1 台；⑥其他。

(2) 样品前处理设备：①超声波提取仪：1 个；②均质器：1～2 个；进口或国产，其中 1 台为拍击式；③离心机：1～2 个(4 000 rpn 以上)；④粉碎机：1～2 个；⑤混合器：1～2 个；⑥振荡器：1～2 个；⑦水浴箱：1 个；⑧电子天平：2 个(感量 10 mg，称量 0～100 g)；⑨电子移液器：若干(包括多通道和单通道)。

(3) 快速检测仪器：①ATP 测量仪；②极性组分检测仪；③电导率仪；④砷检测管；⑤旋光光度计；⑥荧光增白剂检测仪；⑦中心温度计和环境温度计；⑧紫外照度计；⑨多功能食品安全快速分析仪；⑩其他。

(4) 快速检测试剂盒：①测氯试纸；②酸价试纸；③过氧化值试纸；④碘含量试剂盒；⑤甲醛试剂盒；⑥二氧化硫速测试剂盒；⑦农药速测卡；⑧甲醛试剂盒；⑨瘦肉精胶体金检测板；⑩罂粟胶体金检测板；⑪酚酞试剂盒；⑫西地那非试剂盒；⑬其他。

（四）快速检测工作的实施

① 抽样原则

针对社会关注的焦点、热点、难点以及食物链中容易发生问题的关键性环节，尤其是对人体危害较大、易造成食源性疾病的食品或环节进行筛检。可以在种养殖场所、储存运输环节、生产单位(包括小作坊)、流通单位(包括小摊贩)、餐饮单位等开展抽样检测。

② 检测准备

定期校准快速检测仪器设备，确认快速检测试剂盒和耗材的有效期，明确各种快速检测方法的检测范围等。出动流动检测车工作的，应在出发前检查车辆驾驶性能完好性和仪器设施完好性，包括实验用水、用电等。

③ 检测实施

采样前尽量了解该批食品的原料来源、加工方法、运输保藏条件、销售中各个环节的卫生状况；如外地进入的食品应查验该批食品的有关证件、包括送货单、检疫证书、产品检验报告等，并对该批食品进行感官检查，填写《食品安全快速检测及处理记录表》(表 16－2)。

样品编号：

表 16－2 食品安全快速检测结果及处理记录

任务来源：1. 日常巡查；2. 食物中毒；3. 重大活动保障；4. 其他

样品名称＿＿＿＿＿＿＿＿ 商标＿＿＿＿＿＿＿＿
产品规格＿＿＿＿＿＿＿＿ 样品数量＿＿＿＿＿＿＿＿
生产日期或批号＿＿＿＿＿＿＿＿ 检验项目＿＿＿＿＿＿＿＿
样品生产单位＿＿＿＿＿＿＿＿ 被采样单位＿＿＿＿＿＿＿＿
快检方法＿＿＿＿＿＿＿＿ 快检日期＿＿＿＿＿＿＿＿

1. 快检结果和判定

监督员＿＿＿＿＿＿＿＿

2－1. 阳性样品无需复检的情况
(1) 无平行样；(　　)
(2) 有平行样，但不稳定；(　　)
(3) 有平行样，属食用农产品，被抽样人未提出异议(　　)

2－2. 阳性样品需要复检的情况
(1) 有平行样，稳定，非食用农产品，需要复检；(　　)
(2) 有平行样，稳定，属食用农产品，被抽样人提出异议；(　　)

2－3. 复检检测方法

2－4. 复检结果及判定

三、不合格样品处置情况

填表人：＿＿＿＿＿＿＿＿ 审核人：＿＿＿＿＿＿＿＿
填表日期：＿＿＿＿＿＿＿＿ 审核日期：＿＿＿＿＿＿＿＿

如不能或不适宜在现场完成的快速检测，采样后将样品盛装在容器或包装袋内，签封编号，标记样品名称、来源、数量、采样地点、采样人、采样日期等内容，将样品带到流动检测车上或简易实验室后进行快速检测并记录。

开展快速检测时，尽可能同时进行阴性、阳性标准品的对照检测，作为快速检测的质控。

关于各种快速检测的实施见本章节。

4. 阳性结果处理

(1) 若快速检测阳性样品不存在平行样品，如操作台、碗碟等环节表面样品，不需送平行样至实验室确认，直接给予改进或消除隐患的建议。

(2) 若快速检测样品阳性指标本身为不稳定的、易降解、易挥发物质，如过氧化氢、有效氯等，不需送平行样至实验室确认，直接给予改进或消除隐患的建议。

(3) 若快速检测样品阳性指标稳定，应当采集平行样进行监督抽检，委托有资质食品检验机构进行复检。

(4) 若采用国家规定的快速检测方法对食用农产品进行抽查检测，被抽查人对检测结果有无异议的，也未在规定时间内申请复检的，监督员可以按照相关规定进行后续处置。若被抽查人对检测结果有异议，并在规定时间内申请复检的，应按监督抽检程序和要求进行复检。

(5) 对于检出阳性样片中存在非食用物质以及其他严重危害人体健康的指标时，如检出瘦肉精、罂粟等，在送检实验室确认前可采取临时控制措施。

二、生产经营条件及过程

(一) 环境洁净度(ATP)

1. 检测背景

食品接触环节表面的洁净度与食品的卫生状况紧密相关。传统上采用菌落总数和大肠菌群作为指示菌反映食品接触环节表面卫生状况，需要采样后在实验室进行培养，步骤多，时间长，不利于及时发现食品生产经营过程中的卫生问题。通过荧光光度计检测 ATP(三磷酸腺苷)反映环节表面残留的细胞数量，可以提示生产加工环节的环境洁净度即卫生状况。

2. 适用范围

用于食品生产经营单位食品接触环节表面清洁度的测量，尤其是洁净度要求较高的即食接触环节表面，如餐饮服务单位清洗消毒后处于备用状态的餐饮具、工用具等。

3. 基本原理

ATP 存在于所有活细胞体内，是细胞供能的基本单位。ATP 在酶的作用下可以和虫荧光素进行化学反应并发出荧光，荧光强度和 ATP 数量相关，而 ATP 数量和细胞数量相关，细胞数量又与受到污染的食品接触环节表面残留的动物细胞、植物细胞或微生物细胞数量相关。因此，荧光强度反映了食品接触环节表面的清洁程度。化学反应方程式如下：

ATP＋虫荧光素＋O_2【荧光素酶和镁离子催化】⟶AMP＋虫荧光素(氧化型)＋CO_2＋焦磷酸

4. 仪器材料

System SURE Plus ATP 荧光检测仪和配套的采样棉拭子(以 Hygiena 品牌为例)。

5. 技术参数

(1) 检测精度：10^{-15} mol(ATP)。

(2) 检测范围：0～9 999 RLU（相对发光单位）。

(3) 检测时间：采样 30 秒，仪器自检 1 分钟，样品检测 15 秒。

⑥ 操作步骤

(1) 打开 ATP 荧光检测仪电源，仪器进入 1 分钟倒计时自检状态。

(2) 从检测管中取出专用采样棉拭子，将湿润的棉拭子在待测物体表面均匀涂抹约 100 cm^2，然后将棉拭子放回检测管并旋紧。

(3) 将检测管帽端接头出折断，充分挤压试管帽端液体使其进入棉拭子所在的检测管下端。

(4) 握住检测管，上下振荡约 60 次(1 分钟)使其充分反应。

(5) 将检测管插入自检完毕后的 ATP 荧光检测仪，合上仓盖，按【OK】键进行检测。

(6) 15 sec 后仪器自动显示 ATP 检测结果(相对发光单位)。

(7) 从仪器中取出检测管进行下一个样品测量或关闭电源结束测量。

具体操作步骤参考图 16 - 1。

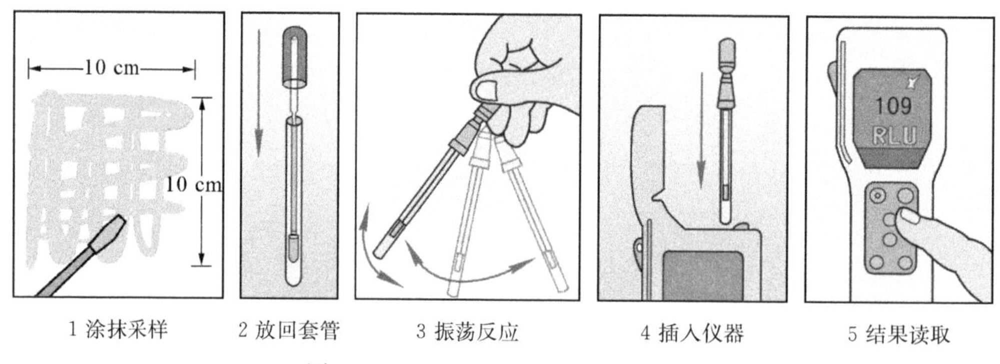

图 16 - 1 ATP 荧光检测仪操作示意图

⑦ 法规标准

上海市食品安全地方标准 DB 312024 - 2014《集体用餐配送膳食卫生规范》规定了工用具、容器、手的 ATP 限量(见表 16 - 3)，其他消毒后处于备用状态时的即食食品环节接触表面，其 ATP 的限量要求可参考 DB 312024 - 2014 规定。具体规定见表 16 - 3。

表 16 - 3 集体用餐配送膳食生产企业生产过程 ATP 监控的要求

检测对象	限量要求	监控频率
接触即食食品工用具和容器	≤30 RLU(良好) 30～100 RLU(可疑) ≤100 RLU(合格)	每餐次不少于 1 件次
餐饮具及保温箱内壁		每餐次不少于 2 件次
接触即食食品人员手部		每餐次不少于 1 件次

⑧ 注意事项

(1) 采样时不要触摸棉拭子，以免污染。

(2) 采样后棉拭子和试剂反应后，应立即将棉拭子垂直放置在荧光仪中，启动检测开关后 15 秒读数。

(3) 采样棉拭子要在 2～8℃之间冷藏储存，有效期 6 个月。从冰箱取出后应尽快使用。

(4) 采用该方法检测的是环节表面清洁度，不是菌落总数或大肠菌群计数，但与菌落总数或大肠菌群数量有相关性。

(二) 极性组分

1. 检测背景

处于煎炸食品过程中的食用植物油称为“煎炸油”。煎炸油经反复使用和高温加热，可发生一系列的化学反应，在营养价值下降的同时还会产生丙烯酰胺、苯并芘等多种有害物质，同时表现为油的极性组分升高。“地沟油”由于也存在反复高温的情形，加上后期的反复加热提炼，也可表现为极性组分升高，可以作为发现“地沟油”的线索。

2. 适用范围

用于测定处于食品煎炸过程中的食用油。

3. 基本原理

食用植物油经反复使用和高温加热，其中性状态会裂解为带电离子状态，表现为极性组分增加，“导电性”增强，可通过仪器检测其“导电性”推算极性组分含量。

4. 仪器材料

极性组分检测仪(以 Testo－265 型为例)。

5. 技术参数

(1) 温度测量范围：＋40℃至＋210℃。

(2) 温度测量精确度：±1.5℃。

(3) 极性组分测量范围;0.5%～40%。

(4) 极性组分测量精确度：±2.0%(＋40℃至＋190℃)。

6. 操作步骤

(1) 测量前，从油中拿出油炸的食物，等待 1～5 分钟，使油中水分充分挥发。

(2) 按【HOLD】键开机。

(3) 将仪器(传感器)垂直浸入油中，浸入深度应在传感器标示的“最大”和“最小”刻度之间。

(4) 轻轻搅动传感器，等待约 30 秒，等待读数稳定。

(5) 当温度显示温度时，读数自动锁定，读取仪器显示屏的温度和极性组分结果。

具体操作步骤参考图 16－2。

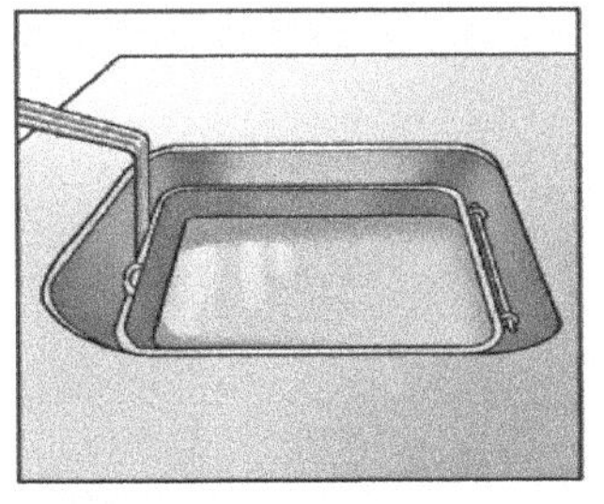

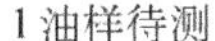

1 油样待测

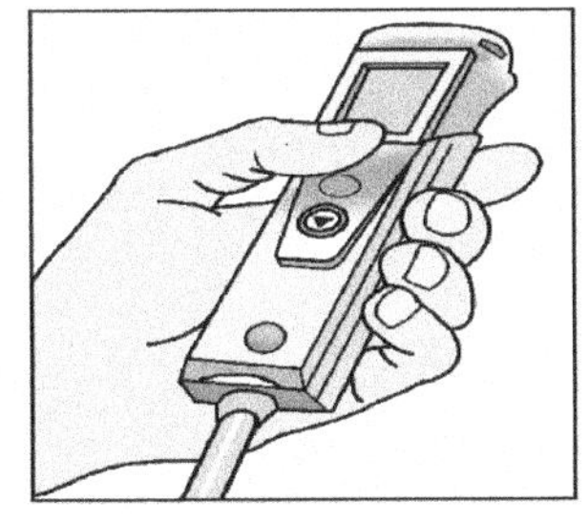

2 仪器设置

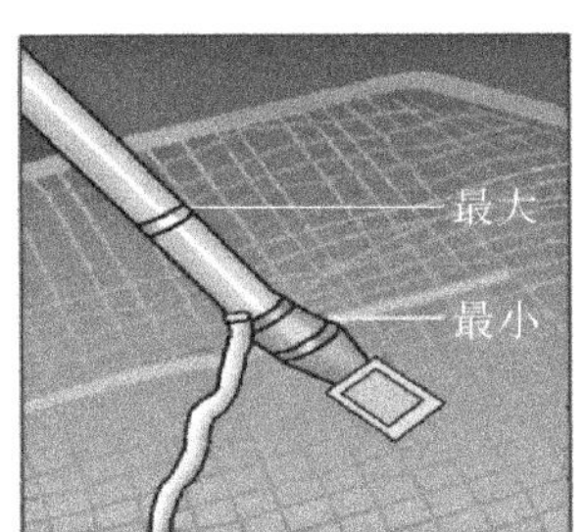

3 浸入油样

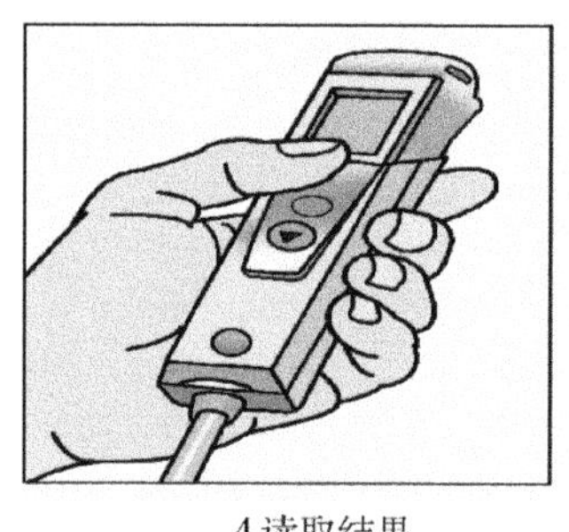
4 读取结果

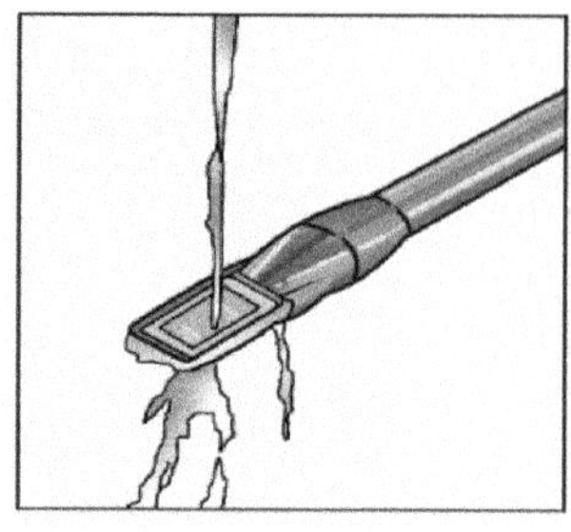
5 清水冲洗

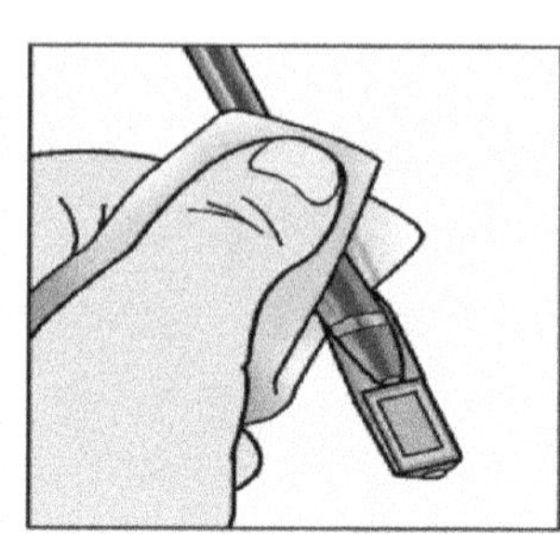
6 洁纸擦拭

图 16－2 极性组分检测仪操作示意图

⑦ 法规标准

我国 GB 7102.1－2003《食用植物油煎炸过程中的卫生标准》中规定了食用植物油煎炸过程中的极性组分限量。具体规定见表 16－4。

表 16－4 食用植物油煎炸过程中的极性组分的限量要求

检测项目	限量要求	标准依据
极性组分(TMP)	≤27%	GB 7102.1－2003

⑧ 注意事项

(1) 不要将传感器放在金属部件，例如油炸篮子、锅壁附近，传感器离金属部件最小距离为 5 cm，否则影响测量结果。

(2) 如果烹饪油中含有水分，测量结果将会偏高。可将食物取出后继续维持加热 1～2 分钟，以使水分挥发。

(三) 有效氯

① 检测背景

含氯消毒剂是食品生产经营企业最常用的化学消毒药物，价格便宜，消毒效果强，但其缺点是有效氯成分在空气环境中不断降解，消毒浓度难以掌握。使用测氯试纸可以快速测量含氯消毒水的有效氯浓度，提醒使用者及时添加消毒剂或更换消毒水。

② 适用范围

用于含氯消毒剂如漂白粉、漂白粉精、次氯酸钠、氯胺 T、氯化磷酸盐、二氯或三氯异氰尿酸钠等的有效氯含氯测定。

③ 基本原理

样品中的有效氯在酸性溶液中与碘化钾起氧化作用，释放出一定量的碘，再与特定显色剂反应生成有色物质，颜色深浅与有效氯含量成正比。

④ 仪器材料

有效氯检测试纸(以中卫牌为例)。

⑤ 技术参数

(1) 反应范围：10～50 000 mg/L。

(2) 比色范围：10～2 000 mg/L。

⑥ 操作步骤

(1) 用一只手握住试纸盒，将拇指压住试纸于出口处；用另一只手拉出测氯纸纸条至适当长度，然后在楔状齿上割断。

(2) 将有效氯检测试纸条一端浸入消毒液后立即取出。

(3) 将取出的有效氯检测试纸条与配套的标准色板进行对比，读取有效氯浓度数值。

具体操作步骤参考图 16－3。

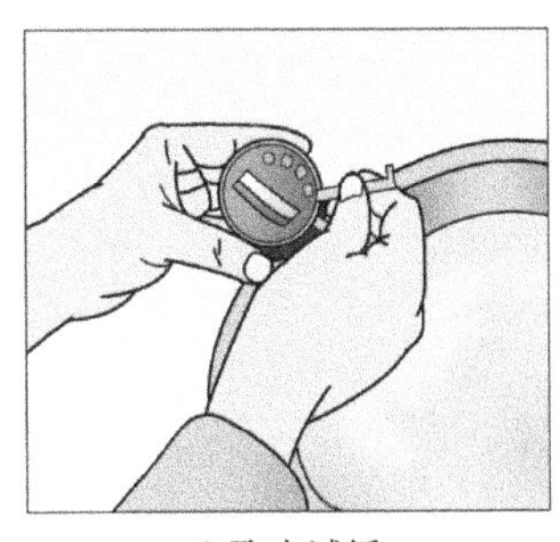
1 取出试纸

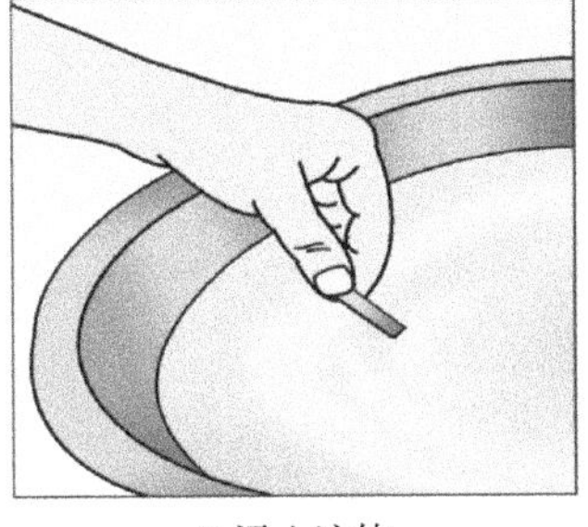
2 浸入液体

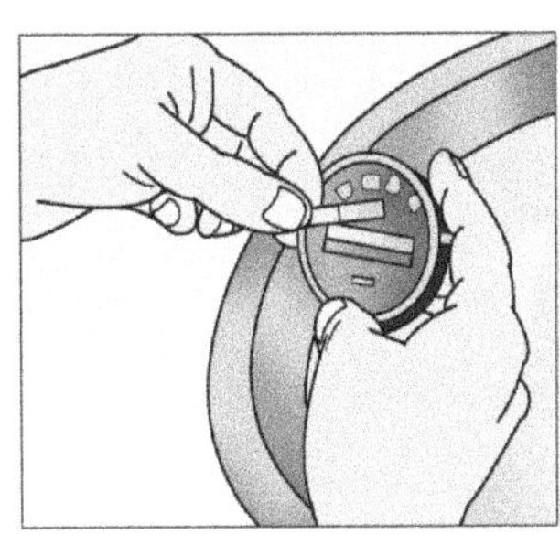
3 读取结果

图 16－3　有效氯检测试纸操作示意图

⑦ 法规标准

我国 GB 14934－1994《食(饮)具消毒卫生标准》《漂白粉、漂粉精类消毒剂卫生质量技术规范》(卫办监督发〔2010〕204 号)以及《消毒技术规范》等规定了含氯消毒剂的使用浓度，具体规定见表 16－5。

表 16－5　含氯消毒剂对不同消毒对象的消毒浓度、时间和方式

消毒对象和方式		有效氯浓度(mg/L)	消毒时间(min)	消毒方式	标准
食(饮)具		250	＞5	浸泡	GB 14934－1994
蔬菜和水果		100～200	10	先清洗、后消毒。再用生活饮用水冲净	漂白粉、漂粉精类消毒剂卫生质量技术规范
一般物体表面	清洁	250	10～30	擦拭、冲洗、浸泡、喷洒	
	非清洁	500	20～30	擦拭、冲洗、浸泡、喷洒(以喷湿为宜)	

⑧ 注意事项

(1) 试纸条取出后应尽快使用，禁止长时间暴露于阳光照射下。

(2) 试纸条可能对样品中含有的氧化性物质有相似的显色反应，使用时予注意。

(3) 应在规定的时间范围内观察反应结果，否则影响测定结果。

(4) 试纸条测试样品的最佳温度应在介于 13～28℃，否则可能影响测定结果。

(5) 试剂条应置于阴凉干燥处，不得冷冻或于 30℃以上保持，有效期为 12 个月，若试纸变色或超过有效期不可再使用。

三、食品品质指标

(一) 酸价

① 检测背景

酸价表示中和 1 g 油脂所需的氢氧化钾(KOH)的毫克数，是油脂中游离脂肪酸含量的标志，

可作为油脂变质程度的指标。油脂在保藏过程中，由于微生物、酶和热的作用发生缓慢水解，产生游离脂肪酸。酸价越小，说明油脂质量越好，新鲜度和精炼程度越好。

② 适用范围

本方法适用于食用植物油酸价的快速半定量测定。

③ 基本原理

利用食用植物油酸败所产生的游离脂肪酸与速测卡中的 pH 试剂发生显色反应，与标准色板对比进行目视半定量，以反映油脂酸败的程度。

④ 仪器材料

酸价试纸条(以中辉牌为例)。

⑤ 技术参数

测试范围：0～5.0(KOH)mg/g。

⑥ 操作步骤

(1) 取适量油样于清洁、干燥容器中。

(2) 将含药试纸端插入油样中 1～2 秒，立即取出并开始计时。

(3) 酸价试纸条的反应计时时间为 90±5 秒。

(4) 判读：当计时到达要求的反应时间，将试纸条颜色与包装盒上的色卡进行比较，读取相应的酸价值。颜色相同色块下的标记数值即为样品的检测值。如试纸条颜色在两色块之间，则取两者的中间值。

具体操作步骤参考图 16-4。

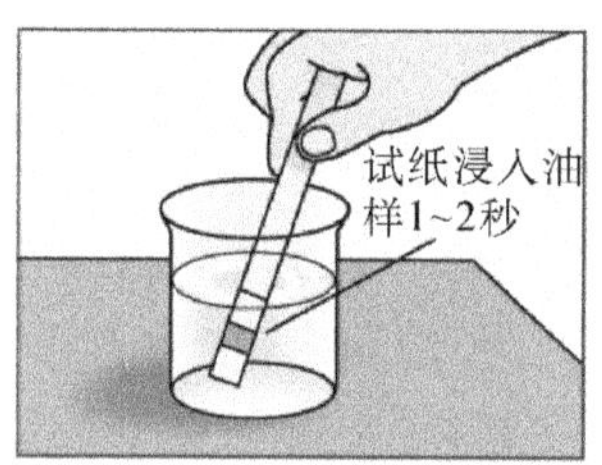

1 取出试纸，浸入油样

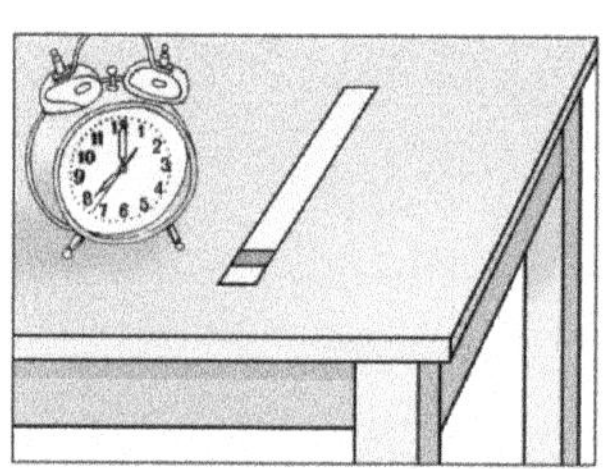
2 取出试纸，反应 90 秒

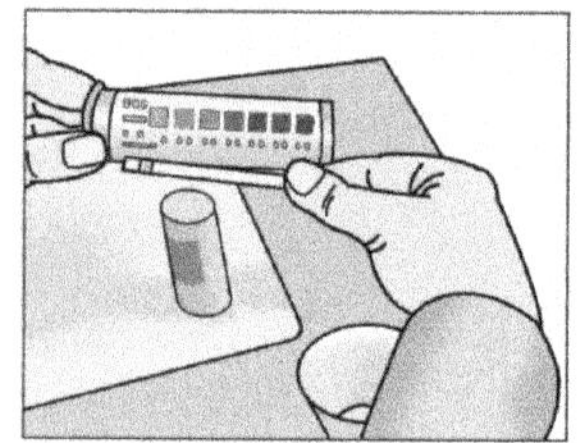
3 参照色卡，读取结果

图 16-4 酸价试纸条操作示意图

⑦ 法规标准

我国 GB 2716-2005《食用植物油卫生标准》规定了食用植物油酸价，具体规定见表 16-6。

表 16-6 食用植物油酸价规定

品名	酸价(KOH)/(mg/g)	评价依据
植物原油	≤4	《食用植物油卫生标准》GB 2716-2005
食用植物油	≤3	《食用植物油卫生标准》GB 2716-2005

注：我国各类食用植物油的产品质量标准中也规定了酸价，详见 GB 1534-2003《花生油》、GB 1536-2004《菜籽油》、GB 1535-2003《大豆油》、GB 10464-2003《葵花籽油》、GB 8233-2008《芝麻油》、GB 11765-2003《油茶籽油》、GB 19111-2003《玉米油》、GB 19112-2003《米糠油》和 GB 1537-2003《棉籽油》等。

注意事项

(1) 酸价试纸条应密封包装，4～30℃避光、干燥保存。使用的最佳环境温度为25℃±5℃，环境湿度应在20%以上。

(2) 从包装中取出的试纸条应在10分钟内使用，试纸条应在第一次开盖后的1个月内用完。酸价纸片上如带有红色痕迹，则该纸片已被污染或已失效。

(二) 过氧化值

检测背景

过氧化值表示1 kg油脂样品中的过氧化物(活性氧)含量，以过氧化物的毫摩尔数表示，可以作为油脂中游离脂肪酸氧化程度的一种指标，即样品是否因被氧化而发生变质。

适用范围

本方法适用于对食用植物油中过氧化值的快速半定量测定。

基本原理

食用油过氧化值速测卡采用纸片显色与标准色板对比法进行目视定量。利用食用植物油氧化所产生的过氧化物与试纸条中的药剂发生显色反应，以此反映油脂被氧化的程度。

仪器材料

过氧化值试纸条(以中辉牌为例)。

技术参数

测试范围：0～50 mEq/kg。

操作步骤

(1) 直接取植物油(动物油需加热使其融化)样品适量于清洁、干燥容器中。

(2) 将试纸端插入油样中1～2秒，立即取出并开始计时。

(3) 过氧化值测试纸条的反应计时视环境温度而定(见表16－7)当计时到达后，将试纸条颜色与包装盒上的比色板进行比较定量。

(4) 判读：当计时到达要求的反应时间，将试纸条颜色与包装盒上的色卡进行比较，读取相应的酸价值。颜色相同色块下的标记数值即为样品的检测值。如试纸条颜色在两色块之间，则取两者的中间值。

具体操作步骤参考图16－5。

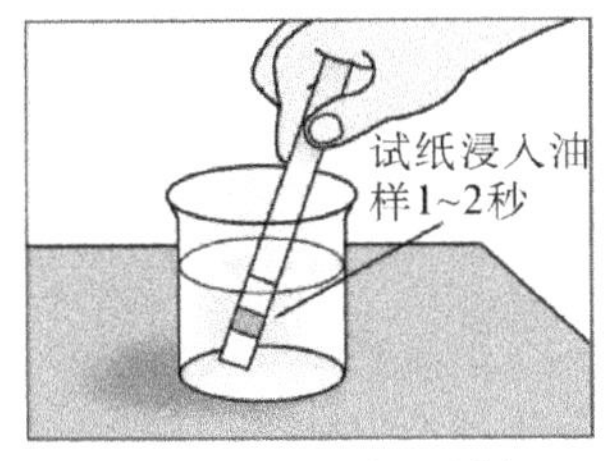

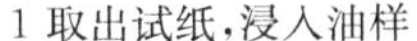
1 取出试纸，浸入油样

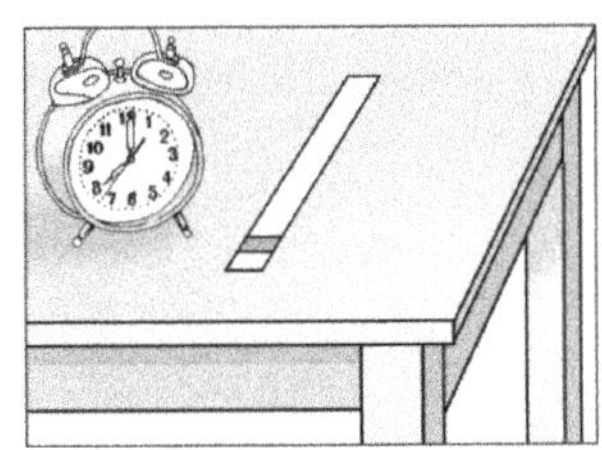
2 取出试纸，反应90秒

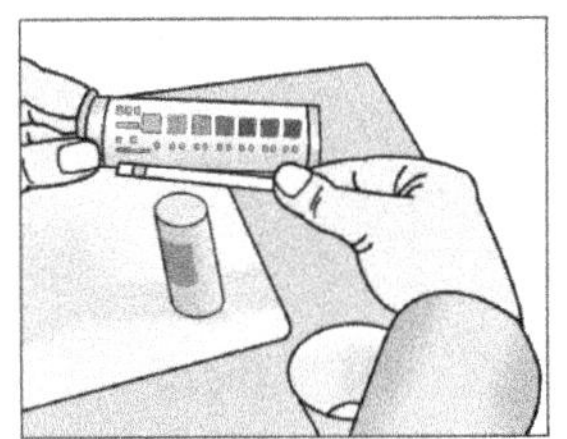
3 参照色卡，读取结果

图16－5 过氧化值试纸条操作示意图

表16－7 过氧化值测试纸条不同温度下的反应时间

环境温度(℃)	0～4	5～9	10～19	20～29	30～36
反应时间(s)	90±5	75±5	60±5	50±5	40±5

7 法规标准

我国 GB 2716－2005《食用植物油卫生标准》规定了食用植物油过氧化值。具体规定见表 16－8。

表 16－8 食用植物油过氧化值规定

品名	过氧化值(g/100 g)	评价依据
植物原油	≤0.25(19.7 mEq/kg)	《食用植物油卫生标准》GB 2716－2005
食用植物油	≤0.25	《食用植物油卫生标准》GB 2716－2005

注：我国各类食用植物油的产品质量标准中也规定了过氧化值，详见 GB 1534－2003《花生油》、GB 1536－2004《菜籽油》、GB 1535－2003《大豆油》、GB 10464－2003《葵花籽油》、GB 8233－2008《芝麻油》、GB 11765－2003《油茶籽油》、GB 19111－2003《玉米油》、GB 19112－2003《米糠油》和 GB 1537－2003《棉籽油》等。

8 注意事项

(1) 纸片密封包装，4～30℃干燥保存。使用的最佳环境温度为 25℃±5℃，环境湿度应在 20%以上。

(2) 从包装中取出的试纸条应在 10 分钟内使用，试纸条应在第一次开盖后的 1 个月内用完。

(3) 过氧化值纸片上如带有灰色痕迹，说明该纸片已被污染或已失效。

(三) 碘含量

1 检测背景

碘是人体必需的微量元素。为了防止碘缺乏和碘过量，国家明文规定各地区应根据当地人群实际碘营养水平，选择适合本地情况的食用盐碘含量平均水平。在食用盐中加入的食品营养强化剂，包括碘酸钾、碘化钾和海藻碘。根据《食盐加碘消除碘缺乏危害管理条例》(中华人民共和国国务院令第 163 号)第二章第八条的规定，应主要使用碘酸钾。劣质的强化碘食用盐中的碘含量常常不合格或检测不出碘。

2 适用范围

本方法适用于食盐碘含量的快速半定量检测。

3 基本原理

玫瑰红试液比色法。碘与玫瑰红试剂发生化学反应而显色，颜色深浅与碘含量成正比，与标准色卡对比确定碘含量。

4 仪器材料

玫瑰红试剂盒(以中卫牌为例)。

5 技术参数

测试范围：0～40 mg/kg。

6 操作步骤

(1) 取食用盐样品少许于白纸上。

(2) 在约 0.5 cm 高度处，慢慢滴上反应试剂一滴，试剂立即与食盐中碘发生化学显色反应。

(3) 判读：5 秒后与标准比色卡对比，找到色阶相同或相近的色点，色点下标示的含量即为食盐中碘的含量。

具体操作步骤参考图 16－6。

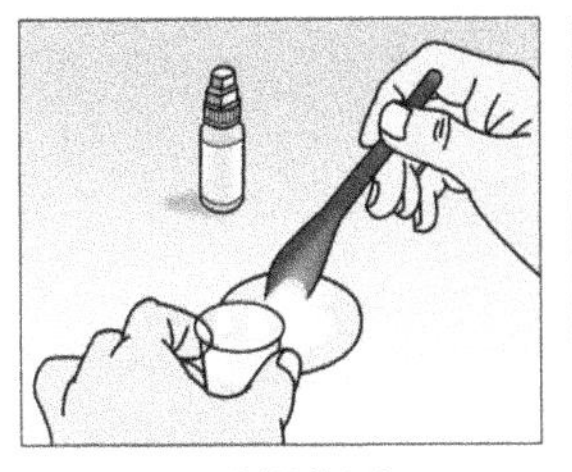
1 取样待测

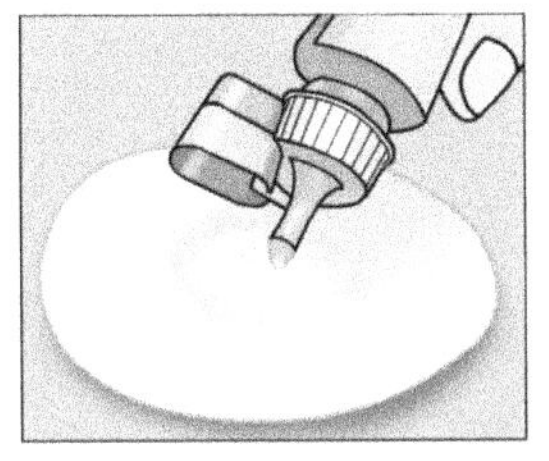
2 滴加试剂

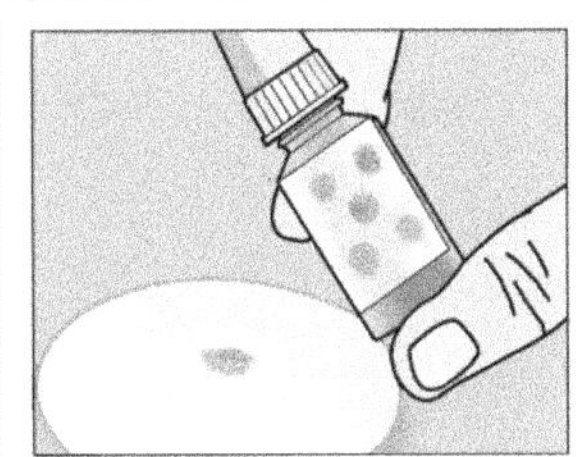
3 显色反应，读取结果

图 16-6　食盐碘含量玫瑰红试剂盒操作示意图

7. 法规标准

（1）《食品安全国家标准》(GB 26878-2011)食用盐碘含量规定，在食用盐中加入碘强化剂后，食用盐中碘含量的平均水平（以碘元素计）为 20～30 mg/kg，波动范围为±30%。

（2）各省、自治区、直辖市人民政府卫生行政部门在“（1）”规定的范围内，根据当地人群实际碘营养水平，按照表 16-9 选择适合本地情况的食用盐碘含量平均水平。具体规定见表 16-9。

表 16-9　食用盐碘含量

序号	所选择的加碘水平(mg/kg)	允许碘含量的波动范围(mg/kg)
1	20	14～26
2	25	18～33
3	30	21～39

8. 注意事项

本方法不适用于四川等地区矿盐中强化碘的检测。

（四）电导率

1. 检测背景

纯净水是以符合生活饮用水卫生标准的水为原水。通过电渗析器法、离子交换器法、反渗透法、蒸馏法及其他适当的加工方法制得而成。电导率是纯净水的特征性指标，反映纯净水的纯净程度以及生产工艺执行情况。原水不符合要求或没有按照工艺加工的纯净水产品，其离子浓度或杂质成分含量较高，电导率偏高。由于不同地区管道、水源不同，饮用水的电导率不同。我国北方水含钙镁离子较高，电导率一般在 300～800 μS/cm 之间，大于 800 μS/cm 可推断杂质含量过高。

2. 适用范围

本方法适用于瓶(桶)装饮用纯净水、生活饮用水和实验用水等电导率测定。

3. 基本原理

将相互平行且距离是固定值 L 的两块极板（或圆柱电极），放到被测溶液中，在极板的两端加上一定的电势（为了避免溶液电解，通常为正弦波电压，频率 1～3 kHz），然后通过电导仪测量极板间电导。

4. 仪器材料

袖珍笔式电导率计[以 KL-138(Ⅱ)型为例]。

5. 技术参数

（1）测量范围：0～1 999 μS/cm。

（2）分辨率：1 μS/cm。

（3）精度：±2% F.S。

（4）工作温度：0～50℃。

⑥ 操作步骤

（1）校准

1）将电导率计浸入蒸馏水中，活化几小时。

2）将电导率计插入 1 413 μS/cm 标准溶液（25℃），并轻轻摇动。

3）用小起子调整校正电位器，直到液晶显示值为 1 413。

4）用蒸馏水清洗电极并用滤纸擦干。

5）将电导率仪插入 152 μS/cm 标准溶液中（25℃），并轻轻摇动。

6）显示值与标准溶液值相比应在误差允许范围内。

（2）测量

1）取下保护套。

2）轻触【ON/OFF】开关，接通电源。

3）将电导率计插入被测溶液中，直到液体浸到略低于“浸没线”的位置。

4）轻轻晃动仪器，待示值稳定后读数。

5）使用完毕，按【ON/OFF】开关，关掉电源。用蒸馏水或酒精清洗电极，套上保护套。

具体操作步骤参考图 16－7。

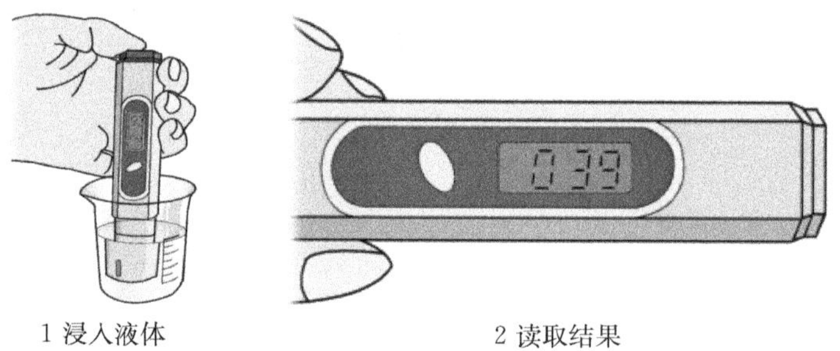

1 浸入液体　　2 读取结果

图 16－7 袖珍笔式电导率计操作示意图

⑦ 法规标准

原国家标准 GB 17324－2003《瓶（桶）装饮用纯净水卫生标准》规定电导率≤10 μS/cm，当大于这一指标时，不能称其为纯净水。国家新颁布的 GB 19298－2014《食品安全国家标准——包装饮用水》中，尽管没有规定纯净水的电导率，但当纯净水的电导率大于 10 μS/cm 时，仍可以作为纯净水没有严格执行规定生产工艺的参考。具体规定见表 16－10。

表 16－10 瓶（桶）装饮用纯净水电导率的规定

测量对象	电导率要求	标准依据
瓶（桶）装饮用纯净水	≤10 μS/cm	GB 17324－2003
包装纯净水	—	GB 19298－2014

注：GB 19298－2014 从 2015 年 5 月 24 日起替代 GB 17324－2003。

注意事项

(1) 测量时要轻轻摇动仪器，电极上不能有气泡，否则将影响测量结果。

(2) 不能随意调校仪器，只有仪器已使用或放置很长时间时，或者使用特别频繁时重新校准。

(3) 如遇示值误差大、示值跳动、示值不归零等现象，应将仪器浸没线以下部位插入酒精中快速晃动几秒，以清洗传感器。

(4) 在低温或潮湿环境下示值不归零，在 0～2 μS/cm 范围内不会影响测量值。

四、污染物和有害因素

(一) 甲醛

检测背景

甲醛是一种重要的化工原料，广泛应用于生产中。但由于甲醛毒性较强、可以破坏生物细胞蛋白的物质，可引起人体过敏、肠道刺激反应、并具有潜在的致癌性等，已被我国禁止作为食品添加剂使用。食品在生产、加工与运输环节，一般不容易被甲醛污染。由于甲醛可以改变一些食品的色感并有防腐作用，一些不法分子违禁使用甲醛处理水产品、金针菇等。

适用范围

本方法适用于检测下列样品中人为添加的甲醛(或含有甲醛组分的吊白块)：水发食品、水产干制品、米面制片、豆制品、腐竹、银耳、白糖、冬笋等。

基本原理

AHMT 微孔比色法。经前处理的食品中的甲醛与 AHMT(4 -氨基- 3 -联氨- 5 -硫基- 1，2，4 -三氮杂茂)在碱性条件下缩合，然后经高锰酸钾氧化生成 6 -硫基- 5 -三氮杂蒧[4，3 - b]- S -四氮杂苯，该产物为紫红色，色泽深浅与甲醛含量成正比。

本法是在常温下进行提取和显色反应，食品本身含有的本底甲醛一般不被检测，而人为添加甲醛处于游离状态可被检测。

仪器材料

甲醛快速检测试剂盒(以绿邦牌为例)。

技术参数

(1) 检测限：1 mg/kg。

(2) 半定量测量范围：1～200 mg/kg。

操作步骤

(1) 检测米、面、豆制品等中的甲醛。

1) 取少量待测样品于样品杯中，加入大致等量的干净自来水浸泡 10～15 分钟。

2) 用一次性吸管吸取浸泡液，加入 2 滴(约 100 μl)到检测孔中。

3) 每孔中加激活剂 2 滴(约 100 μl)。

4) 用吸管上下吸取数次，使溶液混匀。

5) 室温下静置 3 分钟，肉眼观察显色结果，并与“3 分钟时间点色阶”比较，得出待测样品中的甲醛含量。

6) 待测样品中的甲醛含量在 10 mg/kg 以下时，建议采用 15 分钟时间点的反应结果，并与“15 分钟时间点色阶”比较得出待测样品中的甲醛含量。

(2) 检测水发产品和部分水产品中的甲醛：这些产品往往有现成的渗出液、浸泡液或汤液，可直接用一次性吸管吸取，按上述“2)”～“6)”的步骤操作。

具体操作步骤参考图 16－8。

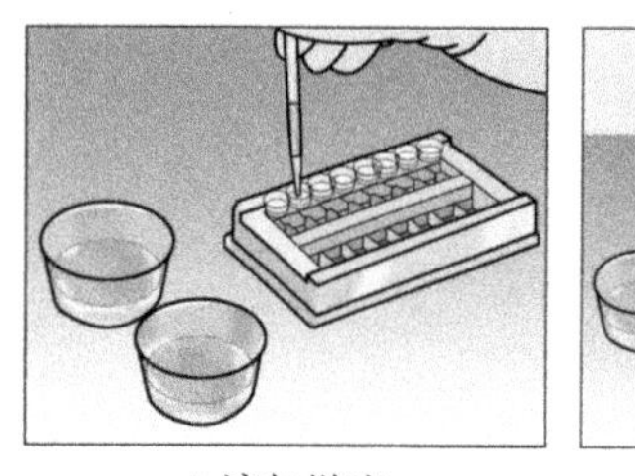

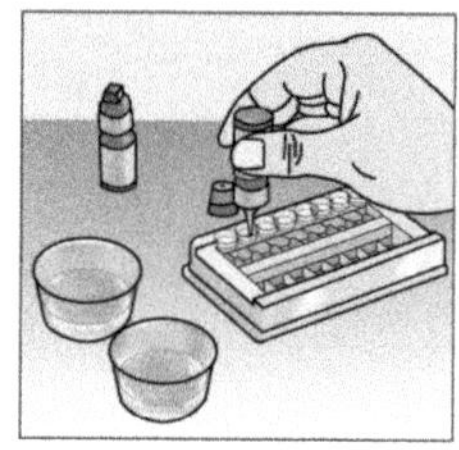

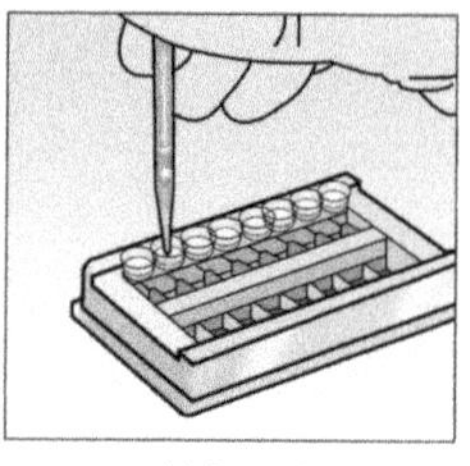

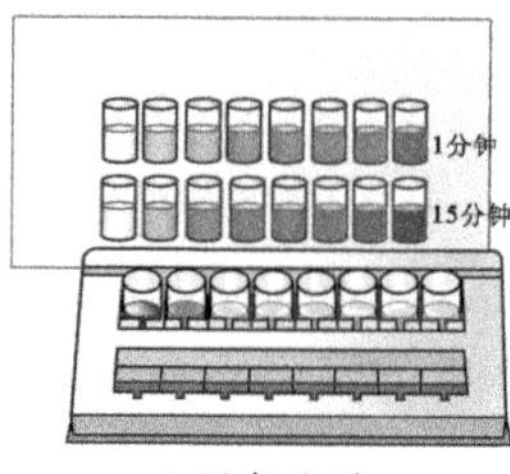

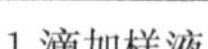

1 滴加样液　　2 滴加试剂　　3 抽提混匀　　4 显色比对

图 16－8　甲醛快速检测试剂盒操作示意图

⑦ 法规标准

GB 2760－2014《食品安全国家标准——食品添加剂使用标准》规定，甲醛不允许用作食品添加剂使用。甲醛已被我国纳入《食品中可能违法添加的非食用物质和易滥用食品添加剂清单》。

⑧ 注意事项

(1) 锡箔袋开封后，尽量将微孔条一次用完，否则微孔条中的试剂会吸收空气中的甲醛，使本底升高而产生测定干扰；或者将未用完的孔条放入自封塑料袋中，与空气隔绝，可保存 3 天；

(2) 反应颜色会随着时间推移而加深，故请务必在规定的时间点比色；

(3) 试剂盒提供 100 mg/kg 甲醛标准品作为阳性对照，可直接使用或稀释后使用。阴性对照建议使用流动的自来水；

(4) 孔条可放在板架上，采用酶标仪在 550 nm 读数，对比标准曲线法以精确定量；

(5) 激活剂为碱性溶液，如误入眼、口等，请用清水冲洗。

(二) 二氧化硫

① 检测背景

二氧化硫残留量是亚硫酸盐在食品中存在的计量形式，亚硫酸盐是我国允许使用的食品添加剂，但必须按照食品范围和使用量限量使用。亚硫酸盐主要包括亚硫酸钠、亚硫酸氢钠、低亚硫酸钠(又名保险粉)、焦亚硫酸钠、焦亚硫酸钾等，这些物质在食品中可解离成具有强还原性的亚硫酸，起到漂白、脱色、防腐和抗氧化作用。但用量过大会破坏食品的营养成分并对人体产生危害，尤其是违禁或超范围添加到食品中时，具有潜在危害。此外，硫磺熏蒸也会在食品中残留二氧化硫。

② 适用范围

本法适用于糖类、酒类、蔬菜类、淀粉等食品中二氧化硫含量的快速筛检。红葡萄酒等有色食品、甲醛及过氧化物含量较高的食品(如萝卜)等除外。

③ 基本原理

快速碘量法。样品中的二氧化硫以游离型和结合型存在，加入氢氧化钠破坏其结合状态，即在碱性环境下提取。加入硫酸使二氧化硫游离，然后用碘标准溶液滴定。到达终点时，过量的碘与指示剂作用生成蓝色复合物。根据碘标准溶液消耗量计算出食品中二氧化硫的含量。

仪器材料

(1) 二氧化硫速测盒(以中卫牌为例)：包括塑料称量杯、具塞三角瓶、漏斗各两个，滤纸1盒，塑料吸管10支；

(2) 补充试液一套(1号、2号、3号、4号试液各1瓶，空滴瓶1个)

技术参数

检测限：待测样液 8 mg/kg。

操作步骤

(1) 样品处理

1) 无色水溶性固体样品(如白砂糖、冰糖、果糖、饴糖等)，抽取食品样品，准确称取2.0 g样品，置入具塞三角瓶中，加入10～20 ml蒸馏水或纯净水，加入5滴1号碱性试液，盖塞振摇溶解后待测。

2) 水不溶性固体样品(如粉丝、竹笋、干果、干菜、蘑菇等)，取适量样品研磨或捣碎，准确称取2.0 g样品，置入具塞三角瓶中，加入50.0 ml蒸馏水或纯净水，加入10滴1号碱性试液，盖塞后振摇2分钟或用超声波提取器提取30秒。如果样品黏性较大(葡萄干等)，应溶解成絮状，必要时采用玻璃棒助溶，将溶液用滤纸过滤，或静置后用刻度吸管直接吸取得到10 ml的澄清溶液，放入另一个三角瓶中待测(此时的样品取样量 M=2×10/50=0.4 g)。

3) 液体样品(如白葡萄酒等)，准确量取样品2.0 ml，置入具塞三角锥瓶中，加入10～20 ml蒸馏水，加入5滴1号碱性试液，盖塞振摇溶解后待测。

(2) 样品测定

1) 在待测液的三角瓶中加入3滴2号试液(酸液)；如果样品在前处理中未从中分取一部分溶液测定，在待测液的三角瓶中加入5滴2号试液(保证测定是在酸性溶液中进行)。

2) 盖塞轻轻摇动50次，加入3～5滴3号试液(指示液)。

3) 将棕色瓶中的4号试液倒入到备用空滴瓶中，用此滴瓶对三角瓶中的溶液进行直立式滴定，每滴一滴试液后都要摇动几下，滴至出现蓝紫色并30秒不退色为止，记录4号试液消耗的滴数。

(3) 空白测定：取与样品相同体积的蒸馏水或纯净水按相同的方法进行空白溶液测定，并记录4号试液消耗的滴数。

(4) 结果计算：按以下公式计算出样品中二氧化硫的含量。

$$X = \frac{(G_1 - G_2) \times 0.016}{M}$$

X 代表样品中二氧化硫的含量(g/kg、L)；G_1 代表滴定样品溶液消耗4号试液的滴数；G_2 代表空白溶液消耗4号试液的滴数；0.016为换算系数(1滴碘滴定液为0.05 ml，浓度为0.01 mol，相当于二氧化硫的质量是0.016 g)；M 代表取样量(g)。

具体操作步骤参考图16-9。

法规标准

我国GB 2760-2014《食品添加剂使用标准》规定了二氧化硫在食品中的使用范围和使用量。具体规定见表16-11。

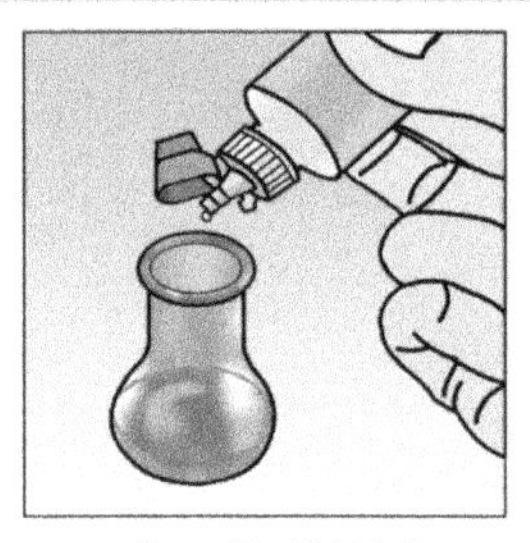
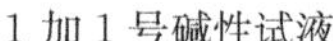
1 加 1 号碱性试液

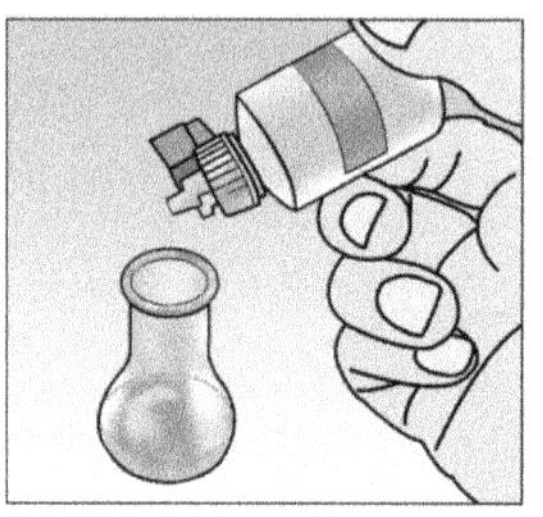
2 加 2 号酸性试液

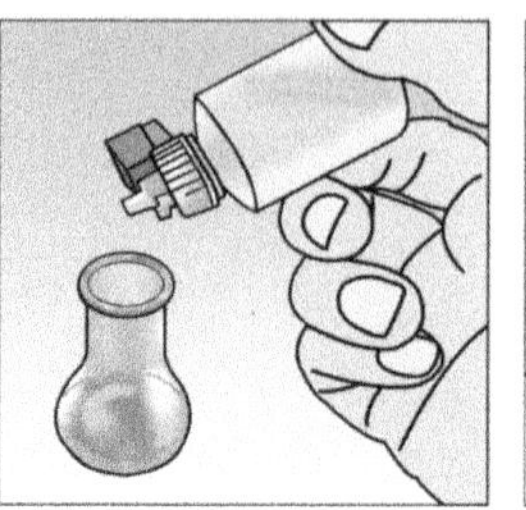
3 加 3 号指示液

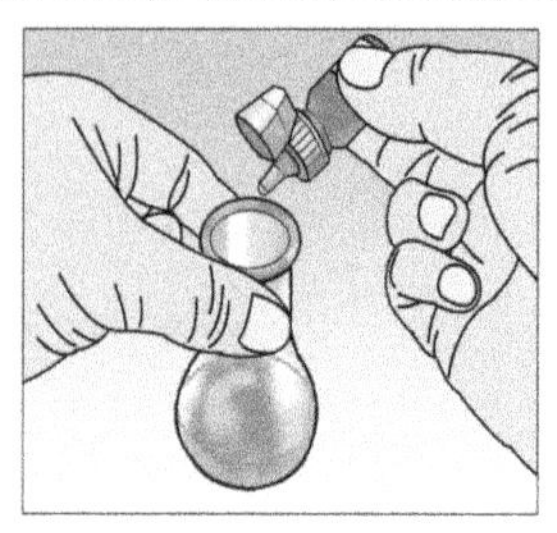
4 加 4 号试液

图 16－9 二氧化硫速测盒操作示意图

表 16－11 我国部分食品中二氧化硫残留限量标准

食　　品	二氧化硫残留(g/kg 或 L)
啤酒和麦芽饮料	≤0.01
食用淀粉	≤0.03
盐渍蔬菜、竹笋及酸菜罐头、食用菌及蘑菇罐头	≤0.05
半固体复合调味料、果蔬汁(浆)、葡萄酒、果酒	≤0.05
饼干、食糖、粉丝、粉条、可可制品、巧克力、巧克力制品、水果干类	≤0.1
干制蔬菜、腐竹类、淀粉糖	≤0.2
蜜饯凉果	≤0.35
脱水马铃薯	≤0.4

⑧ 注意事项

(1) 饮用水或矿泉水中会有少量的亚硫酸盐存在，不能用作实验用水。

(2) 萝卜、蒜、辣椒中含有硫化物成分，对测定有干扰，选择样品时应加以注意。

(3) 本方法不适于有色泽或色泽较深的样品。

(4) 检测所用的 1 号和 2 号试液分别为强碱和强酸溶液，一旦误入眼中请用大量清水冲洗。

(5) 剩余的碘标准液必须倒回棕色瓶中保存，以待下次使用。

(三) 砷

① 检测背景

最常见的砷化物为三氧化二砷，俗称砒霜，农业上用的粗制品呈微红色，俗称红砒，其他的砷化物包括砷酸盐和亚砷酸盐等。凡是可溶于水或稀酸的砷化物皆系剧毒物质，混入食品中可对人体造成危害。其中，三氧化二砷的中毒量为 0.005～0.05 g，致死量为 0.1～0.3 g。

② 适用范围

本方法适用于食物中毒残留物中砷的快速检测。

③ 基本原理

氯化金与砷相遇产生反应，可使氯化金硅胶柱变成紫红或灰紫色，在装有氯化金硅胶的柱中砷含量与变色的长度成正比。

④ 仪器材料

(1) 仪器(以中卫牌为例)：反应瓶、直尺、天平。

(2) 材料：酒石酸、二甲基硅油消泡剂、产气片、蒸馏水、检砷管。

技术参数

检测范围：0.1～10.0 mg/kg。

操作步骤

(1) 取样品 1 g(油样 2 g)(固体样品需先粉碎)于反应瓶中，加入 20 ml 蒸馏水，摇匀浸泡 10 分钟，期间不断振摇。

(2) 加入 0.2 g(两平勺)酒石酸，摇匀。

(3) 取检砷管一支，剪去两端封头，将空端较长的一头插入带孔的胶塞中。

(4) 向反应瓶中加入一片产气片，立即将带有检砷管的胶塞插入反应瓶口中。

(5) 待产气停止，观察并测量检砷管中氯化金硅胶柱变化情况。

(6) 判读：测量检砷管中氯化金硅胶柱变成紫红或灰紫色的长度。查表求出样品含砷量。若油样，查表求出的量再除以 2，即为砷的含量(见表 16-12)。

表 16-12　检砷管变色范围长度与样品砷含量对照表

变色长度(mm)	≤0.6	0.7～1.4	1.5～2.4	2.5～3.4	3.5～4.4	4.5～5.9
含砷量(mg/kg)	0.0	0.1	0.2	0.5	1.0	2.0
变色长度(mm)	6.0～7.0	8.0～9.0	10.0～11.0	12.0～13.0	14.0～15.0	16.0～18.0
砷含量(mg/kg)	3.0	4.0	5.0	6.0	8.0	10.0

具体操作步骤参考图 16-10。

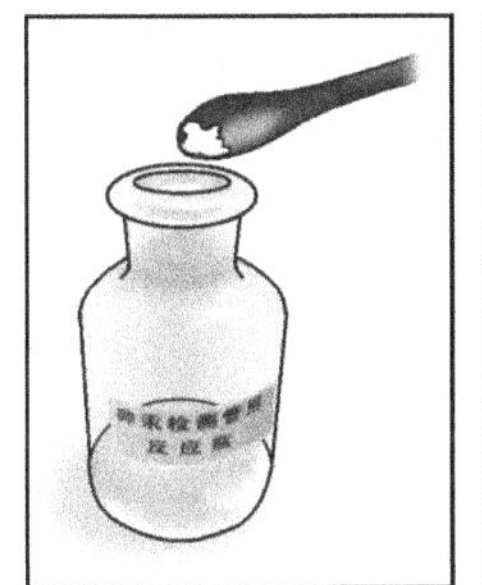
1 加入检样

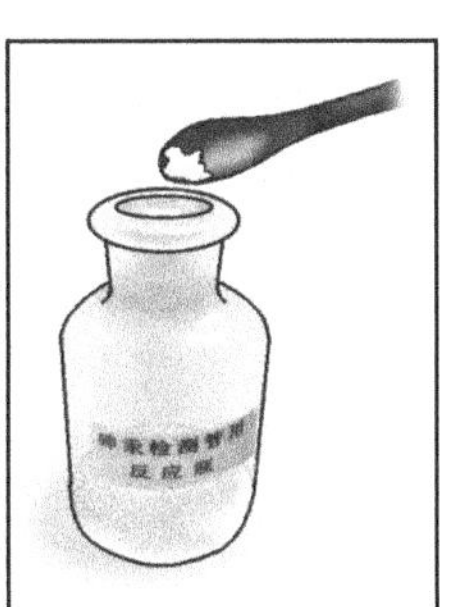
2 加入酒石酸

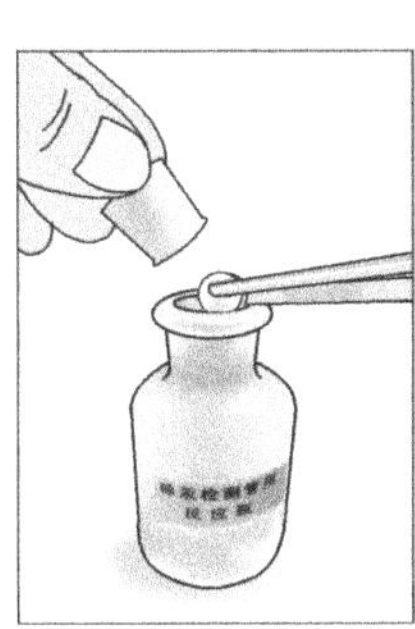
3 加入产气片

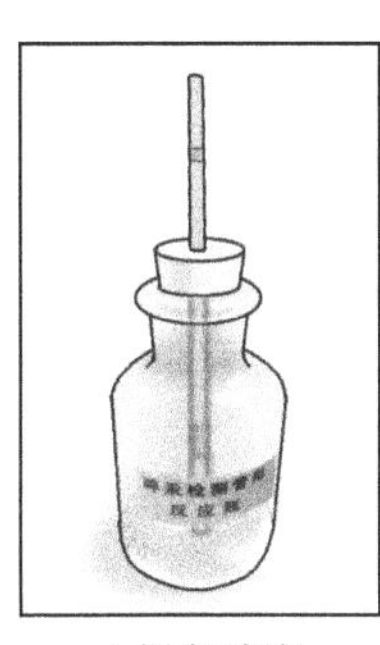
4 插紧胶塞

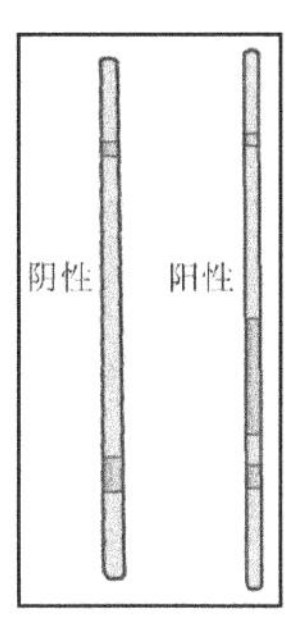

5 观察变色

图 16-10　砷含量测试操作示意图

法规标准

我国 GB 2762-2014《食品污染物限量标准》规定了部分食品中砷的限量。具体规定见表 16-13。

表 16-13　我国部分食品中砷限量标准

食品	限量(mg/kg)	食品	限量(mg/kg)	食品	限量(mg/kg)
大米	0.2*	食用菌	0.5	油脂及其制品	0.1
鱼类及其制品	0.1*	肉及肉制品	0.5	食糖	0.5
新鲜蔬菜	0.5	乳粉	0.5	包装饮用水	0.01

注：标 * 的为无机砷，其他为总砷。

⑧ 注意事项

(1) 在检砷管剪去两端封头前，将塞有棉花的一端朝下，轻敲几下后再使用。

(2) 加入产气片后应立即将带有检砷管的胶塞插入反应瓶口中，越快越好。

(3) 加入产气片时，如样品为富含蛋白质的，需加数滴二甲基硅油消泡剂以防产生泡沫。

(4) 加入产气片后的反应最好在 25～30℃下进行，天冷可用手或温水加温。

五、食物中毒物质

(一) 有机磷和氨基甲酸酯农药

① 检测背景

有机磷和氨基甲酸酯类农药常用作农作物的杀虫剂、除草剂、杀菌剂等。有机磷和氨基甲酸酯类农药可经呼吸道、消化道侵入机体，也可经皮肤黏膜缓慢吸收，中毒症状可出现头昏、头痛、乏力、恶心、呕吐、流涎、多汗及瞳孔缩小等。大量经口中毒严重时，可发生肺水肿、脑水肿、昏迷和呼吸抑制等症状。

② 适用范围

本方法适用于蔬菜尤其是叶类蔬菜中有机磷和氨基甲酸酯类农药的快速定性检测。

③ 基本原理

胆碱酯酶可催化靛酚乙酸酯(红色)水解为乙酸与靛酚(蓝色)，有机磷或氨基甲酸酯类农药对胆碱酯酶有抑制作用，阻止催化、水解、变色反应的发生，根据速测卡颜色变化判断样品中是否含有有机磷或氨基甲酸酯类农药。

④ 仪器材料

(1) 仪器设备：常量天平；刀或剪刀；药勺或镊子；10 ml 带盖瓶(或用试管＋橡皮塞代替)。可选配农药残留速测仪(即 37℃±2℃恒温反应装置)(以英思泰品牌为例)。

(2) 材料(以广州天河品牌为例)：固化有胆碱酯酶和靛酚乙酸酯试剂的速测卡；pH7.5 缓冲溶液[可分别取 15.0 g 磷酸氢二钠($Na_2HPO_4 \cdot 12H_2O$)与 1.59 g 无水磷酸二氢钾(KH_2PO_4)，用 500 ml 蒸馏水溶解]。

⑤ 技术参数

速测卡对部分常见有机磷和氨基甲酸酯农药的检测限见表 16－14。

表 16－14 部分常见有机磷和氨基甲酸酯农药的检测限

农药名称	检测限(mg/kg)	农药名称	检测限(mg/kg)
甲胺磷	1.7	呋喃丹	0.5
对硫磷	1.7	乙酰甲胺磷	3.5
水胺硫磷	3.1	敌敌畏	0.3
马拉硫磷	2.0	敌百虫	0.3
久效磷	2.5	乐果	1.3
丁硫克百威	1.0	甲萘威	2.5

⑤ 操作步骤

（1）整体测定法

1）选取有代表性的蔬菜样品，擦去表面泥土，剪成 1 cm 左右见方碎片，取 5 g 放入带盖瓶中，加入 10 ml 缓冲液，震摇 50 次，静置 2 分钟以上。

2）取一片速测卡，用白色药片蘸取提取液，放置 10 分钟以上进行预反应，有条件时在 37℃恒温装置中放置 10 分钟。预反应后的药片表面必须保持湿润。

3）将速测卡对折，用手捏 3 分钟或用恒温装置反应 3 分钟，使红色药片与白色药片叠合反应。

4）每批测定应设一个缓冲液的空白对照卡。

（2）表面测定法(粗筛法)

1）擦去蔬菜表面泥土，滴加 3 滴缓冲液在蔬菜表面，用另一片蔬菜在滴液处轻轻摩擦。

2）取一片速测卡，将蔬菜上的液滴滴在白色药片上。

3）放置 10 分钟以上进行预反应，有条件时在 37℃恒温装置中放置 10 分钟。预反应后的药片表面必须保持湿润。

4）将速测卡对折，用手捏 3 分钟或放在恒温装置中恒温 3 分钟，使红色药片与白色药片叠合反应。

5）每批测定应设一个缓冲液的空白对照卡。

具体操作步骤参考图 16－11。

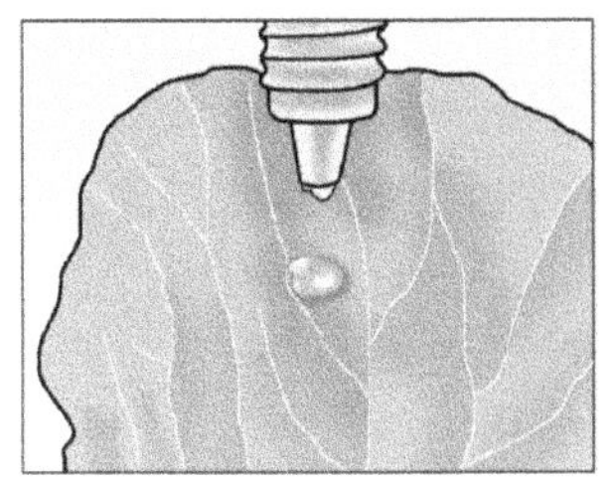
1 滴加缓冲液

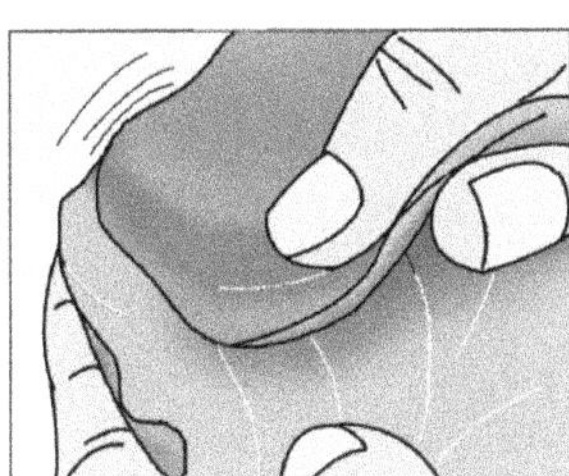
2 叶子翻折摩擦

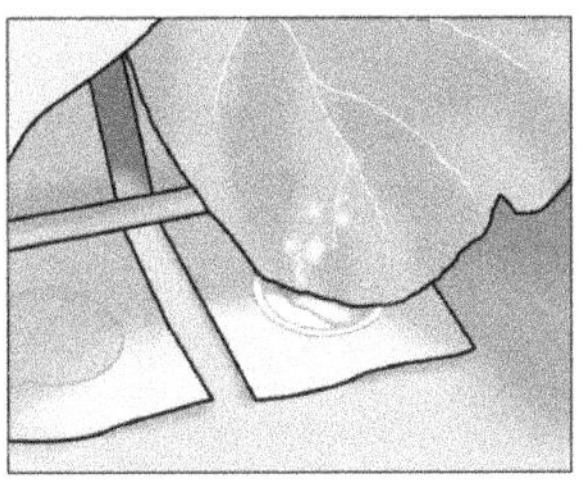
3 滴到速测卡白色药片

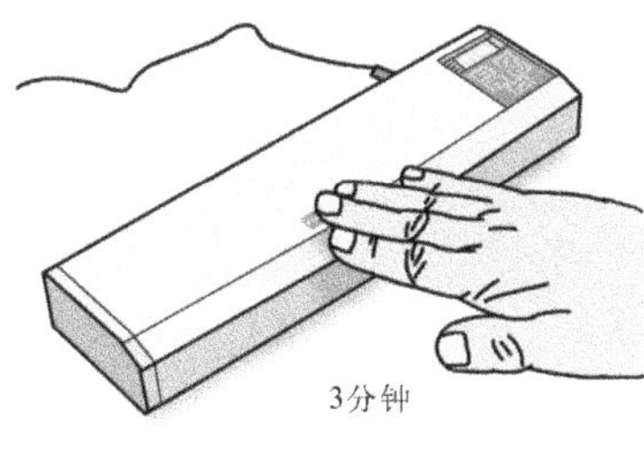

4 放入恒温装置

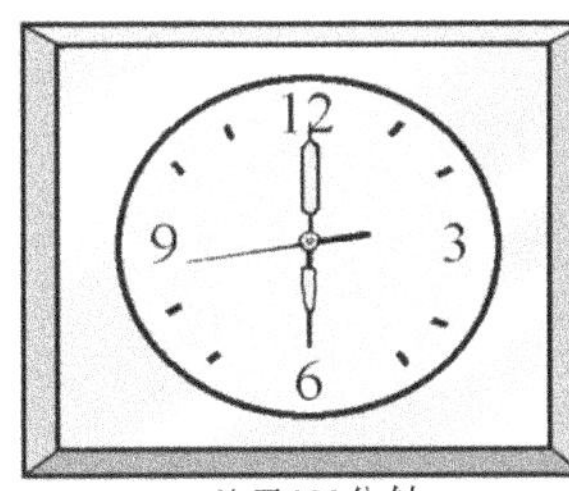

5 计时 3 分钟

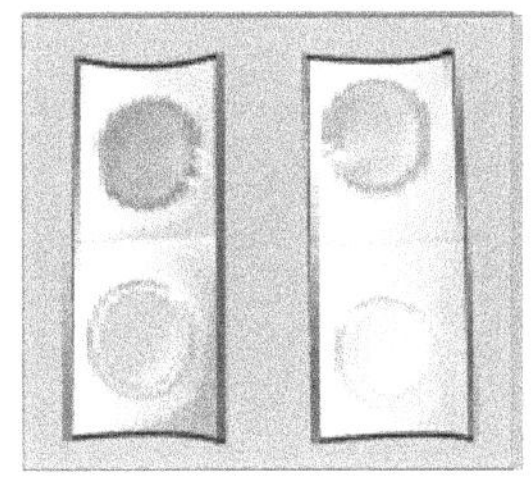
6 结果判读

图 16－11　表面测定法(粗筛法)操作示意图

（3）农药中毒残留物的参考定性

取可疑中毒残留物适量，加 2 倍量的浸提液，过滤或离心机分离，取清液测定。如用有机溶剂(如丙酮等)提取残留物，必须将有机溶剂挥发干后，再用浸提液溶解残渣后测定。有机溶剂对测定有一定干扰。

(4) 判读：与空白对照卡比较。

白色药片不变色或略有浅蓝色，检测结果为阳性。

白色药片变为天蓝色或与空白对照卡相同，检测结果为阴性。

7 法规标准

食品中有机磷和氨基甲酸酯类农药最大残留限量值参考 GB 2763 - 2014《食品安全国家标准——食品中农药最大残留限量》(2014 年 8 月 1 日起实施)。其中，部分高毒、高残留的有机磷和氨基甲酸酯类农药在部分蔬菜和水果中禁用。

8 注意事项

(1) 葱、蒜、萝卜、韭菜、芹菜、香菜、茭白、蘑菇及番茄汁液中，含有对酶有影响的植物次生物质，容易产生假阳性。处理这类样品时，不要剪得太碎，可采取整株(体)蔬菜浸提或采用表面测定法。

(2) 对一些含叶绿素较高的蔬菜，也不要剪得太碎，同样可采取整株(体)蔬菜浸提的方法，减少色素的干扰。

(3) 当温度条件低于 37℃，酶反应的速度随之放慢，药片加液后放置反应的时间应相对延长，延长时间的确定，应以空白对照卡用(体温)手指捏 3 分钟时可以变蓝，即可继续操作。

(4) 注意样品放置的时间应与空白对照卡放置的时间一致才有可比性。红色药片与白色药片叠合反应的时间以 3 分钟为准，3 分钟后蓝色会逐渐加深，24 小时后颜色会逐渐退去。

(5) 空白对照卡不变色的原因：一是药片表面缓冲溶液加得少，预反应后的药片表面不够湿润；二是温度太低。

(6) 如果蔬菜在种植过程中使用了超标的混配农药，在检测中发现的有机磷和氨基甲酸酯农药残留超标并不代表其中每一种农药均超标，有可能每一种农药均不超标而只是各种农药累加后超标。对阳性结果的样品，可用其他分析方法进一步确定具体农药品种和含量。

(7) 水果中有机磷和氨基甲酸酯农药残留检测可以参考本方法。

(二) 亚硝酸盐

1 检测背景

亚硝酸盐主要指亚硝酸钠，为白色至淡黄色粉末或颗粒状，味微咸，易溶于水。外观及滋味都与食盐相似，并在工业、建筑业中广为使用。肉类制品允许作为发色剂限量使用。某些食品加工过程也会自然产生亚硝酸盐。

亚硝酸盐毒性较强，特别是其外表呈粉末状和食盐相似，易引起误食中毒。误食纯品 0.3 g 就可能在 10 分钟内引起急性中毒。食用变质蔬菜引起的急性亚硝酸盐中毒可在 1～3 小时内表现症状。亚硝酸盐能使血液中正常携氧的低铁血红蛋白氧化成高铁血红蛋白，因而失去携氧能力而引起组织缺氧产生中毒症状，特征性表现为口唇、指甲、全身皮肤、黏膜发绀等，严重者出现烦躁不安、精神萎靡、意识丧失、惊厥、昏迷、呼吸衰竭甚至死亡。

2 适用范围

本方法适用于肉制品、肉类罐头、蔬菜、酱腌菜、鲜肉类、鲜鱼类、食用盐、饮料等食品中亚硝酸盐半定量测定。

3 基本原理

在弱酸条件下，亚硝酸盐与对氨基苯磺酸重氮化后，再与盐酸萘基乙二胺偶合形成紫红色，与标准色卡比较进行亚硝酸盐的半定量。

仪器材料

亚硝酸盐检测试剂盒(以北京中卫品牌为例),另外,根据样品属性可配常量天平、微型离心机、小型粉碎机等。

技术参数

检测限:待测液 0.025 mg/kg。

操作步骤

(1) 食盐样品测定

1) 用袋内附带小勺取食盐 1 平勺,加入到检测管中,加入蒸馏水或纯净水至 1 ml 刻度处,盖上盖,将固体部分摇溶。

2) 10 分钟后与标准色板对比,该色板上的数值乘上 10 即为食盐中亚硝酸盐的含量(mg/kg)。当样品出现血红色且有沉淀产生或很快退色变成黄色时,可判定亚硝酸盐含量相当高,或样品本身就是亚硝酸盐。

(2) 液体样品测定

1) 直接取澄清液体样品 1 ml 到检测管中,盖上盖,将试剂摇溶。

2) 10 分钟后与标准色板对比,找出与检测管中溶液颜色相同的色阶,该色阶上的数值即为样品中亚硝酸盐的含量(mg/L,以 $NaNO_2$ 计)。

(3) 固体或半固体样品测定

1) 取粉碎均匀的样品 1.0 g 或 1.0 ml 至 10 ml 比色管中,加蒸馏水或纯净水至刻度,充分震摇后放置,取上清液(或过滤或离心得到的上清液)加入检测管中至 1.0 ml 刻度,盖上盖,将试剂摇溶。

2) 10 分钟后与标准色板对比,该色板上的数值乘上 10 即为样品中亚硝酸盐的含量(mg/kg 或 mg/L,以 $NaNO_2$ 计)。如果测试结果超出色板上的最高值,可定量稀释后测定。

(4) 判读:样品显色结果与标准色板相比较,判断样品中亚硝酸盐的含量。

具体操作步骤参考图 16 - 12。

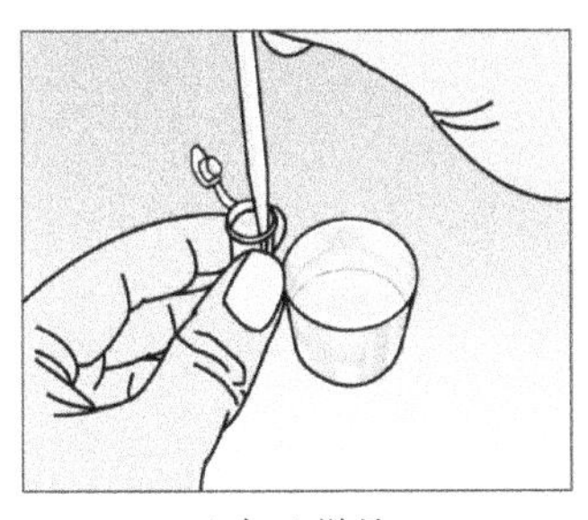
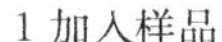
1 加入样品

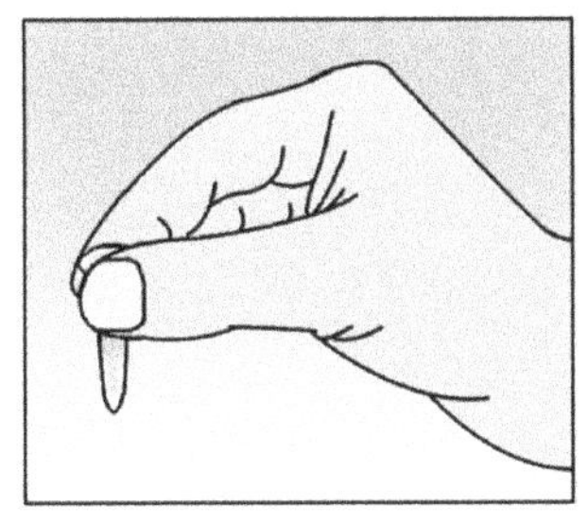
2 充分振荡

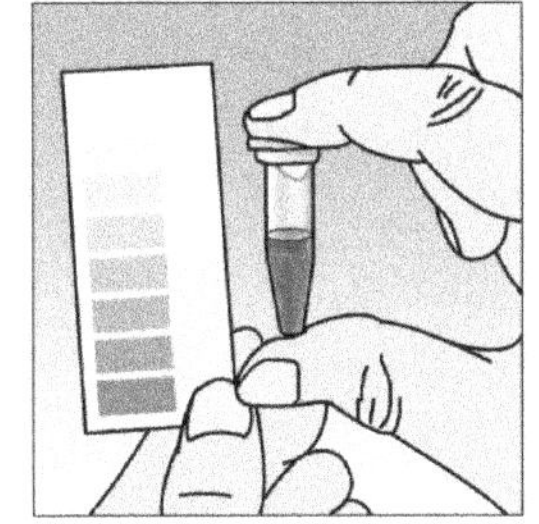
3 读取结果

图 16 - 12　亚硝酸盐检测试剂盒

法规标准

我国对部分食品中亚硝酸盐的限量标准规定见表 16 - 15。

表 16-15 部分食品中亚硝酸盐的限量标准

食 品	限量(mg/kg)	食 品	限量(mg/kg)
腌渍蔬菜	20	腌腊肉制品类	30
生乳	0.4	酱卤肉制品类	30
乳粉	2.0	熏、烧、烤肉类	30
包装饮用水(矿泉水除外)	0.005 mg/L	油炸肉类	30
矿泉水	0.1 mg/L	肉灌肠类	30
婴儿配方食品	2.0[a](以粉状产品计)	发酵肉制品类	30
较大婴儿和幼儿配方食品	2.0[b]	肉罐头类	50
特殊医学用途婴儿配方食品	4.0[b]	西式火腿类	70
食盐	≤2	—	—

注：上述限量值的评价标准分别为 GB 2721-2003《食用盐卫生标准》、GB 2760-2014《食品安全国家标准——食品添加剂使用标准》、GB 2762-2012《食品安全国家标准——食品中污染物限量》、GB 10770-2010《食品安全国家标准——婴幼儿罐装辅助食品》；2. 亚硝酸盐含量以 NaNO2 计；3. a 仅适用于乳基产品；b 不适用于添加豆类的产品。

⑧ 注意事项

(1) 在生活饮用水的限量卫生标准中，仅有硝酸盐的限定量≤20 mg/L，无亚硝酸盐的指标。当某些还原物质以离子形态存在较多时，可将硝酸根离子还原成亚硝酸根离子，某些细菌也有这种作用。所以，生活饮用水中常存有亚硝酸盐，不能作为测定用稀释液。

(2) 牛乳及豆浆也可直接检测，结果不得超过 0.25 mg/L；矿泉水、瓶(桶)装饮用水、瓶(桶)装饮用纯净水达到色板上最低色阶 0.025 mg/L，即超出国家标准(需做空白试验)。

(3) 有颜色的样品可加入活性炭脱色过滤后测定。

(4) 若显色后颜色很深且有沉淀产生或很快退色变成浅黄色，说明样品中亚硝酸盐含量很高，须加大稀释倍数重新试验，否则会得出错误结论。

(三) 甲醇

① 检测背景

甲醇和乙醇在色泽与味觉上没有差异，酒中微量甲醇可引起人体慢性损害，高剂量时可引起人体急性中毒。卫生部 2004 年第 5 号公告中指出：“摄入甲醇 5～10 ml 可引起中毒，30 ml 可致死”。目前，采用含有甲醇的工业酒精勾兑白酒仍时有发生。

② 适用范围

适用于蒸馏酒或配制酒中甲醇含量超过 1%～2%时的定量快速测定。

③ 基本原理

在 20℃时，水的折光率为 1.333 0，随着水中乙醇浓度的增加，其折光率有规律地上升；当甲醇存在时，折光率会随着甲醇浓度的增加而降低，下降值与甲醇的含量成正比。按照该规律制造的酒醇含量速测仪即旋光光度计，可快速显示样品中酒醇的含量。当这一含量与酒精度计测定出的酒醇含量出现差异时，其差值即为甲醇的含量。20℃时，可直接测量定量；非 20℃时，需采用酒精度计温度-浓度换算表和选取与样品相当浓度的乙醇对照液进行对比定量。

④ 仪器材料

(1) 仪器：旋光光度计(以中卫牌为例)、酒精度计、量筒、滴管。

(2) 材料：蒸馏水；乙醇对照液：将无水乙醇放置在 20℃环境温度中，并使其液体温度与环境温度达到一致。取一定量无水乙醇到 100 ml 容量瓶中，加蒸馏水或纯净水到刻度。

技术参数

检测限：1%甲醇含量。

操作步骤

(1) 在环境温度 20℃时操作方法：

1) 掀开旋光光度计盖板，用擦镜纸小心拭净棱镜表面，在棱镜上滴放 5～7 滴蒸馏水，徐徐合上盖板，使试液遍布于棱镜表面(不应有气泡存在，但也不能用手压盖板)。

2) 手持镜筒部位(不要接触棱镜座)。将盖板对向光源或明亮处，将眼睛对准目镜，转动视度调节圈，使视场的分界线清晰可见。

3) 用螺丝刀拧动仪器上的校准螺丝，调节仪器使视场中的明暗分界线对正刻线 0%处，掀开盖板，用擦镜纸擦干棱镜。

4) 取酒样 5～7 滴放在检测棱镜面上，徐徐合上盖板，以下操作与“2)”相同。视场明暗分界线处所示读数，即为乙醇含量%。重复操作几次，使读数稳定。

5) 用酒精度计(读数精确到 1%的玻璃浮计)测定样品中的酒精度(醇含量)%。取 1 个洁净的 100 ml 的量筒或透明的管筒，慢慢地倒进酒样到容器三分之二处，等液体无气泡时，慢慢放入酒精度计(酒精度计不得与容器壁、底接触)，用手轻按酒精度计上方，使酒精度计在所测刻线上下三个分度内移动，稳定后读取弯月面下酒精度示值。

(2) 在环境温度非 20℃时操作方法及结果计算：

1) 用玻璃浮计测试样品的酒精度数。

2) 再用玻璃浮计选取一个与样品酒精度数相同或低于 1 度以内的乙醇对照溶液，然后用旋光光度计分别测试样品和对照液的醇含量。

3) 判读：①在环境温度 20℃时的甲醇含量；②在环境温度非 20℃时的甲醇含量。

甲醇含量(%)＝旋光光度计测出的醇含量(%)－酒醇速测仪测出的醇含量(%)

如果样品和对照液在旋光光度计上的读数一致或乙醇对照溶液的读数比样品低 1 度，可确定用旋光光度计未检出样品中有甲醇；如果样品的读数低于乙醇对照溶液的读数在 1 度以上时(0%～60%范围内)，或 2 度以上时(60%～80%范围内)，所低出的度数即为甲醇的含量。

具体操作步骤参考图 16－13。

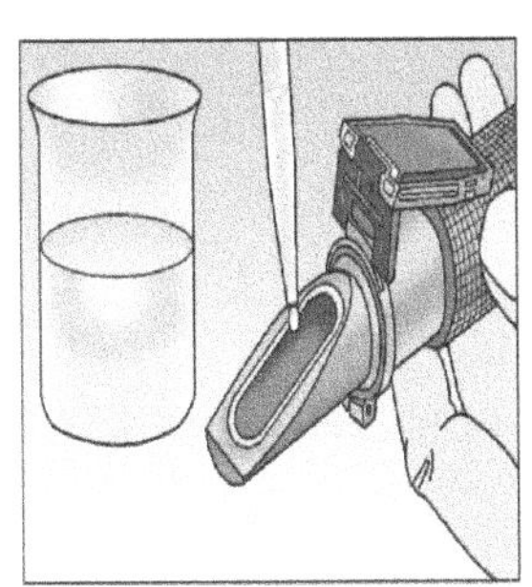

1 滴加样液

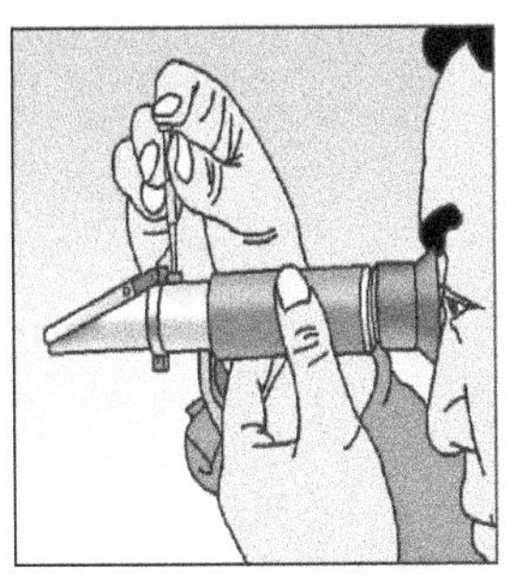

2 调节明暗分界线

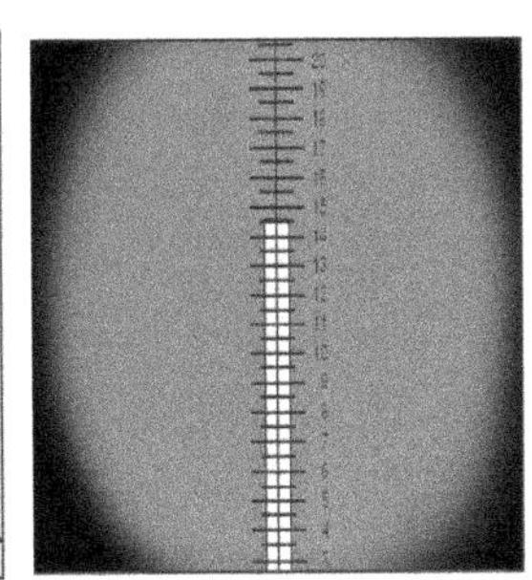

3 读取刻度值

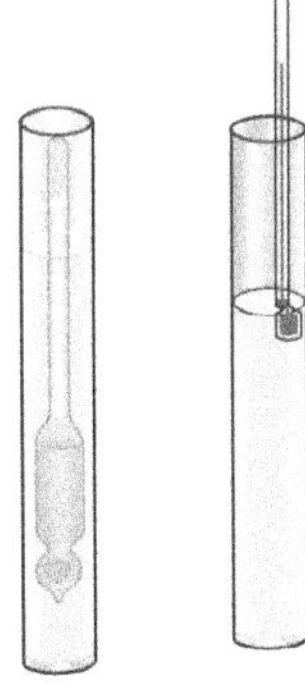

4 测酒精度

图 16－13　甲醇测试仪操作示意图

7 法规标准

我国 GB 2757－2012《食品安全国家标准——蒸馏酒及其配置酒》中规定了甲醇限量要求。具体规定见表 16－16。

表 16－16 我国蒸馏酒及其配置酒中甲醇限量标准

类别	甲醇限量(g/L)	参考标准
粮谷类	≤0.6	GB 2757－1981
其他类	≤2.0	

注：甲醇指标按 100%酒精度折算。

8 注意事项

(1) 在仪器视场分界线中，有时会出现蓝色和绿色两条分界线，应以蓝色分界线为准。

(2) 事先用无水乙醇配制出 36°、38°、40°、42°、44°、46°、48°、50°、52°、54°、56°、58°、60°、62°、64°、66°乙醇对照液各 100 ml，储存备用。

(3) 新配制的乙醇对照液(尤其是高浓度对照液)中，会含有大量微细气泡，可使"酒醇速测仪"视场模糊，容易产生蓝色和绿色分界线，溶液放置一段时间后可达到稳定状态。

(四) 瘦肉精

1 检测背景

"瘦肉精"是β受体激动剂的俗称，因能够促进动物瘦肉生长而抑制脂肪生长而得名，主要包括盐酸克伦特罗、莱克多巴胺、沙丁胺醇、西马特罗等。由于使用"瘦肉精"会在动物产品中残留，过多摄入含有"瘦肉精"的肉品具有健康风险甚至导致急性食物中毒，因此，我国明令禁止在饲喂畜禽动物时添加"瘦肉精"，在我国，动物饲料里违禁添加"瘦肉精"的行为已纳入犯罪行为。

2 适用范围

本方法适用于畜禽肉、内脏或尿液中的"瘦肉精"残留的快速定性检测。

3 基本原理

免疫胶体金法。胶体金试剂板中央膜面上固定有两条隐形线，药物抗原固定在测试区作为检测线(T 线)，二抗固定在质控区作为对照线(C 线)。当待检样品溶液滴入试剂板加样孔后，样品溶液因层析作用往上扩散。如果样品溶液含有相应药物的残留，药物将和胶体金颗粒上的抗体先行反应，当胶体金颗粒随样品溶液扩散至 T 线时，胶体金颗粒上抗体的活性位点因被样品溶液中的药物占据而无法与 T 线上药物抗原结合。所以当样品中的药物含量达检测限以上时，试剂板上的 T 线将较 C 线显色淡或甚至无显色，判定为"瘦肉精"阳性。反之，当样品中药物含量在检测限以下或无残留时，试剂板上的 T 线显色与 C 线相近或偏深，判定为"瘦肉精"阴性。

4 仪器材料

(1) "瘦肉精"胶体金试剂盒(以绿邦品牌为例)，包括：胶体金试剂板、一次性吸管、一次性 5 ml 离心管、一次性 1.5 ml 离心管。

(2) 剪刀、镊子、PBST 缓冲液，水浴锅、计时器、常量天平。

5 技术参数

检测限分别为：盐酸克伦特罗：3 μg/kg；莱克多巴胺：5 μg/kg；沙丁胺醇：5 μg/kg。

操作步骤

(1) 测试前将未开封的检测板包装袋恢复至室温。

(2) 将精肉或内脏样本约 4 g 以上剪碎(越细越好),装入 5 ml 的离心管中(以装入离心管四分之三为宜),拧紧管盖(防止下步水浴过程中水蒸气进入离心管内)。

(3) 将装有样本的离心管,盖朝上在水浴锅的沸水中加热 10 分钟后取出(样品一定要熟透),冷却至室温。

(4) 打开测试板包装袋,取出封装有 PBST 缓冲液的一次性吸管,剪去封口(剪时尽量靠近封口)挤出 3 滴(约 100 μl)缓冲液滴加到 1.5 ml 的离心管中,然后甩净吸管内的残留缓冲液。

(5) 用此吸管吸取大离心管中的样品渗出液,加 3 滴(约 100 μl)至已加缓冲液的 1.5 ml 离心管中,反复抽吸几次,使渗出液与缓冲液充分混匀。

(6) 取出检测板平放于台面上,用一次性吸管吸取 1.5 ml 离心管中混合液,垂直滴加 3 滴(约 100 μl)于加样孔中并开始计时(加样时应注意滴加速度,宜缓慢滴加)。

(7) 检测结果在 5～8 min 范围内读取。

(8) 判读:

1) 阴性:C 线显色,T 线显色且与 C 线颜色深浅一致,表示样品中药物浓度低于检测限或不含某种药物。

2) 阳性:C 线显色,T 线不显色或显色较 C 线浅,表示样品中药物浓度高于检测限;T 线比 C 线越浅,表示样品中药物浓度越高。

3) 无效:C 线不显色,无论 T 线是否显色,该测试均判为无效。

具体操作步骤参考图 16－14。

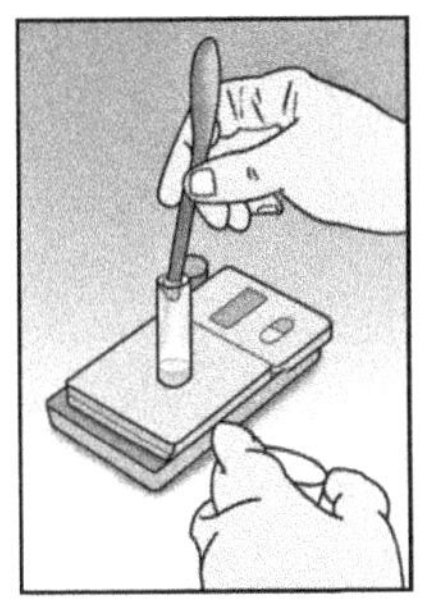
1 加入肉样,称量

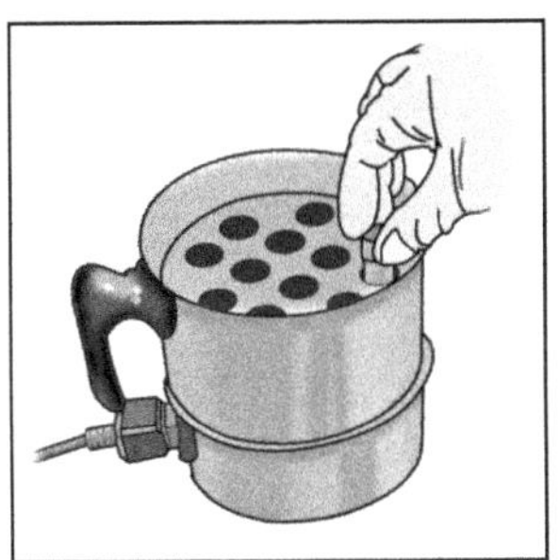
2 肉样水浴加热

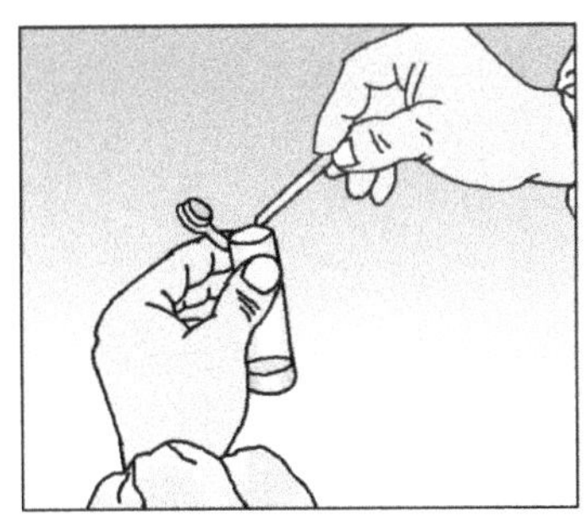
3 吸取肉样渗出液

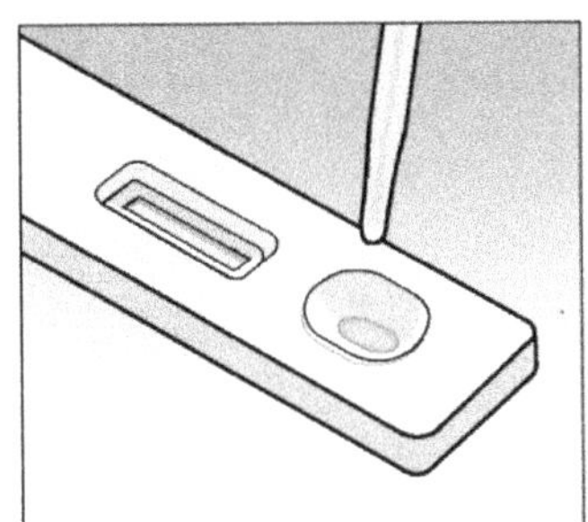
4 吸取混合液至胶体金加样孔

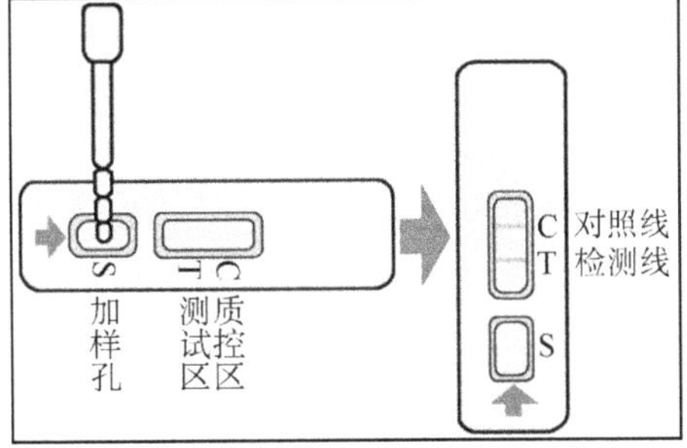

5 样液层析并读取结果

图 16－14　“瘦肉精”胶体金试剂盒操作示意图

⑦ 法规标准

“瘦肉精”以被我国纳入食品中可能违法添加的非食用物质和易滥用食品添加剂名单，不得使用。在动物饲料中添加“瘦肉精”的行为，属于犯罪行为。

⑧ 注意事项

(1) 从原包装袋中取出的试剂板，打开后务必在 1 小时内尽快地使用。

(2) 不要触摸试剂板中央的白色膜面。

(3) 水浴时应盖紧离心管帽，防止水汽进入影响结果。

(4) 如果尿样出现沉淀或浑浊物，请离心后再检测。

六、非法添加和掺杂掺假

(一) 硼砂

① 检测背景

硼砂是一种化工原料，也可作为外用消毒防腐剂。硼砂添加到食品中可起到防腐、增加弹性和膨胀等作用。目前，不法分子将硼砂添加到肉丸、豆制品、凉皮等食品中，以增加筋度，提高口感。硼是人体限量元素，人体若摄入过多的硼，会引发多脏器的蓄积性中毒。

② 适用范围

本法适用于牛肉、牛肉丸、牛肉制品、扁肉、扁食、鱼丸、油面、蒸饺、水饺肉馅、各种粽子、各式糕点及虾类等的快速检测。

③ 基本原理

本测定方法的原理是根据食品在碱性条件灰化后，在酸性介质中硼砂转化为硼酸。硼酸与姜黄素生成红色化合物，其吸光度与硼酸含量成正比，根据标准系列进行定量测定。在一定范围内，黄色的深浅与硼砂的浓度成正比，颜色越深，硼砂含量越高。

④ 仪器材料

(1) 多功能食品安全快速分析仪(以 GNSSP－12N 型号为例)。

(2) 配套试剂：

1) 硼砂提取液：棕色瓶，1 瓶。

2) 硼砂检测液Ⅰ号：绿盖，2 瓶(使用之前先打开盖子，加入 8 g 蒸馏水溶解)。

3) 硼砂检测液Ⅱ号：蓝盖，2 瓶。

⑤ 技术参数

(1) 检测限：20 mg/kg。

(2) 检测范围：0～500 mg/kg。

⑥ 操作步骤

(1) 样品处理

1) 取 20 g 待测样品，切碎或研碎混合后称取 2 g 于“样品杯”中。

2) 加入 10 g 蒸馏水和 0.5 ml 提取液，混匀，放置 10～15 min，过滤，滤液备用。

(2) 参数和功能选择：

1) 在分析仪主屏上选择检测项目【硼砂】。

2) 在硼砂检测提示界面，对照类型选择时点击【多对照测试】，即呈出现方框，表示选中。

3) 样品池选择时，用户可以根据实际情况，选择同时测定样品的通道，选中的通道同样会出现方框(系统默认为12个通道,若需更改通道,则进行此项操作)。

(3) 检测

1) 在比色皿中加入2.0 ml样品处理液,再加入3滴检测液Ⅰ号,混匀。

2) 放入仪器点击【选项】键后,再点击【对照】,仪器提示"正在对照测试,请稍候!",对照测试完成后仪器提示"仅完成空白测试",2～3秒后,仪器自动回到项目检测提示界面。

3) 取出比色皿,加入3滴硼砂检测液Ⅱ号,混匀。

4) 10分钟后放入仪中,点击【选项】键后,点击【检测】,仪器提示"正在样品测试,请稍候!",测试完成后,仪器自动显示选中通道的检测结果(mg/kg)。

5) 在结果显示界面,如需打印,则点击【打印P】,则可以进行打印。

具体操作步骤参考图16-15。

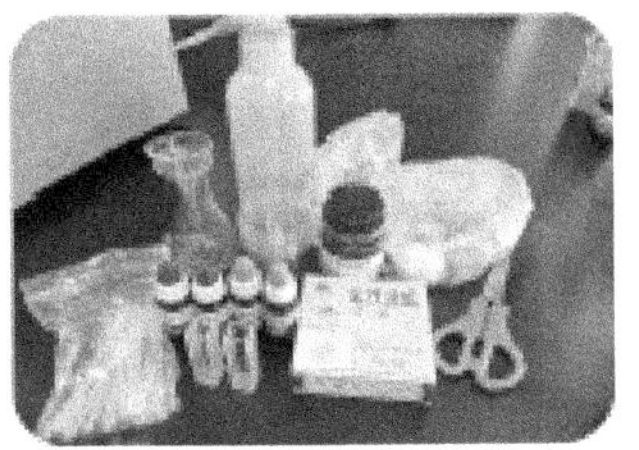

1 准备

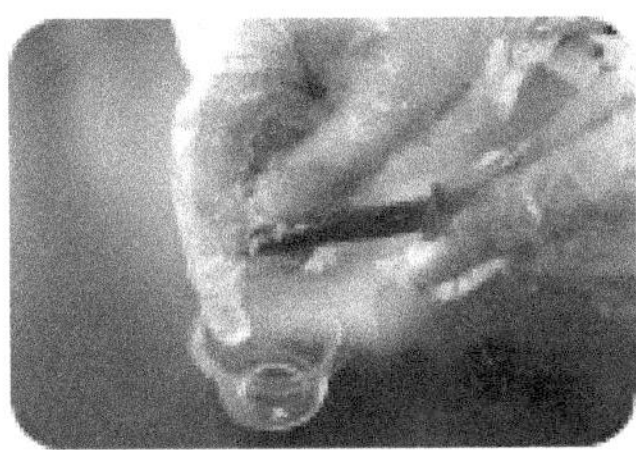

2 20 g待测样品,切碎或研碎。取2克待测样品加10 g蒸馏水+0.6 ml提取液,浸泡10分钟

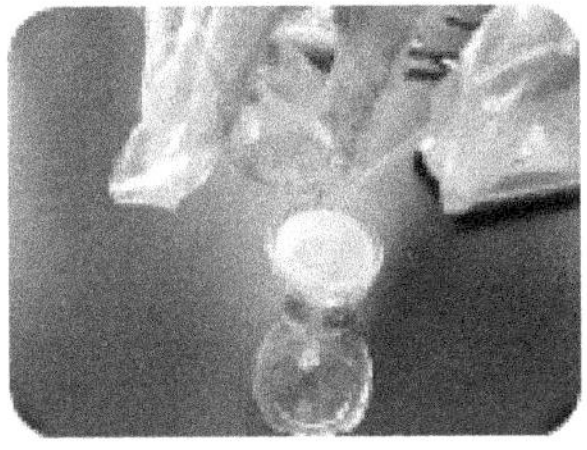

3 样品:混合液过滤,取2 ml滤液到比色皿作为样品

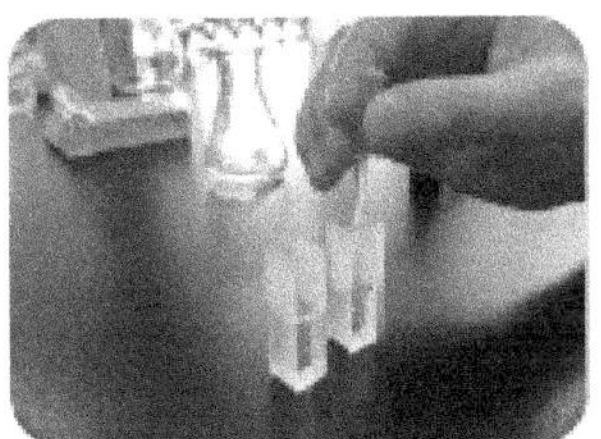

4 空白:取2 ml蒸馏水到比色皿

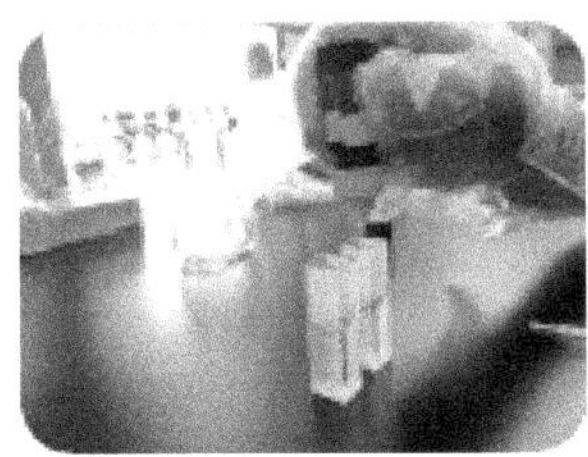

5 样品和空白各加入5滴Ⅰ号液和5滴Ⅱ号液

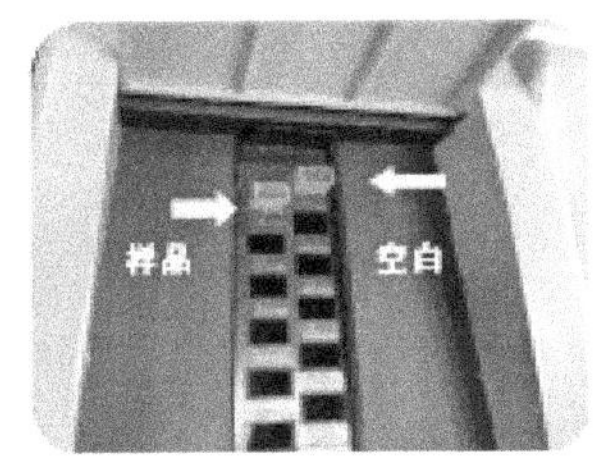

6 将空白和样品各自放入多功能食品快速分析仪1、2通道内,按已键检测

图16-15　多功能食品安全快速分析仪操作示意图

法规标准

我国明令禁止硼砂作为食品添加剂使用。硼砂已纳入已公布的《食品中可能违法添加的非食用物质和易滥用的食品添加剂品种名单》。

注意事项

(1) 多个通道同时测定时,则多个样品处理同时进行,并注意做好标识。

(2) 样品处理中若按其他倍数稀释,最终结果应视相应稀释倍数加以修正。

(3) 反应颜色会随时间延长而变化,请在规定的时间点检测。

(4) 检测结果超标的样品建议留样,并送相关机构进一步定量检测。

(5) 实验用水不得使用自来水或矿泉水。

(二) 硫酸铝钾

1 检测背景

含铝食品添加剂的使用是食品中铝的主要来源。铝的过量摄入被认为会影响人的中枢神经系统,增加老年痴呆症的发生率,以及引起婴幼儿的神经发育受损,导致智力发育障碍。硫酸铝钾是我国允许使用的食品添加剂,《国家卫生计生委等5部门关于调整含铝食品添加剂使用规定的公告》(2014年第8号)规定,为了严格控制食品铝摄入量,自2014年7月1日起,禁止将酸性磷酸铝钠、硅铝酸钠和辛烯基琥珀酸铝淀粉用于食品添加剂生产、经营和使用,小麦粉及其制品[除油炸面制品、面糊(如用于鱼和禽肉的拖面糊)、裹粉、煎炸粉外]生产中不得使用硫酸铝钾和硫酸铝铵。

2 适用范围

油条等面制品。

3 基本原理

本品是采用干法消化样品,以铬天青在抗坏血酸作用下与三价铝离子,在缓冲介质中,反正应成蓝色三元体系配合物,且产物颜色的深浅与铝的含量成正比。试剂盒密封、常温、避光保存,保质期为6个月。

4 仪器材料

硫酸铝钾快速检测试剂盒(以绿安牌为例)。

(1) 检测液Ⅰ号: 绿盖,1瓶(建议4℃冷藏)。

(2) 检测液Ⅱ号: 蓝色,1瓶。

(3) 检测液Ⅲ号: 红盖,1瓶。

(4) 标准品: 粉红盖,1瓶。

(5) 多孔比色管: 2个。

5 技术参数

检测限: 100 mg/kg。

6 操作步骤

(1) 称取1 g样品到样品杯中,加入10 g(ml)蒸馏水,浸泡10～15分钟。

(2) 取1 ml上清液到另一样品杯中,再加入24 g(ml)蒸馏水,混匀,作为样品处理液。

(3) 样品: 取1 ml样品处理液到多孔比色管中,标准品: 取1 ml蒸馏水到比色管另一孔中,再滴入2滴标准品,混匀。

(4) 于比色管两个孔中,分别加入2滴检测液Ⅰ号、混匀后加入2滴检测液Ⅱ号,轻轻混匀,再加入2滴检测液Ⅲ号(注意: 每加完一种试剂,需先混匀,再加另一种试剂),混匀,5分钟后观察颜色变化。

具体操作步骤参考图16-16。

(5) 结果判断

若样品呈现明显的蓝色或蓝紫色且并与标准品比对,颜色比标准品深的,表示铝含量超标;颜色比标准品浅的,表示铝含量不超标;若样品呈现黄色或者橙黄色,或者无明显变化,表示铝含量不超标。

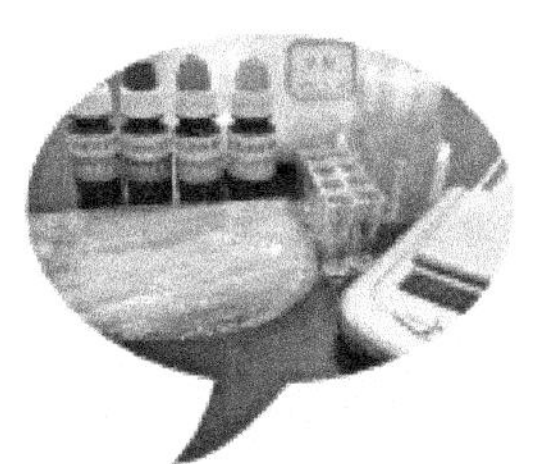

1 准备

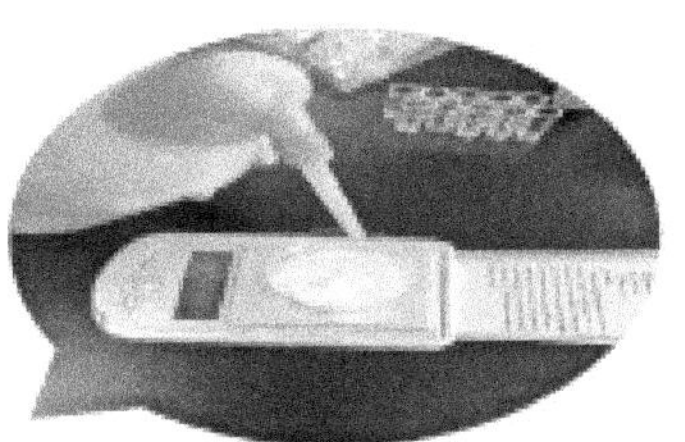

2 样品：1 g 面粉＋10 g 蒸馏水，浸泡 10 分钟；标准品：取上清液 1 ml 加 24 g 蒸馏水，各自混匀

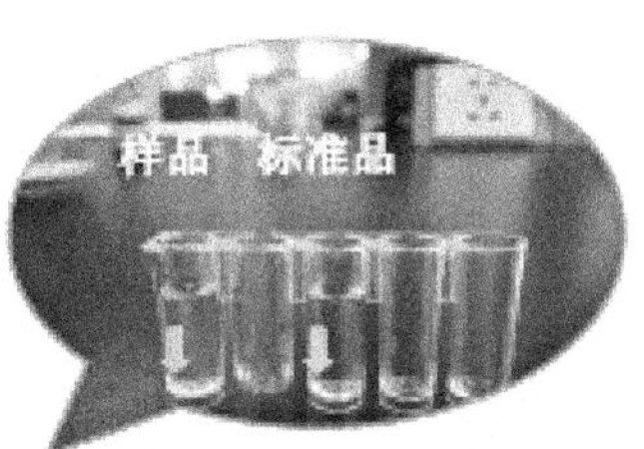

3 样品：取 1 ml 到多孔比色管标准品；取 1 ml 蒸馏水到多孔比色管，加 2 滴标准品

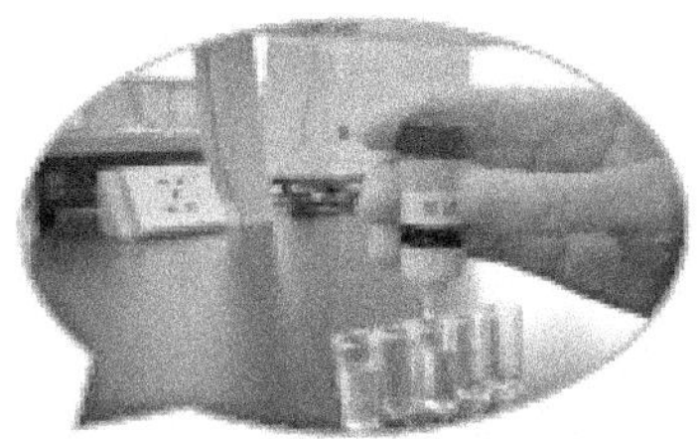

4 往样品及标准品中分别各自加入 2 滴Ⅰ号液，Ⅱ号液和Ⅲ号液，每加入一种试剂需先用一次性吸管各自混匀标准品跟样品再加入另一种试剂。

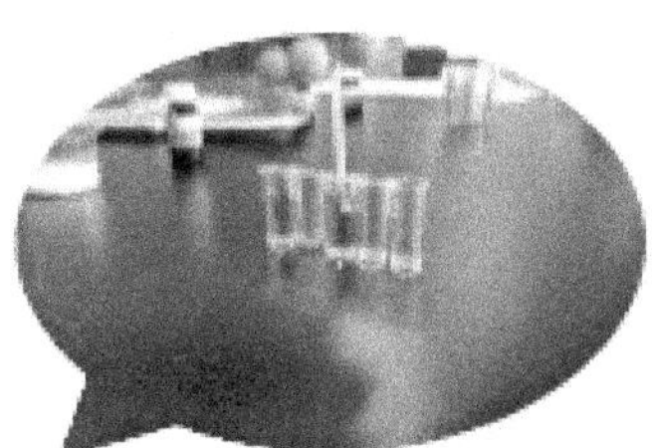

5 混匀后，静至 5 分钟显色

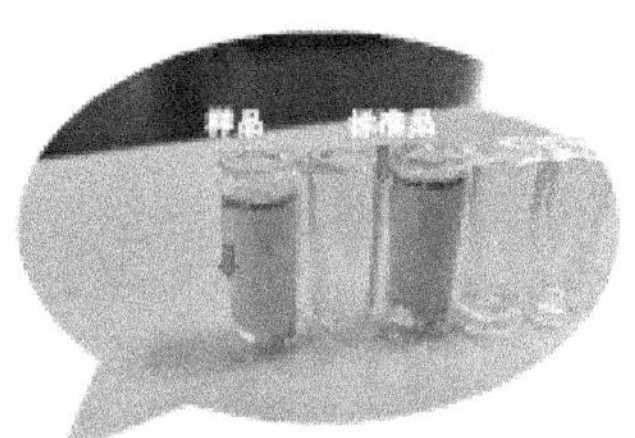

6 含有：蓝色或蓝紫色且比标准品深；不含有：淡的蓝紫色或蓝色且比标准品浅；显黄色或者橙黄色

图 16－16 硫酸铝钾快速检测试剂盒操作示意图

法规标准

我国 GB 2760－2014《食品添加剂使用卫生标准》对部分食品中硫酸铝钾的使用和残留限量进行了规定，具体见表 16－17。

表 16－17 我国部分食品中硫酸铝钾(铝明矾)的限量规定

类别	最大使用量	铝残留量	参考标准
小麦粉及其制品	不得使用	—	GB 2760－2014
油炸面制品	按生产需要适量使用	≤100 mg/kg(干样品，以铝计)	GB 2760－2014
面糊、裹粉、煎炸粉	按生产需要适量使用	≤100 mg/kg（干样品，以铝计)	GB 2760－2014
虾味片	按生产需要适量使用	≤100 mg/kg(干样品，以铝计)	GB 2760－2014
焙烤食品	按生产需要适量使用	≤100 mg/kg(干样品，以铝计)	GB 2760－2014
腌制水产品(仅限海蜇)	按生产需要适量使用	≤500 mg/kg(干样品，以铝计)	GB 2760－2014

注意事项

(1) 生活饮用水和不能作为测定用稀释液，建议用纯净水或蒸馏水。

(2) 检测结果超标的样品建议送相关机构进一步定量检测。

(3) 多孔比色管为非一次性耗材，每次使用完后须将孔内液体甩干，并用清水冲洗 3 遍以上，晾干备用。

（三）荧光增白剂

❶ 检测背景

荧光增白剂是一种可吸收光线或紫外线而反射蓝白磷光的化学染料，具有亮白增艳的作用，广泛用于造纸、纺织、洗涤剂等多个领域。一些不法生产经营者在面粉、蘑菇、豆芽、餐巾纸、一次性筷子等违禁添加或浸泡荧光增白剂，以达到亮白增艳效果。长期过量摄入含有荧光增白剂的食品具有一定的健康风险。

❷ 适用范围

本法适用于金针菇、白灵菇、面粉、餐巾纸、一次性筷子中非法添加的荧光增白剂。

❸ 基本原理

紫外光照法。含有荧光增白剂的食品于暗处，在 365 nm 和 254 nm 的紫外光照射下会产生肉眼可见的类似荧石的闪闪发光的现象。

❹ 仪器材料

荧光增白剂测定仪（以瑞鑫牌品牌的 ZW－202A 型号为例）（图 16－17）。

❺ 技术参数

荧光发射波长：365 nm 或 254 nm。

❻ 操作步骤

（1）取少量样品于滤纸上，于暗处在波长 365 nm 或 254 nm 的紫外灯分析仪下观察。

（2）判读：若产生银白色荧光，则表示含有荧光增白剂。均匀荧光一般为非法添加，散点、不规则荧光可能为包装污染。含荧光增白剂的蘑菇紫外检测外观见图 16－18。

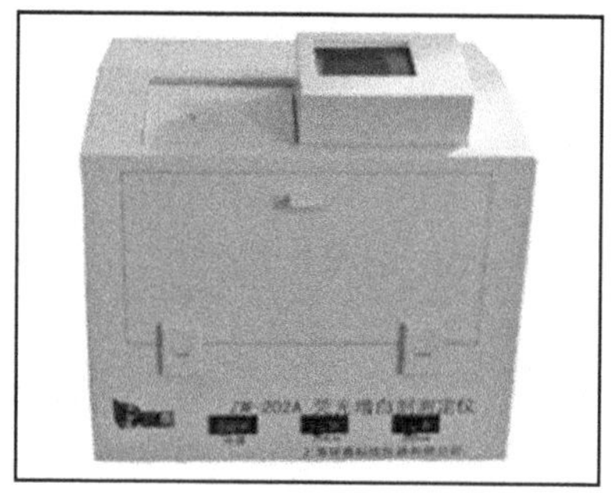

图 16－17

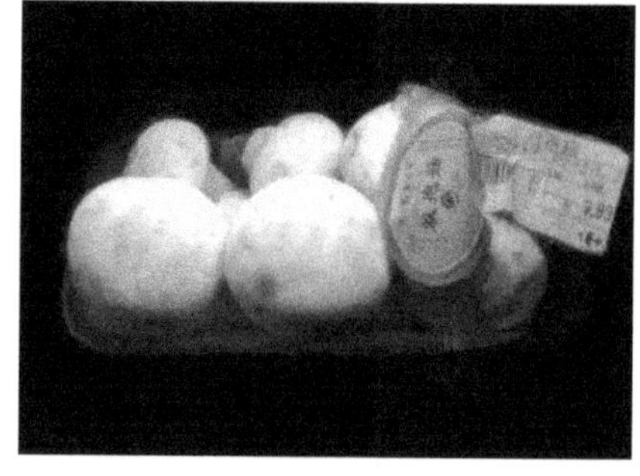

图 16－18

❼ 法规标准

不得添加。卫生部公布的《食品中可能违法添加的非食用物质和易滥用的食品添加剂名单》中将荧光增白剂纳入“黑名单”。

❽ 注意事项

紫外光对眼睛有损伤，眼睛不要直视紫外光源。

（四）罂粟（吗啡）

❶ 检测背景

吗啡是从罂粟中提取出来的生物碱，也是罂粟的主要有效成分，是我国现行刑法打击的毒品犯罪中主要的毒品种类。长期食用添加罂粟壳（吗啡）的火锅或其他食品，会产生中枢神经危害以及躯体依赖性。通过检测吗啡可以判断食品中是否含有罂粟类物质。

2　适用范围

适用于火锅类食品中的吗啡成分的定性检测。

3　基本原理

免疫胶体金法。胶体金试剂板上含有被事先固定于膜上测试区（T）的吗啡偶联物和被胶体金标记的抗吗啡单克隆抗体，通过单克隆抗体竞争结合吗啡偶联物和火锅样本中可能含有的吗啡，产生肉眼可见的反应条带。

测试时，火锅样本处理液滴入胶体金试剂板加氧样孔内，样液随之在毛细效应下向上层析。如样液中吗啡在浓度低于检测限或不含吗啡时，胶体金抗体不能与吗啡全部结合。这样，胶体金抗体在层析过程中会被固定在膜上的吗啡偶联物结合，在测试区（T）出现一条紫红色条带。如果吗啡在样液中浓度高于检测限时，胶体金抗体被吗啡全部结合，在测试区（T）胶体金抗体不会与吗啡偶联物结合而不出现紫红色条带。无论样液中是否含有吗啡，一条紫红色条带都会出现在质控区（C）内。质控区（C）所显现的紫红色条带是判定是否有足够样液，层析过程和试剂反应是否正常的内控标准。

4　仪器材料

（1）胶体金试剂板。

（2）滴管、滤纸。

5　技术参数

定性检测。检测限：300 μg/kg。

6　操作步骤

（1）样品处理

1）液态汤料（火锅汤，肉汤，底汤等）：将液态汤料混匀后，3 500 转/min 离心 5 分钟或放入 4℃冰箱降温 1 小时以上，然后撇去上层油层。取中层较为澄清的汤料 0.5 ml，加入 9.5 ml 蒸馏水，混匀后待测（稀释倍数 20）。

2）固态调料（底料，调味粉等）：称取样品 10.0 g，加 100 ml 温水，浸泡煮沸 15～20 分钟，过滤，收集滤液。将汤料 3 500 转/min 离心 5 分钟或放入 4℃冰箱降温 1 小时以上，然后撇去上层油层。

（2）检测

1）从原包装铝箔袋中取出试剂板，将其置于干净平坦的台面上，试剂板应在 1 小时内尽快地使用。

2）用塑料管垂直滴加 3 滴无空气泡的样液（约 120 μl）于加样孔内。

3）等待紫红色条带的出现，测试结果应在滴加样液起 3～5 分钟时读取。10 分钟后判定无效。

具体操作步骤参考“瘦肉精”项目及图 16－19。

（3）判读

1）阳性：仅质控区（C）出现一条紫红色条带，测试区（T）内无紫红色条带出现。

2）阴性：两条紫红色条带出现，分别位于测试区（T）和质控区（C）。

3）无效：质控区（C）未出现紫红色条带，表明操作过程失误或试剂板失效。

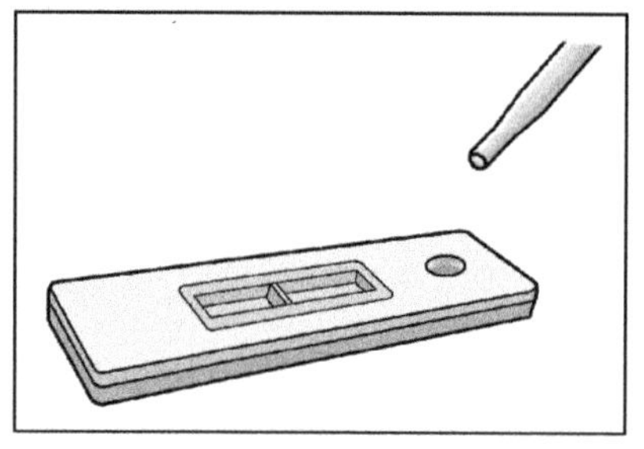
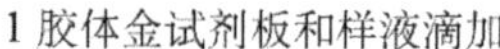
1 胶体金试剂板和样液滴加

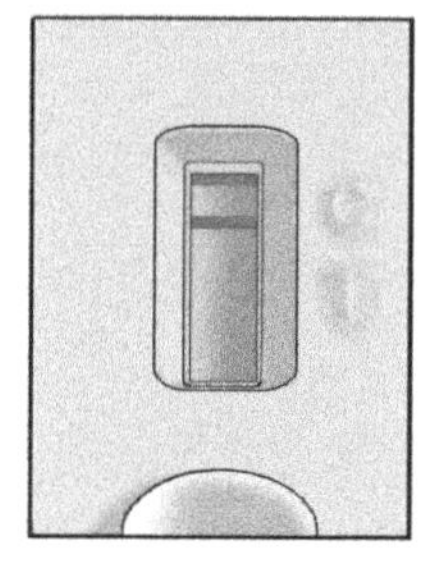
2 阳性结果

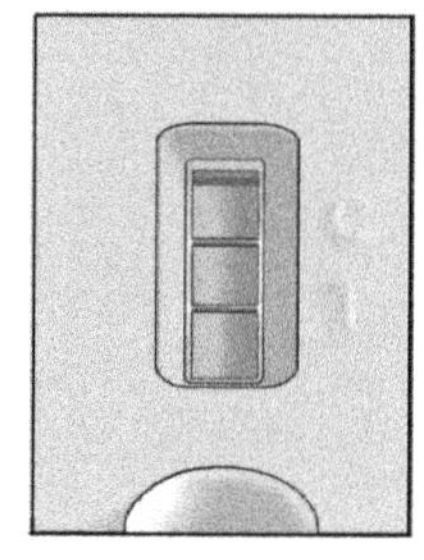
3 阴性结果

图 16－19 火锅类食品中的吗啡成分定性检测操作示意图

⑦ 法规标准

罂粟(吗啡)已纳入卫生部公布的《食品中可能违法添加的非食用物质和易滥用的食品添加剂品种名单》。向食品中添加罂粟属于犯罪行为。

⑧ 注意事项

(1) 在进行测试前必须先完整阅读使用说明书，使用前将试剂板和样液标本恢复至室温(20～30℃)。

(2) 若不能及时送检，样液标本在 2～8℃冷藏可保存 48 小时。长期保存需冷冻于－20℃，忌反复冻融。

(3) 测试区(T)内的紫红色条带可显现出颜色深浅的现象。但是，在规定的观察时间内，不论该色带颜色深浅，即使只有非常弱的色带也应判定为阴性结果。

(4) 可待因、海洛因、福尔可定、单乙酰吗啡、二氢可待因的浓度高于 300 μg/kg 时，会与吗啡呈现交叉阳性反应；

(5) 蒸馏水或去离子水不能作为阴性对照。出现阳性样品建议用 GC－MS 确认。

(五) 酚酞

① 检测背景

酚酞是用于治疗习惯性顽固性便秘的药物，过量服用或长期滥用可造成电解质紊乱，诱发心律失常、神志不清、肌肉痉挛等。一些不法厂商利用消费者急于减肥的心理和中药无毒副作用的认识误区，在保健食品中添加国家法律法规明令禁止的化学减肥药酚酞等。

② 适用范围

本法适用于胶囊剂、片剂、丸剂、散剂等固体剂型减肥类保健食品，减肥类中成药等中酚酞的快速检测。

③ 检测原理

酚酞为一种弱有机酸，当溶液的 pH<8.2 时，酚酞表现为无色的内酯结构。当溶液的 pH 为 8.2～10 时，酚酞表现为玫瑰红色的醌式结构。

④ 材料试剂

酚酞类快筛试剂盒(以达元品牌为例)，包括酚酞试剂 A、酚酞试剂 B、脱脂棉、称量纸(样品前处理用)。

⑤ 技术参数

定性检测。标准液检测限：0.03 mg/ml；样品检测限：1.0 g/kg。

操作步骤

(1) 样品准备：取胶囊剂 1 粒(片剂 1 片，袋泡茶、颗粒剂等固体制剂约 1/2 包，口服液等液体制剂取 1/2 次服用量)，片剂、颗粒剂等需要预先研碎或压碎。

(2) 取待测样品，拧开试剂 A 瓶的下盖，将上述样品加到试剂 A 瓶中，拧紧下盖，震摇 1 分钟。

(3) 拧开试剂瓶 A 的下盖，在瓶盖内塞入适量棉花(以填满内盖为宜)，盖回瓶盖，拧紧。

(4) 拧开试剂瓶 A 的上盖，滴加 2～5 滴到试剂 B 中，盖盖摇匀。立即观察颜色变化。

(5) 结果判定：如呈现玫瑰红色，则酚酞阳性。否之为阴性。

具体操作步骤参考图 16－20。

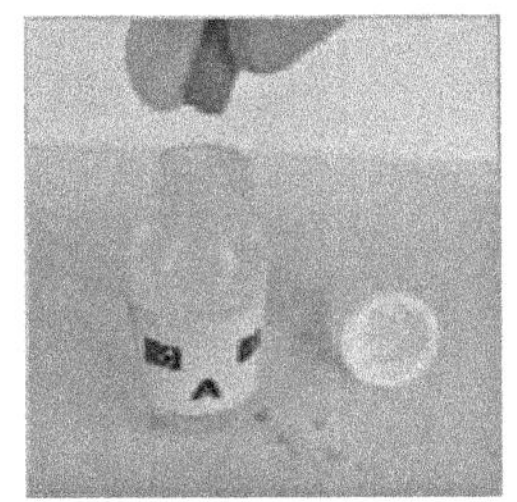
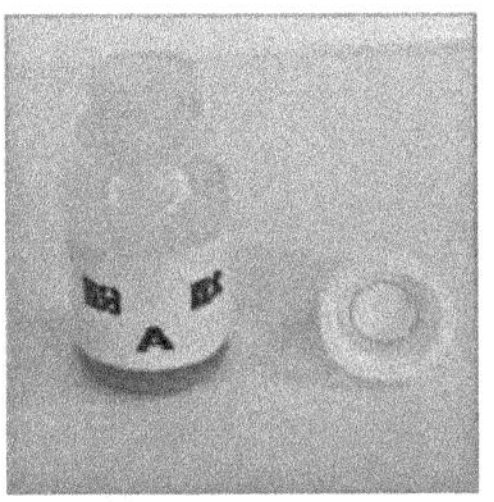
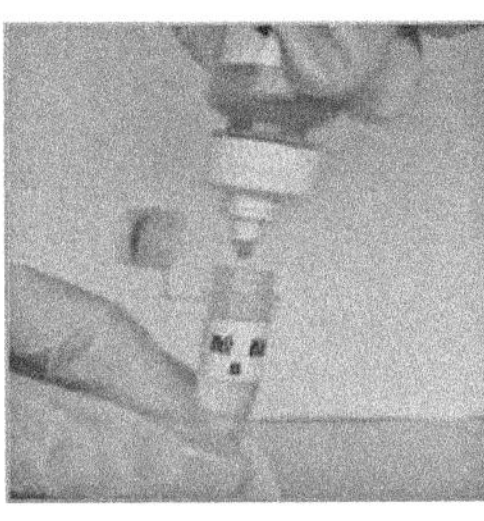
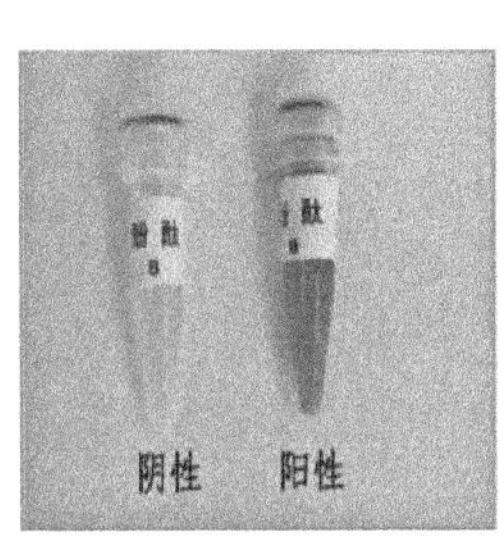

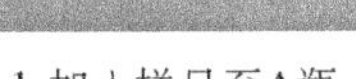
1 加入样品至A瓶　2 瓶盖内塞入棉花　3 将A试剂滴加至B瓶　4 结果判定

图 16－20　酚酞类快筛试剂盒操作示意图

法规标准

我国禁止在减肥类保健食品等中人为添加酚酞。

注意事项

试剂具有一定的腐蚀性，小心操作，勿沾染皮肤，如误入眼中，请立即用清水清洗。

(六) 西地那非

检测背景

目前，补肾壮阳类中成药，抗疲劳类保健食品以及其他标示上述功能的健康产品中非法添加的物质主要为那非类了拉非类化学成分。西地那非按枸橼酸西地那非计算的临床推荐剂量为 50 mg/次。

适用范围

本法适用于胶囊剂、片剂、丸剂、散剂等固体剂型补肾壮阳类以及抗疲劳类保健食品那非类药品成分的快速检测。

基本原理

那非类化合物结构中含哌嗪和吡唑基团，具有 3 个以上可质子化氮，呈弱碱性，易溶于酸。第一步提取，用 4%硫酸提取目标成分；第二步除杂，在酸性条件下，用高锰酸钾溶液将杂质氧化成无色化合物，但那非类不受影响；第三步沉淀，那非类化合物的可质子化氮，在酸性条件下形成阳离子，与三硝基苯酚中的酚羟基阴离子发生反应，生成黄色沉淀。

材料试剂

那非类快筛试剂盒(以达元品牌为例)。那非类试剂 A、那非类试剂 B、那非类试剂 C、注射器(2.5 ml)、过滤器(25 mm)、反应管(5 ml)、称量纸(样品前处理用)。

⑤ 技术参数

定性检测。标准溶液检测限 0.34 mg/ml;胶囊剂样品检测限：17.1 mg/g。

⑥ 操作步骤

(1) 打开试剂 A 瓶的瓶盖,样品按以下方法加入到试剂 A 瓶内。

1) 硬胶囊：旋开胶囊壳,取约 1/2 粒内容物。

2) 软胶囊：用剪刀剪开胶囊壳,挤出约 1/2 粒内容物。

3) 片剂：压碎成粉末,取约 1/2 片量。

4) 丸剂,散剂等：取每次服用量的 1/8 左右,尽量压碎或剪碎。

(2) 拧紧瓶盖,大力振摇约 1 分钟(丸剂大力振摇 2 分钟),静置约 30 秒。

(3) 取 1 支注射器,拔出活塞,接过滤器,倒入试剂 A 瓶的上层溶液约 2 ml,用活塞挤压,收集约 1 ml 至反应管中,滴加试剂 B,边滴边摇,至紫红色在 15 秒内不褪色。

(4) 振摇至紫红色褪去呈无色或浅黄色。若加入试剂 B 后长时间不褪色,可重新取样前处理后不滴加试剂 B 直接进行检测。若加入试剂 B 后出现浑浊或沉淀,应过滤澄清后检测。

(5) 滴加 2 滴(丸剂 3 滴)试剂 C,滴加时勿振摇反应管,立即观察是否产生黄色浑浊(产生雾状物)或黄色沉淀物(析出固体)。

(6) 结果判断：若溶液不产生黄色浑浊或沉淀,判为阴性;出现黄色浑浊或沉淀时,振摇反应管使其分散：若黄色浑浊或沉淀消失,则判为阴性;若仍有明显黄色浑浊或沉淀,则判为阳性。

具体操作步骤参考图 16-21。

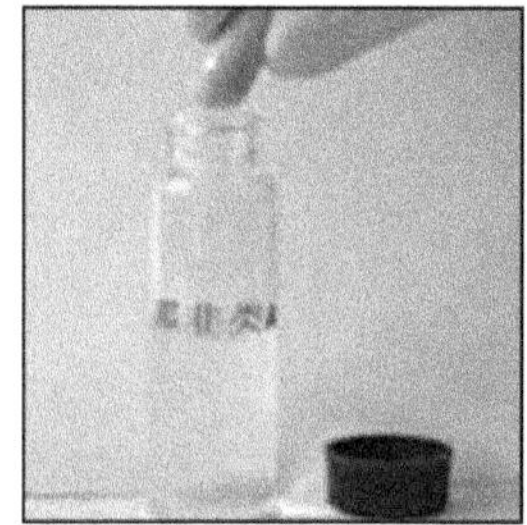
1 加入样品至 A 瓶

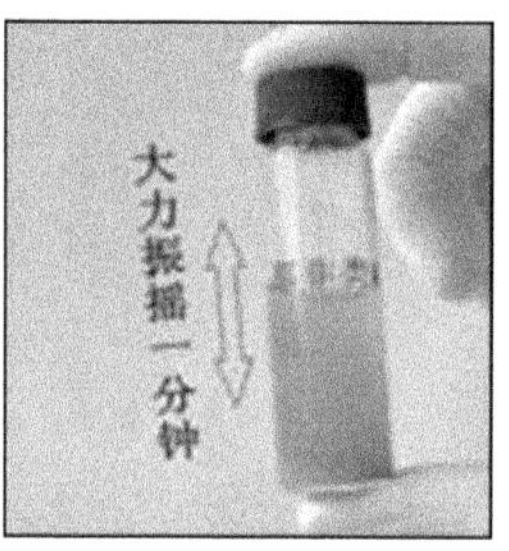

2 大力振摇 1 分钟

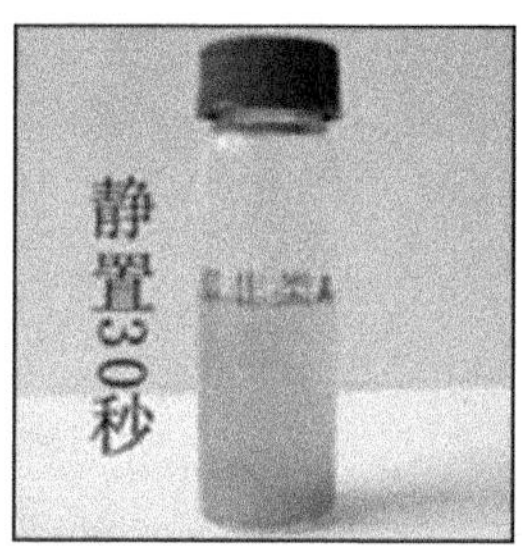

3 静置 30 秒

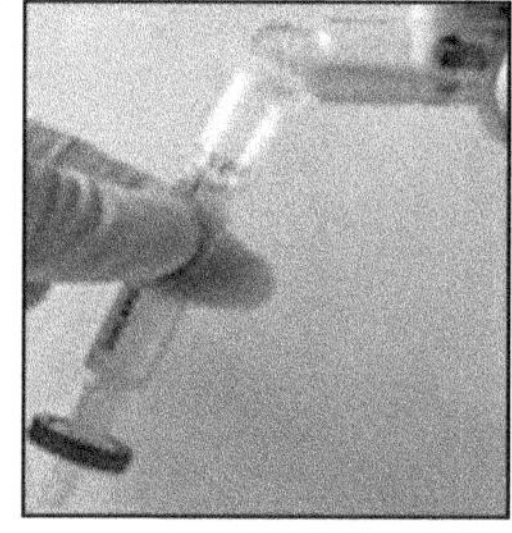
4 A 瓶上层液倒至注射器

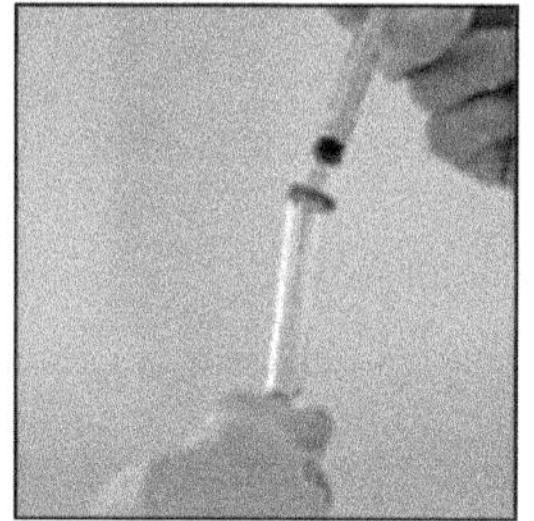
5 活塞挤压至反应管

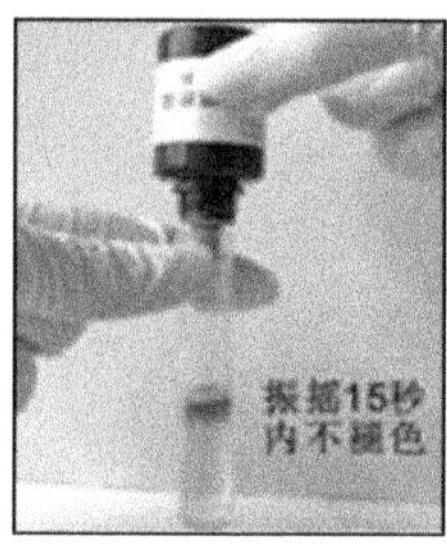

6 振摇 15 秒内不褪色

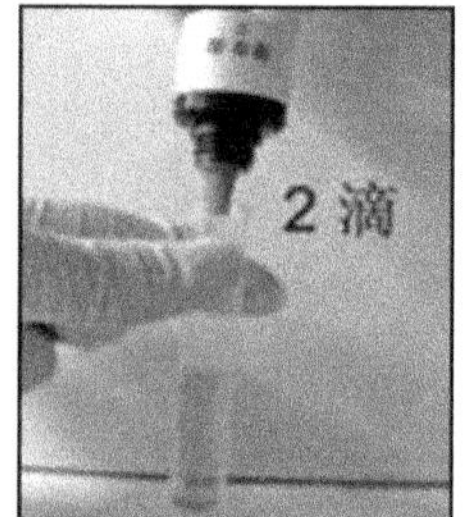

7 滴加试剂 C 观察结果

图 16-21 那非类快筛试剂盒操作示意图

⑦ 法律标准

我国禁止在保健食品中人为添加西地那非等那非类药物成分。

3. 注意事项

（1）加入试剂B是为了消除基质干扰。提取溶液颜色越深，消耗试剂B的量越多，此步骤为关键步骤，需严格控制紫红色15秒内不褪色。

（2）滴加试剂C时，若样品中那非类成分的量较低时产生混浊；若添加量较高时产生沉淀。滴加C的量需要严格控制。

（3）尽量取静置后的上清溶液过滤。若个别样品前处理过程中挤压活塞存在较大阻力不易过滤时，请勿大力挤压，应更换过滤器后继续操作。

（4）试剂具有一定的腐蚀性，建议放置在试剂盒中珍珠棉衬垫的空槽操作，避免瓶子倾斜液体流出。如沾染皮肤或误入眼中，请立即用大量清水冲洗。

该试剂盒与拉非类快筛试剂盒组合使用。若其中一种试剂盒的检测结果为阳性，则无需用另一种试剂盒检测。

七、辅助设备

（一）微型电子天平

1. 应用背景

部分食品的定量和半定量快速检测需要首先对样品进行定量测定。

2. 适用范围

适用于少量样品的快速称量。

3. 基本原理

由称重传感器感知外界的重力，再把转换的电信号传送给电子电路，显示被秤物体重量。

4. 仪器设备

微型电子天平(以中卫牌手掌秤为例)。

5. 技术参数

具体技术参数见表16-18。

表16-18　微型电子天平的技术参数

最大量程	50 g	120 g/150 g	250 g/360 g/500 g
最小量程	0.05 g	0.3 g	0.3 g
分度值	0.01 g	0.1 g	0.1 g
标定值	50 g	100 g	100 g
误差范围	±2‰		
最佳工作温度	10～30℃		

注：功能包括去皮测量、自动校正、过载指示。

6. 操作步骤

（1）标定

1）按【ON/OFF】键开机。

2）当显示屏显示“0.00”时，按住【CAL/MODE】键直至显示屏显示“CAL”，进入标定状态。

3）再按【CAL/MODE】键一次，显示屏上“CAL”闪烁，出现标定数值闪烁，放置标定砝码在秤盘上。

4）等待数秒，显示“CAL”，则标定成功，进入正常使用状态。

5）显示“CALF”，则发生错误。关机并重复上述步骤“1)～4)”，进行重新标定。

（2）使用

1）【TARE】键用于去皮或清零。

2）【CAL/MODE】键用于在不同的计量单位间转换。

3）【MEM】键用于记录已称量的数据。

具体操作步骤参考图 16－22。

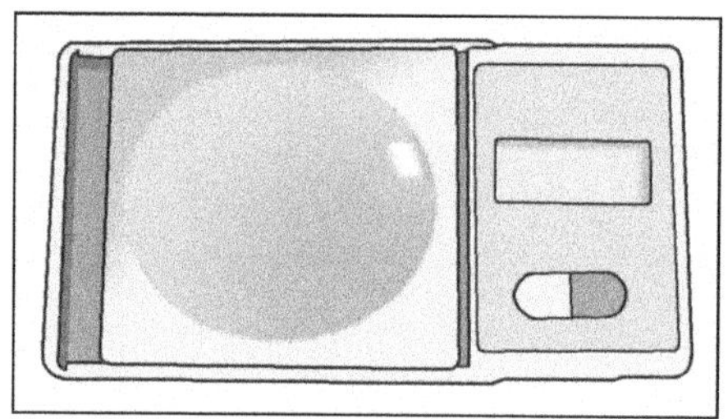

1 微型电子天平示意图

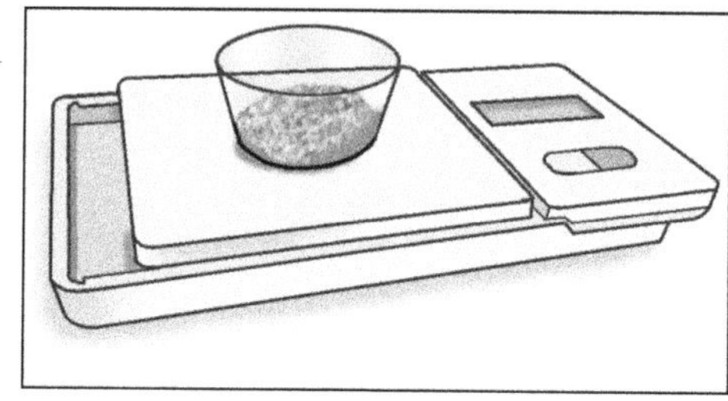

2 样品称量

图 16－22　微型电子天平操作示意图

⑦ 注意事项

（1）加载量不能超过最大量程，否则有可能导致永久损坏。

（2）应轻拿轻放，称量时应放在平稳水平面上，不能在潮湿的环境中使用。

（3）严禁淋雨和用水冲洗，可用干、湿软布或洗洁精擦拭。

（4）长期不用应取出电池，显示屏显示“Lo”表示电量过低。

（二）快速超声提取仪

① 应用背景

使用快速超声提取仪可以尽量分离、提取样品的待测物质。

② 适用范围

适用于样品中待测物质的快速提取即样品前处理。

③ 基本原理

通过压电换能器产生的快速机械振动波，形成数以万计的具有瞬间高压的微小气泡，来减少目标萃取物与样品基体之间的作用力，从而实现固—液萃取分离。

④ 仪器设备

快速超声提取仪（以吉大小天鹅 GDYQ－705S 型号为例）。

⑤ 技术参数

（1）容量：0.6 L。

（2）定时 1～30 分钟（可调）。

⑥ 操作步骤

（1）取下提取瓶固定架（椭圆形蓝色塑料盖），在不锈钢提取槽内加入约 500 ml 蒸馏水或纯净水。

(2) 放入塑料篮,然后用提取瓶塑料固定架压紧塑料篮使之固定。

(3) 使用过程中经常加水保持约 500 ml,即液面达到槽内不锈钢最上方刻线处。

(4) 若提取槽中水混浊,将混浊水倒掉,重新加入 500 ml 蒸馏水或纯净水。

(5) 将提取瓶放入水中,必须使提取槽中水的液面超过提取瓶样品溶液液面。

(6) 将插头插入 220 V/50 Hz 三芯电源插座上,按下【ON】开关键,定时时间到后会自动停止工作。

(7) 按下【定时】键,调节提取时间(1～30 分钟可调),按住【定时】键,可快速调节定时时间。

(8) 按【ON】开关键,显示屏显示倒计时时间,提取仪开始工作,当提取时间结束时,显示屏出现"0",提取仪自动停止工作。

(9) 再一次按【ON】开关键,提取仪继续按预先设置的提取时间工作,按【ON】开关键或【定时】键可随时停止工作。

具体操作步骤见图 16－23。

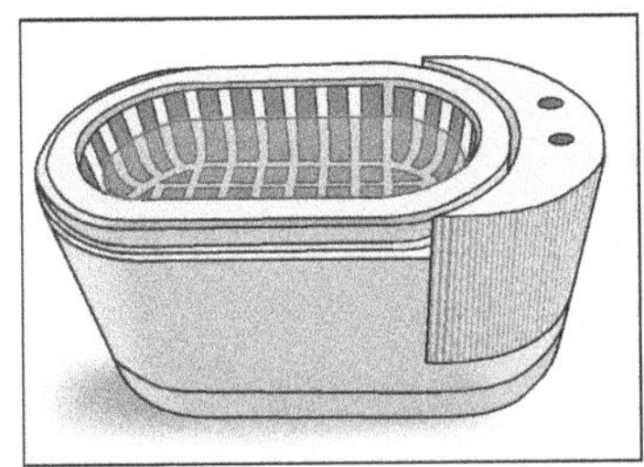
1 快速超声提取仪外观

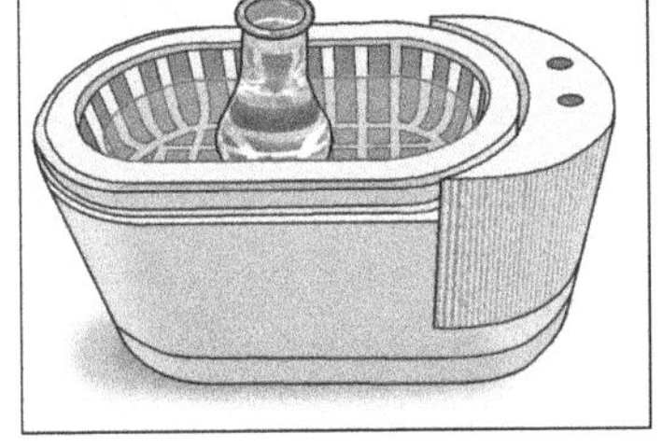
2 样品的超声提取

图 16－23　快速超声提取仪操作示意图

注意事项

(1) 使用时一定要注意提取仪中的水位,无水时不能开机工作,否则会造成提取仪的损坏。

(2) 如果连续超声提取,当不锈钢提取槽内的水温高于 40℃时,需停止使用。待水温恢复至 30～40℃时再进行提取。

(3) 切勿将提取瓶直接放入不锈钢提取槽内,使瓶底直接接触不锈钢提取槽。否则提取的效果不佳,并且影响提取仪的使用。

(4) 在不使用提取仪时,要注意将塑料篮、塑料固定架和提取仪用干软布擦干净后存放于安全干爽的地方。

(5) 不得将强酸、强碱、不含水的溶剂和易燃液体加入不锈钢提取槽中。

(6) 提取槽中的水在使用一段时间后会出现混浊,必须及时更换。

(7) 仪器电源线接入 220 V/50 Hz 三芯电源插座上,但必须有接地装置。

(三) 小型恒温水浴锅

应用背景

恒温水浴锅是快速检测和实验室中常用的恒温设备。水浴锅的液体介质是水,沸点温度通常为 100℃。用水浴锅加热就可以控制一个恒定的温度,以促进样品在较高温度的化学反应,或是提高食品中待测物质的迁移率等。

② 适用范围

用于样品前处理时的快速恒温加热。

③ 基本原理

恒温水浴锅内水平放置不锈钢管状加热器和传感器。传感器将水槽内水的温度转换为电阻值,经过集成放大器的放大、比较后,输出控制信号,有效地控制电加热管的平均加热功率,使水槽内的水保持恒温。

④ 仪器设备

小型恒温水浴锅(以吉大小天鹅品牌 GDYQ－707S 型号为例)。

⑤ 技术参数

(1) 控温范围:室温 5～100℃。

(2) 控温精度:±1℃。

(3) 功率:300 W。

(4) 功能:温度设置并实时显示水浴温度,仪器自动停止加热倒计时功能。

⑥ 操作步骤

(1) 将温度传感器一端的三孔插座(带螺纹端)与温度控制器上的三孔插头连接后锁定,再将温度控制器上黑色插座与水浴锅上黑色插头连接。

(2) 然后倒入蒸馏水至三分之二以上,放好不锈钢支撑盘,同时插入温度传感器(金属杆端)。

(3) 在确认无误后,将温度控制器的电源线接通电源(220 V,50 Hz),根据需要设置温度和时间。

(4) 放入待水浴加热的样品,盖上水浴锅盖。注意:切勿干烧。

具体操作步骤见图 16－24。

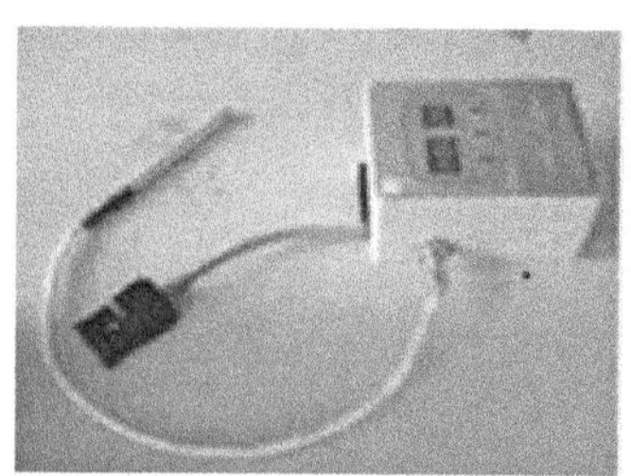

1 温度控制器连接

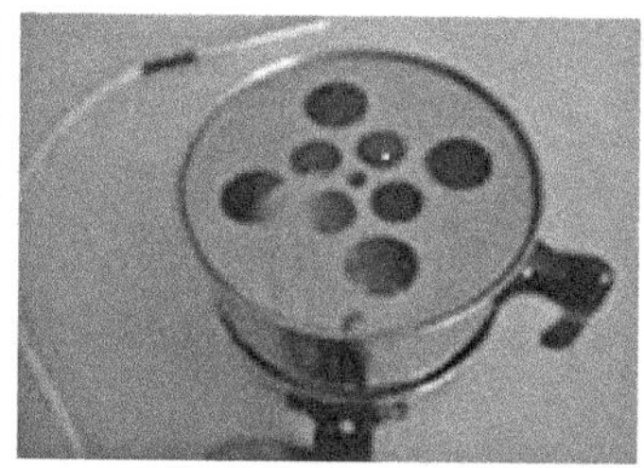

2 水浴锅连接

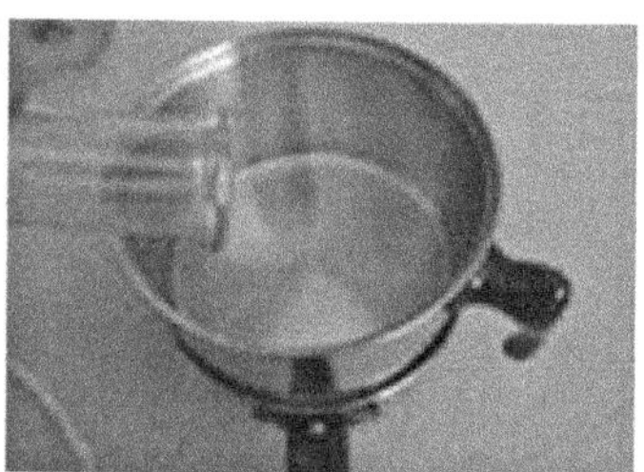

3 水浴锅加入蒸馏水

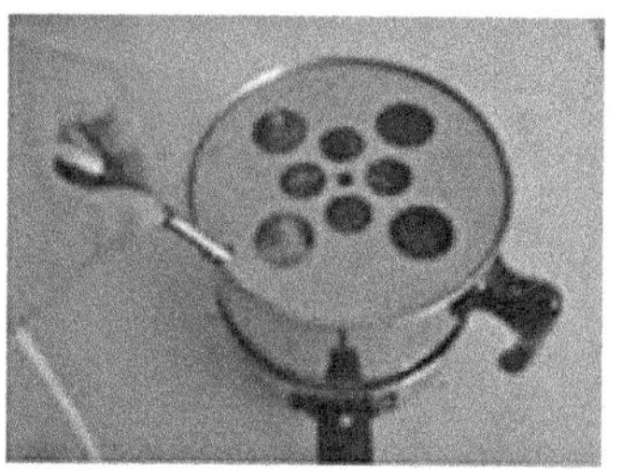

4 插入温度传感器

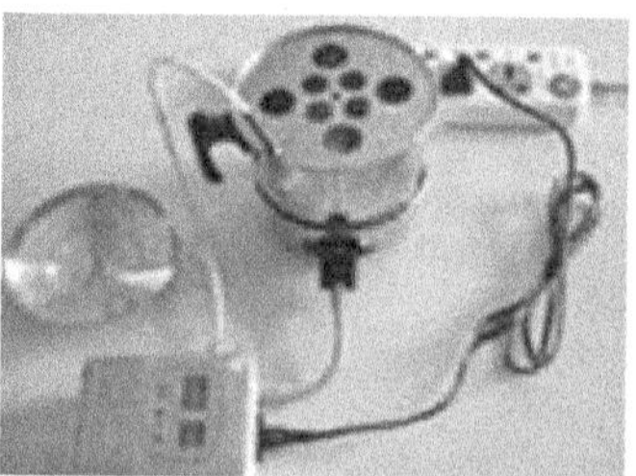

5 连接电源,设置温度、时间

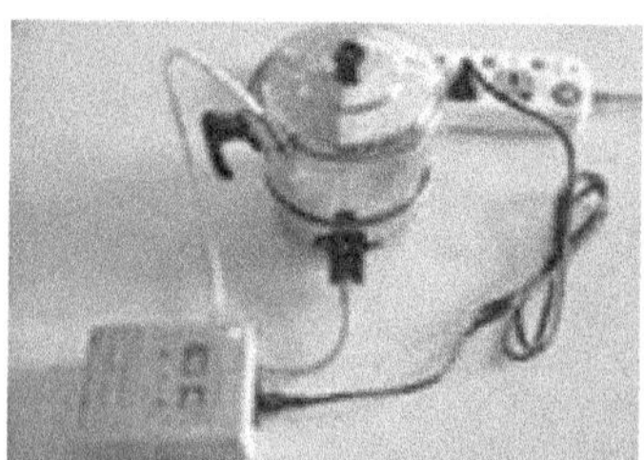

6 盖上水浴锅盖,加热

图 16－24 恒温水浴锅操作示意图

(5) 控制器面板设置：控制面板上部为显示水浴的温度和时间，面板下部为输入预置温度和时间的控制部分。温度设置在 0～100℃可调，时间设置在 1～99 分钟可调。分别为[○][↑][↓]设置键和加减键。右侧的数码管出现时间明暗显示时，表示倒计时开始。倒计时结束后显示为零(见图 16－25)。

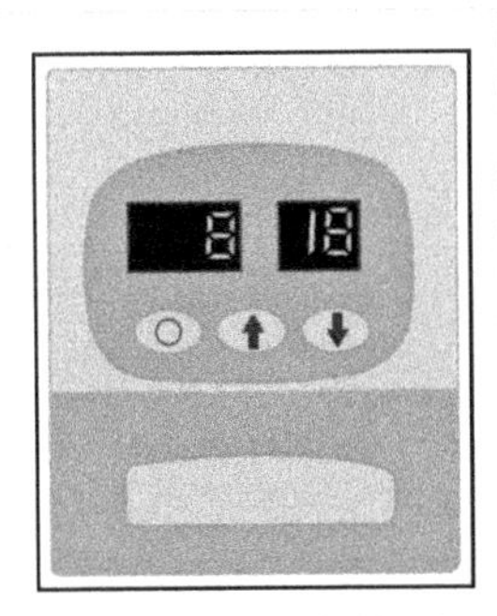

图 16－25　控制器面板

⑦ 注意事项

(1) 仪器加热前一定要将温度传感器插入水浴锅的水中，以便进行温度的测量，否则容易造成温度控制器显示温度不准确，无法正常工作。

(2) 使用水浴锅时，应经常加水。在水浴锅中没有加水或者水蒸干的情况下，切勿打开电源进行加热。

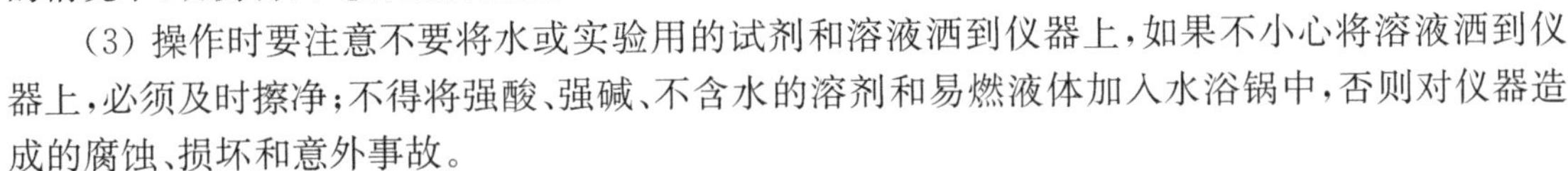

(3) 操作时要注意不要将水或实验用的试剂和溶液洒到仪器上，如果不小心将溶液洒到仪器上，必须及时擦净；不得将强酸、强碱、不含水的溶剂和易燃液体加入水浴锅中，否则对仪器造成的腐蚀、损坏和意外事故。

(4) 在仪器加热时，应避免直接接触加热器和水浴锅，容易烫伤。

(5) 水浴锅中的水在使用一段时间后会出现混浊，必须及时更换。

(四) 微型离心机

① 应用背景

微型离心机特别适用于微量过滤，快速从试管壁或试管盖上甩下试剂，以及试管或排管的慢速离心，以获得样品的上清液，便于样品的检测分析。

② 适用范围

浑浊样品的快速分离。

③ 基本原理

利用旋转转头产生的离心力，使悬浮液或乳浊液中不同密度、不同颗粒大小的物质分离开来。

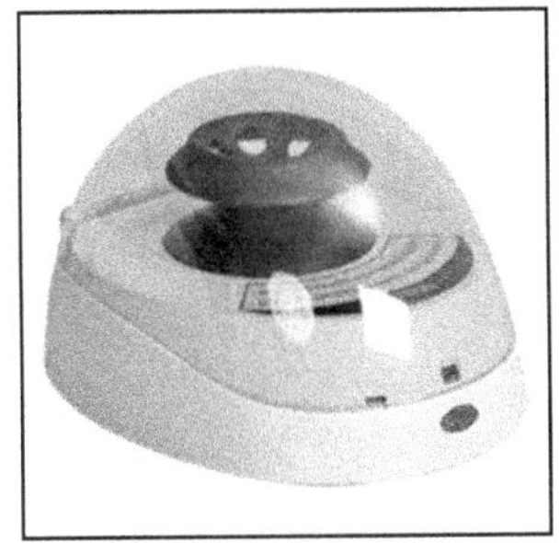
图 16－26　微型离心机

④ 仪器设备

微型离心机(以其林贝尔 LX－100 手掌型离心机为例)。

见图 16－26。

⑤ 技术参数

(1) 最高转速：7 200 转/min。

(2) 最大相对离心力：2 350 g。

(3) 定时调节的范围为 0～3 分钟。

(4) 翻盖开关设计，开盖即可自动停止运转。

⑥ 操作步骤

(1) 定时：打开【电源】开关开机后，旋动“定时调节”旋钮，调节到需要设置的时间(0～3 分钟可调)，然后按下【启动】键启动分离仪，定时时间到离心机自动停止工作；如果要临时停止离心需按下【停止】键。

(2) 将待分离的样品溶液加入离心管中，离心管对称放入底座中，盖上盖子即开始离心。从透明上盖观察离心情况，打开盖子即自动停止工作。

7 注意事项

(1) 离心管在仪器离心孔中的位置一定要对称放置，如果样品的个数为奇数，则需在另外1支离心管中加入约相同质量的水，然后对称放入离心孔中再进行样品的分离。

(2) 启动离心机前一定要关闭离心机上方的盖子，在离心的过程当中切勿将盖子打开。

(3) 待离心机完全停止转动后再取出离心管，不允许用手按住分离仪的转子强行停止其转动，否则会发生意外并且损坏离心机。

(五) 微型粉碎机

1 应用背景

主要用于固体块状物体的粉碎，以便于后续样品处理。

2 适用范围

适用于中西药物、珍珠、化工原料、食品原料、矿物、土壤、粮食、煤炭、实验原料的粉碎。

3 基本原理

微型粉碎机由不锈钢上盖下体粉碎室构成，螺扣式封闭。通过直立式电机的高速运转带动横向安装的粉碎刀片，对物料进行撞击、剪切式粉碎。粉碎物体由于在密闭的空间内被搅动，所以粉碎效果相对均匀，适合干性物料。

4 仪器设备

微型粉碎机(以九阳 DJ13B－C669SG 为例)。

实际工作中可以采用家用豆浆机代替。

5 技术参数

(1) 转速：11 000～26 000 转/min；

(2) 大杯容量：350 ml。

(3) 额定连续工作时间：<1 分钟。

(4) 额定间歇时间：>1 分钟。

6 操作步骤

(1) 首先确认需加工的样品选用刀具，这样将有效地达到使用效果。其中，采用十字型刀具适合含水分的样品，如各种果蔬块，一字刀座主要用于加工干果类样品，如米类、豆类、干菜等。

(2) 使用前冲洗杯子，再将样品放进杯里。

(3) 粉碎样品时杯体要与刀座完全拧紧。

(4) 将与刀座拧紧的杯放在主机上并对上相应位置，按下或旋转卡住即可。

(5) 加工完后，从主机上取下杯子，拧下刀座将杯打开才能将样品倒出。

(6) 确认加工情况，如果不满意重复使用方法 3～6 次，再加工 4～5 秒即可。

7 注意事项

(1) 操作事项

1) 本产品输入电压为交流 220 V，连续运行时间不宜超过 60 秒。

2) 加工完后，要等刀片的旋转完全停止后方可将杯体从主机上取下。

3) 当电机发热严重时，保护装置会自动切断电源保护电机，冷却后才能恢复启动(约需 20 分钟)。

4) 杯子与刀座连接时，应旋紧到位，以防渗漏样品或产生脱落故障。

5) 请勿将过热的样品放进杯内，以免造成杯体变形。

6）本机电源线连接为Y连接，若电线损坏需要及时更换，请专业人员维修。

7）请勿空载（杯内无样品）或超载（样品量大于杯子容积的2/3）时运行本机。

8）本机只必须适用公司配套仪器。

9）严禁将主机浸泡在水中清洗。

（2）清洁与保养方法

1）使用后可在容杯中装入适量清水，开机15秒左右，则可以清除刀上的样品杂质。

2）使用后随即清洗，将容杯、刀座组件等部件用水冲洗。

3）若加工油腻性样品，则用洗涤剂清洗，然后用清水洗干净并擦干。

4）注意不要用腐蚀性液体清洗用品。主机要用干净的湿布擦拭干净即可。

5）本机应放在阴凉干燥处，以免电机受潮。

（3）常见故障原因及排除方法

1）机体不工作：电源是否接通，确认杯体、刀片、机体之间是否拧紧。

2）刀片微转：确认刀片是否被食物缠绕住，杯体、刀片、机体之间是否拧紧。

3）异常震动或噪音大：杯子与刀座是否拧紧，杯内是否放入超量食物。

4）杯体漏液：确认杯体与刀座是否拧紧，杯子是否破裂。

5）有烧焦的气味：初次使用时会有这种情况，属正常现象。另外关注机器连续工作时间是否超过1分钟。

（4）其他事项

1）刀片上的样品被缠绕在一起时，请将样品切成小片。

2）样品贴在杯子内壁时，使用筷子或勺子将样品分开以后再启动。

3）样品搅拌不均匀时，在机器工作的状态下，拿起主体轻轻摇晃。

4）若一次使用时间过长，电机过热，会突然自动停止工作，请在20分钟以后再使用。

（六）微量移液器

1. 应用背景

微量移液器是计量连续可调的、可转移液体的专用仪器。

2. 适用范围

少量或微量水及水溶液、酸、碱等的定量移取。

3. 基本原理

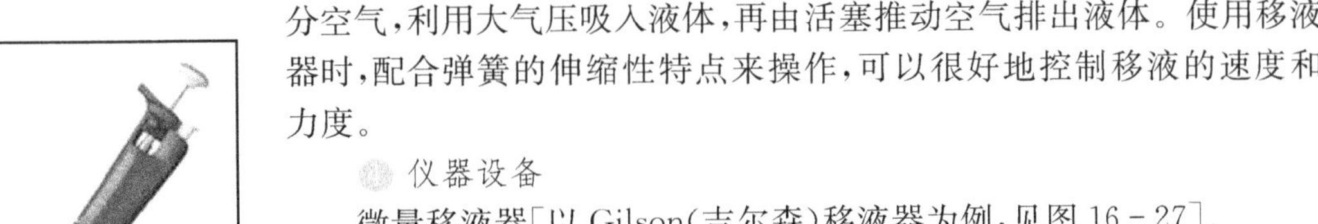

移液器的工作原理是活塞通过弹簧的伸缩运动来实现吸液和放液。在活塞推动下，排出部分空气，利用大气压吸入液体，再由活塞推动空气排出液体。使用移液器时，配合弹簧的伸缩性特点来操作，可以很好地控制移液的速度和力度。

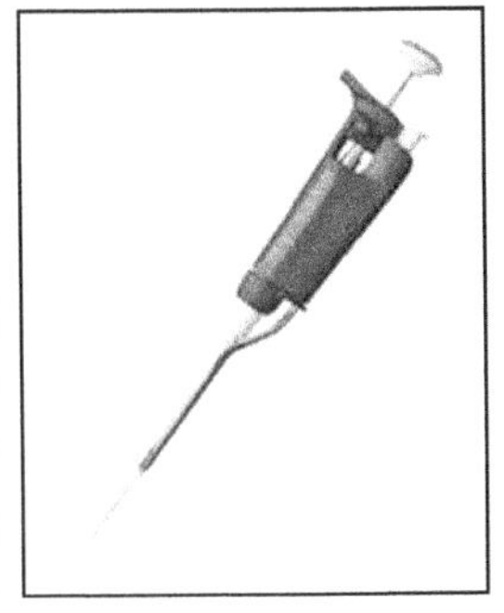

图16-27 微量移液器

4. 仪器设备

微量移液器［以Gilson（吉尔森）移液器为例，见图16-27］。

5. 技术参数

（1）量程：200～1 000 μl的移液器。

（2）误差：0.5%～1%。

6. 操作步骤

（1）垂直握枪：选择量程和精度适合的微量移液器后，垂直握枪

(移液器)。

(2) 容量选择：调节待移液容量。

(3) 安装吸嘴：将枪垂直插入吸头，顺时针旋转 1/4～1/2 圈，同时用力上紧，使之与套筒间无空气间隙。

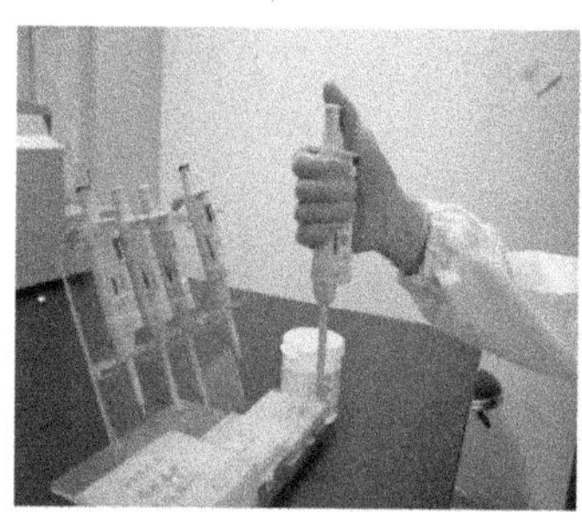
1 垂直握枪

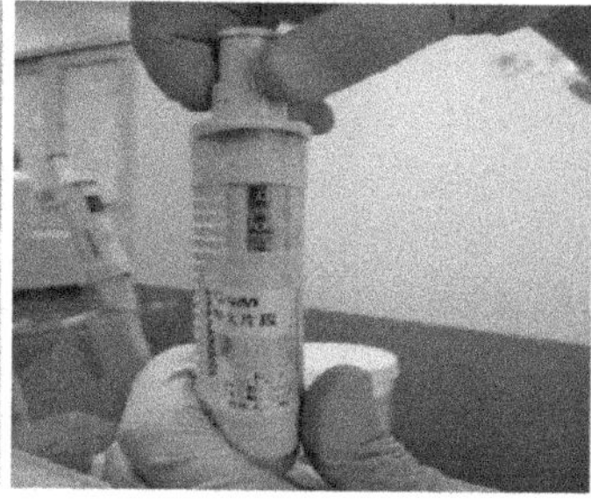
2 调节容量

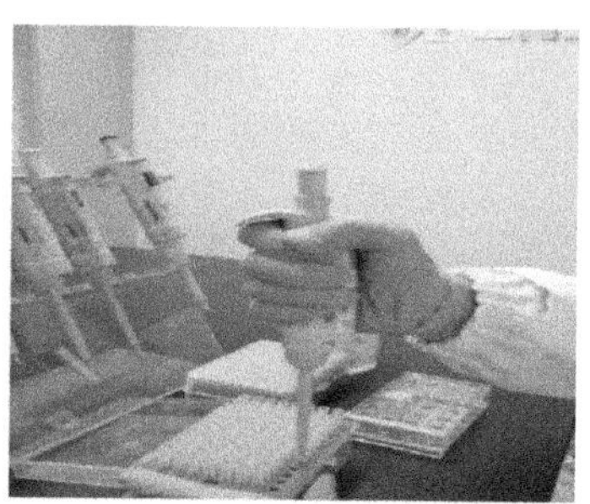
3 安装吸嘴

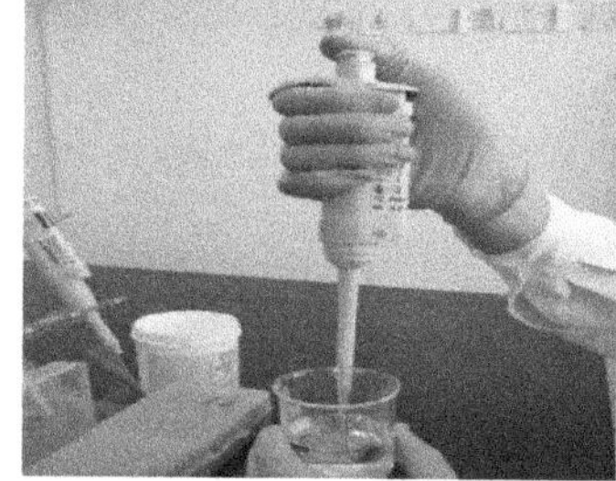
4 吸取液体

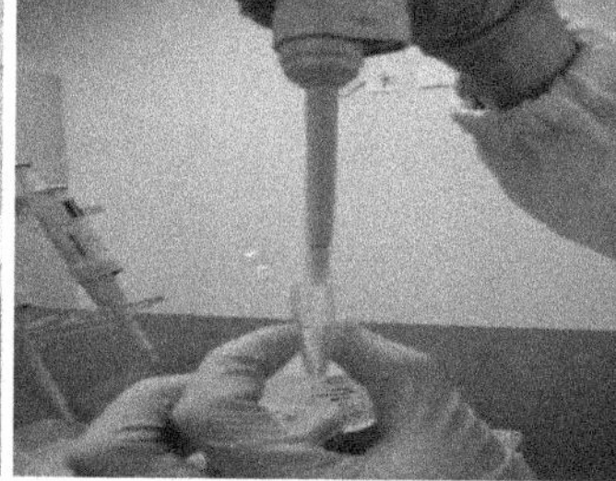
5 排除液体

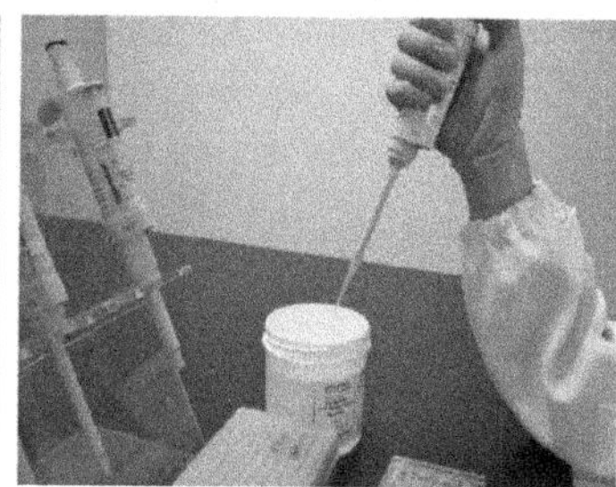
6 卸去吸嘴

图 16-28 微量移液器操作示意图

(4) 吸取液体：把按钮压至第一停点，垂直握枪，使吸嘴浸入液样中，浸入液体深度视型号而定，缓慢、平稳的松开按钮，吸上液样，等 1 秒，然后将吸嘴提离液面，用药用吸纸抹去吸嘴外面可能附着的液滴(小心勿触及吸嘴口)。

(5) 排除液体：将吸嘴口贴到容器内壁并保持 10°～40°倾斜，平稳的把按钮压至第二停点以排出剩余液体，压住按钮，同时提枪，使吸嘴贴容器壁擦过。

(6) 卸去吸嘴：松开按钮，按吸嘴弹射器除去吸嘴(改用不同液体需更换吸嘴)。

⑦ 注意事项

(1) 未装吸嘴的移液器绝不可用来吸取任何液体，新吸嘴使用前应先预洗。

(2) 发现吸嘴内有残液时必须更换，改吸不同液体、样品或试剂前要换新吸嘴。

(3) 操作时要缓慢和平稳；吸嘴浸入液体深度要合适，吸液过程尽量保持不变。

(4) 移液器不得倒转，吸嘴中有液体时不可将移液器放平，移液温度不得超过 70℃。

(5) 使用了酸或有腐蚀蒸气的溶液后，最好拆下套筒，用蒸馏水清洗活塞及密封圈；切勿用油脂等润滑活塞或密封圈。

(6) 当装上一个新吸嘴或改变吸取的容量值时应预洗吸嘴，先吸入一次液样并将之排回原容器中。

(7) 预洗新吸嘴能有效提高移液的精确度和重现性。这是因为第一次吸取的液体会在吸嘴内壁形成液膜，导致计量误差。而同一吸嘴在连续操作时液膜相对保持不变，故第二次吸液时误差即可消除。

(8) 为防止液体进入移液器套筒内，压放按钮时保持平稳；不可把容量计读数调超其适用范围；液体温度与室温有异时，将吸嘴预洗多次再用。

（彭少杰　吴仁华）

第十七章 药品和医疗器械监督抽验

第一节 药品监督抽验

一、药品抽验工作概述

药品抽验工作是食品药品监管部门的法定职责之一，是一项专业性和技术性很强的工作。抽验应当遵循合法性原则、科学性原则、规范性原则、针对性原则和抽样与监督检查相结合的五项原则。

《中华人民共和国药品管理法》第六十四条规定，“药品监督管理部门根据监督检查的需要，可以对药品质量进行抽查检验。”简单地说，就是按照一定的原则抽取一定数量的药品作为整体的代表性样品进行质量检验的过程。

《药品质量监督抽查检验管理规定》按照抽验目的的不同，将药品抽验分为评价抽验和监督抽验。评价抽验是药品监督管理部门为掌握、了解辖区内药品监督管理工作中，为保证人民群众用药安全而对监督检查中发现的质量可疑药品所进行的有针对性的抽验。药品抽验分为国家和省（区、市）两级，国家药品抽验以评价性抽验为主，省（区、市）药品抽验以监督抽验为主。

《中华人民共和国药品管理法实施条例》第五十七条规定，食药监部门实施药品抽查时，被抽检单位应当提供抽检样品，不得拒绝。药品被抽检单位没有正当的理由拒绝抽查检验的，食药监部门可以宣布停止该单位拒绝抽检的药品上市销售和使用。抽查检验应当按照规定抽样，食药监部门不得收取任何费用。抽查检验的结果应予公告，根据《中华人民共和国药品管理法》第六十五条规定，国务院和省、自治区、直辖市人民政府的食药监部门应当定期公告药品质量抽查检验的结果；公告不当的，必须在原公告范围内予以更正。

二、药品监督抽验计划的制订

国家药品抽验计划由国家食药监总局负责制订并组织实施，地方药品抽验计划由省、自治区、直辖市药监部门负责制订并组织实施。中国食品药品检定研究院负责拟定国家药品抽验计划的实施方案，各地药监部门按照方案执行。

本市药品监督抽验计划由上海市食品药品监督管理局负责制订并组织实施。上海市食品药品监管局一般在每年 1 月根据国家食品药品监督管理总局结合本市药品监管情况制订并下达本市的质量监督抽验计划。

年度质量监督抽验计划内容包含：全年的抽验量、抽样单位监督抽样量和检验机构检验量的分配、抽验重点内容、监督性抽验的结构等。

监督性抽验的重点为：

(1) 本市新建、改建厂房、新建车间和改建车间生产的药品；新批准生产的药品和中药保护品种。

(2) 经营、使用量大的药品和急救药品等。

(3) 品种易混淆的中药材和饮片。

(4) 各级质量公告中公布的不合格药品。

(5) 质量不稳定的药品、医疗器械和药包材。

(6) 监督检查中发现的质量可疑的药品。

(7) 本市医疗机构集中招标采购的药品。

(8) 临床使用不良反应较多的药品。

(9) 市场和使用中质量投诉较集中的产品。

(10) 列入国家和本市重点监管范围的产品。

监督性抽验重点品种可根据监督管理的需要适时进行调整。

三、药品抽样工作要求

药品监督管理部门在开展药品抽样工作时，应当由药品监督管理部门派出 2 名以上药品抽样人员完成。抽样人员在执行抽样任务时，应当主动出示药品监督人员的证件。

在履行抽样任务时，药品抽样人员应首先进行必要的监督检查，再按规定进行抽样；对监督检查中发现违法行为的，由药品监督管理部门依法进行处理。抽样操作应当规范、迅速、注意安全，抽样过程不得影响所抽样品的质量。抽样前应该认真检查药品储存条件是否符合要求，药品包装是否按照规定印有标签并附有说明书，标签和说明书的内容是否与药监部门核准的内容相符。对监督检查中发现违法行为的，由药品监督管理部门依法进行处理。

抽样人员必须接受专业法规和抽样技能的培训，并应当保持在一定时间内的稳定。

药品抽样应当在被抽样单位存放经检验或验收合格产品的现场实施。抽样地点由抽样人员根据被抽样单位的特点确定，一般为药品生产企业的成品仓库和药用原辅料仓库，药品经营企业的仓库和药品零售企业的营业场所，药品使用单位的药房和药库，以及其他认为需要抽样的场所。抽样单位进行抽样应当通知被抽样单位有关人员到场。

抽样人员实施抽样时，应当按照国家食药监总局制订的《药品抽样指导原则》进行抽样，科学计算，确定抽样单元数、抽样单元及抽样量，保证抽样的代表性。抽样操作应该规范，并对样品进行规范包装，确保样品在抽取和储运过程中，所抽取的药品质量不受影响。

检查被抽样品的包装情况及储存条件，据实填写《药品抽验记录及凭证》；涉案样品的抽样，应当在抽样凭证的右上角及备注栏注明“涉案”字样。抽样结束后，抽样人员应当用《药品封签》将所抽样品签封。药品抽样量应当保证检验的进行，一般为检验量的三倍。

《药品封签》和《药品抽验记录及凭证》应当由抽样人员和被抽样单位有关人员签字，并加盖抽样单位和被抽样单位公章，无法加盖抽样单位公章的，可由抽样单位的抽样专用章代替；被抽样对象为个人的，由该个人签字或盖章。《药品抽验记录及凭证》是药品抽验最原始的记录，有关信息反映了被抽样单位的质量管理状况以及被抽取样品现场所处的质量状态，是完成样品检验后判定有关批次药品整体或局部质量状况以及认定法律责任的重要参考依据，填写正确与否，很大程度地影响药品监管的效能和行政执法的公正性、权威性。

四、送样检验和后续处理

抽样人员应当在完成抽样后及时将所抽取的样品移送至承担检验任务的检验机构。移送前，样品应当保存在符合其储存条件的样品库中；样品的运输和移送过程不得影响被抽样品的质量。抽样人员应当实时将抽样信息输入“抽验信息数据库”。

药品检验机构接到样品，应当按照法定质量标准在规定检验周期内完成检验，并出具检验报告。检验结论为合格的，检验机构可每周一次性集中将检验报告书一式两份发给抽样单位，其中一份由抽样单位在收到检验报告书后的 2 个工作日内送达被抽样单位。

从本市生产企业抽样的药品经过检验为不合格的，检验机构应当在完成检验后的 2 个工作日内将不合格产品的检验报告书 1 份报市局抽样组织部门，2 份发给抽样单位，其中 1 份由抽样单位在收到检验报告书后的 2 个工作日内送达被抽样单位。

从经营企业或使用单位抽样的本市生产企业生产的药品经过检验为不合格的，检验机构应当在完成检验后的 2 个工作日内将不合格产品的检验报告书 1 份报市局抽样组织部门，3 份发给抽样单位，其中 2 份由抽样单位在收到检验报告后的 2 个工作日内分别送达被抽样单位和生产企业。

从经营企业或使用单位抽样的外省市生产企业生产的药品经过检验为不合格的，检验机构应当在完成检验后的 2 个工作日内将不合格产品的检验报告书 3 份报市局抽样组织部门，2 份送达抽样单位，其中一份由抽样单位在收到检验报告书后的 2 个工作日内送达被抽样单位。

对于检验结果不符合标准规定的，接到检验报告书的药监部门，应当立即对辖区内不符合标准规定的药品生产、销售和使用情况进行调查，依法处理，必要时，依法对上市销售的药品采取控制措施。重大情况和采取控制措施由市局及时报告国家食品药品监督管理总局稽查局。

在流通和使用环节抽验不合格的，应跟踪到该药品生产企业成品库抽取同批号药品；如无库存，可抽验同批号的药品留样；若无同批号留样，应抽验同品种相近批号的药品。

药品被抽样单位或被抽样药品的生产企业对药品检验机构的检验结果有异议的，可以在收到不合格检验报告书之日起的 7 个工作日内向市药检所书面申请复验，也可以直接向国家食品药品监督管理总局设置或者确定的检验机构书面申请复验。对于同一样品，药检机构仅能接受生产企业或被抽样单位一次复验申请，对已经一次复验并有复验结论的，不再受理重复的复验申请。

受理复验的药检机构应当在收到留样之日起 25 个工作日内做出复验结论，并出具检验报告书。特殊情况需要延期的，应当报同级药监部门批准。受理复验的药检机构应在复验报告书签发后及时将复验报告送原药检机构及复验申请人。原药检机构应在收到复验报告书后及时将复验报告送达原检验报告送达的相应单位。

本市药品质量监督抽验结果由市食品药品监管局以质量公告的形式通过网站定期向社会公布。公告不当的，应当在原公告范围内予以更正。

（胡　骏　范鹏程）

第二节　药品安全快速检测

常规的药品抽验，需要抽取的样品数量较大，实验室需要至少 1～2 周的时间才能出具检验结果。在监管实践中，有时候会因此错失了及时查处问题药品的时机。近年来，为了满足药品监管的需要，各研究机构开发了不同原理的药品现场快速检测方法，使得在日常检查现场对可疑药品进行检测，出具初筛结果成为可能。

药品安全快速检测分为试剂法快检和近红外快检两大类。

一、试剂法快检

试剂法快速检测是指在日常监督检查中，利用经过验证有效的快检试剂，对查获的可疑样品进行现场快速检测，以对阳性样品采取应急处置措施的一种执法手段。

（一）基本情况介绍

1. 提高药品抽验效能

使用化学试剂快检，可有效提高抽验覆盖率；由于试剂快检成本较低，针对性地对特定品种开展检验，能发现较多的阳性样品。

2. 促进行业自律

由于化学试剂检验成本较低、使用便利，能够快速得到初步结论，企业也会利用在原料的现场初筛，如可以应用于中药材原产地的入库验收等环节，对整体提高中药饮片行业产品质量有促进作用。

3. 增加基层执法人员执法监督手段

改变基层执法人员日常检查以翻看台账，辨别实物等惯用手法，通过统一的培训，使基层人员掌握标准的操作规程，通过技术手段增强现场发现问题的能力。监督人员根据日常检查或专项检查工作计划，对涉药单位进行检查，根据药品基本信息结合以往案例综合判断，查找出质量可疑的产品。

（二）试剂法快检程序

1. 监督检查

监督人员根据日常检查或专项检查工作计划，对涉药单位进行检查，根据药品基本信息结合以往案例综合判断，查找出质量可疑的产品。

2. 试剂法快检

对可疑药品进行最小包装取样，利用快检试剂进行现场检测（详见试剂操作指南），实时录入药品抽验系统（类别 4），打印药品快检凭证（一式两份，双方签章确认）。

3. 检验后措施

（1）快检阴性样品：一般快检阴性的样品提示药品中不存在非法添加化学物质或违规炮制等情况。若无其他违法违规情况，可确认该产品合法。如产品包装标识等存在违法违规情况，则可就标识情况进行查处。

（2）快检阳性样品：快检阳性样品提示药品存在非法添加化学物质或违规炮制等情况，如剩余样品符合常规检验最低检验量（单次服用计量的 10 倍），则进行常规抽验，对涉案产品进行行政强制措施，视检验结果做出后续行政处理。

如剩余产品不足最低检验量，则建议被检查单位自行销毁阳性样品，并对其发出《行政建议书》，要求其加强日常进货验收管理。

4 注意事项

部分快检试剂具腐蚀性，操作时请佩戴手套、口罩，做好个人防护。

实验结束后，废液应倒入废液收集瓶中，定期交对应药检所统一做无害化处理。

（三）试剂法快检项目

1 那非类快筛试剂盒（适用于补肾壮阳、抗疲劳类健康产品）

（1）原理：化学显色法。

（2）检测成分：包括西地那非、豪莫西地那非、羟基豪莫西地那非、红地那非、那红地那非、艾地那非等。

（3）适用范围：适用于胶囊剂、片剂、丸剂、散剂等固体剂型和酒剂样品的快速检测。

2 拉非类快筛试剂盒（适用于补肾壮阳、抗疲劳类健康产品）

（1）原理：化学显色法。

（2）检测成分：拉非类化学成分，拉非类包括他达拉非、氨基他达拉非等。

（3）适用范围：适用于胶囊剂、片剂、丸剂、散剂等固体剂型和酒剂样品的快速检测。

3 双胍类快筛试剂盒（适用于降糖类健康产品）

（1）原理：化学显色法。

（2）检测成分：盐酸二甲双胍、盐酸苯乙双胍、盐酸丁二胍等。

（3）适用范围：适用于胶囊剂、片剂、颗粒剂、水丸等固体剂型样品的快速检测。不适应于软胶囊剂、液体制剂、单次用量超过 6 g 样品（如饼干、奶粉等）的快速检测。

4 噻唑烷酮类快筛试剂盒（适用于降糖类健康产品）

（1）原理：化学显色法。

（2）检测成分：化学成分包括罗格列酮、吡格列酮等。罗格列酮按盐酸罗格列酮计算的临床推荐用量为 4 mg/次；吡格列酮按盐酸吡格列酮计算的临床推荐剂量为 15 mg/次。

（3）适用范围：适用于胶囊剂、片剂、丸剂、颗粒剂等固体剂型样品的快速检测。本试剂盒与双胍类快筛试剂盒组合使用。

5 生物碱类快筛试剂盒（适用于降压类健康产品）

（1）原理：化学显色法。

（2）检测成分：降压健康产品中利血平、盐酸哌唑嗪、厄贝沙坦、阿替洛尔、卡托普利等。

（3）适用范围：适用于胶囊剂、片剂、丸剂等固体剂型样品的快速检测。

6 二氢吡啶类快筛试剂盒（适用于降压类健康产品）

（1）原理：化学显色法。

（2）检测成分：降压健康产品中二氢吡啶类化学成分，包括硝苯地平、尼莫地平、尼群地平等。

（3）适用范围：适用于胶囊剂、片剂、丸剂、散剂等固体剂型样品的快速检测。对含有牛黄、人工牛黄成分的制剂应慎用。

7 西布曲明快筛试剂盒（适用于减肥类健康产品）

（1）原理：化学显色法。

（2）检测成分：用于减肥类健康产品中西布曲明的快速检测，按盐酸西布曲明计算的临床推荐剂量为 10 mg/次。

(3) 适用范围：适用于硬胶囊剂、片剂、颗粒剂等固体剂型样品的快速检测。

不适应于软胶囊剂、液体制剂、单次用量超过 6 g 样品(如饼干、奶粉等)的快速检测。

酚酞快筛试剂盒(适用于减肥类健康产品)

(1) 原理：化学显色法。

(2) 检测成分：减肥类中成药、保健食品和食品中违法添加酚酞成分的快速筛查。

(3) 适用范围：适用于胶囊剂、片剂、袋泡茶、颗粒剂等固体剂型样品的快速检测。

二氧化硫快筛试剂盒(适用于中药材类)

(1) 原理：化学显色法。

(2) 检测成分：硫磺、二氧化硫均具有强还原性，能与健康产品作用起到漂白、增色、防腐、保鲜作用，从而改善产品的外观。因此，二氧化硫类在健康产品中的非法添加常见报端，常被滥用到海产品、干果蔬、食糖、中药材、中药饮片等健康产品中，具有较大危害。

(3) 适用范围：本试剂盒可快速筛查中药材及饮片中的亚硫酸盐残留量(以二氧化硫计)。

(四) 试剂法快检指南

详见《试剂法快检操作手册》。

二、近红外快检

近红外光谱分析是近年来迅速发展和推广应用的一种分析技术，与传统的分析方法比较，其拥有许多独到之处：样品预处理简单或无需预处理；分析时间短；可以透过玻璃和一些塑料包装直接进行测量，属于非破坏性分析方法；维护费用及分析成本低；仪器操作简单等特点。

(一) 近红外快检概况

提高药品抽验效能

利用近红外技术进行药品快速检测，可减少药品抽样量，缩短药品检验周期。在药品安全突发事件快速处置时，在执法现场短时间内对大规模的可疑药品进行快速判断成为可能，大大缩短了药品质量检测的时间和成本，可及时对案件性质做出初步判断。

近红外技术可做到无损检测或只是破损药品最小包装。在日常监督抽样中，可以扩大抽验的样品覆盖面，尤其是一些贵重药品，在常规抽验时，由于药品昂贵，监管人员很难获得，更无法监测其质量。

由于近红外设备后期维护和使用成本较低，在完成建模后，进行药品检测无须耗材，且每件样品仅需几十秒的检测时间，药品检验的人员劳动力成本也可大幅降低。按照设计思路，近红外提示阳性的药品，才需要常规检验。由此可降低单件药品的检验成本。

对药品生产企业的日常监管提供线索

近红外一致性模型的建立基于多批次日常生产产品的光谱汇集，检品光谱能否与模型一致对药品的处方和生产工艺有较高要求。一般情况下，如果生产企业未按照建模时的工艺和处方生产药品，近红外设备会提示“阳性”。甚至符合同一质量标准的药品由于产地不同，就可能在近红外检测中显现。监管人员可以根据提示进行生产企业的现场和批记录等检查，确认生产企业的法律法规符合性。

药品知识产权保护领域的应用

近红外模型在品牌药知识产权保护领域已取得了很好的运用。近年来查处抗癌药：吉非替尼片、注射用奥沙利铂、注射用培美曲塞二钠、卡培他滨片、盐酸厄洛替尼片、甲磺酸伊马替尼胶囊;降糖药:瑞格列奈片;壮阳药:他达拉非片等过程中,利用近红外手段可快速识别出假药。

由于制假贩假手段日益隐蔽也更加高明,利用近红外技术进行药品主流渠道的大面积筛查,实为一种很好的发现机制。

(二)近红外快检程序

1 药品快检车辆及仪器的准备

药品近红外快检专门配备专业的药品快检车辆,为快检仪器提供电源。

药品近红外快检使用布鲁克近红外仪,使用时做好仪器检查、连接和自检操作,并定期做好保养和维修工作。

2 快速检测方式

(1)抽查品种在系统中已有一致性检验模型的,需进行一致性检验。

(2)抽查品种在系统中有快速比较模型的,需进行快速比对检验。

(3)抽查品种为首次出现的,需在现场采集光谱。

3 检验后续处理

(1)一致性检验:如样品未通过,更换同一包装内的样品再进行测试,若3次测试均未通过视为阳性,对近红外阳性药品实施常规抽样,送相关药检所全检。

(2)快速比对检验:第一步,仪器自检;第二步,采集光谱,重复扫描5张光谱;第三步,进行快速比较检验,将5张原始光谱与相应的品种模型通过仪器系统快速比较,得到相似度结果。

(3)现场采集光谱:同快速比对检验的第二步采集光谱,并收集样品的处方和工艺相关材料,包括原辅料的供应商清单,主要工艺流程图和工艺参数等,经过和实际的批生产记录核对无误后,复印加盖红章,交市药检所化学室留存。

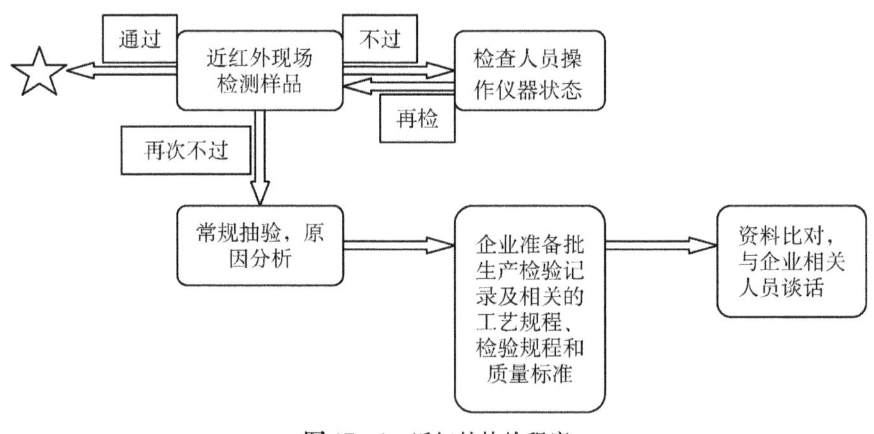

图17-1 近红外快检程序

(三)不同剂型样品近红外快检操作要点

1 胶囊剂

铝塑包装样品,应沿被测胶囊单层胶囊壳一端垂直轻磕,使内容物充实被测端,然后隔着塑料包装,用光纤探头抵住这一端进行测量。

非铝塑包装样品(瓶装、铝/铝包装等),应取出胶囊,沿胶囊单层囊壳一端垂直轻磕,使内容物充实被测端，然后用光纤探头抵住这一端进行测量。

注意事项：

(1) 对于铝塑包装样品，注意使光纤对准样品，并且压紧，避免出现锯齿状错误光谱。

(2) 对于小剂量胶囊以及微球胶囊的采样部位及压迫力度要视具体情况而调整，避免压迫过度样品被挤到光斑以外的地方或样品集中在底部，仍然机械地在胶囊单层中部采样，导致假性判断。

② 素片及薄膜衣片

铝塑包装样品，应隔着塑料，用光纤探头抵住药片向塑面进行测量，尽量选择无刻痕一面测量。

非铝塑包装样品(瓶装、铝/铝包装等)应从包装中取出样品，用光纤探头抵住无刻痕较平坦的一面测量。

注意事项：对于铝塑包装样品，注意使光纤对准样品，并且压紧，避免出现锯齿状错误光谱。

③ 注射用粉针剂

直接用光纤探头抵住注射用粉针容器底部(一般为玻璃瓶)，尽量选择容器底部较平的部分。

如果样品为结块的冻干粉末，注意将样品晃动使其沉于容器底部。

如果样品为细粉或晶体且装量较少，注意不要测空。

注意事项：对于粉针剂，测量时尽量避开瓶底有凸出文字的干扰，冻干粉针剂测试过程中注意冻干块剥离瓶壁及碎裂缝隙对测试结果的影响。

④ 糖衣片

由于糖衣层较厚且表面光滑不仅掩盖了很多活性成分的信息且使得大部分入射光发生镜面反射，因此需要去除糖衣，但近红外光谱受水峰干扰严重，因此不能采用常规的去糖衣方法。

用锉刀将表层糖衣打磨掉，打磨面积要大于光纤光斑面积，且应平整，然后用光纤探头抵住打磨面中心直接测量。

注意事项：

(1) 对于去糖衣样品，测量部位的糖衣一定要去除完全，避免糖的信息对于活性成分的干扰，同时要保证去糖衣表面的平整。

(2) 对于半径小于或等于光斑半径且表面为球形的片剂样品，要将其表面打磨平整，尽可能使入射光最大面积地与药物接触。

⑤ 各种包装形式样品建模每批次需要的最小量

(1) 瓶装片剂/胶囊：除现场打开快检的 1 瓶带回检验所以外，还需完整包装的 1 瓶(含 15 片以上样品)带回。

(2) 铝塑包装片剂/胶囊：如现场快检后完全无损，只需带回该盒样品(含 15 片以上样品)。如 1 盒所含样品量较少，多抽样几盒确保能有 15 片以上的样品带回即可。

(3) 铝/铝包装片剂/胶囊：现场快检过的样品无需带回，剩余样品及完好包装的样品确保满足含 15 片以上，带回即可。

(4) 铝塑包装片剂/胶囊＋复合膜袋：现场快检的样品带回意义不大，需完整包装的样品同时确保满足含 15 片以上，带回即可。

(5) 糖衣片(铝塑/非铝塑)：

1) 瓶装的糖衣片：除现场打开快检的 1 瓶带回检验所以外，还需完整包装的 1 瓶(含 15 片以上样品）带回。

2）铝塑包装的糖衣片：现场快检所剩余的和完好包装的样品凑够15片以上带回即可。

（6）袋装颗粒剂：现场快检的样品无需带回，完整包装的3袋样品带回即可。

（四）近红外快检指南

详见《近红外快检操作手册》

（范鹏程）

第三节 医疗器械监督抽验

一、医疗器械抽验工作概述

医疗器械质量监督抽验是食药监部门的法定职责之一，是一项专业性和技术性很强的工作。是食药监部门依法定程序抽取、确认样品，并指定具有资质的医疗器械检验机构进行标准符合性检验，根据抽验结果进行公告和监督管理的活动。

国家食品药品监督管理总局负责全国监督抽验工作的管理，负责制订国家年度抽验工作方案，并对抽验单位和检验机构的工作进行协调、指导、督查和质量考核。

地方各级食品药品监督管理部分负责组织实施行政区域内的监督抽验工作，应当加强行政区域内生产、经营、使用医疗器械产品的监督抽验，并依据国家食品药品监督管理总局的工作部署，结合本地区实际制订本行政区域年度监督抽验工作方案。

监督抽验工作方案应当包括抽验的范围、方式、数量、检验项目和判定原则、工作要求和完成时限（含复验完成时限）等。

二、本市医疗器械监督抽验工作

抽样工作应当符合《医疗器械质量监督抽查检验管理规定》（以下简称《抽验管理规定》）和抽验工作方案的要求。

遴选监督抽验品种应执行以下基本原则：

（1）对人体有潜在危险，对其安全性、有效性必须严格控制的医疗器械。

（2）使用量大、使用范围广，可能造成大面积危害的医疗器械，列为国家和地区重点监管的品种医疗器械，信用评级为c级企业生产的医疗器械。

（3）出现过质量问题的医疗器械。

（4）投诉举报较集中的医疗器械。

（5）通过医疗器械风险监测发现存在产品质量风险，需要开展监督抽验的医疗器械。

（6）在既往监督抽验中被判不符合标准规定的医疗器械。

（7）其他需要重点监控的医疗器械。

从事抽样工作的人员应当接受专业法规和抽样技能的培训，并在一定时间内保持稳定。抽样前，应当先查验被抽样企业和单位的资质及产品来源，符合要求方可进行抽样；不符合要求的应该依法查处。除《抽验管理规定》中要求被抽样企业和单位提供的资料原件或复印件外，抽样单位还应当同时索取抽验工作方案中要求的其他材料、附件或配套产品。

在抽样的同时，应当对被抽样企业和单位开展监督检查，发现被抽样企业和单位有违反《医疗器械管理条例》(以下简称《条例》)等有关规定或发现假冒产品的，要及时按照《条例》和《抽验管理规定》处理，发现重大案件线索应当及时报告。

三、医疗器械抽样工作规范

食品药品监督管理部门开展医疗器械抽样时，应当由 2 名以上(含 2 名)执法人员实施。在抽样过程中，应当依法对被抽样单位开展监督检查，核查其生产、经营资质和产品来源。

抽样人员应当使用《医疗器械抽样封签》签封所抽样品，填写《医疗器械抽样记录及凭证》，经被抽样企业和单位有关负责人确认签字后，加盖被抽样企业和单位印章。同时应当及时将抽样凭证信息录入抽验信息系统。对于需要在现场进行检验的产品应当做好封样并拍照记录。

被抽样企业和单位因故不能提供样品的，应当说明原因并提供有关证明材料，填写《未能提供被抽样品的证明》。抽样人员应当检查现场，查阅有关生产、购进、销售记录，根据抽验工作方案要求，可延伸至该产品的购进或销售企业抽样。

对于未抽到样品及被抽样企业和单位拒绝接受抽样的情况，现场抽样人员应当认真做好记录；抽样单位应当在抽样工作期限内组织对该企业和单位再次进行抽样，并加大对该企业和单位日常监督检查的力度。

抽样单位应认真做好样品寄送工作，保证样品按照适宜条件及时送达承检单位。所抽样品不属于抽样范围或不符合抽验要求的，承检单位应在收到样品之日起 5 个工作日内通过传真函告抽样单位，抽样单位在收到函告后 2 个工作日内确认退样方式和退样单位，承检单位应在 5 个工作日内负责样品退回。

被抽样单位或标示生产企业(以下称申请人)对检验结果有异议的，可以自收到检验报告之日起 7 个工作日内向具有相应资质的医疗器械检验机构提出复验申请，检验机构无正当理由不得推诿。逾期视为申请人认可该检验结果，检验机构将不再受理复验申请。复验机构出具的复验结论为最终检验结论。

复验工作应严格按照《抽验管理规定》的要求执行。医疗器械检验机构收到复验申请时，应根据送达告知书确认复验申请是否有效，确认本单位是否具有相应产品和检验项目的检验资质及能力，确认申请复验项目是否属于“不予复验”项目。

各抽样单位收到检验报告后，应按照《条例》和《抽验管理规定》的有关规定采取相应措施，并督促相关企业和单位分析问题原因，跟踪检查企业整改落实情况，逾期未完成整改的须说明原因。对于问题严重的，省局应及时约谈相关企业和单位，并加大日常监督检查及抽验力度。

医疗器械质量监督抽验结果由抽样组织单位以质量公告的形式定期向社会公布，公告不当的，应当在原公告范围内予以更正。

(胡　骏　范鹏程)

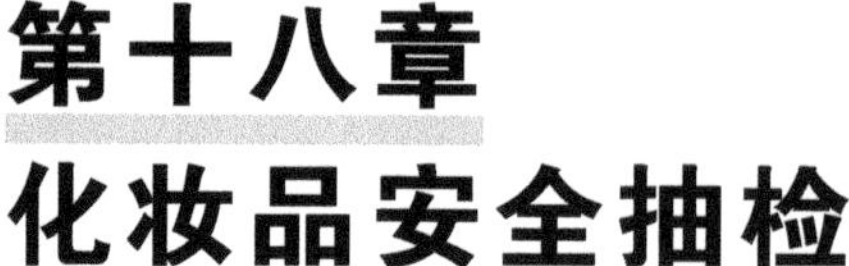

第十八章 化妆品安全抽检

第一节 化妆品监督抽检和风险监测

化妆品现场抽检是以对产品的评价、检验分析为目的，从库存产品中抽取一定数量且具有一定代表性的样品，通过检验确认是否符合《化妆品卫生规范》的过程。风险监测是各检测机构通过对样品中可能存在的各种有毒有害物质的检验，进行分析，以评估市售化妆品安全风险。风险监测一般与监督抽检同步进行。

(一) 化妆品抽检基本要求

抽检人员应了解监督抽检目的，明确被抽检化妆品的品种、样品的件数、每件样品的数量、检验项目等要求，特别要弄清被抽检化妆品种类的含义。

监督抽检必须由 2 名以上执法人员执行。采样前应出示执法证件，表明身份，说明来意及监督抽检依据，告知被监督抽检人所享有的权利和义务，在被监督抽检者的陪同下进行样品的抽样。

抽样样品的种类、数量、来源等应按照抽检计划的规定进行，保证抽样的样品符合要求。抽样的样品注意应在保质期内，尽量抽取保质期于 3 个月以上的产品(保质期限不足 3 个月的除外)；抽样的样品应注意包装完整、无破损、未被污染。抽样的样品要与抽检计划规定的采样品种一致；监督员在采样前要详细阅读抽检计划及规定抽样品种的定义，以避免对产品类别分辨不清，错取非规定种类产品。抽样样品应避免受到污染，并遵守被监督抽检人的卫生、安全规定。抽检产品样品的，要制作《化妆品抽样记录及凭证》，样品抽样后应及时封样并加贴封签。

(二) 样品确认和复验

依据《健康相关产品国家卫生监督抽检规定》的规定，样品确认应遵循以下原则。

从经销单位采集的定型包装样品，应当在采样后以特快专递书面告知样品上标识的生产单位或进口代理商；生产单位或进口代理商应在收到告知书之日起 10 日内予以回复；逾期未书面回复或者逾期回复的，按照对样品的真实性无异议处理；对直接从生产者或者进口代理单位采集的样品，不必另外进行确认。

化妆品卫生监督机构在公布抽检的不合格产品信息前，应将抽检结果告知被抽检单位；被抽检单位是经销单位的，还应将抽检结果告知该产品的生产单位或进口代理商，无法确认生产单位或进口代理商的除外。不合格产品申请复检程序产品生产单位、进口代理商或经销单位对抽检结果有异议的，可以在收到抽检结果之日起10日内书面提出复检申请并申明理由。化妆品卫生监督机构应当在收到复检申请之日起10日内作出是否予以复检的决定。有下列情形之一的，不予复检：产品微生物指标超标的；留样超过保质期的；留样在正常储存过程中可能发生改变影响检验结果的；已进行过复检的；逾期提出复检申请的；样品的生产单位或进口代理商对其真实性提出异议，但不能提供有关证明文件的。

（胡　骏　范鹏程）

第二节　化妆品现场快速检测

化妆品常规抽检，需要抽取的样品数量较大，实验室需要至少1～2周的时间才能出具检验结果。在监管实践中，有时候会因此错失了及时查处问题产品的时机。近年来，为了满足监管的需要，各研究机构开发了不同原理的化妆品现场快速检测方法，使得在日常检查现场对可疑产品进行检测，出具初筛结果成为可能。

目前化妆品现场快速检测是利用商品化的快检试剂，对查获的可疑样品进行现场快速检测，以对阳性样品采取应急处置措施的一种执法手段。

（一）化妆品现场快检程序

1. 监督检查

监督人员根据日常检查或专项检查工作计划，对涉化单位进行检查，根据化妆品基本信息结合以往案例综合判断，查找出质量可疑的产品。

2. 试剂法快检

对可疑化妆品进行最小包装取样，利用快检试剂进行现场检测（详见试剂操作指南），填写化妆品抽验系统（类别6），打印化妆品快检凭证（一式两份，双方签章确认）。

3. 检验后措施

(1) 快检阴性样品：一般快检阴性的样品，提示化妆品中不存在非法添加化学物质或违规炮制等情况。若无其他违法违规情况，可确认该产品合法。如产品包装标识等存在违法违规情况，则可就标识情况进行查处。

(2) 快检阳性样品：快检阳性样品，提示化妆品存在非法添加化学物质或违规炮制等情况，如剩余样品符合常规检验最低检验量，则进行常规抽验，对涉案产品进行行政强制措施，视检验结果作出后续行政处理。

如剩余产品不足最低检验量，则建议被检查单位自行销毁阳性样品，并对其发出《行政建议书》，要求其加强日常进货验收管理。

4. 注意事项

部分快检试剂具腐蚀性，操作时请佩戴手套、口罩，做好个人防护。

实验结束后，废液应倒入废液收集瓶中，定期交对应药检所统一做无害化处理。

（二）化妆品快速检测要求

(1) 开展快速检测应有2名以上监督员在场，检测前应当向被抽样单位出示执法证件，说明检测目的。快速检测应由1名监督员主要负责实施，另1名监督员应对检测结果进行核对。

(2) 监督员应当按照快速检测装备说明书的要求进行操作。

(3) 监督员应当按要求填写《化妆品快检凭证》，记录快速检测结果，并由被检查单位签字确认。

(4) 对可疑产品采取证据先行登记保存措施，应按照监督抽检要求实施抽检，并在封签上加贴“可疑阳性产品”标识，于3个工作日内送相关检验机构检验，属重大案件的应立即送检验机构。

(5) 开展快速检测同时，应当对快速检测阳性产品的来源、进货数量、销售去向、销售金额等进行调查，收集相关证据，并制作现场检查笔录、询问笔录。

(6) 快速检测结果应录入抽验信息系统。食品药品监管部门应当落实专人，定期对抽检数据库中相关快速检测信息进行整理和核对，确保数据正确无误。

(三) 化妆品现场快检项目

1 林可霉素快筛试剂盒(适用于祛痘或抑制粉刺类化妆品)

(1) 原理：胶体金法。

(2) 检测成分：本试剂盒可检测林可霉素、克林霉素、克林霉素磷酸酯等。

(3) 适用范围：祛痘或抑制粉刺类化妆品中非法添加物质主要有林可霉素类、喹诺酮类、硝基咪唑类、酰胺醇类(氯霉素)和磺胺类等化学成分。林可霉素类快筛试剂盒与酰胺醇类(氯霉素)、硝基咪唑类、磺胺类、喹诺酮类和甲硝唑快筛试剂盒组合使用。

2 甲硝唑快筛试剂盒(适用于祛痘类化妆品)

(1) 原理：化学显色法。

(2) 检测成分：属硝基咪唑类衍生物，临床上用于治疗各种厌氧菌感染、阴道滴虫病和肠道及肠外阿米巴病等。

(3) 适用范围：甲硝唑的衍生物奥硝唑、替硝唑等。

3 氯霉素快筛试剂盒(适用于祛痘类化妆品)

(1) 原理：胶体金法。

(2) 检测成分：氯霉素、酰胺醇类。

(3) 适用范围：氯霉素胶体金免疫分析快筛方法可以快速检测祛痘类化妆品中违法添加的氯霉素。

4 磺胺类快筛试剂盒(适用于祛痘类化妆品)

(1) 原理：胶体金法。

(2) 检测成分：磺胺类。

(3) 适用范围：可以快速检测祛痘除螨类化妆品中的磺胺甲恶唑、磺胺嘧啶、磺胺二甲嘧啶磺胺。

5 喹诺酮类快筛试剂盒(适用于祛痘类化妆品)

(1) 原理：理化方法。

(2) 检测成分：氧氟沙星和环丙沙星等成分。

(3) 适用范围：本法可以快速检测膏、霜精华液等祛痘类化妆品中的氧氟沙星和环丙沙星，但不适用于部分凝胶剂化妆品。

6 酮康唑快筛试剂盒(适用于去屑类化妆品)

(1) 原理：化学显色法。

(2) 检测成分：酮康唑类成分。

(3) 适用范围：本方法适用于快速筛查去屑洗发类化妆品中的酮康唑。

己烯雌酚快筛试剂盒(适用于丰胸美白类化妆品)

(1) 原理：胶体金法。

(2) 检测成分：己烯雌酚、己烷雌酚、二丙酸己烯雌酚等雌激素类成分。

(3) 适用范围：雌酚类化学成分的快筛方法适用于快速筛查丰胸健康产品中的己烯雌酚、己烷雌酚、二丙酸己烯雌酚，可检测精油、膏霜、贴膜等化妆品，也可用于丰胸茶、胶囊等健康产品。

(范鹏程)

第十九章 不良反应监测

第一节 药品不良反应监测

一、目的和意义

药品不良反应报告和监测是加强上市后药品监管，及时、有效控制药品安全风险，保障公众用药安全的重要组成部分。根据《中华人民共和国药品管理法》、《药品不良反应报告和监测管理办法》等有关法律、法规、规章的规定，实施药品不良反应报告和监测是各相关单位的法定义务，也是保障药品安全监管科学有效的重要措施之一。

二、定义

(1) 药品不良反应，是指合格药品在正常用法用量下出现的与用药目的无关的有害反应。

(2) 药品不良反应报告和监测，是指药品不良反应的发现、报告、评价和控制的过程。

(3) 严重药品不良反应，是指因使用药品引起以下损害情形之一的反应：导致死亡；危及生命；致癌、致畸、致出生缺陷；导致显著的或者永久的人体伤残或者器官功能的损伤；导致住院或者住院时间延长；导致其他重要医学事件，如不进行治疗可能出现上述所列情况的。

(4) 新的药品不良反应，是指药品说明书中未载明的不良反应。说明书中已有描述，但不良反应发生的性质、程度、后果或者频率与说明书描述不一致或者更严重的，按照新的药品不良反应处理。

(5) 药品群体不良事件，是指同一药品在使用过程中，在相对集中的时间、区域内，对一定数量人群的身体健康或者生命安全造成损害或者威胁，需要予以紧急处置的事件。

同一药品：指同一生产企业生产的同一药品名称、同一剂型、同一规格的药品。

(6) 药品重点监测，是指为进一步了解药品的临床使用和不良反应发生情况，研究不良反应的发生特征、严重程度、发生率等，开展的药品安全性监测活动。

三、报告和监测

(1) 食品药品监督管理局主管药品不良反应报告和监测工作，各辖区(县)食品药品监督管理部门主管本辖区药品不良反应报告和监测工作。各级卫生行政部门负责本行政区域内医疗机构与实施药品不良反应报告制度有关的管理工作。

(2) 食品药品监管局设立相应的药品不良反应监测中心。各级监测中心负责本辖区内药品不良反应报告和监测的技术工作。

(3) 药品生产企业、药品经营企业、医疗机构应当按照法规要求及时、真实、规范、完整报告所发现的药品不良反应。

(4) 境外制药厂商生产的进口药品在本辖区发生药品不良反应的，应当按照相关规定报告药品不良反应。

(5) 进口药品和国产药品在境外发生严重药品不良反应的，药品生产企业应当根据国家相关规定和要求，报告国家食品药品监管局和国家药品不良反应监测中心，并抄报省级食品药品监管局和药品不良反应监测中心。

(六) 鼓励公民、法人和其他组织报告在本市发生的药品不良反应。

四、报送单位制度建立和机构设置及人员

药品生产、经营企业和医疗机构应当建立药品不良反应报告和监测管理制度。

药品生产企业应当设立专门机构并配备专职人员，药品经营企业和医疗机构应当设立或者指定机构并配备专(兼)职人员，承担本单位的药品不良反应报告和监测工作。

从事药品不良反应报告和监测的工作人员应当具有医学、药学、流行病学或者统计学等相关专业知识，具备科学分析评价药品不良反应的能力。

各级食品药品监管部门和卫生行政部门负责建立健全联合工作机制，并共同配合开展相关工作。

药品行业协会应引导药品生产企业、药品经营企业、医疗机构依法开展药品不良反应报告和监测工作，加强药品安全风险控制，宣传、普及药品不良反应知识，为政府完善药品不良反应报告和监测管理制度提出意见和建议。

五、报告与处置

(一) 在线报告

药品生产、经营企业和医疗机构获知或者发现可能与用药有关的不良反应，应当通过国家药品不良反应监测信息网络报告；不具备在线报告条件的，应当通过纸质报表报辖区药品不良反应监测中心，辖区药品不良反应监测中心代为在线报告。报告内容应当真实、完整、准确。

(二) 评价和管理

各级药品不良反应监测中心应当对本行政区域内的药品不良反应报告和监测资料进行评价和管理。

(三) 配合调查

药品生产、经营企业和医疗机构应当配合食品药品监督管理部门、卫生行政部门和各级药品不良反应监测中心对药品不良反应或者群体不良事件的调查，并提供调查所需的资料。

(四) 建立档案

药品生产、经营企业和医疗机构应当建立并保存药品不良反应报告和监测档案。

(五) 个例报告途径

药品生产、经营企业和医疗机构应当主动收集药品不良反应，获知或者发现药品不良反应后

应当详细记录、分析和处理，填写《药品不良反应/事件报告表》(表 19－1)并在线报告。

（六）报告范围和报告时限

新药监测期内的国产药品应当报告该药品的所有不良反应；其他国产药品，报告新的和严重的不良反应。

进口药品自首次获准进口之日起 5 年内，报告该进口药品的所有不良反应；满 5 年的，报告新的和严重的不良反应，填写《药品不良反应/事件报告表》(表 19－1)。

表 19－1　药品不良反应/事件报告表

首次报告□　　跟踪报告□　　编码：________

报告类型：新的□　严重□　一般□　报告单位类别：医疗机构□　经营企业□　生产企业□　个人□　其他□________

患者姓名：	性别：男□　女□	出生日期：　年　月　日 或年龄：	民族：	体重(kg)：	联系方式：
原患疾病：	医院名称： 病历号/门诊号：	既往药品不良反应/事件：有□________无□　不详□ 家族药品不良反应/事件：有□________无□　不详□			
相关重要信息：吸烟史□　饮酒史□　妊娠期□　肝病史□　肾病史□　过敏史□________　其他□________					

药品	批准文号	商品名称	通用名称（含剂型）	生产厂家	生产批号	用法用量（次剂量、途径、日次数）	用药起止时间	用药原因
怀疑药品								
并用药品								

不良反应/事件名称：	不良反应/事件发生时间：　年　月　日
不良反应/事件过程描述(包括症状、体征、临床检验等)及处理情况(可附页)：	
不良反应/事件的结果：痊愈□　好转□　未好转□　不详□　有后遗症□　表现：________ 死亡□　直接死因：________　死亡时间：　年　月　日	
停药或减量后，反应/事件是否消失或减轻？　是□　否□　不明□　未停药或未减量□ 再次使用可疑药品后是否再次出现同样反应/事件？　是□　否□　不明□　未再使用□	
对原患疾病的影响：不明显□　病程延长□　病情加重□　导致后遗症□　导致死亡□	
关联性评价	报告人评价：肯定□　很可能□　可能□　可能无关□　待评价□　无法评价□　签名： 报告单位评价：肯定□　很可能□　可能□　可能无关□　待评价□　无法评价□　签名：
报告人信息	联系电话：　职业：医生□　药师□　护士□　其他□________ 电子邮编：　签名：
报告单位信息	单位名称：　联系人：　电话：　报告日期：　年　月　日
生产企业请填写信息来源	医疗机构□　经营企业□　个人□　文献报道□　上市后研究□　其他□________
备注	

药品生产、经营企业和医疗机构发现或者获知新的、严重的药品不良反应应当在15日内报告，其中死亡病例须立即报告；其他药品不良反应应当在30日内报告。有随访信息的，应当及时报告。

（七）生产企业调查要求

药品生产企业应当对获知的死亡病例进行调查，详细了解死亡病例的基本信息、药品使用情况、不良反应发生及诊治情况等，并在15日内完成调查报告，报省级药品不良反应监测中心，同时抄报辖区药品不良反应监测中心。

（八）个人报告

个人发现新的或者严重的药品不良反应，可以向经治医疗机构报告，也可以向药品生产、经营企业或者辖区药品不良反应监测中心报告，并提供相关的病历资料。

（九）群体事件报告途径

药品生产、经营企业和医疗机构获知或者发现药品群体不良事件后，应当立即通过电话或者传真等方式报所在地的区（县）食品药品监管分局、卫生行政部门和药品不良反应监测中心，必要时可以越级报告；同时填写《药品群体不良事件基本信息表》（表19－2），对每一病例还应当及时

表19－2　药品群体不良事件基本信息表

<table>
<tr><td colspan="3">发生地区：</td><td colspan="2">使用单位：</td><td colspan="2">用药人数：</td></tr>
<tr><td colspan="3">发生不良事件人数：</td><td colspan="2">严重不良事件人数：</td><td colspan="2">死亡人数：</td></tr>
<tr><td colspan="4">首例用药日期：　年　月　日</td><td colspan="3">首例发生日期：　年　月　日</td></tr>
<tr><td rowspan="7">怀疑药品</td><td>商品名</td><td>通用名</td><td>生产企业</td><td>药品规格</td><td>生产批号</td><td>批准文号</td></tr>
<tr><td></td><td></td><td></td><td></td><td></td><td></td></tr>
<tr><td></td><td></td><td></td><td></td><td></td><td></td></tr>
<tr><td></td><td></td><td></td><td></td><td></td><td></td></tr>
<tr><td></td><td></td><td></td><td></td><td></td><td></td></tr>
<tr><td></td><td></td><td></td><td></td><td></td><td></td></tr>
<tr><td></td><td></td><td></td><td></td><td></td><td></td></tr>
<tr><td rowspan="4">器械</td><td colspan="2">产品名称</td><td>生产企业</td><td colspan="2">生产批号</td><td>注册号</td></tr>
<tr><td colspan="2"></td><td></td><td colspan="2"></td><td></td></tr>
<tr><td colspan="2"></td><td></td><td colspan="2"></td><td></td></tr>
<tr><td colspan="6">本栏所指器械是与怀疑药品同时使用且可能与群体不良事件相关的注射器、输液器等医疗器械。</td></tr>
<tr><td colspan="7">不良事件表现：</td></tr>
<tr><td colspan="7">群体不良事件过程描述及处理情况（可附页）：</td></tr>
<tr><td>报告单位意见</td><td colspan="6"></td></tr>
<tr><td>报告人信息</td><td colspan="6">电话：　电子邮箱：　签名：</td></tr>
<tr><td>报告单位信息</td><td colspan="6">报告单位：　联系人：　电话：</td></tr>
</table>

报告日期：　年　月　日

填写《药品不良反应/事件报告表》,通过国家药品不良反应监测信息网络报告。

(十) 生产企业调查群体事件

药品生产企业获知药品群体不良事件后应当立即开展调查,详细了解药品群体不良事件的发生、药品使用、患者诊治以及药品生产、储存、流通、既往类似不良事件等情况,在 7 日内完成调查报告,报省食品药品监管局和药品不良反应监测中心;同时迅速开展自查,分析事件发生的原因,必要时应当暂停生产、销售、使用和召回相关药品,并报省食品药品监管局。

(十一) 经营企业报告与措施

药品经营企业发现药品群体不良事件应当立即告知药品生产企业,同时迅速开展自查,必要时应当暂停药品的销售,并协助药品生产企业采取相关控制措施。

(十二) 医疗机构调查与措施

医疗机构发现药品群体不良事件后应当积极救治患者,迅速开展临床调查,分析事件发生的原因,必要时可采取暂停药品的使用等紧急措施。

(十三) 行政部门相关措施

食品药品监管局根据群体不良事件调查情况,可以采取暂停生产、销售、使用或者召回药品等控制措施。

各级卫生行政部门应当采取措施积极组织救治患者。

(十四) 生产企业定期安全性更新报告(PSUR)及提交期限

药品生产企业应当对本企业生产药品的不良反应报告和监测资料进行定期汇总分析,汇总国内外安全性信息,进行风险和效益评估,根据国家相关要求,撰写定期安全性更新报告。国产药品的定期安全性更新报告向省级药品不良反应监测中心提交。进口药品(包括进口分包装药品)的定期安全性更新报告向国家药品不良反应监测中心提交。

设立新药监测期的国产药品,应当自取得批准证明文件之日起每满 1 年提交一次定期安全性更新报告,直至首次再注册,之后每 5 年报告一次;其他国产药品,每 5 年报告一次。

首次进口的药品,自取得进口药品批准证明文件之日起每满一年提交一次定期安全性更新报告,直至首次再注册,之后每 5 年报告一次。

定期安全性更新报告的汇总时间以取得药品批准证明文件的日期为起点计,上报日期应当在汇总数据截止日期后 60 日内。

(十五) 定期安全性更新报告统计分析

省级药品不良反应监测中心负责对收到的定期安全性更新报告进行汇总、分析和评价,于每年 4 月 1 日前将上一年度定期安全性更新报告统计情况和分析评价结果报省食品药品监管局和国家药品不良反应监测中心。

(十六) 境外发生的严重药品不良反应

进口药品和国产药品在境外发生的严重药品不良反应(包括自发报告系统收集的、上市后临床研究发现的、文献报道的),药品生产企业应当填写《境外发生的药品不良反应/事件报告表》(表 19-3)。

表 19-3　境外发生的药品不良反应/事件报告表

商品名：（中文：　　　英文：　　　）　通用名：（中文：　　　英文：　　　）　剂型：

编号	不良反应/事件名称	不良反应/事件发生时间	不良反应结果	用药开始时间	用药结束时间	用法用量	用药原因	性别	年龄	初始/跟踪报告	报告来源	来源国家	国内接收日期	备注

注：编号请填写本单位的编号；不良反应结果请填写：痊愈、好转、未好转、后遗症、死亡或不详；报告来源请填写：自发报告、研究、文献等。

报告单位：　　　联系人：　　　电话：　　　报告日期：

六、药品重点监测

（一）生产企业开展重点监测

药品生产企业应当经常考察本企业生产药品的安全性，对新药监测期内的药品和首次进口5年内的药品，应当开展重点监测，并按要求对监测数据进行汇总、分析、评价和报告；对本企业生产的其他药品，应当根据安全性情况主动开展重点监测。

（二）行政部门组织开展重点监测

食品药品监管部门根据药品临床使用和不良反应监测情况，可以要求药品生产企业对特定药品进行重点监测；必要时，也可以直接组织药品不良反应监测机构、医疗机构和科研单位开展药品重点监测。

（三）重点监测报告与评价

药品不良反应监测机构负责对监管范围内药品生产企业开展的重点监测进行监督、检查，并对监测报告进行技术评价。

（四）指定医疗机构监测点

食品药品监管部门可以联合卫生管理部门根据药品重点监测工作要求，结合医疗机构的诊疗特长、用药特点和技术能力等，共同指定医疗机构监测点，承担药品不良反应重点监测工作。

七、评价与控制

（一）生产企业评价与控制

药品生产企业应当对收集到的药品不良反应报告和监测资料进行分析、评价，并主动开展药品安全性研究。

药品生产企业对已确认发生严重不良反应的药品，应当通过各种有效途径将药品不良反应、合理用药信息及时告知医务人员、患者和公众；采取修改标签和说明书，暂停生产、销售、使用和召回等措施，减少和防止药品不良反应的重复发生。对不良反应大的药品，应当主动申请注销其批准证明文件。

药品生产企业应当将药品安全性信息及采取的措施报省食品药品监管局和国家食品药品监管局。

(二) 经营企业和医疗机构评价与控制

药品经营企业和医疗机构应当对收集到的药品不良反应报告和监测资料进行分析和评价，并采取有效措施减少和防止药品不良反应的重复发生。

(三) 配合评价工作

各级药品不良反应监测中心根据分析评价工作需要，可以要求药品生产、经营企业和医疗机构提供相关资料，相关单位应当积极配合。

八、法律责任

(一) 药品生产、经营企业违反规定的处罚

药品生产企业、药品经营企业在药品不良反应报告和监测工作中违反本办法规定的，由企业所在地的区(县)食品药品监管分局分别依照《药品不良反应报告和监测管理办法》第五十八条第一款、第五十九条的规定给予处罚。

(二) 医疗机构违反规定的处罚及信息通报

医疗机构在药品不良反应报告和监测工作中违反本办法规定的，由医疗机构所在地的区(县)卫生局依照《药品不良反应报告和监测管理办法》第六十条第一款的规定给予处罚。

各级食品药品监督管理部门发现医疗机构未按照国家和本市规定开展药品不良反应报告和监测工作的，应当移交同级卫生行政部门处理。

各级卫生行政部门对医疗机构作出行政处罚决定的，应当及时通报同级食品药品监督管理部门。

(三) 行政处分

各级食品药品监督管理部门、卫生行政部门和药品不良反应监测机构及其有关工作人员在药品不良反应报告和监测管理工作中违反本办法，造成严重后果的，依照有关规定给予行政处分。

(四) 民事赔偿

药品生产、经营企业和医疗机构违反相关规定，给药品使用者造成损害的，依法承担赔偿责任。

九、信息管理

(一) 分析与反馈

各级药品不良反应监测机构应当对收到的药品不良反应报告和监测资料进行统计和分析，并以适当形式反馈。

(二) 不良反应信息发布

省级食品药品监管局应当定期发布省级药品不良反应报告和监测情况，并根据监测情况，适时发布省用药安全预警信息。

根据国家食品药品监督管理总局和卫生计生委授权，省食品药品监管局和卫生相关行政部门应当共同发布以下信息：影响较大并造成严重后果的药品群体不良事件；其他重要的药品不

良反应信息和认为需要统一发布的信息。

（三）信息保密

在药品不良反应报告和监测过程中获取的商业秘密、个人隐私、患者和报告者信息应当予以保密。

（四）鼓励共享信息

鼓励医疗机构、药品生产企业、药品经营企业之间共享药品不良反应信息。

（杜　蕾　黄　堃　金慧琳）

第二节　医疗器械不良事件监测

一、目的和意义

医疗器械不良事件报告和监测是实施医疗器械产品安全有效全程管理的重要组成部分和科学手段之一，是医疗器械生产、经营企业、使用单位、医疗器械不良事件监测技术机构、食品药品监督管理部门和公民、法人、其他相关社会组织应履行的责任和义务。

二、定义

①医疗器械不良事件，是指获准上市的质量合格的医疗器械在正常使用情况下发生的，导致或者可能导致人体伤害的各种有害事件。②医疗器械不良事件监测，是指对医疗器械不良事件的发现、报告、评价和控制的过程。③医疗器械再评价，是指对获准上市的医疗器械的安全性、有效性进行重新评价，并实施相应措施的过程。④严重伤害，是指有下列情况之一者：危及生命；导致机体功能的永久性伤害或者机体结构的永久性损伤；必须采取医疗措施才能避免上述永久性伤害或者损伤。

三、责任和义务

（一）医疗器械生产企业

（1）医疗器械不良事件的报告主体之一。

（2）建立并履行本企业医疗器械不良事件监测管理制度；并将其纳入建立的医疗器械质量管理体系之中。包括医疗器械不良事件监测工作职责，包括部门及各级人员职责；医疗器械不良事件监测法规宣贯、培训和激励制度；可疑医疗器械不良事件的发现、收集、调查、分析、评价、报告和控制工作程序；所生产医疗器械的再评价启动条件、评价程序和方法；发生突发群发不良事件的应急预案；医疗器械不良事件监测档案保存管理制度；便于产品追溯的管理制度等（第二类、第三类医疗器械的生产企业应当建立产品可追溯制度）。

（3）主动发现、收集、调查、分析和控制所生产医疗器械发生的所有可疑不良事件，按时报告导致或者可能导致严重伤害或死亡的不良事件。

（4）建立并保存医疗器械不良事件监测记录，形成档案。

（5）第一类医疗器械生产企业应建立年度医疗器械不良事件监测情况总结备查制度，第二类、第三类医疗器械生产企业应建立年度医疗器械不良事件监测情况总结报告制度。

(6) 积极主动配合监管部门对干预"事件"的处理,并无条件提供相应资料。

(7) 医疗器械不良事件的发现与收集

1) 医疗器械生产企业应主动向经营、使用单位收集其上市的医疗器械发生的所有可疑医疗器械不良事件,也可通过用户投诉、文献报道、国内外监管部门发布的有关信息等途径收集其发生的所有可疑医疗器械不良事件。

2) 医疗器械生产企业应建立便捷、有效的(电话、传真、书面、网络反馈等形式)收集渠道,以方便用户提供医疗器械不良事件报告。

3) 第三类植入类的医疗器械生产企业应建立医疗器械不良事件报告信息系统(中文)或其他报告渠道,在产品说明书中注明报告收集的方法和途径,并在产品销售的同时,将报告信息系统告知用户。必要时,还应对用户进行报告信息系统的技术培训。

(8) 医疗器械不良事件的调查与评价:

1) 医疗器械生产企业对收集到的医疗器械不良事件应高度重视,按轻重缓急适时组织有关人员对"事件"进行分析、调查、评价,以确定是否为不良事件和是否需要报告。

2) 医疗器械的再评价应按医疗器械生产企业先前设定的再评价启动条件、评价程序和方法适时开展。

(9) 医疗器械不良事件的报告:医疗器械生产企业应注册为全国医疗器械不良事件监测系统用户,保证该系统正常运行,并遵循可疑即报的原则,通过该系统上报医疗器械不良事件相关报告。

1) 个案报告(可疑医疗器械不良事件报告):导致死亡的可疑医疗器械不良事件,医疗器械生产企业应于发现或者知悉之日起 5 个工作日内,填写《可疑医疗器械不良事件报告表》(表 19-4),向所在地医疗器械不良事件监测技术机构报告。

表 19-4 可疑医疗器械不良事件报告表

报告日期: 年 月 日 编 码:□□□□□□□□□□□□□

报告来源:□生产企业 □经营企业 □使用单位 单位名称:

联系地址: 邮 编: 联系电话:

A. 患者资料		
1. 姓名:	2. 年龄:	3. 性别 □男 □女
4. 预期治疗疾病或作用:		
B. 不良事件情况		
5. 事件主要表现:		
6. 事件发生日期: 年 月 日 7. 发现或者知悉时间: 年 月 日		
8. 医疗器械实际使用场所: □医疗机构 □家庭 □其他(请注明):		
9. 事件后果 □死亡________(时间); □危及生命; □机体功能结构永久性损伤; □可能导致机体功能结构永久性损伤; □需要内、外科治疗避免上述永久损伤; □其他(在事件陈述中说明)。		

C. 医疗器械情况
11. 产品名称:
12. 商品名称:
13. 注册证号:
14. 生产企业名称: 生产企业地址: 企业联系电话:
15. 型号规格: 产品编号: 产品批号:
16. 操作人:□专业人员 □非专业人员 □患者 □其他(请注明):
17. 有效期至: 年 月 日 18. 生产日期: 年 月 日
19. 停用日期: 年 月 日

（续表）

10. 事件陈述：（至少包括器械使用时间、使用目的、使用依据、使用情况、出现的不良事件情况、对受害者影响、采取的治疗措施、器械联合使用情况）	20. 植入日期(若植入)： 年 月 日
	21. 事件发生初步原因分析：
	22. 事件初步处理情况：
	23. 事件报告状态： □已通知使用单位 □已通知生产企业 □已通知经营企业 □已通知药监部门
	D. 关联性评价
	(1) 使用医疗器械与已发生/可能发生的伤害事件之间是否具有合理的先后时间顺序？ 是□ 否□ (2) 已发生/可能发生的伤害事件是否属于所使用医疗器械可能导致的伤害类型？ 是□ 否□ 不清楚□ (3) 已发生/可能发生的伤害事件是否可用合并用药和/或械的作用、患者病情或其他非医疗器械因素来解释？ 是□ 否□ 不清楚□ 评价结论：很可能□ 可能有关□ 可能无关□ 无法确定□
	E. 不良事件评价
	24. 省级监测技术机构评价意见(可另附附页)：
	25. 国家监测技术机构评价意见(可另附附页)：

报告人： 医师□ 技师□ 护士□ 其他□ 国家食品药品监督管理总局制
报告人签名：

导致严重伤害、可能导致严重伤害或死亡的可疑医疗器械不良事件，医疗器械生产企业应于发现或者知悉之日起15个工作日内，填写《可疑医疗器械不良事件报告表》向所在地医疗器械不良事件监测技术机构报告。提交可疑医疗器械不良事件报告后，医疗器械生产企业应综合企业信息、事件跟踪信息和产品信息等有关资料，并针对事件的后续处理、调查情况、事件发生原因以及可疑医疗器械不良事件报告中未说明的情况，填报《医疗器械不良事件补充报告表》(表19-5)。医疗器械生产企业如认为可疑医疗器械不良事件报告中的事件发生原因分析已是最终分析结果，则无需填报《医疗器械不良事件补充报告表》，但应在《可疑医疗器械不良事件报告表》中声明该报告为最终报告。

表 19-5 医疗器械不良事件补充报告表

报告时间： 年 月 日 编码：□□□□□□□□□□□□
首次报告时间： 年 月 日

A. 企业信息			
1. 企业名称		4. 传真	
2. 企业地址		5. 邮编	
3. 联系人		6. 电话	
7. 事件涉及产品：			

（续表）

<table>
<tr><td colspan="2">B. 事件跟踪信息</td></tr>
<tr><td colspan="2">（至少包括：患者转归、调查分析及控制措施）</td></tr>
<tr><td colspan="2">C. 产品信息</td></tr>
<tr><td colspan="2">请依次粘贴或装订下列材料（要求采用 A4 纸张）：
1. 医疗器械生产许可证复印件（境内企业）；
2. 医疗器械产品注册证复印件；
3. 医疗器械产品标准；
4. 医疗器械检测机构出具的检测报告；
5. 产品标签；
6. 使用说明书；
7. 产品年产量、销量；
8. 用户分布及联系方式；
9. 本企业生产同类产品名称及临床应用情况。</td></tr>
<tr><td colspan="2">D. 监测技术机构评价意见</td></tr>
<tr><td>省级监测技术机构评价意见（可另附附页）</td><td>国家监测技术机构评价意见（可另附附页）</td></tr>
</table>

报告人： 省级监测技术机构接收日期： 国家监测技术机构接收日期：
生产企业（签章）

国家食品药品监督管理总局制

医疗器械生产企业如认为医疗器械不良事件补充报告中的事件发生原因分析已经是最终分析结果，则应在《医疗器械不良事件补充报告表》中声明该报告为最终报告。否则，应再次提交医疗器械不良事件补充报告，直至得出最终分析结果。医疗器械生产企业应在提交可疑医疗器械不良事件报告后的 20 个工作日内，填写《医疗器械不良事件补充报告表》，向所在地监测技术机构报告。

出现可疑医疗器械不良事件报告和医疗器械不良事件补充报告以外的情况或者医疗器械生产企业采取进一步措施时，医疗器械生产企业应及时向所在地省级监测技术机构提交相关补充信息。接到省级监测技术机构要求提交可疑医疗器械不良事件相关补充信息的书面通知后，医疗器械生产企业应按照通知具体要求和时限及时提交补充信息。

2）突发、群发医疗器械不良事件报告：发现或知悉突发、群发医疗器械不良事件后，医疗器械生产企业应立即向所在地省级食品药品监督管理部门、卫生行政部门和医疗器械不良事件监测技术机构报告，并在 24 小时内填写并报送《可疑医疗器械不良事件报告表》。

医疗器械生产企业认为必要时，可以越级报告，但应当及时告知被越过的省级食品药品监督管理部门、卫生行政部门和医疗器械不良事件监测技术机构。

3）年度汇总报告：第一类医疗器械生产企业应当在每年 1 月底之前对上一年度的医疗器械不良事件监测工作进行总结，并保存备查。

第二类、第三类医疗器械生产企业应当在每年1月底前对上一年度医疗器械不良事件监测情况进行汇总分析，并填写《医疗器械不良事件年度汇总报告表》(表19-6)，向所在地省级监测技术机构报告。

表19-6　医疗器械不良事件年度汇总报告表

报告时间：　　年　　月　　日　　　　编码：□□□□□□□□□□□□

汇总时间：　　年　　月　　日至　　年　　月　　日

A. 企业信息			
1. 企业名称		4. 传真	
2. 企业地址		5. 邮编	
3. 联系人		6. 电话	
7. e-mail：			
B. 医疗器械信息			
8. 生产医疗器械名称、商品名称、类别、分类代号、注册证号 (可另附A4纸说明)			

医疗器械名称	商品名称	类别	分类代号	注册证号

9. 变更情况(产品注册证书、管理类别、说明书、标准、使用范围等的变更)
10. 医疗器械不良事件　　有 □　　无 □

（续表）

11. 本企业生产的医疗器械在境内出现医疗器械不良事件的情况汇总分析 （事件发生情况、报告情况、事件描述、事件最终结果、企业对事件的分析、企业对产品采取的措施、涉及用户的联系资料，可另附 A4 纸）	
12. 境外不良事件发生情况 （产品在境外发生不良事件的数量、程度及涉及人群资料等）	
C. 评价信息	
13. 省级监测技术机构意见	
14. 国家监测技术机构意见	

报告人：　　　　省级监测技术机构接收日期：　　　　国家监测技术机构接收日期：
生产企业（签章）

国家食品药品监督管理总局制

（10）不良事件的控制

1）发现或知悉不良事件后，医疗器械生产企业应适时组织分析、评估，找出事件发生的原因，采取相应的应对措施。

2）对需要以个案形式上报的严重“事件”更应及时组织人员开展调查，在尚未查明原因前，医疗器械生产企业应根据事件的严重程度、发生频率、涉及产品数量、销售区域和使用人群等情况，立即采取暂停销售和（或）使用等合理有效的控制措施，并应积极配合医疗卫生机构对已造成伤害的人员进行救治。

3）医疗器械生产企业开展的相关调查，应考虑到产品设计的回顾性研究、质量体系自查、产品阶段性风险分析、有关医疗器械安全风险研究文献和事发现场情况、相关用户、监管部门意见，必要时对产品进行质量检测。

(11) 医疗器械生产企业应建立产品监测档案，保存医疗器械不良事件监测记录；记录应当保存至医疗器械标明的使用期后2年，但是记录保存期限应当不少于5年。记录包括：《可疑医疗器械不良事件报告表》《医疗器械不良事件补充报告表》《医疗器械不良事件年度汇总报告表》以及医疗器械不良事件发现、收集、调查、报告和控制过程中的其他有关文件记录（如分析评价过的，用于确定该不良事件是否值得报告的有关信息，在准备年度报告过程中的任何分析评价过的信息，能够确保获得的有关信息可以协助监测主管部门采取进一步行动的证明文件及提交给监测主管部门的其他报告和信息等）。

（二）医疗器械经营企业

(1) 医疗器械不良事件的报告主体之一。

(2) 建立并履行本医疗器械经营企业医疗器械不良事件监测管理制度，主动发现、收集、报告和控制经营的医疗器械发生的所有可疑不良事件，按时报告导致或者可能导致严重伤害或死亡的不良事件。

(3) 指定机构并配备专（兼）职人员负责本企业医疗器械不良事件监测工作。

(4) 积极组织宣贯医疗器械不良事件监测相关法规。

(5) 建立并保存经营的医疗器械发生不良事件监测记录，形成档案。

(6) 主动配合医疗器械生产企业收集其产品发生的所有可疑医疗器械不良事件。

(7) 对经营的医疗器械应当建立并履行可追溯制度。

(8) 医疗器械经营企业应建立年度医疗器械不良事件监测总结备查制度。

(9) 积极主动配合监管部门对干预"事件"的处理等。

(10) 医疗器械经营企业应当在其组织机构中指定部门负责医疗器械不良事件监测工作，并建议由企业的副职及以上人员担任负责人。医疗器械经营企业应当配备相对稳定的专（兼）职人员负责医疗器械不良事件监测工作。医疗器械经营企业应当备有足够经费以供监测工作的开展。

(11) 建立的主要监测制度和程序，包括医疗器械不良事件监测工作职责，包括部门及各级人员职责；医疗器械不良事件监测法规宣贯、培训制度；可疑医疗器械不良事件的发现、收集、报告和控制工作程序发生突发群发不良事件的应急预案；医疗器械不良事件监测档案保存管理制度；便于产品追溯的管理制度等。

(12) 医疗器械不良事件的收集与告知

1) 医疗器械经营企业应主动向使用单位收集其经营的医疗器械发生的所有可疑医疗器械不良事件，也可通过用户投诉等途径收集。

2) 医疗器械经营企业应建立便捷、有效的（电话、传真、书面、网络反馈等形式）收集渠道，以方便用户提供医疗器械不良事件报告。

3) 医疗器械经营企业应主动向医疗器械生产企业反馈其收集的所有医疗器械不良事件情况。

(13) 医疗器械不良事件的报告：医疗器械经营企业应注册为全国医疗器械不良事件监测系统用户，保证该系统正常运行，并遵循可疑即报的原则，通过该系统上报医疗器械不良事件相关报告。

1) 个案报告（可疑医疗器械不良事件报告）：导致死亡的可疑医疗器械不良事件，医疗器械经营企业应于发现或者知悉之日起5个工作日内，填写《可疑医疗器械不良事件报告表》，向所在地医疗器械不良事件监测技术机构报告。

导致严重伤害、可能导致严重伤害或死亡的可疑医疗器械不良事件，医疗器械经营企业应于发现或者知悉之日起 15 个工作日内，填写《可疑医疗器械不良事件报告表》向所在地医疗器械不良事件监测技术机构报告。

医疗器械经营企业在向所在地省（区、市）医疗器械不良事件监测技术机构报告的同时，应当告知相关医疗器械生产企业。

医疗器械经营企业认为必要时，可以越级报告，但是应当及时告知被越过的所在地省（区、市）医疗器械不良事件监测技术机构。

2）突发、群发医疗器械不良事件报告：发现或知悉突发、群发医疗器械不良事件后，医疗器械经营企业应立即向所在地省级食品药品监督管理部门、卫生行政部门和监测技术机构报告，并在 24 小时内填写并报送《可疑医疗器械不良事件报告表》。

医疗器械经营企业应积极配合各级监管部门对"事件"的调查、处理，并按照各级食品药品监督管理部门发布的应急预案及时响应。

医疗器械经营企业应主动配合医疗器械生产企业收集有关突发、群发医疗器械不良事件信息，并提供相关资料。

医疗器械经营企业认为必要时，可以越级报告，但是应当及时告知被越过的所在地省（区、市）食品药品监督管理部门、卫生行政部门和医疗器械不良事件监测技术机构。

3）年度汇总报告：医疗器械经营企业应当在每年 1 月底之前对上一年度的医疗器械不良事件监测工作进行总结，并保存备查。

（14）医疗器械不良事件的控制：发现或知悉医疗器械不良事件后，医疗器械经营企业应及时告知其产品的生产企业。同时，根据事件的严重性和重复发生的可能性，采取必要的控制措施（如暂停销售、暂停使用），并做好事件涉及产品的停用、封存和记录保存等工作。

获知行政监管部门、医疗器械生产企业针对严重不良事件采取控制措施后，医疗器械经营企业应及时积极配合。

医疗器械经营企业对医疗器械突发、群发不良事件应高度重视，在采取相应控制措施的同时应当积极配合各级监管部门的调查、处理。并按照各级食品药品监督管理部门发布的有关应急预案，配合监管部门、生产企业、使用单位及时响应。

（15）医疗器械不良事件监测档案管理：医疗器械经营企业应建立监测档案，保存医疗器械不良事件监测记录。记录应当保存至医疗器械标明的使用期后 2 年，记录保存期限应当不少于 5 年。记录包括：《可疑医疗器械不良事件报告表》，医疗器械不良事件发现、收集、报告和控制过程中的有关文件记录。

（三）医疗器械使用单位

（1）医疗器械不良事件的报告主体之一。

（2）建立并履行本使用单位医疗器械不良事件监测管理制度，主动发现、收集、分析、报告和控制所使用的医疗器械发生的所有不良事件，并主动告知医疗器械生产企业、经营企业。

（3）指定机构并配备专（兼）职人员负责本使用单位医疗器械不良事件监测工作，并向临床医师反馈信息。

（4）在单位内积极组织宣贯培训医疗器械不良事件监测相关法规和技术指南。

（5）按时报告所用的医疗器械发生的导致或者可能导致严重伤害或死亡的不良事件，积极主动配合监管部门、医疗器械生产企业、经营企业对干预“事件”的处理。

(6) 建立并保存医疗器械不良事件监测记录，并形成档案。

(7) 对使用的高风险医疗器械建立并履行可追溯制度等。

(8) 医疗器械不良事件的发现与收集：使用单位医护等相关人员应接受过本单位和(或)其他相关单位组织的医疗器械不良事件监测法规的相关培训，具有医疗器械不良事件监测意识，了解医疗器械产品的使用常识，发现或者知悉医疗器械不良事件能够完整地予以记录、分析、控制，并及时告知本科室监测联络员。

科室监测联络员获知发生的医疗器械不良事件后应按有关要求向单位监测部门报告，单位监测部门的监测员负责对本单位内发生的所有医疗器械不良事件进行收集汇总，并按规定记录有关情况，填写有关表格(如：《可疑医疗器械不良事件报告表》)。

(9) 医疗器械不良事件的分析与确认：单位监测部门的监测员应按有关工作程序组织核实“事件”发生的过程，了解器械使用状况、病人相关信息等，如：患者情况(原患疾病、相关体征及各种检查数据、治疗情况、不良事件后果、出现不良事件的时间、救治措施、转归情况等)、使用情况[目的、使用依据、是否合并用药(械)、使用人员的操作过程、相同或同批次产品的其他用户的情况、安装储存环境、维护和保养情况、使用期限]等。必要时与医护人员或器械使用人员及科室监测联络员共同研究分析“事件”发生的原因。如需要还应向监管部门报告后组织单位内或单位外有关专家进行分析讨论。

对能够基本确认为医疗事故的应报单位有关部门按相关规定处理；对能够基本确认为产品质量问题的应按质量事故报属地食品药品监管部门按相关规定处理；对属医疗器械不良事件的应按《医疗器械不良事件监测和再评价管理办法(试行)》有关规定处理。

(10) 医疗器械不良事件的报告：使用单位应注册为全国医疗器械不良事件监测系统用户，保证该系统正常运行，并遵循可疑即报的原则，通过该系统上报医疗器械不良事件相关报告。

1) 个案报告(可疑医疗器械不良事件报告)：导致死亡的事件，使用单位应于发现或者知悉之日起 5 个工作日内，填写《可疑医疗器械不良事件报告表》，向所在地的省(区、市)医疗器械不良事件监测技术机构报告。

导致严重伤害、可能导致严重伤害或死亡的事件，使用单位应于发现或者知悉之日起 15 个工作日内，填写《可疑医疗器械不良事件报告表》，向所在地的省(区、市)医疗器械不良事件监测技术机构报告。

使用单位在完成以上报告的同时，应当告知相关医疗器械生产企业。

使用单位认为必要时，可以越级报告，但是应当及时告知被越过的所在地省(区、市)医疗器械不良事件监测技术机构。

2) 突发、群发医疗器械不良事件报告：发现或知悉突发、群发医疗器械不良事件后，医疗器械使用单位应立即向所在地省级食品药品监督管理部门、卫生行政部门和监测技术机构报告，并在 24 小时内填写并报送《可疑医疗器械不良事件报告表》。

使用单位应积极配合各级监管部门对“事件”的调查、处理，并按照各级食品药品监督管理部门发布的应急预案及时响应。

使用单位应主动配合医疗器械生产企业收集有关医疗器械突发、群发不良事件信息，并提供相关资料。

医疗器械使用单位认为必要时，可以越级报告，但是应当及时告知被越过的所在地省(区、市)食品药品监督管理部门、卫生行政部门和医疗器械不良事件监测技术机构。

3) 年度监测工作总结：医疗器械使用单位应当在每年 1 月底之前对上一年度的医疗器械不良事件监测工作进行总结，并保存备查。

(11) 医疗器械不良事件的控制：发现或知悉医疗器械不良事件后，使用单位应及时分析事件发生的可能原因，详细记录有关监测情况，适时反馈有关医疗器械生产企业。对报告事件，使用单位还应当积极配合医疗器械生产企业和监测主管部门对报告事件的调查，提供相关资料并根据事件的严重性和重复发生的可能性，采取必要的控制措施(如：暂停使用、封存“样品”和记录保存等)。

获知行政监管部门、医疗器械生产企业针对严重不良事件采取控制措施后，使用单位应及时积极配合。

使用单位对医疗器械突发、群发不良事件应高度重视，在采取相应控制措施的同时应当积极配合各级监管部门的调查、处理。并按照各级食品药品监督管理部门发布的有关应急预案，配合监管部门、医疗器械生产企业、经营企业及时响应。

(12) 医疗器械不良事件监测档案管理：使用单位应建立监测档案，保存医疗器械不良事件监测记录。记录应当保存至医疗器械标明的使用期后 2 年，但是记录保存期限应当不少于 5 年。记录包括：《可疑医疗器械不良事件报告表》，医疗器械不良事件发现、收集、报告和控制过程中的有关文件记录等。

(四) 公民、法人、其他相关社会组织

国家鼓励公民、法人和其他相关社会组织报告医疗器械不良事件。

(五) 医疗器械不良事件监测技术机构

医疗器械不良事件监测技术机构承担本行政区域内医疗器械不良事件监测和再评价技术工作。

(杜　蕾　黎　媛　王晓瑜　金慧琳)

第三节　化妆品不良反应监测

一、目的和意义

化妆品产业具有消费市场大、产品更新换代快、发展迅猛的特点，化妆品不良反应监测已成为行业安全监管的必然。规范和有效的化妆品不良反应监测工作是保障产品安全使用的科学手段之一。

二、定义

是指人们在日常生活中正常使用化妆品所引起的皮肤及其附属器的病变，以及人体局部或全身性的损害。不包括生产、职业性接触化妆品及其原料和使用假冒伪劣产品所引起的病变或者损害。严重化妆品不良反应，是指化妆品所引起的皮肤及其附属器大面积或较深度的严重损伤，以及其他组织器官等全身性损害。主要有以下 5 类：①导致一过性或永久性功能丧失影响正常人体和社会功能的，如残疾、毁容、失明等；②全身性损害，如败血症、肾衰竭等；③先天异常；

④生命风险，如危及生命、死亡等；⑤其他严重的需要予以住院治疗的。

三、职责

化妆品监管部门负责不良反应监测组织、管理和指导。

（一）国家药品不良反应监测中心

负责全国化妆品不良反应报告和监测有关的技术工作。

（二）省级化妆品不良反应监测机构

负责本行政区域内化妆品不良反应报告和监测的技术工作。设区的市级化妆品不良反应监测机构（以下称“市级化妆品不良反应监测机构”）负责本行政区域内化妆品不良反应报告和监测的技术工作。

（三）化妆品不良反应监测哨点

由省级食品药品监督管理局按照国家食品药品监督管理总局制定的标准进行认定，在省级化妆品不良反应监测机构管理和技术指导下，承担以下工作职责并开展相关工作。

(1) 发现、收集、分析、上报接收就诊或咨询的化妆品不良反应。

(2) 建立并实施本监测哨点化妆品不良反应报告和监测管理制度。

(3) 组织宣贯化妆品不良反应报告和监测相关法规。

(4) 建立并保存化妆品不良反应报告和监测记录，形成档案。

(5) 配合监管部门和监测机构采取的化妆品不良反应有关措施，并提供相应资料。

(6) 配备进行化妆品不良反应报告、监测和分析评价的技术人员、设备、仪器等条件。

(7) 建议配备的仪器设备：办公设备（电脑、网络）、医学摄影（数码相机）、斑贴试验设备（斑试器、日光模拟仪、微量移液器、电子天平等）、皮肤病理常规设备（切片机、裱片机、摊片机、显微镜）、过敏原测定相关设备（过敏原检测盒和测定仪）、皮肤测试仪（皮肤病微循环测试仪器、经皮失水测试仪、皮肤颜色测定仪）、毛发状况测定仪（扫描电镜、毛发质地测量仪）、分子生物学分析仪器（PCR 仪、凝胶电泳仪）、细胞培养设备（CO_2 孵箱、超净工作台、倒置显微镜、低温冰箱、离心机）。

(8) 建议设立专人专岗：

1) 建立化妆品不良反应监测工作组，建议由监测哨点医疗机构相关分管领导及以上人员担任负责人，保障监测哨点监测工作的正常运行。

2) 监测哨点应配备 1 名及以上具有化妆品或皮肤病等相关专业背景的专（兼）职人员负责化妆品不良反应监测工作。

(9) 制度和程序

1) 制订化妆品不良反应监测工作管理规定，明确哨点各部门、人员职责，化妆品不良反应监测信息收集、分析、上报的原则，奖惩、档案管理等。

2) 制订化妆品不良反应分析评价程序，明确化妆品不良反应分析评价相关的步骤和要求。

3) 制订化妆品不良反应监测数据利用程序，在省级化妆品不良反应监测机构的指导下开展的学术分析、利用和保密的范围、要求等程序。

(10) 工作要求和步骤

1) 不良反应信息的收集：在日常诊疗工作中，详细询问患者病史，发现可能与化妆品有关的病例，按《化妆品不良反应报告表》要求记录。

2）不良反应的信息核实：收到疑似化妆品不良反应信息，应详细核对产品和不良反应情况（品名、批号、厂家、发生时间、症状等）。

3）不良反应的上报：化妆品不良反应在发现之日起 15 日内填写《化妆品不良反应报告表》（表 19－7），并上报市级化妆品不良反应监测机构。

表 19－7　化妆品不良反应报告表

报告表编号		报告类型	□一般　□严重
报告单位名称			
报告单位类型	□医疗卫生机构　□生产企业　□经营企业　□个人　□其他		

患者/消费者姓名		性别	□男　□女	民族		年龄	（岁）	体重	（kg）

联系电话		通讯地址	
有无化妆品过敏史	□有，具体________　□无　□不详	有无药品过敏史	□有，具体________　□无　□不详
有无食物过敏史	□有，具体________　□无　□不详	有无其他接触物过敏史	□有，具体________　□无　□不详

开始使用日期	□年□月□日	化妆品不良反应发生日期	□年□月□日	停用日期	□年□月□日

不良反应过程描述（包括症状　体征等）及处理情况：（可多选）

过程描述：

1　潜伏期（可疑化妆品　□开始　□停止使用时间～出现临床表现的时间差）：________（□小时□天□月）。

2　自觉症状：□瘙痒　□灼热感　□疼痛　□干燥　□紧绷感　其他________。

3　皮损部位：□面部（□额部　□颊部　□眼周　□鼻部　□口唇　□口周　□颏部）　□头皮　□外耳廓　□颈部　□全身　□胸部　□腹部　□背部　□腋窝　□腹股沟　□上肢　□下肢　□手部　□甲周　□甲板　□其他________

4　皮损形态：□红斑　□丘疹　□斑块　□丘疱疹　□水肿　□水疱　□粉刺　□风团　□毛囊炎样　□毛细血管扩张　□色素沉着　□色素减退　□色素脱失　□毛发脱色　□毛发变脆　□毛发分叉　□毛发断裂　□毛发脱落　□甲板变形　□甲板软化　□甲板剥离　□甲板脆裂　□甲周皮炎　□伴糜烂　□渗出　□痂　□鳞屑　□苔藓样变　□萎缩　□抓痕　□其他________

5. 其他损害：□神经系统　□全身性　□肾损害　□精神障碍　□其他________

采取过（何种）处理措施：

1　停用可疑化妆品：　□未停　□已停，（已停用时间________　□天　□月）。

2　局部处理：□冷敷　□糖皮质激素　□钙调神经磷酸酶抑制剂　□抗组胺药　□中药制剂　□其他________

3　系统用药：□抗组胺药物　□糖皮质激素　□中药制剂　□免疫调节剂　□其他________

初步判定：

□化妆品接触性皮炎　□化妆品光感性皮炎　□化妆品皮肤色素异常　□化妆品痤疮　□化妆品唇炎　□化妆品毛发损害　□化妆品甲损害　□化妆品荨麻疹　□激素依赖性皮炎　□其他________

补充说明	

化妆品 1：　□确认　□怀疑　□并用

商标名		通用名		属性名	
类别				批准文号（备案号）	

（续表）

生产厂家		生产批号	
有效期至		经营企业	
斑贴试验	□未做	□已做：□原物斑贴实验：□阳性________　□阴性 □光斑贴试验：□阳性________　□阴性 □欧标、澳标变应原系列：□无呈阳性受试物质　□有呈阳性受试物质________	
其他辅助检查	□有(名称________，结果________)　□无　□不详		
关联性评价： 1　化妆品使用与不良反应出现有无合理的时间关系？　□有　□无 2　停止使用化妆品后不良反应是否消失或减轻？　□是　□否　□不明 3　再次使用可以化妆品是否再次出现同样反应？　□是　□否　□未再使用 4　不良反应是否可用其他接触物的作用，患者/消费者的病情进展解释？　□是　□否 5　斑贴试验结果是否可以说明化妆品使用与不良反应出现有明显的相关性？　□是　□否　□不明　□未做			
评价结果：□肯定　□很可能　□可能　□可能无关　□待评价　□无法评价			
报告人		报告人电话		报告日期：
报告人职业	□医生　□护士　□药师　□美容师　□理发师　□销售人员　□生产工人　□其他		
备注：			
附件：			

4）群体不良事件的上报和处置：发现群体不良事件后，应立即通过电话或者传真等方式报所在地省级食品药品监督管理局和省级化妆品不良反应监测机构，同时填写《化妆品群体不良事件基本信息表》（表19－8），个例还应及时填写《化妆品不良反应报告表》，并上报市级化妆品不良反应监测机构；配合监管部门群体不良事件的调查和处置。

表19－8　化妆品群体不良事件基本信息表

报告表编码						
发生地区				化妆品销售量		
发生不良反应人数				严重不良反应人数		
开始销售日期：　年　月　日				首例发生日期：　年　月　日		
怀疑化妆品	化妆品名称	生产企业	生产批号	生产许可证号（卫生许可证号）	批准文号（备案号）	经营单位

（续表）

不良事件主要表现：			
群体不良事件过程描述及处理情况(可附页)：			
报告单位意见			
报告人信息	电话：	电子邮箱：	签名：
报告单位信息	报告单位：	联系人：	电话：

5）年度监测报告：对每年收集到的化妆品不良反应报告和监测资料进行分析评价，结合判定信息和日常工作开展形成年度监测报告，于每年 3 月 1 日前将上一年度监测报告报省级化妆品不良反应监测机构。

6）数据利用：化妆品不良反应监测哨点在省级化妆品不良反应监测机构指导下可对所在地全省化妆品不良反应监测数据进行学术利用，如分析评价、科学研究、学术交流、论文发表等。

7）档案管理：保存所有和监测有关的材料档案。

（杜 蕾 金 鑫 陶 琳）

第五篇

投诉举报

第二十章 投诉举报处置

第一节　投诉举报处置工作的概述

一、目的意义

食品药品投诉举报，是指公民、法人或者其他组织向各级食品药品监督管理部门反映生产者、经营者等主体在食品(含食品添加剂)生产、经营环节中有关食品安全方面，药品、医疗器械、化妆品研制、生产、经营、使用等环节中有关产品质量安全方面存在的涉嫌违法行为。

投诉举报工作是贯彻落实国家食品药品监督管理总局“四有两责”有关要求的重要抓手，是全面加强监管、保障食品药品安全、维护人民群众合法权益的重要渠道，也是检验食品药品监管部门工作效能的重要平台。做好投诉举报工作，充分发挥其“风向标”、“指挥棒”作用，有利于推动食品药品安全社会共治，加大对食品药品违法行为的打击力度，保障公众身体健康和生命安全，为实现“最严谨的标准、最严格的监管、最严厉的处罚、最严肃的问责”奠定坚实的基础。

二、工作内容

根据国家食品药品监督管理总局《食品药品投诉举报管理办法》，结合地方规定，对公民、法人或其他组织的投诉举报事项进行受理、调查、处置、答复等。对投诉举报信息进行收集、汇总及分析，并提出监管建议。

三、工作原则及要求

(1) 食品药品投诉举报管理工作实行统一领导、属地管理、依法行政、社会共治的原则。

各级食品药品监督管理部门应当加强对食品药品投诉举报管理工作的指导协调，加强宣传，落实举报奖励制度，鼓励并支持公众投诉举报食品药品违法行为。

(2) 各级食品药品监督管理部门应当按照相关法律法规规定，对受理的投诉举报进行调查处理，并将处理结果反馈投诉举报人，及时解决和回应公众诉求。

四、机构职责

(1) 国务院食品药品监督管理部门主管全国食品药品投诉举报管理工作,主要履行下列职责。

1) 制定食品药品投诉举报管理制度和政策并监督实施。

2) 调查处理全国范围内有重大影响的食品药品投诉举报并发布相关信息。

3) 通报全国食品药品投诉举报管理工作情况。

4) 协调指导同级食品药品投诉举报机构的具体工作。

(2) 地方各级食品药品监督管理部门主管本行政区域的食品药品投诉举报管理工作,主要履行下列职责。

1) 根据本办法制定本行政区域的食品药品投诉举报管理制度和政策并监督实施。

2) 调查处理本行政区域的食品药品投诉举报并发布相关信息。

3) 通报并向上级报告本行政区域的食品药品投诉举报管理工作情况。

4) 协调指导同级食品药品投诉举报机构的具体工作。

(3) 国务院食品药品监督管理部门投诉举报机构负责全国食品药品投诉举报管理的具体工作,主要履行下列职责。

1) 对直接收到的食品药品投诉举报进行受理、转办、移送、跟踪、督促、审核等。

2) 收集、汇总全国食品药品投诉举报信息,定期发布全国食品药品投诉举报分析报告。

3) 制定食品药品投诉举报管理工作程序、标准和规范,对地方各级食品药品投诉举报机构进行业务指导。

4) 承担全国食品药品投诉举报管理的宣传、培训工作。

(4) 地方各级食品药品监督管理部门投诉举报机构负责本行政区域的食品药品投诉举报管理的具体工作,主要履行下列职责。

1) 对直接收到的食品药品投诉举报进行受理、转办、移送、跟踪、督促、审核等。

2) 对上级转办的食品药品投诉举报进行转办、移送、跟踪、督促、审核、上报等。

3) 对下级食品药品投诉举报机构进行业务指导。

4) 收集、汇总、分析本行政区域的食品药品投诉举报信息,按要求定期向上一级食品药品投诉举报机构报告。

5) 承担本行政区域的食品药品投诉举报宣传、培训工作。

(杨 全 施云琼 曹玥晨)

第二节 投诉举报处置的程序

一、受理

(1) 食品药品投诉举报机构负责统一受理食品药品投诉举报。对直接收到的食品药品投诉举报,食品药品监督管理部门应当自收到之日起 5 日内转交同级食品药品投诉举报机构;无同级食品药品投诉举报机构的,应当自收到之日起 5 日内转交负责投诉举报管理工作的部门。

(2) 投诉举报人应当提供客观真实的投诉举报材料及证据,说明事情的基本经过,提供被投诉举报对象的名称、地址、涉嫌违法的具体行为等详细信息。

提倡实名投诉举报。投诉举报人不愿提供自己的姓名、身份、联系方式等个人信息或者不愿公开投诉举报行为的，应当予以尊重。

(3) 对公民、法人或者其他组织反映生产者、经营者等主体在食品(含食品添加剂)生产、经营环节中有关食品安全方面，药品、医疗器械、化妆品研制、生产、经营、使用等环节中有关产品质量安全方面存在的涉嫌违法行为的投诉举报，食品药品投诉举报机构或者管理部门应当依法予以受理。

投诉举报具有下列情形之一的，不予受理并以适当方式告知投诉举报人。

1) 无具体明确的被投诉举报对象和违法行为的。

2) 被投诉举报对象及违法行为均不在本食品药品投诉举报机构或者管理部门管辖范围的。

3) 不属于食品药品监督管理部门监管职责范围的。

4) 投诉举报已经受理且仍在调查处理过程中，投诉举报人就同一事项重复投诉举报的。

5) 投诉举报已依法处理，投诉举报人在无新线索的情况下以同一事实或者理由重复投诉举报的。

6) 违法行为已经超过法定追诉时限的。

7) 应当通过诉讼、仲裁、行政复议等法定途径解决或者已经进入上述程序的。

8) 其他依法不应当受理的情形。

投诉举报中同时含有应当受理和不应当受理的内容，能够作区分处理的，对不应当受理的内容不予受理。

(4) 投诉举报人应当向有管辖权的食品药品投诉举报机构进行投诉举报。属于县级食品药品监督管理部门职责的，投诉举报人应当向涉嫌违法主体所在地或者涉嫌违法行为发生地县级食品药品投诉举报机构进行投诉举报。

对食品药品投诉举报实行统一受理的省、自治区、直辖市，投诉举报人可以向省、自治区、直辖市食品药品投诉举报机构提出投诉举报。

两个以上食品药品投诉举报机构或者管理部门均有管辖权的，由最先收到投诉举报的食品药品投诉举报机构或者管理部门管辖。

(5) 食品药品投诉举报机构或者管理部门之间因管辖权发生争议的，由涉及的食品药品投诉举报机构或者管理部门协商决定；协商不成的，由共同的上一级食品药品投诉举报机构或者管理部门指定受理的食品药品投诉举报机构或者管理部门。

(6) 食品药品投诉举报机构或者管理部门收到投诉举报后应当统一编码，并于收到之日起5日内作出是否受理的决定。

食品药品投诉举报机构或者管理部门决定不予受理投诉举报或者不予受理投诉举报的部分内容的，应当自作出不予受理决定之日起15日内以适当方式将不予受理的决定和理由告知投诉举报人，投诉举报人联系方式不详的除外。

未按前款规定告知的，投诉举报自食品药品投诉举报机构或者管理部门收到之日起第5日即为受理。

(7) 对受理的投诉举报，按照重要投诉举报和一般投诉举报分类办理。

投诉举报符合下列情形之一的，为重要投诉举报。

1) 声称已致人死亡、严重伤残、多人伤残等严重后果的。

2）可能造成严重食源性或者药源性安全隐患的。

3）可能涉及国家利益或者造成重大社会影响的。

4）可能引发系统性、区域性风险的。

5）食品药品投诉举报机构或者管理部门认为重要的其他投诉举报。

二、办理

（1）各级食品药品投诉举报机构受理一般投诉举报后，应当依据属地管理原则和监管职责划分，自受理之日起3日内转交有关部门办理。

各级食品药品投诉举报机构受理重要投诉举报后，应当2日内转交同级食品药品监督管理部门提出处理意见。

（2）各级食品药品监督管理部门应当建立健全多部门沟通协调机制，及时研究办理投诉举报。

对涉及食品药品监督管理部门内部多部门监管职责的投诉举报，食品药品投诉举报机构应当提出拟办意见，上报同级食品药品监督管理部门。同级食品药品监督管理部门应当及时明确办理意见，组织协调投诉举报的办理。

（3）投诉举报承办部门应当对投诉举报线索及时调查核实，依法办理，并将办理结果以适当方式反馈投诉举报人，投诉举报人联系方式不详的除外。

（4）投诉举报承办部门应当自投诉举报受理之日起60日内向投诉举报人反馈办理结果；情况复杂的，在60日期限届满前经批准可适当延长办理期限，并告知投诉举报人正在办理。办结后，应当告知投诉举报人办理结果。

投诉举报延期办理的，延长期限一般不超过30日。法律、行政法规、规章另有规定的，从其规定。

下列时间不计算在投诉举报办理期限内。

1）确定管辖的食品药品投诉举报机构或者管理部门所需时间。

2）投诉举报承办部门办理投诉举报过程中因检验检测、鉴定、专家评审或者论证所需时间。

3）其他部门协助调查所需时间。

特别复杂疑难的投诉举报，需要继续延长办理期限的，应当书面报请投诉举报承办部门负责人批准，并将延期情况及时告知投诉举报人和向其转办投诉举报的食品药品投诉举报机构或者管理部门。

投诉举报人在投诉举报办理过程中对办理进展情况进行咨询的，投诉举报承办部门应当以适当方式告知其正在办理。

（5）食品药品投诉举报机构应当及时跟踪了解转办的投诉举报办理情况，下级食品药品投诉举报机构或者投诉举报承办部门应当予以配合。

投诉举报自受理之日起超过50日尚未办结的，食品药品投诉举报机构可以督促投诉举报承办部门及时办理，但经批准延期办理的除外。

投诉举报办理时限届满后未及时办结或者未向投诉举报人反馈办理结果的，食品药品投诉举报机构可以视情形提请投诉举报承办部门的上一级业务主管部门进行督办。

（6）投诉举报承办部门应当将投诉举报延期办理情况和办理结果反馈转交其办理的食品药品投诉举报机构，重要投诉举报案件信息应当即时反馈，一般投诉举报案件信息应当在办理完结或者作出延期决定后5日内反馈。

地方各级食品药品投诉举报机构应当自收到投诉举报办理结果5日内，通过投诉举报信息管理系统将投诉举报办理结果上报上级食品药品投诉举报机构。

(7) 食品药品投诉举报机构发现有下列情形之一的，可以向投诉举报承办部门提出改进工作的建议。

1) 未在规定时限内办理投诉举报的。

2) 未将办理结果反馈投诉举报人及食品药品投诉举报机构，或者反馈不当的。

(8) 食品药品投诉举报机构根据工作需要，可以对投诉举报办理情况进行回访，听取投诉举报人意见和建议，并记录回访结果。

(9) 食品药品投诉举报机构及投诉举报承办部门应当依照《中华人民共和国档案法》等法律法规规定，对有保存价值的文字、音像等资料立卷归档，留档备查。

三、信息管理

(1) 各级食品药品监督管理部门应当畅通"12331"电话、网络、信件、走访等投诉举报渠道，建立健全一体化投诉举报信息管理系统，实现全国食品药品投诉举报信息互联互通。

(2) 国务院食品药品监督管理部门负责建设全国食品药品投诉举报数据中心，省、自治区、直辖市食品药品监督管理部门负责建设本级食品药品投诉举报数据中心。省、自治区、直辖市食品药品投诉举报机构或者管理部门应当通过投诉举报信息管理系统将本行政区域的投诉举报和涉及投诉举报管理的咨询、意见和建议等信息定期上报至全国食品药品投诉举报数据中心。

各级食品药品监督管理部门应当充分利用投诉举报信息管理系统，规范各级食品药品投诉举报机构受理、转办、跟踪、协调、汇总、分析、反馈、通报等工作，加强对投诉举报信息的监测和管控，及时进行预警，有效防范食品药品安全风险。

(3) 地方各级食品药品投诉举报机构应当定期汇总、分析本行政区域的投诉举报和涉及投诉举报管理的咨询、意见和建议等信息，发现薄弱环节，提出监管措施和建议，并报同级食品药品监督管理部门和上一级食品药品投诉举报机构。

(4) 投诉举报人提出的有关食品药品安全隐患、风险信息、监管建议，各级食品药品投诉举报机构应当及时报送相关部门参考。

省、自治区、直辖市食品药品监督管理部门投诉举报机构应当实时将带有倾向性、风险性和群体性食品药品安全问题等投诉举报信息，报送国务院食品药品监督管理部门投诉举报机构，同时抄报本级食品药品监督管理部门负责人及稽查等相关部门；每月分析本行政区域的重要投诉举报信息和投诉举报热点、难点问题，报送国务院食品药品监督管理部门投诉举报机构。国务院食品药品监督管理部门投诉举报机构应当及时汇总分析相关情况，报告国务院食品药品监督管理部门。

(5) 国务院食品药品监督管理部门投诉举报机构应当定期汇总、分析全国范围的投诉举报信息，对具有规律性、普遍性的问题，及时形成监管建议，上报国务院食品药品监督管理部门。

(6) 国务院食品药品监督管理部门投诉举报机构和省、自治区、直辖市食品药品监督管理部门投诉举报机构应当定期通报下列情况。

1) 投诉举报信息统计分析结果。

2) 投诉举报承办部门办理投诉举报的总体情况。

3）下一级食品药品投诉举报机构工作情况。

4）其他应当予以通报的情况。

四、监督与责任

(1) 各级食品药品监督管理部门应当向社会公布投诉举报渠道及投诉举报管理工作相关规定。

各级食品药品投诉举报机构应当自觉接受社会监督。

各级食品药品监督管理部门应当对本行政区域的投诉举报受理和办理情况实施考核。

(2) 各级食品药品监督管理部门应当加强投诉举报管理工作人员培训教育，编制培训计划，规范培训内容，对投诉举报管理工作人员进行分级分类培训。

(3) 各级食品药品投诉举报机构及投诉举报承办部门应当依法保护投诉举报人、被投诉举报对象的合法权益，遵守下列工作准则。

1）与投诉举报内容或者投诉举报人、被投诉举报对象有直接利害关系的，应当回避。

2）投诉举报登记、受理、处理、跟踪等各个环节，应当依照有关法律法规严格保密，建立健全工作责任制，不得私自摘抄、复制、扣押、销毁投诉举报材料。

3）严禁泄露投诉举报人的相关信息；严禁将投诉举报人信息透露给被投诉举报对象及与投诉举报案件查处无关的人员，不得与无关人员谈论投诉举报案件情况。

4）投诉举报办理过程中不得泄露被投诉举报对象的信息。

(4) 各级食品药品投诉举报机构、投诉举报承办部门工作人员在投诉举报管理工作中滥用职权、玩忽职守、徇私舞弊，或者违反本办法规定造成严重后果的，应当依法追究相关人员责任；构成犯罪的，移送司法机关处理。

(5) 投诉举报人反映情况及提供的材料应当客观真实，不得诬告陷害他人；投诉举报人应当依法行使投诉举报权利，不得采取暴力、胁迫或者其他违法手段干扰食品药品投诉举报机构、投诉举报承办部门正常工作秩序。违反治安管理法律法规的，交由公安机关处理；构成犯罪的，移送司法机关处理。

五、名词解释

(1) 食品药品投诉举报机构或者管理部门，是指负责食品药品投诉举报受理、转办、跟踪、协调、汇总、分析、反馈、通报等工作的机构或者部门，包括：

1）食品药品监督管理部门独立设置的食品药品投诉举报机构。

2）无独立设置的食品药品投诉举报机构的，由食品药品监督管理部门指定的内设机构或者其他机构。

(2) 投诉举报承办部门，是指具体负责投诉举报调查、作出最终处理决定的食品药品监督管理部门。

(3) 投诉举报受理、办理等期限以工作日计算，不含法定节假日。

（杨　全　施云琼　曹玥晨）

第三节　上海市投诉举报工作管理要求

一、规范各来源渠道投诉举报接待标准

（一）来电

（1）接电人员对来电应耐心倾听，以专业的口吻解答问题，应答时注意用中音区发音，语气要委婉柔和，音量适中。接电人员应有意识控制接听时间，对语言拖沓或长时间不涉及投诉举报内容的来电，应给予积极引导，并进行提示性询问。

（2）接听每件来电时，接电人员均应问清来电人的姓名、联系方式、是否需要回复及回复方式、购物凭证或证据材料等信息，其他的内容具体如下。

1）当来电人反映食品的问题时，需问清购买的时间、购买的地点（区、路名、门牌号码、店名、××路靠近××路）、产品名称、品牌、生产日期、保质期、产品规格、生产厂家。

2）当来电人反映保健食品的问题时，需问清购买的时间、购买的地点（区、路名、门牌号码、店名、××路靠近××路）、产品名称、批准文号（国食健字、卫食健字、卫进食健字）、生产日期、保质期、产品规格、生产厂家。

3）当来电人反映药品的问题时，需问清购买的时间、购买的地点（区、路名、门牌号码、店名、××路靠近××路）、药品名称、批准文号（国药准字、注册证号）、生产日期、生产批号、有效期、药品规格、生产厂家。

4）当来电人反映医疗器械的问题时，需问清购买的时间、购买的地点（区、路名、门牌号码、店名、××路靠近××路）、医疗器械名称、注册号（×食药监械准字，国食药监械进字等）、生产日期、生产批号、规格、生产厂家。

5）当来电人反映化妆品的问题时，需问清购买的时间、购买的地点（区、路名、门牌号码、店名、××路靠近××路）、化妆品名称、批准文号（卫妆特字、卫妆准字）、生产日期、生产批号、保质期、规格、生产厂家。

（3）当来电人反映的问题属于不予受理事项时，接电人员应在通话中告知不予受理并说明理由，并在通话结束后，将来电人反映的问题录入投诉举报信息系统内，作为快速咨询件提交。

当来电人反映的问题属于受理范围的事项，接电人员应在通话中告知受理，并在通话结束后，将来电人反映的问题录入投诉举报信息系统内。如属于企业内部人士举报或来电人要求信息保密，应注明。

（4）投诉举报承办部门应认真、及时办理，并在规定时限内以适当方式回复来电人。

（二）走访

（1）每起市民走访必须由2名（含）以上工作人员接待，接访人员必须认真、妥善接待处理好每一起市民走访事项，接待走访要耐心细致、说话和气。

（2）接访人员应在接待室接待走访人，并及时记录走访人姓名、家庭地址、邮编、联系方式、反映的主要问题等。接待室应有录音、录像监控设备。

当面能给予答复的问题或属于不予受理事项的问题，接访人员要认真解答，疏导来走人情绪。若属于受理范围的事项，接访人员应当场告知走访人已受理其投诉举报。如不能当场告知的，应在规定时限内以适当方式告知走访人。

(3) 接访人员在接访结束后，应及时将走访人反映的问题录入投诉举报信息系统内，并扫描相关附件添加。

(4) 投诉举报承办部门应认真、及时办理，并在规定时限内以适当方式回复走访人。

(三) 来信

(1) 信件处理人员应每天至收发室收取信件；拆信时，应用剪刀沿着没有邮戳一边竖直剪开，取出信件，将信件内容展开后，用回形针或夹子将信件以及信封按转办单、信件内容，附件及信封的由上至下顺序装订。同时，在来信首页右上角空白处加盖当日收信专用戳记，戳记印迹要端正清晰。

(2) 信件处理人员应将来信所有内容逐一扫描成电子版。若来信内包含食品、药品、化妆品等实物时，应对实物进行拍照，清楚有效地反映产品形状及包装标识信息，并将产品外包装折成片状，分正面、反面进行扫描。

(3) 信件处理人员应及时将信件内容如实录入投诉举报信息系统并将信件扫描版及实物照片作为附件添加。对经领导批阅的信件，应正确选择是否领导批阅并将领导批阅内容填写至投诉详情中；应正确选择信件来源，如上级交办件、平级移送件、自收件等；对上级交办件、平级移送件等外部门移转信件，应正确填写转办编号。

(4) 应在规定时限内作出是否受理的决定，并以邮件或录音电话(应绑定工单)等适当方式告知来信人。若来信人在信件中，未能提供产品详细信息或缺少受理要件时，信件处理人员应及时通过书面或其他适当方式告知来信人补充信息。

(5) 若信件不属于食药监部门职能范围，信件处理人员应及时予以转办或退办。

(6) 投诉举报承办部门应认真、及时办理，并在规定时限内以适当方式回复来信人。

(7) 承办部门收到信件原件后，应按照一案一档的原则，做好档案归档工作。

(四) 来邮

(1) 邮件处理人员应每天登录投诉举报专用邮箱并处理所有邮件，保证没有遗漏，并将需要处理的邮件内容分别录入投诉举报信息系统。

(2) 邮件处理人员应记录完整信息。

(3) 应在规定时限内作出是否受理的决定，并以适当方式告知来邮人。若来邮人在邮件中未能提供产品详细信息或缺少受理要件时，邮件处理人员应及时通过适当方式告知来邮人补充信息。

(4) 投诉举报承办部门应认真、及时办理，并在规定时限内以适当方式回复来邮人。

(5) 对投诉举报邮件应当制作截图材料，并做好保存。

二、建立投诉举报联络员队伍

为确保投诉举报工作有序、高效运行，应当建立健全的投诉举报联络员队伍。

市局定期组织联络员培训，着力加强对投诉举报业务工作的协调指导，保证投诉举报工作质量。

各承办部门联络员与市局投诉举报管理部门直接对接，负责接收投诉举报、组织本部门投诉举报流转、上报查办信息、催办督办、处理紧急投诉举报事项等，提高投诉举报工作效率。

三、制定举报人信息保护工作制度

为了进一步规范本市投诉举报工作，保护举报人合法权益，鼓励企业内部知情人员积极提供违法违规线索，市局投诉举报管理部门制定了《举报人信息保护工作制度》。其中，依据本市举报奖励中有关对隐名举报的规定，对接到要求隐名举报的来电、走访落实专人处理，通过约定代码，实行单线联系，并使用加密文档保存举报信息。

当举报人在举报时表示出不愿公开个人身份的意愿时，工作人员应引导其通过隐名方式举报，以便查实后落实举报奖励，从而进一步推进社会共治格局。

四、完善投诉举报信息系统建设

为充分利用投诉举报信息资源，本市不断地对投诉举报信息系统进行升级改造，并融合到市局信息化整体建设中，实现了投诉举报信息与全市食品药品行政许可、日常检查、稽查办案等工作互联互通，实现了市局、区县分局、基层监督所三级受理统一登录，市局、区县分局二级分派办理及反馈等功能，进一步提高投诉举报办理效能，提升投诉举报信息化建设水平。

（杨　全　施云琼　曹玥晨）

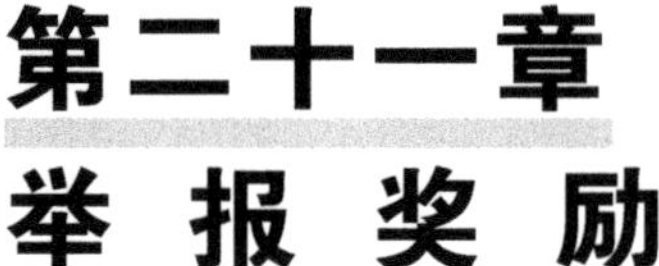

第二十一章 举报奖励

第一节　举报奖励工作的概述

一、定义

各级食品药品监管部门，对自然人、法人和其他组织以来信、走访、网络、电话等方式，举报属于其监管职责范围内的食品、药品、医疗器械、化妆品在研制、生产、流通和使用环节违法行为，经查证属实并依法作出处理后，根据举报人的申请，予以相应物质及精神奖励的行为。

二、目的和意义

食品药品安全关系到人民群众的身体健康和生命安全，关系到社会稳定，经济发展，政府形象。但由于新技术的发展，使得食品药品违法行为越发隐蔽，难以及时发现。因此，以社会共治为抓手，发动全社会共同参与，将是今后食品药品监管的必然趋势。

为鼓励社会公众积极举报食品、药品、化妆品、医疗器械违法行为，及时发现、控制和消除食品药品安全隐患，严厉打击食品药品违法犯罪行为，确保食品药品安全，国家食品药品监督管理总局根据相关法律、法规，制定了相关的举报奖励办法。

（杨　全　汤向荣　曹玥晨）

第二节　食品举报奖励

一、法律依据

(1) 上海市人民政府办公厅关于转发市食品药品安全委员会办公室市食品药品监管局制订的《上海市食品安全举报奖励办法》的通知（沪府办发〔2016〕2 号）。

(2) 市食安办和市财政局联合制定的《上海市食品安全举报奖励专项资金管理办法（试行）》（沪财社〔2012〕45 号）。

二、奖励情形和标准

（一）食品安全举报奖励的范围

凡举报下列食品安全违法行为，并经核实的，属于奖励范围。

（1）在食用农产品种植、养殖、收获、捕捞、加工、收购、运输过程中，使用违禁药物或者其他可能危害人体健康物质的。

（2）未经获准定点屠宰而进行生猪及其他畜禽私屠滥宰的。

（3）未经许可从事食品或食品添加剂生产活动的。

（4）生产经营用非食品原料生产加工的食品或者添加食品添加剂以外的化学物质和其他可能危害人体健康物质生产的食品或者用回收食品作为原料生产加工的食品的。

（5）生产经营营养成分不符合食品安全标准的专供婴幼儿和其他特定人群的主辅食品的。

（6）经营病死、毒死或者死因不明的禽、畜、兽、水产动物肉类或者生产经营病死、毒死或者死因不明的禽、畜、兽、水产动物肉类制品的。

（7）经营未按规定进行检疫或者检疫不合格的肉类或者生产经营未经检验或者检验不合格的肉类制品的。

（8）生产经营国家和本市为防病等特殊需要明令禁止生产经营的食品的。

（9）生产经营添加药品的食品的。

（10）生产经营致病性微生物，农药残留、兽药残留、生物毒素、重金属等污染物质以及其他危害人体健康的物质含量超过食品安全标准限量的食品、食品添加剂的。

（11）用超过保质期的食品原料、食品添加剂生产食品、食品添加剂或者经营上述食品、食品添加剂的。

（12）生产经营超范围、超限量使用食品添加剂的食品的。

（13）生产经营腐败变质、油脂酸败、霉变生虫、污秽不洁、混有异物、掺假掺杂或者感官性状异常的食品、食品添加剂的。

（14）生产经营标注虚假生产日期、保质期或者超过保质期的食品、食品添加剂的。

（15）生产经营未按照规定注册的保健食品、特殊医学用途配方食品、婴幼儿配方乳粉，或者未按注册的产品配方、生产工艺等技术要求组织生产的。

（16）以分装方式生产婴幼儿配方乳粉或者同一企业以同一配方生产不同品牌的婴幼儿配方乳粉的。

（17）利用新的食品原料生产食品，或者生产食品添加剂新品种，未通过安全性评估的。

（18）生产经营被包装材料、容器、运输工具等污染的食品、食品添加剂的。

（19）生产经营无标签的预包装食品、食品添加剂的。

（20）生产经营未按照规定显著标示的转基因食品的。

（21）食品生产经营者采购或者使用不符合食品安全标准的食品原料、食品添加剂的。

（22）食品、食品添加剂生产者未按照规定对采购的食品原料和生产的食品、食品添加剂进行检验的。

（23）学校、托幼机构、养老机构、建筑工地等集中用餐单位未按照规定履行食品安全管理责任的。

（24）提供虚假材料，进口不符合我国食品安全国家标准的食品、食品添加剂、食品相关产品的。

(25) 集中交易市场的开办者、柜台出租者、展销会的举办者允许未依法取得许可的食品经营者进入市场销售食品，或者食用农产品批发市场未履行检验义务或发现不符合食品安全标准后未履行相关义务的。

(26) 违法违规产生、收集、收运、加工、销售餐厨废弃物、废弃油脂，或者将餐厨废弃物、废弃油脂加工后作为食用油使用、销售的。

(27) 假冒他人注册商标生产经营食品、伪造食品产地或者冒用他人厂名、厂址，伪造或者冒用食品生产许可标志或者其他产品标志生产经营食品的。

(28) 生产食品相关产品新品种，未通过安全性评估，或者生产不符合食品安全标准的食品相关产品的。

(29) 食品相关产品生产者未按照规定对生产的食品相关产品进行检验的。

(30) 其他具有严重社会危害性或造成重大影响的食品安全违法犯罪行为，经食品安全监管部门认定需要予以奖励的情形。

2 食品安全举报奖励的条件

食品安全举报奖励还应当同时符合以下条件：

(1) 所举报的食品安全违法犯罪案件发生在本市行政区域内。

(2) 举报人实名举报或者食品安全监管部门能够核实举报人有效身份的隐名举报。

(3) 有明确、具体的被举报对象和主要违法犯罪事实或者违法犯罪线索。

(4) 违法犯罪行为或者线索事先未被食品安全监管部门掌握。

(5) 同一举报内容未获得其他部门奖励。

(6) 举报情况经食品安全监管部门立案调查，查证属实并作出行政处罚决定或经司法机关作出刑事判决的。

特殊情况下，举报的违法事实确实存在，违法行为证据确凿，因当事人逃逸或其他原因无法作出行政处罚决定，但违法行为确已得到有效制止的，经市级食品安全监管部门审批同意、市食药安办专题会议进行资金审核后，可以按照《上海市食品安全举报奖励办法》(以下简称《办法》)对举报人予以奖励。

3 除外情形

下列人员和情形不属于奖励范围。

(1) 本市食品安全监管部门工作人员(包括在编的公务员、参照公务员管理的人员、文员等)及其直系亲属。

(2)《办法》所指的匿名举报。

(3) 不涉及食品安全问题的举报。

(4) 采取利诱、欺骗、胁迫、暴力等不正当方式，使有关生产经营者与其达成书面或者口头协议，致使生产经营者违法并对其进行举报的。

(5) 举报人以引诱方式或其他违法手段取得生产经营者违法犯罪相关证据并对其进行举报的。

(6) 法律法规和相关文件规定的其他不适用的情形。

4 举报奖励的原则

对举报人员的奖励，实行一案一奖制，依据以下原则确定奖励范围与金额。

(1) 同一违法犯罪案件被不同举报人举报且内容相同的，对第一举报人进行举报奖励，举报顺序以相关食品安全监管部门受理举报时间为准;其他举报人提供的证据对案件查处起直接、重大作用的,可以给予适当奖励。

(2) 两个或两个以上举报人共同举报同一违法犯罪行为的,按照同一举报人进行奖励,奖金分配比例由举报人自行协商。

(3) 一个举报中所涉及的违法犯罪行为,相关食品安全监管部门予以分案查处的,可分别计算奖励金额,奖金可合并发放。

(4) 最终认定的违法犯罪事实与举报事项不一致的,不予奖励。

(5) 最终认定的违法犯罪事实与举报事项部分一致的,相一致的部分为有效举报,不一致的部分为无效举报,无效部分不计算奖励金额。

(6) 除举报事项外,办案机构还认定了其他违法犯罪事实的,对其他违法犯罪事实作出的处罚决定或刑事判决部分不计算奖励金额。

(7) 同一举报内容本部门或其他部门已经受理举报奖励申请(包括使用市级或区县食品安全举报专项奖励资金),有关食品安全监管部门不再告知举报人申请该举报奖励的权利,举报人申请后也不再受理。

(二) 奖励标准

根据举报提供的证据与事实相符的程度及货值金额,对举报人给予一次性奖励,奖励类别及标准为:

1. 一般奖励标准

(1) 事实举报奖励标准:能提供被举报人及其违法犯罪事实,举报内容与查办违法犯罪事实相符的,按照该案认定的货值金额3%～6%给予奖励。

(2) 线索举报奖励标准:能提供违法犯罪案件线索,举报内容与查办违法犯罪事实结论基本相符的,按照该案认定的货值金额2%～3%给予奖励。

(3) 其他举报奖励标准:举报涉及的案件没有货值或者货值金额无法计算,但是举报情况属实、案件影响较大或者行政处罚种类涉及责令停产停业、吊销许可证,可以视情况给予200～2 000元的奖励。

2. 重点奖励标准

属于以下举报的,举报奖励标准在一般奖励标准的基础上分别上浮1%～2%。

(1) 举报符合上述奖励范围第(2)、(4)、(5)、(6)、(7)、(8)、(9)项的。

(2) 举报未取得食品(食品添加剂)生产许可制售有毒有害或假冒伪劣食品的。

(3) 属于食品生产经营单位内部举报的。

(4) 其他涉及重大食品安全事件或重点整治工作内容的举报。

以上举报奖励的奖励金额最低不低于200元。举报人有特别重大贡献的,经市食药安办主任办公会议审议同意,奖励额度可以不受上述限制,但最高原则上不超过30万元。

三、举报奖励工作程序

(一) 一般程序的举报奖励申请和审批程序

1. 权利告知

有关食品安全监管部门应当在作出行政处罚决定(刑事判决生效)之日或案件结案之日起的15日内(指自然日,下同)书面或电话告知符合《办法》奖励条件的举报人有申请奖励的权利。书面告知的，应当制作《上海市食品安全举报奖励申请告知书》（表 21－1）。电话告知的，应当做好录音及书面记录。告知日期分别以告知书发出的邮戳日期、电话通知当日的录音及书面记录为准。举报人应当自食品安全监管部门告知申请奖励权利之日起 60 日内申请奖励。无正当理由，逾期不申请奖励的，视为放弃。举报人可以以书面形式，表明放弃申请奖励的权利。

表 21－1　上海市食品安全举报奖励申请告知书

编号：沪（　　）食安奖告字[　　]第××××号

________：

你（你单位）________年________月________日举报______________________________，对我局查处该案有帮助。请自接到本通知书之日起 60 日内到________（地点）申请举报奖励。我局将根据你（你单位）的申请，进行奖励审核。

无正当理由，逾期不申请奖励的，视为放弃。

特此告知。

单位落款（盖章）

二〇一______年____月____日

注：本通知书一式二联，第一联存入案卷，第二联交被告知人。

② 奖励申请

举报人申请奖励的，应当向告知其申请奖励权利的食品安全监管部门提交《上海市食品安全举报奖励申请表》和有效身份证件。举报人委托他人代为申领奖金的，应当提供授权委托证明、举报人和受委托人的身份证或者其他有效证件。未提供相关的证明材料，或提供的信息与举报时所约定内容不符的，不予奖励。

③ 奖励审批

有关食品安全监管部门应当在收到举报奖励申请之日起 45 日内，对举报事实、奖励条件和标准予以认定，提出奖励意见，填写《上海市食品安全举报奖励审核表》（表 21－2）《上海市食品安全举报奖励专项资金使用申请表》（表 21－3），连同《上海市食品安全举报奖励申请表》（表 21－4）和举报原始记录复印件、举报受理记录复印件、处罚决定书或刑事判决书复印件、奖励申请告知书及送达证明等材料，报市级食品安全监管部门审批。符合《办法》隐名举报的，无法提供处罚决定书或刑事判决书复印件的，应当提供违法行为相关证据、制止违法行为的相关证据、案件结案审批文书等材料。

表 21-2 上海市食品安全举报奖励审核表

<table>
<tr><td>申请人姓名</td><td></td><td>性别</td><td></td></tr>
<tr><td>身份证号</td><td colspan="3"></td></tr>
<tr><td>企业或组织注册号
或登记号</td><td colspan="3"></td></tr>
<tr><td>联系电话</td><td colspan="3"></td></tr>
<tr><td>联系地址</td><td></td><td>邮编</td><td></td></tr>
<tr><td>身份代码</td><td></td><td>举报密码</td><td></td></tr>
<tr><td>委托申请人姓名</td><td></td><td>性别</td><td></td></tr>
<tr><td>身份证号</td><td></td><td>联系电话</td><td></td></tr>
<tr><td>联系地址</td><td></td><td>邮编</td><td></td></tr>
<tr><td colspan="4">行政处罚决定书(刑事判决书)文号：
罚没款金额(元)：　　货值金额(元)：
货值金额计算过程简单说明：</td></tr>
<tr><td>申请人
要求</td><td colspan="3"></td></tr>
<tr><td>经办部门
意见</td><td colspan="3">□拟奖励　拟奖励金额(元)：________;计算方法：________
□拟不予奖励
理由：(可另附纸)</td></tr>
<tr><td>举报奖励部门
核实意见</td><td colspan="3"></td></tr>
<tr><td>区县局
意见</td><td colspan="3"></td></tr>
<tr><td>市局相关
处室意见</td><td colspan="3"></td></tr>
</table>

注：隐名举报须填写举报人身份代码、举报密码

表 21－3 上海市食品安全举报奖励专项资金使用申请表

申请部门(盖章)：________

<table>
<tr><td rowspan="5">申请部门填写</td><td>投诉举报受理编号</td><td></td><td>拟发放奖金类型</td><td colspan="4">□一般程序奖励 □简易程序奖励 □特殊奖励</td></tr>
<tr><td>拟申请奖金数额(元)</td><td></td><td>相关案件具体承办单位</td><td colspan="4"></td></tr>
<tr><td>举报人姓名</td><td></td><td>举报人身份证号或其他有效证件号</td><td colspan="4"></td></tr>
<tr><td>举报人联系方式</td><td></td><td>申请部门账号</td><td colspan="2">账户名：</td><td colspan="2">账号：</td></tr>
<tr><td>业务部门审核意见</td><td colspan="2"></td><td>局领导审核意见</td><td colspan="3"></td></tr>
<tr><td>市食药安办填写</td><td>协调处意见</td><td></td><td>财务处意见</td><td></td><td colspan="2">办领导意见</td><td></td></tr>
<tr><td>特殊奖励会签审核</td><td colspan="7"></td></tr>
<tr><td>备注</td><td colspan="7"></td></tr>
</table>

注：1. 申请简易程序奖励，需将立案审批文书、调查终结审批文书复印件附后；
2. 申请一般程序奖励或特殊奖励，需将行政处罚决定书(刑事判决书)复印件附后。

申请部门填表人： 联系方式： 填表日期：

表 21-4 上海市食品安全举报奖励申请表

编号：沪( )食安奖申字[ ]第××××号

<table>
<tr><td>申请人姓名</td><td></td><td>性别</td><td></td></tr>
<tr><td>身份证号</td><td colspan="3"></td></tr>
<tr><td>企业或组织注册号
或登记号</td><td colspan="3"></td></tr>
<tr><td>联系电话</td><td colspan="3"></td></tr>
<tr><td>联系地址</td><td></td><td>邮编</td><td></td></tr>
<tr><td>身份代码</td><td></td><td>举报密码</td><td></td></tr>
<tr><td>委托申请人姓名</td><td></td><td>性别</td><td></td></tr>
<tr><td>身份证号</td><td></td><td>联系电话</td><td></td></tr>
<tr><td>联系地址</td><td></td><td>邮编</td><td></td></tr>
<tr><td colspan="4">申请人提出奖励申请：
举报违法活动时间、方式、内容：

本人承诺：1. 未就同一举报内容获得过其他部门的奖励。2. 非本市食品安全监管部门工作人员（指在编的公务员、参公人员、文员等）及其直系亲属。3. 以上内容如有不实之处，本人愿负相应法律责任，并承担由此造成的一切后果。

申请人（委托申请人）签名： 年 月 日</td></tr>
<tr><td colspan="4">申请人（委托申请人）身份证复印件粘贴处</td></tr>
</table>

注：1. 申请人应当提供身份证原件供核对并提交身份证复印件一份；
2. 奖励通知或不予奖励决定将按照申请表上填写的联系地址通知申请人；
3. 举报人为隐名举报，且不委托他人申请奖励的，须填写与食品安全监管部门专人约定的身份代码和举报密码；
4. 举报人委托他人申请奖励的，须填写委托申请人的相关信息；
5. 举报人为法人或其他组织的，填写企业或组织注册号或登记号；
6. 编号规则：第 1 位为环节序号，其中 1 -种养殖、2 -生产、3 -流通、4 -餐饮、5 -进出口、6 -食品相关产品、7 -其他，第 2 - 4 位为流水号；
7. 本通知书一式二联，第一联存入案卷，第二联交申请人。

市级食品安全监管部门审批同意后，向市食药安办申请使用市级食品安全举报专项奖励资金，市食药安办进行监督管理。市食品药品监管局收到市食药安办通知后，将资金拨付给申请部门。

（二）简易程序的举报奖励申请和审批程序

1. 简易程序的启动

举报事项有较大社会影响，且经有关食品安全监管部门立案调查，有充分证据证明举报行为符合《办法》规定应当给予举报奖励的，食品安全监管部门可以在案件调查终结时，启动简易程序，根据案件货值金额等具体情况，对举报人给予不低于200元的先行奖励。

2. 简易程序权利告知与申请

有关食品安全监管部门应当在批准案件调查终结之日起5日内，按照《办法》权利告知的规定，告知符合《办法》奖励条件的举报人有申请先行奖励的权利。举报人应当按照《办法》中的规定向有关食品安全监管部门提出先行奖励申请。

3. 简易程序审批

有关食品安全监管部门应当在收到先行奖励申请之日起20日内，对举报事实、奖励条件予以认定，提出奖励意见，填写《上海市食品安全举报奖励审核表》《上海市食品安全举报奖励专项资金使用申请表》，连同《上海市食品安全举报奖励申请表》、举报原始记录复印件、举报受理记录复印件、立案审批文书、案件调查终结审批文书、奖励申请告知书及送达证明等材料，报市级食品安全监管部门审批。

市级食品安全监管部门审批同意后，向市食药安办申请使用市级食品安全举报专项奖励资金，市食药安办进行监督管理。市食品药品监管局收到市食药安办通知后，将资金拨付给申请部门。

4. 简易程序与一般程序的衔接

在举报案件作出行政处罚决定或刑事判决生效后，对于符合《办法》相关规定的，有关食品安全监管部门应当按照本章的规定，告知举报人再申请一般程序奖励，申请奖励金额应扣除已经发放的先行奖励资金。

（三）特殊奖励附加程序

对于奖励金额大于10万元(含10万元)的较大金额食品安全举报奖励资金使用申请，除按照《办法》规定的一般程序进行审批外，需经市食药安办主任办公会议审议通过。

（四）隐名举报奖励申领

举报人隐名举报的，应当提供其他能够辨别其身份的信息作为身份代码(如身份证缩略号、电话号码、网络联系方式等)，并与食品安全监管部门专人约定举报密码、举报处理结果和奖励权利的告知方式。

隐名举报人申请奖励的，应当向告知其申请奖励权利的食品安全监管部门提交《上海市食品安全举报奖励申请表》，并提供身份代码、举报密码。

隐名举报人可以委托他人代为申请举报奖励、代为领取举报奖励资金。代为申请、领取的，受委托人应当提供授权委托证明、受委托人有效身份证件、隐名举报人与食品安全监管部门约定的身份代码、举报密码(表21-5)。

其他事项，按照《办法》规定的一般程序办理。

表 21-5 授权委托书

举报人身份代码：________________ 举报密码：________________

举报违法活动时间、方式、内容：

现委托________________（受委托人姓名及身份证号码），作为我的委托代理人，代为申请□/领取□举报奖励。

本人承诺对受委托人的申请□/领取□行为和结果承担法律责任。

委托人：

法定代表人：

年 月 日

附：举报人、受委托人身份证复印件

注：隐名举报须填写举报人身份代码、举报密码

（五）奖励发放程序

1 奖励通知

有关食品安全监管部门应当在举报奖励审批同意后，制作《上海市食品安全举报奖励通知书》（表 21－6）或《不予奖励通知书》（表 21－7），加盖行政机关印章，按照申请人提供的地址和联系方式通知申请人。

表 21－6　上海市食品安全举报奖励通知书

编号：沪（　　）食安奖通字［　　］第××××号

＿＿＿＿＿＿＿＿：

根据《上海市食品安全举报奖励办法》的规定，经审核，认定你（你单位）于＿＿＿＿年＿＿＿＿月＿＿＿＿日向我局举报＿＿＿＿＿＿＿＿＿＿＿＿＿＿，对查处＿＿＿＿案件有功，现决定奖励你（你单位）人民币＿＿＿＿元。请自接到本通知书之日起 60 日内（即＿＿＿＿年＿＿＿＿月＿＿＿＿日前）到＿＿＿＿＿＿＿＿＿＿＿＿＿＿（地点）领取奖金。

如你（你单位）对本决定有异议的，可以在收到本通知书之日起 60 日内直接向＿＿＿＿申请行政复议；或在 6 个月内直接向＿＿＿＿人民法院起诉。

特此通知。

单位落款（盖章）

二〇一＿＿＿年＿＿月＿＿日

本通知书已于　　　年　月　日　　时　　分收到。

申请人签名：＿＿＿＿＿＿＿＿

注：本通知书一式二联，第一联存入案卷，第二联交被通知人。

表 21-7　不予奖励通知书

编号：沪(　　)食安奖通字[　　]第×××号

________：

根据《上海市食品安全举报奖励办法》的规定，经审核，认定你(你单位)于______年______月______日向我局举报________________________的行为不应给予奖励。理由如下：

如你(你单位)对本决定有异议的，可以在收到本通知书之日起 60 日内直接向______申请行政复议；或在 6 个月内直接向______人民法院起诉。

特此通知。

单位落款(盖章)

二〇一____年___月___日

本通知书已于　　　年　月　日　　时　　分收到。

申请人签名：____________

注：本通知书一式二联，第一联存入案卷，第二联交被通知人。

奖金领取

举报人应当自接到奖励通知之日起 60 日内，凭通知和有效身份证件领取奖金，并填写《上海市食品安全举报奖励发放登记表》(表 21-8)。无正当理由逾期不领取奖励的，视为放弃，食品安全监管部门应当记录在案。委托他人代为申请奖励的，应当委托同一人领取奖金，受委托人需凭通知、授权委托证明、举报人和受委托人的有效身份证件领取奖金。

表 21-8 上海市食品安全举报奖励发放登记表

编号：沪(　　)食安奖发字[　　]第××××号

奖金领取人姓名	
委托领取人姓名	
奖金领取地点	
奖金数额(大写)	
奖金领取人或委托领取人签章及奖金领取时间	____年___月___日，本人收到______________(奖金发放部门名称)发放的举报奖励奖金，共计人民币______________元。 奖金领取人(委托领取人)签名： 年　　月　　日
奖金发放单位工作人员签名(2 人以上)	
备　　注	

注：委托他人领取奖金的，应填写委托领取人姓名，并签名确认。奖金发放单位工作人员应在备注栏内注明委托领取人与奖金领取人的关系，并核对、复印委托领取人、奖金领取人的有效身份证件，随本表存档。

③ 申领承诺

对符合《办法》规定，向本市各级食品安全监管部门申请奖励的举报人，应当对其就同一举报内容未获得其他部门奖励(包括获得市级或区县食品安全举报专项奖励资金奖励)的情况作出书面承诺。委托他人进行奖励申请和领取的，委托人应当在授权委托书中，承诺对受委托人的申领行为和结果承担法律责任。

④ 救济途径

举报人对奖励决定不服的，可以自收到《上海市食品安全举报奖励通知书》或《不予奖励通知书》之日起 60 日内，直接向奖励决定作出部门的同级政府或上级行政机关申请行政复议；也可以在 6 个月内直接向奖励决定作出部门所属地的人民法院提起行政诉讼。

(六) 食品安全举报奖励责任追究

举报人借举报之名，故意捏造事实诬告他人或者弄虚作假骗取奖励的，应当依法承担相应的责任。

被举报人对举报人进行打击报复的，应当依法承担相应的责任。

本市各级食品安全监管部门及其工作人员有下列情形之一的，由任免机关或者监察机关按照管理权限，对直接负责的主管人员和其他直接责任人给予行政处分；构成犯罪的，依法移送司法机关处理。

(1) 伪造举报材料，冒领举报奖金的。

(2) 对举报事项未核实查办的。

(3) 泄露举报人身份情况、举报内容或者帮助被举报人逃避查处的。

(七) 工作职责

市食品药品安全委员会办公室是举报专项奖励资金业务主管部门,全面负责市级举报专项奖励资金的日常管理工作。具体负责全市食品安全举报奖励的政策制定、市级食品安全举报专项奖励资金使用内部审核、协调指导、信息公开等工作。

各区县食品药品安全委员会办公室负责本辖区食品安全举报奖励实施细则制定、协调指导等工作。

市级食品安全监管部门负责本系统食品安全举报奖励实施细则制定、举报奖励审批等工作。

各级食品安全监管部门为本市食品安全举报奖励受理机构和奖励资金的发放部门,负责本系统食品安全举报奖励的受理、提出奖励初步认定意见及奖金发放。

市食品药品监管局是奖励资金的拨付部门,负责举报奖励资金的单独核算、拨付等资金管理工作。

(何 堃)

第三节 药品、医疗器械、化妆品举报奖励

一、法律依据

市食药监局发布的《上海市食品药品监督管理局举报有功人员奖励办法》(沪食药监法〔2012〕68号)

二、奖励情形和标准

(一) 奖励分类

举报奖励分为一般奖励和双倍奖励两种。

1 双倍奖励

举报属于以下列举的违法行为或线索的,给予双倍奖励。

(1) 举报麻醉药品、精神药品、医疗用毒性药品、放射性药品、生物制品、血液制品、疫苗、注射剂、以孕妇、婴幼儿及儿童为主要使用对象的药品生产、经营、使用过程中的下列违法行为或线索,且严重危害人体健康或者导致其他严重后果的,给予双倍奖励:①未取得《药品生产许可证》生产的;②生产依法必须取得批准文号而未取得批准文号药品的;③使用依法必须取得批准文号而未取得批准文号原料药生产的;④更改生产批号、有效期的;⑤未取得《药品经营许可证》经营的;⑥知道或者应当知道是假药、劣药(按照假药、劣药论处的除外),仍然销售或者使用的。

(2) 举报《医疗器械分类规则》和《医疗器械分类目录》中第二类、第三类医疗器械生产过程中的下列违法行为,且严重危害人体健康或者导致其他严重后果的,给予双倍奖励:①未取得《医疗器械生产企业许可证》生产的;②生产未取得《医疗器械产品注册证》医疗器械的;③上市医疗器械存在重大安全隐患、造成伤害事故且不积极采取措施消除隐患及后果的。

(3) 举报化妆品生产经营过程中下列违法行为或线索的,给予双倍奖励。

1) 化妆品生产企业未依法取得生产许可证组织生产的。

2）化妆品生产企业未依法取得产品批准证书或者批准文号组织生产，且违法产品的货值金额达到5万元以上的。

3）化妆品生产企业在产品中添加违禁原料或使用未经批准的化妆品新原料，或使用不符合规定的原辅料进行批量生产等严重违法行为的。

4）化妆品生产经营者在产品中添加药品或其他违禁物质或者明知产品中添加药品或其他违禁物质仍销售，且违法产品的货值金额达到5万元以上的。

② 一般奖励

举报除双倍奖励情形以外的本市药品和医疗器械生产经营及使用和化妆品生产经营过程中的违法行为或线索的，给予一般奖励。

（二）奖励金额

一般奖励的金额，按照《举报有功人员奖励标准》（表21-9、表21-10）规定的相应等级和奖励标准确定。

表21-9 药品及医疗器械举报有功人员奖励标准

档次、货值金额（万元） 奖励金额（元） 等级、评定标准	一档 1＜货值≤5	二档 5＜货值≤10	三档 10＜货值≤15	四档 15＜货值≤30	五档 30＜货值≤50	六档 50＜货值
一级：经评定小组全体人员一致认定，有功人员提供的被查处人的违法事实清楚，提供的情况与认定事实完全相符（包括名称、涉案产品、违法行为、案发地点等），提供的证据对被查处人违法行为的认定有直接帮助	900～4 500 （9%）	4 000～8 000 （8%）	7 000～10 500 （7%）	9 000～18 000 （6%）	15 000～25 000 （5%）	按货值的4%计算 （4%）
二级：经评定小组三分之二以上人员认定，有功人员提供的被查处人的违法事实清楚，提供的情况与认定事实相符（包括名称、涉案产品、违法行为、案发地点等）；提供的证据对被查处人违法行为的认定有间接帮助	800～4 000 （8%）	3 500～7 000 （7%）	6 000～9 000 （6%）	7 500～15 000 （5%）	12 000～20 000 （4%）	按货值的3%计算 （3%）
三级：经评定小组二分之一以上人员认定，有功人员提供的被查处人的违法事实基本清楚，提供的情况与认定事实基本相符（包括名称、涉案产品、违法行为、案发地点等）；提供的证据对被查处人违法行为的认定有所帮助	700～3 500 （7%）	3 000～6 000 （6%）	5 000～7 500 （5%）	6 000～12 000 （4%）	9 000～15 000 （3%）	按货值的2%计算 （2%）

（续表）

档次、货值金额（万元） 奖励金额（元） 等级、评定标准	一档 1＜货值≤5	二档 5＜货值≤10	三档 10＜货值≤15	四档 15＜货值≤30	五档 30＜货值≤50	六档 50＜货值
四级：举报涉及的案件货值低于1万元、非第一举报但对查清案件有直接作用等经评定小组讨论，认为应当给予一定数额奖励的其他情形	500元					
特殊情形：有功人员所举报的案件没有货值或者货值总额在20万以下，但是被查处案件对全国影响较大或者处罚种类涉及责令停产停业、吊销许可证，经评定小组讨论，认为应当给予相应等级奖励的	按照一、二、三等级的评定标准分别给予10 000～8 000、8 000～6 000、6 000～2 000元的奖励。					
双倍奖励：对附表二《双倍奖励情形》中提及的情形给予双倍奖励	按照原定奖励金额的双倍计算。奖励金额最低不少于2 000元，最多不超过20万元。					

备注：
一、本标准规定的货值金额是指举报部分涉及的案件货值，具体以举报案件的处罚决定书中载明的金额为准
二、药品的货值金额以违法生产、销售药品的标价计算；没有标价的，按照同类药品的市场价格计算。医疗器械的货值金额指违法所得
三、本标准规定的奖金金额按照货值金额的百分比计算。计算后的奖金金额低于同一等级下一低档次最高奖金金额的，以下一低档次的最高奖金金额计算（例：某有功人员评定为一级，所协助查处案件货值为51 000元，若按照一级二档8%计算，奖励金额为4 080元，低于一级一档的最高奖励金额4 500元，此时应按照4 500元予以奖励）
四、四级奖励不分档次
五、个人获得的举报奖励，按财政部、国家税务总局财税[1994]20号文规定，暂免征收个人所得税

表21－10 化妆品举报有功人员奖励标准

档次、货值金额（万元） 奖励金额（元） 等级、评定标准	一档 0.2＜货值≤0.3	二档 0.3＜货值≤0.5	三档 0.5＜货值≤1	四档 1＜货值≤5	五档 5＜货值≤10	六档 10＜货值
一级：经评定小组全体人员一致认定，有功人员提供的被查处人的违法事实清楚，提供的情况与认定事实完全相符（包括名称、涉案产品、违法行为、案发地点等），提供的证据对被查处人违法行为的认定有直接帮助	800～1 200 （40%）	1 050～1 750 （35%）	1 500～3 000 （30%）	2 500～12 500 （25%）	10 000～20 000 （20%）	按货值的15%计算 （15%）

（续表）

等级、评定标准 \ 奖励金额（元） \ 档次、货值金额（万元）	一档 0.2＜货值≤0.3	二档 0.3＜货值≤0.5	三档 0.5＜货值≤1	四档 1＜货值≤5	五档 5＜货值≤10	六档 10＜货值
二级：经评定小组三分之二以上人员认定，有功人员提供的被查处人的违法事实清楚，提供的情况与认定事实相符（包括名称、涉案产品、违法行为、案发地点等）；提供的证据对被查处人违法行为的认定有间接帮助	700～1 050（35%）	900～1 500（30%）	1 250～2 500（25%）	2 000～10 000（20%）	7 500～15 000（15%）	按货值的10%计算（10%）
三级：经评定小组二分之一以上人员认定，有功人员提供的被查处人的违法事实基本清楚，提供的情况与认定事实基本相符（包括名称、涉案产品、违法行为、案发地点等）；提供的证据对被查处人违法行为的认定有所帮助	600～900（30%）	750～1 250（25%）	1 000～2 000（20%）	1 500～7 500（15%）	5 000～10 000（10%）	按货值的5%计算（5%）
四级：举报涉及的案件货值低于0.2万元、非第一举报但对查清案件有直接作用等经评定小组讨论，认为应当给予一定数额奖励的其他情形	500元					
特殊情况：有功人员所举报的案件没有货值或者货值总额在3万以下，但是被查处案件对全国影响较大或者处罚种类涉及责令停产停业、吊销许可证，经评定小组讨论，认为应当给予相应等级奖励的	按照一、二、三等级的评定标准分别给予10 000～5 000、5 000～1 000、1 000～200元的奖励。					
双倍奖励：对附表二《双倍奖励情形》中提及的情形给予双倍奖励	按照原定奖励金额的双倍计算。奖励金额最低不少于2 000元，最多不超过20万元。					
备注： 一、本标准规定的货值金额是指举报部分涉及的案件货值，具体以举报案件的处罚决定书中载明的金额为准 二、保健食品的货值金额指违法经营产品（货物）的总价值。化妆品的货值金额指违法所得 三、本标准规定的奖金金额按照货值金额的百分比计算。计算后的奖金金额低于同一等级下一低档次最高奖金金额的，以下一低档次的最高奖金金额计算（例：某有功人员评定为一级，所协助查处案件货值为3 100元，若按照一级二档35%计算，奖励金额为1 085元，低于一级一档的最高奖励金额1 200元，此时应按照1 200元予以奖励） 四、四级奖励不分档次 五、个人获得的举报奖励，按财政部、国家税务总局财税[1994]20号文规定，暂免征收个人所得税						

双倍奖励的金额按照《举报有功人员奖励标准》的原定金额双倍计算，最少不低于2千元，最多不超过20万元。

因当事人逃逸等原因，本市各级食品药品监管部门无法作出行政处罚决定的，可以依据案件结案报告里描述的案件性质、危害程度、货值金额等核定奖励金额。

（三）举报案件奖励原则

对于举报人员的奖励，实行一案一奖制。

本市各级食品药品监管部门对于一个举报中所涉及的违法行为分案查处的，应当按照《举报有功人员奖励标准》规定的相应等级和奖励标准分别计算奖励金额。奖金可以合并发放。

同一违法案件被不同举报人多次举报且内容相同的，第一举报人为举报有功人员。举报顺序以食品药品监管部门受理举报的时间为准。

对不属于举报案件的第一举报人，但其对查清案件有直接作用的，可以给予适当奖励。

两人以上（含两人）共同举报同一违法行为或线索的，按一人举报进行奖励，奖金由举报有功人员协商分配。

本市各级食品药品监管部门在对举报违法行为或线索核查属实且立案查处之外，还发现其他违法行为并进行处罚的，对于举报人举报线索之外的违法行为，可以按照《举报有功人员奖励标准》第四级适当给予奖励。

对于超出举报范围的违法行为与举报范围内违法行为的奖励合并进行。

三、举报奖励工作程序

（一）权利的告知

本市各级食品药品监管部门应当在作出行政处罚决定之日起的15日内（指自然日，下同），书面或电话告知符合《上海市食品药品监督管理局举报有功人员奖励办法》奖励条件的举报有功人员有申请奖励的权利。书面告知的，应当制作《举报违法活动有功人员奖励申请告知书》；电话告知的，应当做好录音及书面记录。告知日期以告知书发出的邮戳日期或电话通知当日的录音及书面记录为准。

因当事人逃逸或其他原因，最终无法作出行政处罚决定，但依据案件结案报告里描述的案件性质、危害程度、货值金额等能够核定奖励金额的，本市食品药品监管部门应当在作出案件结案报告之日起的15日内，告知举报有功人员有申请奖励的权利。

（二）奖励决定

本市各级食品药品监管部门在收到举报奖励申请后的35日内作出奖励决定。

情况特别复杂的，经分管领导同意后，可以适当延长奖励审核期限，但延长期限不得超过10日。

（三）奖励通知

本市各级食品药品监管部门应当在作出决定后，制作《举报违法活动有功人员奖励通知书》或《不予奖励通知书》，加盖行政机关印章，按照申请人提供的地址和联系方式通知申请人。

（四）保密义务

专门负责举报联系的工作人员应当对举报人的相关情况、举报内容、奖励情况严格保密。

对违反保密义务、泄露举报人身份的本市各级食品药品监管部门的工作人员，将依法予以处理。

（五）专案管理

本市各级食品药品监管部门应当做好奖金发放记录，建立奖励档案，档案包括举报记录、案件查办和处罚情况、奖励申请表、奖励评定小组合议记录、奖励通知书、奖金发放登记表、财务处发放凭证等书面及录音材料。

当事人提起行政复议或诉讼的,有关材料应当一并归档。

(孟琪瑛)

第六篇

突发事故处置

第二十二章
食品安全事故处置

食品安全事故发生后，如何报告？如何开展调查？如何采取有效控制措施？都是食品药品监管部门需要掌握并正确运用的基本操作技能。通过及时、规范的报告，上级部门可以及时、准确地掌握信息，迅速、科学地作出决策；通过采取规范的临时控制措施，可以有效防止事态扩大；通过规范、完整的现场卫生学调查、流行病学调查和实验室检验，可以对事件的性质、发生原因作出科学、正确的判定，并据此对肇事单位作出相应的处罚。

根据《中华人民共和国食品安全法》《突发公共卫生事件应急条例》《国家食品安全事故应急预案》《食品安全事故流行病学调查工作规范》《食品安全事故流行病学调查技术指南》《食物中毒诊断标准及技术处理总则(GB 14938－1994)》、地方食品安全事故专项应急预案和调查处置办法等有关规定，本章节对食品药品监管部门食品安全事故调查处理的操作程序进行详细的介绍。

第一节　食品安全事故的概述

《中华人民共和国食品安全法》明确规定，食品安全事故是指食源性疾病、食品污染等源于食品，对人体健康有危害或者可能有危害的事故。食品安全事故具有三个特征：一是该种事故起源于食品；二是该种事故对人体健康有危害或者可能有危害；三是该种事故包括食物中毒、食源性疾病、食品污染三种情形。

一、食品安全事故应急预案

县级以上地方人民政府应当根据有关法律、法规的规定和上级人民政府的食品安全事故应急预案以及本地区的实际情况，制订本行政区域的食品安全事故应急预案，并报上一级人民政府备案。

食品安全事故应急预案应当包括食品安全事故分级、事故处置组织指挥体系及职责、预防预警机制、处置程序和应急保障措施。

二、食品安全事故分级

按食品安全事故的性质、危害程度和涉及范围，将食品安全事故分为四级，即特别重大食品安全事故（Ⅰ级）、重大食品安全事故（Ⅱ级）、较大食品安全事故（Ⅲ级）和一般食品安全事故（Ⅳ级）。

（一）特别重大食品安全事故（Ⅰ级），启动级别为国家级

符合下列情形之一的，为特别重大食品安全事故。

（1）受污染食品流入2个以上省份或国（境）外（含港澳台地区），造成特别严重健康损害后果的；或经评估认为事故危害特别严重的。

（2）国务院认定的其他Ⅰ级食品安全事故。

（二）重大食品安全事故（Ⅱ级），启动级别为省（区、市）级

符合下列情形之一的，为重大食品安全事故。

（1）受污染食品流入2个以上地市，造成或经评估认为可能造成对省会公众健康产生严重损害的食物中毒或食源性疾病的。

（2）发现在我国首次出现的新的污染物引起的食源性疾病，造成严重健康损害后果，并有扩散趋势的。

（3）1起食物中毒事件中毒人数在100人以上并出现死亡病例的；或出现10人以上死亡的。

（4）省级以上人民政府认定的其他Ⅱ级食品安全事故。

（三）较大食品安全事故（Ⅲ级），启动级别为市（地）级

符合下列情形之一的，为较大食品安全事故

（1）受污染食品流入2个以上县（市），已造成严重健康损害后果的。

（2）1起食物中毒事件中毒人数在100人以上；或出现死亡病例的。

（3）市（地）级以上人民政府认定的其他Ⅲ级食品安全事故。

（四）一般食品安全事故（Ⅳ级），启动级别为县（区、市）级

符合下列情形之一的，为一般食品安全事故

（1）存在健康损害的污染食品，已造成严重健康损害后果的。

（2）1起食物中毒事件中毒人数在99人以下；且未出现死亡病例的。

（3）县级以上人民政府认定的其他Ⅳ级食品安全事故。

三、食品安全事故报告

（一）食品安全事故报告的主体和时限

发生食品安全事故，应当按照应急预案的规定进行报告，有关报告的主体和时限规定如下。

（1）食品生产经营者发现其生产经营的食品造成或者可能造成公众健康损害的情况和信息，应当在2小时内向所在地区县食品安全办公室和负责本单位食品安全监管工作的有关部门报告。

（2）发生可能与食品有关的急性群体性健康损害的单位，应当在2小时内向所在地区县食品安全办公室、卫生行政部门和有关监管部门报告。

（3）接收食品安全事故病人治疗的单位，应当按照卫生部有关规定及时向所在地区县食品安全办公室、卫生行政部门和有关监管部门报告。

（4）食品安全相关技术机构、有关社会团体及个人发现食品安全事故相关情况，应当及时向食品安全办公室和有关监管部门报告或举报。

（5）有关监管部门发现食品安全事故或接到食品安全事故报告或举报，应立即组织核查；经初步核实后，应当立即通报同级食品安全办公室和其他有关部门。食品药品监管部门要及时调

查核实，收集相关信息，并及时将有关调查进展情况向同级政府、食品安全办公室和其他有关监管部门以及上级主管部门报告。

(6) 经初步核实为食品安全事故且符合启动应急预案条件的，食品安全办公室应按照应急预案规定向本级政府提出启动应急预案的建议。

(7) 食品安全事故涉及其他省(区、市)的，由省级食品安全办公室及时向相关省(区、市)食安办进行通报。

(8) 食品安全事故涉及港、澳、台地区人员或者外国公民，或者事故可能影响到境外，需要向香港、澳门、台湾地区有关机构或者有关国家通报时，按国家有关规定办理。

(二) 食品安全事故报告的内容

应符合以下要求。

(1) 食品生产经营者、医疗、技术机构和社会团体、个人向食品监管部门和有关监管部门报告疑似食品安全事故信息时，应当包括事故发生时间、地点和人数等基本情况。

(2) 食品药品监管部门报告食品安全事故信息时，应当包括事故发生单位、时间、地点、可能涉及范围、伤亡人数、事故报告单位信息(含报告时间、报告单位联系人员及联系方式)、已采取措施、事故简要经过等内容；并随时通报或者补报工作进展。

四、食品安全事故处理

(一) 应急处置措施

食品安全事故发生后，根据事故性质、特点和危害程度，立即组织有关部门，依照有关规定采取下列应急处置措施，以最大限度减轻事故危害。

(1) 事故发生单位按照相应的处置方案开展先期处置，并配合食品监管部门及有关部门做好食品安全事故的应急处置。

(2) 卫生行政部门有效利用医疗资源，组织指导医疗机构开展食品安全事故患者的救治。

(3) 食品药品监管部门及时开展流行病学调查，会同相关部门及时开展现场卫生学调查，及时组织检验机构开展抽样检验，尽快查找食品安全事故发生的原因。对涉嫌犯罪的，公安机关及时介入，开展相关违法犯罪行为侦破工作。

(4) 农业行政、质量技监、出入境检验检疫、工商行政管理、食品药品监管、市场监管、商务等有关部门应当依法强制性就地或异地封存事故相关食品及原料和被污染的食品用工具及用具，待食品药品监管部门查明导致食品安全事故的原因后，责令食品生产经营者彻底清洗消毒被污染的食品用工具及用具，消除污染。

(5) 对确认受到有毒有害物质污染的相关食品及原料，农业行政、质量技监、出入境检验检疫、工商行政管理、食品药品监管等有关监管部门应当依法责令生产经营者召回、停止经营及进出口并销毁。检验后确认未被污染的应当予以解封。

(6) 指挥部及时组织研判事故发展态势，并向事故可能蔓延到的省(区、市)政府通报信息，提醒做好应对准备。事故可能影响到国(境)外时，及时协调有关涉外部门做好相关通报工作。

(二) 后期处置

善后处置

食品安全事故的善后处置包括人员安置、补偿，征用物资及运输工具补偿；应急及医疗机构垫付费用、事故受害者后续治疗费用的及时支付以及产品抽样及检验费用的及时拨付；污染物收集、清理与处理；涉外和涉港、澳、台地区的有关善后处置工作等。

各级政府及有关部门要积极稳妥、深入细致地做好善后处置工作，尽快妥善安置、慰问受害和受影响人员，消除事故影响，恢复正常秩序。完善相关政策，促进行业健康发展。

食品安全事故发生后，保险机构应当及时开展应急救援人员保险受理和受害人员保险理赔工作。

造成食品安全事故的责任单位和责任人应当按照有关规定对受害人给予赔偿，承担受害人后续治疗及保障等相关费用。

2 奖惩

食品安全事故应急处置实行行政领导负责制和责任追究制。

对在食品安全事故应急管理和处置工作中作出突出贡献的先进集体和个人，应当给予表彰。

对迟报、谎报、瞒报和漏报食品安全事故重要情况或者应急管理工作中有其他失职、渎职行为的，依法追究有关责任单位或责任人的责任；构成犯罪的，依法追究刑事责任。

3 总结

食品安全事故善后处置工作结束后，应当组织有关部门及时对食品安全事故和应急处置工作进行总结，分析事故原因和影响因素，评估应急处置工作开展情况和效果，提出对类似事故的防范和处置建议，完成总结报告并报当地人民政府。

（郑雷军）

第二节　食物中毒的概述

一、食物中毒定义和分类

《食物中毒诊断标准及技术处理总则(GB 14938－1994)》明确，食物中毒是指摄入了含有生物性、化学性有毒有害物质的食品或者把有毒有害物质当作食品摄入后出现的非传染性（不属于传染病）的急性、亚急性疾病。

根据致病原的不同，食物中毒一般可分为三类：一是细菌性食物中毒，指人们食用被细菌或细菌毒素污染的食品而引起的食物中毒，常见的有副溶血弧菌性食物中毒、沙门氏菌食物中毒、金黄色葡萄球菌肠毒素食物中毒等；二是化学性食物中毒，指人们食用被有毒有害化学品污染的食品而引起的食物中毒，常见的有瘦肉精食物中毒、有机磷农药食物中毒、亚硝酸盐食物中毒、桐油食物中毒等；三是有毒动植物中毒，指人们食用了指一些含有某种有毒成分动植物而引起的食物中毒，常见的有河豚鱼中毒、高组胺鱼类中毒、四季豆中毒、豆浆中毒、发芽马铃薯中毒等。

二、食物中毒特点

（一）来势凶猛，发病集中

食物中毒常常是发病突然，发病人数多，少则几人，几十人，多则数百人、上千人。由于病程相对较短，发病较为集中。

（二）具有特定潜伏期

食物中毒发病的潜伏期根据中毒种类的不同可从数分钟到数十小时，大多数食物中毒的病人在进食后经 2～24 小时内发病，通常化学性食物中毒潜伏期较短，细菌性食物中毒潜伏期较长。

（三）病人有相似的临床表现

大多数细菌性食物中毒的病人都有恶心、呕吐、腹痛、腹泻等急性胃肠道症状，但根据进食有毒物质的多少及中毒者的体质强弱，症状的轻重会有所不同。化学性食物中毒则可表现为神经系统症状。

（四）无传染性

一般来说，食物中毒病人与健康人之间无传染性，停止进食有毒有害食品，发病很快停止。潜伏期表现为“单峰型”，无二代病例发生。

（五）有共同饮食史

中毒病人有共同的饮食就餐史，病人往往均进食了同一种（类）有毒有害食品而发病。流行病学调查证明，发病者均曾“暴露”于某种（类）食品，未“暴露”于某种（类）食品的均未发病。

（六）季节性明显

食物中毒一年四季均可发病，但细菌性食物中毒季节性较明显，一般 5～10 月份气温较高，适宜细菌生长繁殖，是细菌性食物中毒的高发季节。

（郑雷军）

第三节　食物中毒的报告

一、报告主体和时限

食品生产经营者发现其生产经营的食品造成或者可能造成公众身体健康损害的，应当在 2 小时内向所在地县级食品药品监管部门报告。

发生疑似食物中毒事故或者事件的单位，应当在 2 小时内向所在地县级食品药品监管部门报告。

接收疑似食物中毒患者治疗的医疗机构，应当在 2 小时内向所在地县级食品药品监管部门报告。

任何单位和个人发现疑似食物中毒事故或者事件的，可及时向食品药品监管部门报告情况或提供相关线索。

经初步核实为食物中毒事故且符合启动应急响应情形的，食品药品监管部门应当按照食品安全事故应急预案的规定要求，进行报告。

二、接报及核实

（一）接报

食品药品监管部门接到有关食物中毒或疑似食物中毒的报告（举报），主要有以下几个来源：①医疗机构或其他卫生部门；②其他监管部门；③发病单位；④可疑肇事单位；⑤病人及其家属或其他知情者。

接到上述报告（举报）后，尽量详细询问并记录发病时间、发病人数、就诊地点、主要症状、可疑食品、可疑肇事单位和发病单位的详细地址以及有关联系电话。

（二）核实

接到疑似食物中毒的报告(举报)后，食品药品监管部门要立即指派 2 名以上食物中毒事故调查员，携带有关食物中毒应急处置器材，以最快的速度前往有关现场调查核实发病情况。核实的内容主要包括：病人就诊的地点、就诊记录、发病或就诊人数、主要症状、最早发病时间、集中发病时间、可疑食品、可疑肇事单位等。

三、初步报告

发生食物中毒事故的，负责调查的食品药品监管部门应当立即初步调查核实，并在规定时限内将初步调查情况报告上级食品药品监管部门和所在地人民政府。初步调查情况报告(表 22－1)应当包括以下内容。

(1) 食物中毒事故发生的时间、接报时间、到达现场时间。

(2) 食物中毒事故涉嫌肇事单位和危害涉及单位的名称、地址。

(3) 食物中毒患者人数、临床表现、患者就诊医疗机构。

(4) 食物中毒事故简要经过、可能原因及目前采取的措施。

(5) 调查联系人、联系方式及报告时间。

表 22－1 食物中毒事故初步调查情况报告

一、食物中毒事故发生时间、接报时间、达到现场时间：
二、食物中毒事故涉嫌肇事单位和危害涉及单位名称、地址：
三、食物中毒患者人数、临床表现、患者就诊医疗机构： (如发生死亡病例的，应注明死者的姓名、性别、年龄、职业、籍贯、住址等)
四、食物中毒事故简要经过、可能原因及目前采取的措施：
五、调查联系人、联系方式及报告时间：

附注：食品药品监管部门接报食物中毒事故后，应当按照本办法第九条、第十条的规定进行初步核实，在 1 小时内口头报告，2 小时内提交初步调查情况报告。初步调查情况报告应尽可能包含以上内容，如未能查明的，应当说明原因。

四、调查进程报告

调查食物中毒事故过程中，如出现患者病例数、检验结果、事故性质、发生原因、肇事单位等情况信息有重大变化或者更新的，负责调查的食品药品监管部门应当及时向上级食品药品监管部门和所在地人民政府报告。

五、调查终结报告

食物中毒事故(事件)调查终结后,牵头负责调查的食品药品监管部门应当在规定时限内完成食物中毒事故(事件)调查,并撰写食物中毒事故(事件)调查终结报告(以下简称调查终结报告,要求见附件22-1),报送上级食品药品监管部门。设区的市级食品药品监督管理部门应当立即会同有关部门进行事故责任调查,向本级人民政府和上一级人民政府食品药品监督管理部门提出事故责任调查处理报告。

附件22-1　食物中毒事故(事件)调查报告撰写要求

一、背景

调查任务来源(何时接报或接到上级行政部门调查指示)、事故简单描述(事故发生的时间、地点、波及范围、基本经过等)、参与事故调查的机构与人员、调查目的简述。

二、基本情况

事故发生地的基本情况,如气候、风俗习惯、人口数、社区的社会经济状况、学校/工厂/企业规模、住宿非住宿、食品企业的日常活动和操作等。

三、调查过程

(一)目的

开展调查时需要达到的目标,目的描述要简明扼要、有逻辑性。

(二)方法

包括人群流行病学调查的内容(调查人群描述、病例定义、如何开展病例搜索、如何选择病例和对照、资料收集方法、资料分析方法等)、卫生学调查的内容(食品原料情况、食品加工供应方式、食品生产加工单位卫生状况、从业人员健康状况、餐具公用具情况、食品留样等卫生制度落实情况等)与实验室检验的内容(样本采集与运送方法、采用的实验室检验技术和数据分析方法)。

四、调查结果

描述所有来自人群流行病学调查、卫生学调查及实验室检验结果(可以按照“方法”部分的顺序来描述结果,但不要在此部分解释或讨论数据)。

(一)人群流行病学调查

总发病数、罹患率、疾病临床信息(症状体征、住院转归、临床检验结果)、疾病潜伏期(最短、最长、平均)、病例三间分布特征、危险因素暴露情况(发病前72小时或重点可疑餐次的饮食史、可疑食品进食时间与数量)、分析性流行病学研究(队列研究或病例对照研究)结果等。

(二)卫生学调查

可疑食品及其原料的来源、剩余数量及流向;可疑食品的制作时间、配方、加工方法和加工环境卫生状况;成品(包括半成品)的保存、运输、销售条件;食品制作人员的卫生和健康状况;分析造成食品污染的环节。

(三)实验室检验结果

所采集的样本类型与数量、实验室检验项目与结果。

五、调查结论

概括事故调查中的主要发现和特点,做出结论的主要依据、理由。调查结论内容应当包括是否定性为食物中毒,事故涉及区域范围、确认病例数、致病因素、污染食品及污染原因。不能做出调查结论的,应当在调查终结报告中说明原因。

六、建议

提出防控建议,如发布食品消费预警,召回相关食品,对污染食品的无害化处置,清洗消毒加工场所,改进加工工艺,维修或更换生产设备,调离受感染的从业人员,加强从业人员培训,开展公众宣传教育等。

六、其他报告

各级食品药品监管部门在调查中发现,群体性发病事件可能是由食源性疾病或其他传染病、危害源引起的,应当及时向同级疾病预防控制机构通报,并协助开展相关调查处置工作。

各级食品药品监管部门在调查中发现存在死亡病例的，或者可疑投毒等涉嫌刑事犯罪情形的，应当立即通报同级公安部门。

各级食品药品监管部门在调查中发现事故涉及学生等敏感人群的，必要时及时向相关行政主管部门通报。

（郑雷军）

第四节 食物中毒的调查

食物中毒事故调查实行调查员制度，各级食品药品监管部门和所属执法机构应当根据工作需要配备食物中毒事故调查员。

食物中毒事故调查员应当由具有1年以上食品安全监管工作经验的行政执法人员担任。经专业培训考核合格后，由同级食品药品监管部门备案。

一、调查前准备

（一）人员的准备

各食品药品监管部门要有一名熟悉食物中毒调查处理程序的分管领导，负责全面指挥各项工作；至少要有2名以上精通食物中毒调查处理的骨干人员，负责现场协调安排各项具体的调查处理工作；要有一批能够熟练开展检查、采样、个案调查等具体工作的食物中毒事故调查员。

（二）车辆和通信设备的准备

各食品药品监管部门要配备一定数量的应急车辆以及足够数量的对讲机、手机等通信设备。

（三）物资材料的准备

各食品药品监管部门要配备2套以上物资材料，每套至少包括如下物品。

1. 文件资料

(1) 参考资料：相关法律法规、标准及其他有关专业技术参考资料等。

(2) 调查表格：标准化的病例调查用表、采样表、实验室检测申请表。

2. 取证工具

照相机、摄像机、录音笔等。

3. 采样用品

(1) 食品（固体和液体食品）采样用品：灭菌塑料袋、广口瓶、吸管、刀、剪、铲、勺、镊子等。

(2) 涂抹样本采集：棉拭子、灭菌生理盐水试管（有条件应配备增菌液、选择性培养基）。

(3) 粪便采集：便杯、采便管、运送培养基。

(4) 呕吐物采集：灭菌塑料袋、采样棉球。

(5) 血样采集：一次性注射针、采血管。

(6) 其他采样必备物品：75%医用酒精、酒精灯、酒精棉球、油性笔、标签、橡皮筋、打火机（火柴）、制冷剂、样本运输箱、手电筒、一次性橡皮手套、口罩、隔离衣/工作服、胶鞋等。

现场快速检测设备

食物中毒快速检测箱（配备能对瘦肉精、灭鼠药、蔬菜中有机磷、有机氯和氨基甲酸酯类农药残留、甲醇、食品中亚硝酸盐、甲醛、砷、汞、食用油中的非食用部分进行快速检测的试剂）、温度计、pH 计/试纸、食品水分活度测量仪。

工作和通信设备

电脑、打印机、数据统计分析软件、手机、对讲机、无线网络连接设备、电话会议设备等。

二、成立调查组

调查机构接到事故报告后，应当根据职责分工，立即成立调查组并赴相关现场开展事故人群流行病学调查。调查组应当由 2 名以上调查员组成，其中 1 名为负责人。

调查员与所调查事故有利害关系的，应当回避。

三、人群流行病学调查方法和内容

食物中毒事故的人群流行病学调查包括核实诊断、制定病例定义、病例搜索、个案调查、描述性流行病学分析及分析性流行病学研究。具体的调查方法和内容如下。

（1）核实诊断应核实发病情况，开展病例访谈、采集病例生物标本和食物样品等，并符合相关要求（见附件 22－2、表 22－2）。

附件 22－2　食物中毒事故人群流行病学调查核实诊断的有关要求

一、核实发病情况

通过接诊医生了解患者主要临床特征、诊治情况，查阅患者在接诊医疗机构的病历记录和临床实验室检验报告，摘录和复制相关资料。

二、开展病例访谈

根据事故情况制订访谈提纲、确定访谈人数并进行病例访谈。访谈对象首选首例、末例等特殊病例；访谈内容主要包括人口统计学信息、发病和就诊情况以及发病前的饮食史等。

三、采集病例标本和食物样品

调查员到达现场后应立即采集病例生物标本、食品和加工场所环境样品、食品从业人员的生物标本以及剩余（或留样）食物样品。样本采集、保存和运送方法可参考《食物中毒事故标本和样品采集、保存和运送要求》（附件 22－10）。如未能采集到相关样本的，应做好记录，并在调查报告中说明相关原因。

表 22－2　食物中毒事故人群流行病学调查病例访谈提纲

一、基本信息（在横线上填写相关内容，或在相应选项的“□”中划√）

1. 姓名：________　2. 性别：□男　□女　3. 出生日期：________年________月（年龄：________岁）

4. 所在单位：________，如为集体单位，填写具体班级或车间

5. 家庭住址：________联系电话：________　6. 监护人（如有）：________

二、临床相关信息（如有相应症状或体征在“□”中划√，其他请详细注明）

7. 发病时间：年月日时（如不能确定几时，可注明上午、下午、上半夜、下半夜等）

8. 发病时有哪些临床表现（注明首发症状、各种症状出现的时间和持续时间）？

9. 发病后是否自行服用过抗生素？服药时间？服用过哪些抗生素？

10. 发病后是否就诊？　如就诊，就诊医院的名称？

医院是否采集标本进行检测？粪便、血或尿等临床标本检验结果（可复印验单粘贴）？

医院是否使用抗生素？使用过哪些抗生素？

哪些药物或治疗措施的治疗效果明显？

三、流行病学相关信息

11. 病例共同居住的家庭成员中有无类似的症状？

如有，有类似症状者的发病时间、与病例的关系及发病的临床表现？

发病前3天病例在家食用过的所有食物名称？

其中病例和有类似症状的家庭成员均吃或吃得较多的食物有哪些？家庭成员中未发病者没吃或吃得很少的食物有哪些？

12. 发病前3天内有无家庭以外的进餐史？

如有，各餐次的进餐时间？就餐饭店名称和地址？有几人同餐？同餐者中有几人有类似症状？有类似症状者的姓名和联系方式？

如某餐次的同餐者中有类似症状，该餐次的所有食品品种中，病例和有类似症状的同餐者均吃或吃得较多的品种有哪些？无类似症状的同餐者没吃或吃得很少的食物有哪些？

13. 发病前3天内有无进食过市场销售的食品或饮料？

如有，各种食品或饮料的购买时间？购买地点名称和地址？有几人一起食用？其中有几人有类似症状？有类似症状者的姓名和联系方式？

14. 发病前3天有无有外出史？同行的有几人？其中有几人有类似的症状？有类似症状者的姓名和联系方式？

15. 发病前3天有无医疗机构暴露史？

如有，暴露的医疗机构名称、暴露次数，每次暴露的医院科室及原因

16. 病例认为自己发病的原因

被调查人签名：

调查人员签名：

调查日期：　　年　　月　　日

（2）制订病例定义应简洁明确，具有可操作性，符合相关要求（见附件22－3），并可随调查进展进行调整。

附件22－3　食物中毒事故人群流行病学调查制订病例定义的有关要求

制订病例定义应当简洁明确，具有可操作性，可随调查进展进行调整。病例定义可包括以下内容：

(1) 时间：限定事故时间范围。

(2) 地区：限定事故地区范围。

(3) 人群：限定事故人群范围。

(4) 症状和体征：通常采用多数病例具有的或事故相关病例特有的症状和体征。症状如头晕、头痛、恶心、呕吐、腹痛、腹泻、里急后重、抽搐等；体征如发热、发绀、瞳孔缩小、病理反射等。

(5) 临床辅助检查阳性结果：包括临床实验室检验、影像学检查、功能学检查等，如嗜酸性粒细胞增多、高铁血红蛋白增高等。

(6) 特异性药物治疗有效：该药物仅对特定的致病因子效果明显。如用亚甲蓝治疗有效提示亚硝酸盐中毒，抗肉毒毒素治疗有效提示肉毒毒素中毒等。

(7) 致病因子检验阳性结果：病例的生物标本或病例食用过的剩余食物样品检验致病因子有阳性结果。

病例定义可分为疑似病例、可能病例和确诊病例。疑似病例定义通常指有多数病例具有的非特异性症状和体征的病例；可能病例定义通常指有特异性症状和体征的病例，或临床辅助检查结果阳性的疑似病例，或采用特异性药物治疗有效的疑似病例；确诊病例定义通常指符合疑似病例或可能病例定义，且具有致病因子检验阳性结果的病例。

在调查初期，可采用灵敏度高的疑似病例定义开展病例搜索，并将搜索到的所有病例（包括疑似、可能、确诊病例）进行描述性流行病学分析。在进行分析性流行病学研究时，应采用特异性较高的可能病例和确诊病例定义，以分析发病与可疑暴露因素的关联性。

（3）病例搜索应根据具体情况和相关要求（见附件22－4），选用适宜的方法开展。病例搜索时，可采用一览表（见表22－3、表22－4）记录病例临床信息及食品暴露信息。

附件22-4　食物中毒事故人群流行病学调查病例搜索的有关要求

调查组应根据具体情况选用适宜的方法开展病例搜索，可参考以下方法搜索病例。

(1) 对可疑餐次明确的事故，如因聚餐引起的食物中毒，可通过收集参加聚餐人员的名单来搜索全部病例。

(2) 对发生在工厂、学校、托幼机构或其他集体单位的事故，可要求集体单位负责人或校医(厂医)等通过收集缺勤记录、晨检和校医(厂医)记录，收集可能发病的人员。

(3) 事故涉及范围较小或病例居住地相对集中，或有死亡或重症病例发生时，可采用入户搜索的方式。

(4) 事故涉及范围较大，或病例人数较多，应建议卫生行政部门组织医疗机构查阅门诊就诊日志、出入院登记、检验报告登记等，搜索并报告符合病例定义者。

(5) 事故涉及市场流通食品，且食品销售范围较广或流向不确定，或事故影响较大等，应通过疾病监测报告系统收集分析相关病例报告，或建议卫生行政部门向公众发布预警信息，设立咨询热线，通过督促类似患者就诊来搜索病例。

表22-3　食物中毒事故调查病例临床信息一览表

单位名称：　　　　部门、机构/班级：　　　　调查日期：

编号	姓名	性别	年龄	进餐时间	发病时间	体温℃*	恶心	呕吐			腹痛部位			腹痛性质			腹泻物性状					里急后重	头痛	头晕	乏力	其他症状		样本名称	临床检验结果	备注
								次数*	胃内容物	带血	上腹	下腹	脐周	绞痛	隐痛	阵发痛	次数*	稀便	水样便	粘液便	脓血便									

注：此表在人数较多时使用，* 填写具体数值，有症状在空格内打√或填写具体描述，无症状在空格内打×。

调查人员签名：　　　　调查日期：　年　月　日

表22-4　食物中毒事故调查病例食品暴露信息一览表

单位名称：　　　　部门/机构/班级：　　　　调查日期：

编号	姓名	年龄	性别	进餐时间	是否发病	是否食用以下食品(进食打√，未进食打×)									
						食品1	食品2	食品3	食品4	食品5	食品6	食品7	食品8	食品9	…

（续表）

编号	姓名	年龄	性别	进餐时间	是否发病	是否食用以下食品（进食打√，未进食打×）									
						食品 1	食品 2	食品 3	食品 4	食品 5	食品 6	食品 7	食品 8	食品 9	…

注：应与表 6－1 一起使用，并根据 6－1 的结果按制定的病例定义判定发病情况，在“是否发病”一栏内按以下规则填写：如疑似病例填 1，可能病例填 2，确诊病例填 3，非病例填 0。

调查人员签名： 调查日期： 年 月 日

（4）个案调查应统一调查方法，可与病例搜索同步进行，并符合有关要求（附件 22－5）。针对不同类型的事故特点，可采用不同的个案调查表（表 22－5、表 22－6、表 22－7）。

附件 22－5 食物中毒事故个案调查的有关要求

一、调查方法

根据病例的文化水平及配合程度，并结合病例搜索的方法要求，可选择面访调查、电话调查或自填式问卷调查。个案调查可与病例搜索相结合，同时开展。个案调查应使用一览表或个案调查表，采用相同的调查方法进行。个案调查范围应结合事故调查需要和可利用调查资源等确定，避免因完成所有个案调查而延误后续调查的开展。

二、调查内容

个案调查应收集的信息主要包括：

（1）人口统计学信息：包括姓名、性别、年龄、民族、职业、住址、联系方式等；

（2）发病和诊疗情况：开始发病的症状、体征及发生、持续时间，随后的症状、体征及持续时间，诊疗情况及疾病预后，已进行的实验室检验项目及结果等；

（3）饮食史：进食餐次、各餐次进食食品的品种及进食量、进食时间、进食地点，进食正常餐次之外的所有其他食品，如零食、饮料、水果、饮水等，特殊食品处置和烹调方式等；

（4）其他个人高危因素信息：外出史、与类似病例的接触史、动物接触史、基础疾病史及过敏史等。

三、设计个案调查表

个案调查表可参考以下不同事故特点设计。

（1）病例发病前仅有一个餐次的共同暴露，可参考表 22－5 设计调查表。

（2）病例发病前有多个餐次的共同暴露，可参考表 22－6 设计调查表。

（3）病例之间无明显的流行病学联系，如多个社区居民的腹泻暴发，可参考表 22－6 设计调查表。

表 22－5 聚餐引起的食物中毒事故个案调查表

_____年____月____日（星期_______）_______时参加_______聚餐的人员请回答以下问题：

第一部分 基本信息

1. 被调查对象类别（根据临床信息调查结果进行判定）

疑似病例□ 可能病例□ 确诊病例□ 非病例□

2. 姓名：_______ 3. 性别：男性□ 女性□ 4. 出生日期： 年 月（年龄： 岁）

5. 家庭（或单位）住址：____________________ 6. 电话：______________

第二部分 临床信息

7. _______年_______月_______日您参加过_______聚餐后到_______年_______月________日（调查之日）是否出现腹泻、腹痛、恶心、呕吐、发热、头痛、头晕等任何不适症状？是□ 否□（如回答否，则跳转至问题 15）

8. 发病时间：_______月_______日_______时（如不能确定几时，可注明上午、下午、上半夜、下半夜）

9. 首发症状：_______

10. 是否有以下症状（调查员对以下列出的疾病相关症状进行询问，并在“□”中划√，如果症状仍在持续，在“持续时间”栏的“□”中划√）

腹泻	有□（　次/天）	无□	不确定□	持续时间：_______天或_______小时，□
腹泻物性状：洗肉水样□　米泔水样□　黄色水样□　糊状□　其他：_______				
腹痛	有□（　次/天）	无□	不确定□	持续时间：_______天或_______小时，□
腹痛部位：上腹部□　脐周□　下腹部□；腹痛性质：绞痛□　阵痛□　隐痛□				
恶心	有□（　次/天）	无□	不确定□	持续时间：_______天或_______小时，□
呕吐	有□（　次/天）	无□	不确定□	持续时间：_______天或_______小时，□
发热	有□（　℃）	无□	不确定□	持续时间：_______天或_______小时，□
头晕	有□（　次/天）	无□	不确定□	持续时间：_______天或_______小时，□
头痛	有□（　次/天）	无□	不确定□	持续时间：_______天或_______小时，□
其他症状（详细注明）：				

11. 是否就诊：否□　是□（就诊时间：_______月_______日_______时，门诊□　急诊□　住院□_______天）
12. 是否采样：否□　是□（采样时间：_______月_______日_______时）
样本名称：______________________________
检验指标：______________________________
检验结果：______________________________
13. 医院诊断：______________________________
医院用药：______________________________
治疗效果：______________________________
14. 是否自行服药：否□　是□（药物名称：______________）

第三部分　饮食暴露信息

15. 根据聚餐食谱，调查进食食品（饮料）的品种及数量，并在“□”中划√。

食品（饮料）名称	进食数量		
	吃□（夹了_______筷，或_______个，或_______克）	未吃□	不记得□
	吃□（夹了_______筷，或_______个，或_______克）	未吃□	不记得□
	吃□（夹了_______筷，或_______个，或_______克）	未吃□	不记得□
	吃□（夹了_______筷，或_______个，或_______克）	未吃□	不记得□
	吃□（夹了_______筷，或_______个，或_______克）	未吃□	不记得□
	吃□（夹了_______筷，或_______个，或_______克）	未吃□	不记得□
	吃□（夹了_______筷，或_______个，或_______克）	未吃□	不记得□
	吃□（夹了_______筷，或_______个，或_______克）	未吃□	不记得□
	吃□（夹了_______筷，或_______个，或_______克）	未吃□	不记得□
	吃□（夹了_______筷，或_______个，或_______克）	未吃□	不记得□
	喝□（喝了_______杯，或_______罐，或_______毫升）	未喝□	不记得□
	喝□（喝了_______杯，或_______罐，或_______毫升）	未喝□	不记得□

16. 聚餐期间是否喝过生水：否□　是□（喝了_______杯，或_______毫升）

被调查人签名：

调查人员签名：

调查日期：　年　月　日

表 22-6 学校等集体单位发生的食物中毒事故个案调查表

第一部分 基本信息

1. 被调查对象类别(根据临床信息调查结果进行判定)

疑似病例□ 可能病例□ 确诊病例□ 非病例(同寝室□ 同班级□ 其他)

2. 姓名： 3. 性别：□男 □女 4. 出生日期： 年 月(年龄： 岁)

5. 职业：学生□ 教师□ 食堂工作人员□ 教工□ 其他

6. 班级名称：年班

7. 家庭住址： 联系电话：

8. 监护人姓名(如有)： 监护人联系电话：

第二部分 临床发病及治疗信息

9. 从病例定义中起始时间至调查之日您是否出现腹泻、腹痛、恶心、呕吐、发热、头痛、头晕等任何不适症状？是□ 否□(跳转至问题 15)

10. 发病时间：月日时(如不能确定几时，可注明上午、下午、上半夜、下半夜)

11. 首发症状：

12. 是否有以下症状(调查员根据附表 1 访谈结果设计以下症状，对以下列出的疾病相关症状进行询问，并在"□"中划√，如果症状仍在持续，编码填写 999)

腹泻	有□(次/天)	无□	不确定□	持续时间 □□□
腹痛	有□(次/天)	无□	不确定□	持续时间 □□□
恶心	有□(次/天)	无□	不确定□	持续时间 □□□
呕吐	有□(次/天)	无□	不确定□	持续时间 □□□
发热	有□(次/天)	无□	不确定□	持续时间 □□□
头痛	有□(次/天)	无□	不确定□	持续时间 □□□
其他症状(详细注明)：				

13. 是否就诊：否□ 是□(门诊□ 急诊□ 住院□，住院天数天)

14. 是否采样：否□ 是□，采样时间月日时

样本名称

检验指标

检验结果

15. 医院诊断：

医院用药：

药物治疗效果

16. 是否自行服药 否□ 是□，药物名称：

第三部分 饮食和饮水的暴露信息

17. 填写病例发病前天(非病例与匹配病例的时间相同)所有餐次的进餐地点，并在"□"中划√，其他请注明具体名称：

实例：某学校学生发生腹泻暴发，学生在校内进餐地点包括：学校的三个学生食堂(学 A、学 B 和学 C)、一个教师食堂，以及校内超市(销售的凉面、凉粉等食物)。

时间	餐次	进餐地点或名称(在“□”中划√，其他详细注明)
发病前1天 月　日	早餐	学A□　学B□　学C□　教师食堂□　超市□　其他
	中餐	学A□　学B□　学C□　教师食堂□　超市□　其他
	晚餐	学A□　学B□　学C□　教师食堂□　超市□　其他
	其他	学A□　学B□　学C□　教师食堂□　超市□　其他
发病前2天 月　日	早餐	学A□　学B□　学C□　教师食堂□　超市□　其他
	中餐	学A□　学B□　学C□　教师食堂□　超市□　其他
	晚餐	学A□　学B□　学C□　教师食堂□　超市□　其他
	其他	学A□　学B□　学C□　教师食堂□　超市□　其他
发病前3天 月　日	早餐	学A□　学B□　学C□　教师食堂□　超市□　其他
	中餐	学A□　学B□　学C□　教师食堂□　超市□　其他
	晚餐	学A□　学B□　学C□　教师食堂□　超市□　其他
	其他	学A□　学B□　学C□　教师食堂□　超市□　其他

(根据致病因子的潜伏期确定需要调查的饮食史时间范围，如需调查发病前更长时间的饮食史，可直接在该表末进行追加)

18. 学生饮水类型包括：开水、生水、桶装水、瓶装水，填写爆发前(6月2日前)的饮水习惯：

喝开水：总是喝□　经常喝□　偶尔喝□　从不喝□

生　水：总是喝□　经常喝□　偶尔喝□　从不喝□

桶装水：总是喝□　经常喝□　偶尔喝□　从不喝□

瓶装水：总是喝□　经常喝□　偶尔喝□　从不喝□

其　他：

第四部分　其他可疑暴露信息

19. 是否住校：是□　否□

如是，宿舍名称　同宿舍有人

其中，有人发病，发病人的名字

被调查人签名：

调查人员签名：

调查日期：　年　月　日

表22-7　社区发生的食物中毒事故个案调查表

第一部分　基本信息

1. 被调查对象类别(根据临床信息调查结果进行判定)：

疑似病例□　可能病例□　确诊病例□　非病例□

2. 姓名：　3. 性别：男性□　女性□　4. 出生日期：年月(年龄：　岁)

5. 职业：　　6. 家庭住址：

7. 电话：

第二部分　临床发病及治疗信息

8. 从病例定义中起始时间至调查之日您是否出现腹泻、腹痛、恶心、呕吐、发热、头痛、头晕等任何不适症状？是□　否

□(跳转至问题 15)

9. 发病时间：月日时(如不能确定几时，可注明上午、下午、上半夜、下半夜)

10. 首发症状：

11. 是否有以下症状(调查员根据附表 1 访谈结果设计以下症状，对以下列出的疾病相关症状进行询问，并在“□”中划√，如果症状仍在持续，编码填写 999)

腹泻	有□(次/天)	无□	不确定□	持续时间 □□□
腹痛	有□(次/天)	无□	不确定□	持续时间 □□□
恶心	有□(次/天)	无□	不确定□	持续时间 □□□
呕吐	有□(次/天)	无□	不确定□	持续时间 □□□
发热	有□(次/天)	无□	不确定□	持续时间 □□□
头痛	有□(次/天)	无□	不确定□	持续时间 □□□
其他症状(详细注明)：				

12. 是否就诊：否□ 是□(门诊□ 急诊□ 住院□，住院天数天)

13. 是否采样：否□ 是□，采样时间月日时

样本名称

检验指标

检验结果

14. 医院诊断：

医院用药：

药物治疗效果

15. 是否自行服药 否□ 是□，药物名称：

第三部分 饮食暴露信息

16. 发病前天进餐情况及同餐者情况

日期	餐次	进餐地点	食物名称	共同餐者人数	同餐者发病人数
发病前 1 天 月 日	早餐				
	中餐				
	晚餐				
发病前 2 天 月 日	早餐				
	中餐				
	晚餐				
发病前 3 天 月 日	早餐				
	中餐				
	晚餐				

(根据致病因子的潜伏期确定需要调查的饮食史时间范围，如需调查发病前更长时间的饮食史，可直接在该表末进行追加)

17. 您认为哪一个餐次或哪一种食品可能造成您这次发病？

餐次(可直接填写序号)：

食品名称：

第四部分　其他可疑暴露信息

18. 发病前与已知病例接触？无□　有□　如有则填写：

18.1 姓名：　18.2 地址：　18.3 联系电话：

18.4 接触时间：年月日时分

19. 发病前外出史：无□　有□

19.1 外出时间：年月日

19.2 地点：

20. 发病前是否参加了某项或多项集体活动(集体活动包括婚礼、聚餐或宴会、野餐活动、表演、展览会、商品交易、学校活动等等)？否□　是□(如"是"填写下表)

活动名称	活动时间(年/月/日)	活动地点	参加人数	参加者中病例人数	供餐方式 1 围餐 2 自助餐 3 外送 4 自带 5 其他(注明)

21. 发病前特殊机构到访史：无□　有□(如"有"应注明有关情况)

到访机构	是否有类似疾病暴发			联系人及联系方式
21.1 医疗机构□	是□	否□	不知道□	
21.2 看护机构□	是□	否□	不知道□	
21.3 托幼机构□	是□	否□	不知道□	
21.4 学校□	是□	否□	不知道□	
21.5 食品生产加工机构□	是□	否□	不知道□	
21.6 其他□	是□	否□	不知道□	

22. 是否饲养宠物和家禽畜：否□　是□，动物名称

23. 发病前一周饮用水来源：

23.1 市政供水：否□　是□　处置方式：烧水□　生水□

23.2 自备井水：否□　是□　处置方式：烧水□　生水□

23.3 未经处置的河水、池塘水、湖水、山泉水：否□　是□

23.4 瓶装水：否□　是□　品牌：

24. 近期当地的特殊情况(如集中灭四害、农田喷洒农药等)：

25. 近期免疫接种情况：无□　有□

26. 是否还有其他经口接触(如成人吸烟，儿童吮指、咬奶嘴等)：无□　有□

被调查人签名：

调查人员签名：

调查日期：　年　月　日

(5) 描述性流行病学分析应当符合有关要求(见附件 22－6),根据调查所得信息,描述病例临床特征,病例发病时间、地区和人群分布特征,并对引起事故的致病因子、可疑餐次和可疑食品做出初步判断。

附件 22－6　食物中毒事故描述性流行病学分析的有关要求

个案调查结束后,应根据一览表或个案调查表建立数据库,及时录入收集的信息资料,对录入的数据核对后,按照以下内容进行描述性流行病学分析。

一、临床特征

临床特征分析应统计病例中出现各种症状、体征等的人数和比例,并按比例的高低进行排序,举例见附表 22－1。

附表 22－1　某起食物中毒事故的临床特征分析

症状/体征	人数(n=125)	比例(%)
腹泻	103	82
腹痛	65	52
发热	51	41
头痛	48	38
头昏	29	23
呕吐	25	20
恶心	21	17
抽搐	4	3.2

二、时间分布

时间分布可采用流行曲线等描述,流行曲线可直观地显示事故发展所处的阶段,并描述疾病的传播方式,推断可能的暴露时间,反映控制措施的效果。直方图是流行曲线常用形式,绘制直方图的方法如下:

(1) 以发病时间作为横轴(X 轴)、发病人数作为纵轴(Y 轴),采用直方图绘制。

(2) 横轴的时间可选择天、小时或分钟,间隔要等距,一般选择小于 1/4 疾病平均潜伏期;如潜伏期未知,可试用多种时间间隔绘制,选择其中最适当的流行曲线。

(3) 首例前、末例后需保留 1～2 个疾病的平均潜伏期。如调查时发病尚未停止,末例后不保留时间空白。

(4) 在流行曲线上标注某些特殊事件或环境因素,如启动调查、采取控制措施等。举例见附图 22－1。

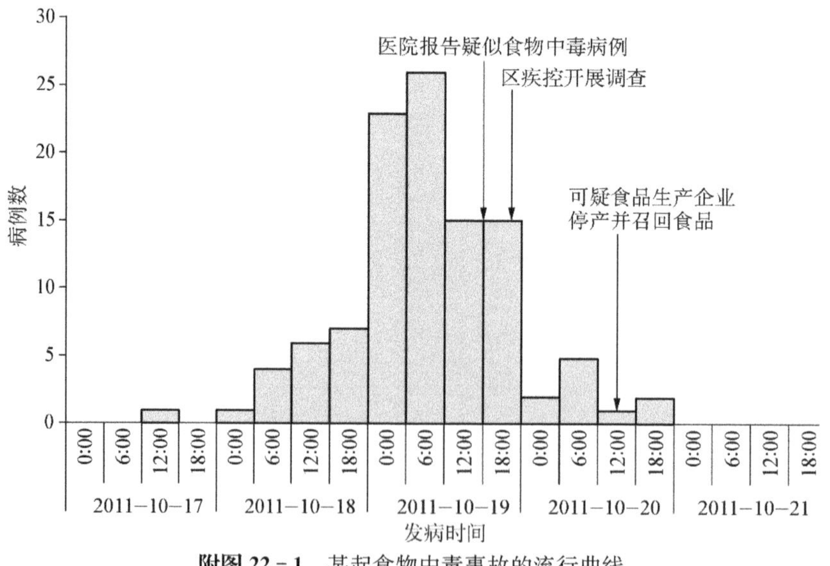

附图 22－1　某起食物中毒事故的流行曲线

三、地区分布

通过绘制标点地图或面积地图描述事故发病的地区分布。

(1) 标点地图可清晰显示病例的聚集性以及相关因素对疾病分布的影响，适用于病例数较少的事故。将病例(或病例所在家庭、班级、学校)的位置，用点或序号等符号标注在手绘草图、平面地图或电子地图上，并分析病例分布的聚集性与环境因素的关系。如附图 22-2 所示的鼠药中毒病例家庭主要聚集在 A 小卖部周围，提示该事件可能与 A 小卖部销售的食品有关。

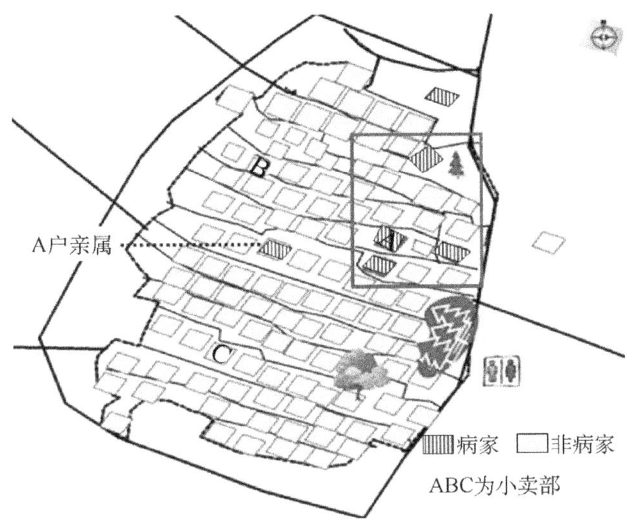

附图 22-2　某村抗凝血类杀鼠剂中毒的 6 户家庭分布图

(2) 面积地图适用于规模较大、跨区域发生的事故。利用不同区域(省、市、县/区、街道/乡镇、居委会/村)的罹患率，采用 EpiInfo 或 MapInfo 等地图软件进行绘制，并分析罹患率较高地区与较低地区或无病例地区饮食、饮水等因素的差异，举例见附图 22-3。

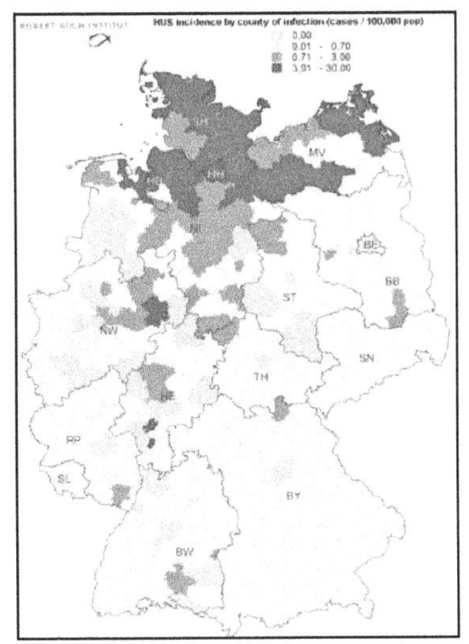

附图 22-3　2011 年德国肠出血性大肠杆菌暴发中溶血性尿毒综合征病例的地区分布图

四、人群分布

按病例的性别、年龄(学校或托幼机构常用年级代替年龄)、职业等人群特征进行分组，分析各组人群的罹患率是否存在统计学差异，以推断高危人群，并比较有统计学差异的各组人群在饮食暴露方面的异同，以寻找病因线索。举例见附表22-2。

附表22-2 某起食物中毒事故病例的年龄分布

年龄组(岁)	病例数	总人数	罹患率(%)
0～	33	74	45
5～	15	36	42
10～	10	31	32
20～	18	91	20
30～	6	33	18
40～	13	76	17
50～	14	101	14
60～75	9	108	8.3
合计	118	550	21

($\chi^2=50$, $P<0.005$)

五、描述性流行病学结果分析

根据访谈病例、临床特征和流行病学分布，应当提出描述性流行病学的结果分析，并由此对引起事故的致病因子范围、可疑餐次和可疑食品做出初步判断，用于指导临床救治、食品卫生学调查和实验室检验，提出预防控制措施建议。

(6) 分析性流行病学研究应当符合有关要求(见附件22-7)，可用于分析可疑食品或餐次与发病的关联性，常采用病例对照研究和队列研究，根据调查需要开展。

附件22-7 分析性流行病学研究的有关要求

分析性流行病学研究用于分析可疑食品或餐次与发病的关联性，常采用病例对照研究和队列研究。

在完成描述性流行病学分析后，存在以下情况的，应当继续进行分析性流行病学研究。

(1) 描述性流行病学分析未得到食品卫生学调查和实验室检验结果支持的。

(2) 描述性流行病学分析无法判断可疑餐次和可疑食品的。

(3) 事故尚未得到有效控制或可能有再次发生风险的。

(4) 调查组认为有继续调查必要的。

一、病例对照研究

在难以调查事故全部病例或事故暴露人群不确定时，适合开展病例对照研究。

(一) 调查对象

选取病例组和对照组作为研究对象。病例组应尽可能选择确诊病例或可能病例。病例人数较少(<50例)时可选择全部病例，人数较多时，可随机抽取50～100例。对照组应来自病例所在人群，通常选择同餐者、同班级、同家庭等未发病的健康人群作对照，人数应不少于病例组人数。病例组和对照组的人数比例最多不超过1∶4。

(二) 调查方法

根据初步判断的结果，设计可疑餐次或可疑食品的调查问卷(可参考表22-5、6、7)，采用一致的调查方式对病例组和对照组进行个案调查，收集进食可疑食品或可疑餐次中所有食品的信息以及各种食品的进食量。

(三) 计算OR值

按餐次或食品品种，计算病例组进食和未进食之比与对照组进食和未进食之比的比值(OR)及95%可信区间(CI)。如OR>1且95%CI不包含1时，可认为该餐次或食品与发病的关联性具有统计学意义；如出现2个及以上可疑餐次或食品，可采用分层分析、多因素分析方法控制混杂因素的影响。对确定的可疑食品可进一步做剂量反应关系的分析。

二、队列研究

在事故暴露人群已经确定且人群数量较少时，适合开展队列研究。

（一）调查对象

以所有暴露人群作为研究对象，如参加聚餐的所有人员、到某一餐馆用餐的所有顾客、某学校的在校学生、某工厂的工人等。

（二）调查方法

根据初步判断的结果，设计可疑餐次或可疑食品的调查问卷（可参考表22－5～7），采用一致的调查方式对所有研究对象进行个案调查，收集发病情况、进食可疑食品或可疑餐次中所有食品的信息以及各种食品的进食量。

（三）计算RR值

按餐次或食品进食情况分为暴露组和未暴露组，计算每个餐次或食品暴露组的罹患率和未暴露组的罹患率之比（RR）及95%CI。如RR>1且95%CI不包含1时，可认为该餐次或食品与发病的关联性具有统计学意义。如出现2个及以上可疑餐次或食品，可采用分层分析、多因素分析方法控制混杂因素的影响。对确定的可疑食品可进一步做剂量反应关系的分析。

四、卫生学调查方法和内容

食物中毒事故的卫生学调查应当针对可疑食品污染来源、途径及其影响因素，对相关食品生产（含种植、养殖）、加工、储存、运输、销售各环节开展卫生学调查，以验证人群流行病学调查结果，为查明事故发生原因、采取预防控制措施提供依据。现场卫生学调查应在发现可疑食品线索后尽早开展，调查应当包括以下内容，并符合相关要求（见附件22－8）。

附件22－8　食物中毒事故卫生学调查的有关要求

一、访谈相关人员

访谈对象包括可疑食品生产经营单位负责人、加工制作人员及其他知情人员等。访谈内容包括可疑食品的原料及配方、生产工艺，加工过程的操作情况及是否出现停水、停电、设备故障等异常情况，从业人员中是否有发热、腹泻、皮肤病或化脓性伤口等。

二、查阅相关记录

查阅可疑食品进货记录、可疑餐次的食谱或可疑食品的配方、生产加工工艺流程图、生产车间平面布局图等资料，生产加工过程关键环节时间、温度等记录，设备维修、清洁、消毒记录，食品加工人员的出勤记录，可疑食品销售和分配记录等。

三、现场勘查

在访谈和查阅资料基础上，可绘制流程图，标出可能的危害环节和危害因素，初步分析污染原因和途径，便于进行现场勘查和采样。

现场勘查应当重点围绕可疑食品从原材料、生产加工、成品存放等环节存在的问题进行。

（一）原材料

根据食品配方或配料，勘查原料储存场所的卫生状况、原料包装有无破损情况、是否与有毒有害物质混放，测量储存场所内的温度；检查用于食品加工制作前的感官状况是否正常，是否使用高风险食品，是否误用有毒有害物质或者含有有毒有害物质的原料等。

（二）配方

食品配方中是否存在超量、超范围使用食品添加剂、非法添加有毒有害物质的情况，是否使用高风险配料等。

（三）加工用水

供水系统设计布局是否存在隐患；是否使用自备水井及其周围有无污染源。

（四）加工过程

生产加工过程是否满足工艺设计要求。

（五）成品储存

查看成品存放场所的条件和卫生状况，观察有无交叉污染环节，测量存放场所的温度、湿度等。

（六）从业人员健康状况

查看接触可疑食品的工作人员健康状况，是否存在可能污染食品的不良卫生习惯，有无发热、腹泻、皮肤化脓破损等情况。

四、样本采集

根据病例的临床特征、可疑致病因子或可疑食品等线索，应尽早采集相关原料、半成品、成品及环境样品。对怀疑存在生物性污染的，还应采集相关人员的生物标本。样本采集的方法见《食物中毒事故样本采集、保存和运送要求》(附件22-10)。

如未能采集到相关样本，应做好记录，并在调查报告中说明原因。

(1) 访谈相关人员，查阅有关资料，获取就餐环境、可疑食品、配方、加工工艺流程、生产经营过程危害因素控制、生产经营记录、从业人员健康状况等信息；

(2) 现场调查可疑食品的原料、生产加工、储存、运输、销售、食用等过程中的相关危害因素；

(3) 采集可疑食品、原料、半成品、环境样品等，以及相关从业人员生物标本。

五、采样和实验室检验

食物中毒事故调查中的采样和实验室检验应根据有关采样程序和检验工作规范的规定及时开展，并符合相关要求(见附件22-9)。

附件22-9 食物中毒事故采样和实验室检验的有关要求

一、采样原则

采样应本着及时性、针对性、适量性和不污染的原则进行，以尽可能采集到含有致病因子或其特异性检验指标的样本。

(一) 及时性原则

考虑到事故发生后现场有意义的样本有可能不被保留或被人为处置，应尽早采样，对于患者肛拭样本应尽量在患者用药前采样，提高实验室检出致病因子的机会。

(二) 针对性原则

根据病人的临床表现和现场流行病学初步调查结果，采集最可能检出致病因子的样本。

(三) 适量性原则

样本采集的份数应尽可能满足事故调查的需要；采样量应尽可能满足实验室检验和留样需求。当可疑食品及致病因子范围无法判断时，应尽可能多地采集样本。

(四) 不污染原则

样本的采集和保存过程应避免微生物、化学毒物或其他干扰检验物质的污染，防止样本之间的交叉污染。同时也要防止样本污染环境。

二、样本的采集、保存和运送

样本的采集、登记和管理应符合有关采样程序的规定，采样时应填写采样记录，记录采样时间、地点、数量等，由采样人和被采样单位或被采样人签字。采样记录表参见表22-8～10，采样、保存和运送的相关技术内容见附件22-10。

所有样本必须有牢固的标签，标明样本的名称和编号；每批样本应按批次制作目录，详细注明该批样本的清单、状态和注意事项等。样本的包装、保存和运输，必须符合生物安全管理的相关规定。

三、确定检验项目和送检

送检标本和样品应当由调查员提供检验项目和样品相关信息，由具备检验能力的技术机构检验。标本和样品应当尽可能在采集后24小时内进行检验。

为提高实验室检验效率，调查组在对已有调查信息认真研究分析基础上，根据流行病学初步判断提出检验项目。在缺乏相关信息支持、难以确定检验项目时，应妥善保存样本，待相关调查提供初步判断信息后再确定检验项目和送检。调查机构应组织有能力的实验室开展检验工作，如有困难，应及时联系其他实验室或报请同级卫生行政部门协调解决。

四、实验室检验

(1) 实验室应依照相关检验工作规范的规定，及时完成检验任务，出具检验报告，对检验结果负责。

(2) 在样本量有限的情况下，要优先考虑对最有可能导致疾病发生的致病因子进行检验。

（3）开始检验前可使用快速检验方法筛选致病因子。

（4）对致病因子的确认和报告应优先选用国家标准方法，在没有国家标准方法时，可参考行业标准方法、国际通用方法。如需采用非标准检测方法，应严格按照实验室质量控制管理要求实施检验。

（5）承担检验任务的实验室应当妥善保存样本，并按相关规定期限留存样本和分离到的菌毒株。

五、致病因子检验结果的解释

致病因子检验结果不仅与实验室的条件和技术能力有关，还可能受到样本的采集、保存、送样条件等因素的影响，对致病因子的判断应结合致病因子检验结果与事故病因的关系进行综合分析。

（1）检出致病因子阳性或者多个致病因子阳性时，需判断检出的致病因子与本次事故的关系。事故病因的致病因子应与大多数病人的临床特征、潜伏期相符，调查组应注意排查剔除偶合病例、混杂因素以及与大多数病人的临床特征、潜伏期不符的阳性致病因子。

（2）可疑食品、环境样品与病人生物标本中检验到相同的致病因子，是确认事故食品或污染原因较为可靠的实验室证据。

（3）未检出致病因子阳性结果，亦可能为假阴性，需排除以下原因。

1）没能采集到含有致病因子的样本或采集到的样本量不足，无法完成有关检验。

2）采样时病人已用药治疗，原有环境已被处置。

3）因样本包装和保存条件不当导致致病微生物失活、化学毒物分解等。

4）实验室检验过程存在干扰因素。

5）现有的技术、设备和方法不能检出。

6）存在尚未被认知的新致病因子等。

（4）不同样本或多个实验室检验结果不完全一致时，应分析样本种类、来源、采样条件、样本保存条件、不同实验室采用检验方法、试剂等的差异。

调查员采样、保存和运送标本和样品的过程应当符合相关要求（见附件22－10），送检前应填写采样记录表（表22－8～10），送检时应向检验机构提供检验项目和样品相关信息。

附件22－10　食物中毒事故标本和样品采集、保存和运送要求

一、常用采样物品

类　别	物　　品
食品等样品采样器皿	一次性塑料袋、带盖的无菌广口瓶（100～1 000 ml）、采水样的瓶、箔纸密盖的金属罐。
生物样本采样器皿	无菌粪便盒、血液采集管（抗凝、不抗凝）、1～2 ml血清螺旋管、10～30 ml无菌螺旋管、Cary-Blair运送培养基（适用于肠道样本的保存运送）、Stuart运送培养基（适合于呼吸道样本的保存运送）、2 ml病毒保存液。
采样用灭菌和包裹的器械	勺、匙、压舌板、刀具、镊子、钳子、抹刀、钻头、金属管（直径1.25～2.5 cm，长度30～60 cm）、吸液管、剪刀、Moore拭子（供下水道、排水沟、管道等处采样用，由120单位×15 cm棉纱条中间用双股长线或金属线系紧制成）、纱布
消毒剂	75％乙醇、酒精灯
制冷剂	袋装制冷剂、可盛装水或冻结物的厚实塑料袋或瓶子、装冰用的厚实塑料袋
防腐剂	10％福尔马林或10％聚乙烯醇
食品温度计	探针式温度计（－20～110℃），长13～20 cm 球式温度计（－20～110℃）
其他常用物品	防水记号笔、胶带、棉球、灭菌蛋白胨或缓冲液（5 ml置于带螺盖的试管中）、电钻（用于冷冻食物采样） 蒸馏水、隔热箱或聚苯乙烯盒、标本运输箱

二、常见的食物中毒事故标本和样品采集类型

样本来源	可采集的标本和样品类型
病人	粪便、尿液、血液、呕吐物、洗胃液、肛拭子、咽拭子
从业人员	粪便、肛拭子、咽拭子、皮肤化脓性病灶标本
可疑食品	可疑食品剩余部分及同批次产品、半成品、原料 加工单位剩余的同批次食品，使用相同加工工具、同期制作的其他食品 使用相同原料制作的其他食品
食品制作环境	加工设备、工用具、容器、餐饮具上的残留物或物体表面涂抹样品或冲洗液样品；食品加工用水
其他	由毒蕈、河豚等有毒动植物造成的中毒，要搜索废弃食品进行形态鉴别

三、生物标本的采集、保存和运送

（一）粪便标本

粪便标本是检测细菌、病毒、寄生虫、毒素等的常用标本。应优先采集新鲜粪便15～20 g。若病人不能自然排出粪便，可采集肛拭子。采集肛拭子标本时，采样拭子应先用无菌生理盐水浸湿后插入肛门内3～5 cm处旋转一周后拿出。合格的肛拭子上应有肉眼可见的粪便残渣或粪便的颜色。

1. 用于细菌检验的标本

用于细菌检测的粪便标本需5 g。肛拭子，需插入Cary-Blair运送培养基底部，将顶端折断，并将螺塞盖旋紧。标本应4℃冷藏保存。若疑似弧菌属（霍乱弧菌、副溶血弧菌等）感染，标本应常温运送，不可冷藏。

2. 用于病毒检验的标本

用于病毒学检测的粪便需10 g。肛拭子需置于2 ml病毒保存液中。标本应立即冷冻保存。如采样现场无冷冻条件，标本应4℃冷藏，并尽快送至有冷冻条件的实验室。标本保存和运送过程中，冷藏或冷冻的温度和时间必须记录。

3. 用于寄生虫检验的标本

寄生虫检测需要新鲜大便5 g，按1份粪便对3份防腐剂的比例加入防腐剂溶液（10%福尔马林或10%聚乙烯醇）在室温条件下储存和运送。如果暂无防腐剂，可将未处置粪便标本置4℃冷藏（但不能冷冻）48小时。

4. 其他

当致病原因不明时，每个病例的粪便应分为3份、肛拭子采集3个，分别按照细菌、病毒和寄生虫检验要求进行保存。

（二）血液及血清标本

全血标本通常用于病原的培养及基因检测、毒物检测，一般情况下采集5～10 ml。血清标本用于特异抗体、抗原或毒物检测，患者双份血清标本（急性期和恢复期各一份），可用于测定特异抗体水平的变化。急性期血清标本应尽早采集，通常在发病后1周内（变形杆菌、副溶血弧菌，急性期血清应在发病3天之内采集）。恢复期血清标本应在发病后3周采集（变形杆菌感染的恢复期血清应在发病12～15天）。

（三）呕吐物标本

呕吐物是病原和毒物检测的重要标本。患者如有呕吐，应尽量采集呕吐物。呕吐物标本应冷藏，24小时内送至实验室，但不能冷冻。

（四）皮肤损害（疖、破损、脓肿、分泌物）标本

食品从业人员的皮肤病灶，有可能是食品污染源。采集标本前用生理盐水清洁皮肤，用灭菌纱布按压破损处，用灭菌拭子挂取病灶破损部位的脓血液或渗出液。如果破损处闭合，则消毒皮肤后用灭菌注射器抽吸标本。标本应冷藏，24小时内运送实验室。

（五）尿液标本

尿液标本是化学中毒毒物检测的重要标本。留取病人尿液300～500 ml，冷藏，若长时间保存或运输应冷冻。

四、食品和环境样品

事故调查时应尽量采集可疑剩余食品。还应尽量采集可疑食品的同批次未开封的食品。如无剩余食品可用灭菌生理盐水洗涤盛装过可疑食品的容器，取其洗液送检。需严格无菌采样，将标本放入无菌广口瓶或塑料袋中，避免交叉污染。食品样品采集量一般在200 g或200 ml以上。用于微生物检验的食品样品一般应置4℃冷藏待检，若疑似弧菌属（霍乱弧菌、副溶血弧菌

等)感染,样品应常温运送,不可冷藏。用于理化检验的食品样品置4℃冷藏保存运送,如长时间运输需冷冻。

(一) 固体食品样品

尽可能采集可能受到污染的部分。一般用无菌刀具或其他器具切取固体食品,多取几个部分。采集标本需无菌操作,将采集的样品放入无菌塑料袋或广口瓶中。冷冻食品应保持冷冻状态运送至实验室。

有毒动植物中毒时,除采集剩余的可疑食物外,还应尽量采集未经烹调的原材料(如干鲜蘑菇,贝类、河豚鱼、断肠草等)并尽可能保持形态完整。

(二) 液体食品样品

采集液体食品前应搅动或振动,用无菌器具,将大约200 ml液体食品转移至塑料袋或广口瓶中,或用无菌移液管将液体食品转移至无菌容器中。

(三) 食品工用具等样品

盆、桶、碗、刀、筷子、砧板、抹布等样品的采集,可用生理盐水或磷酸盐缓冲液浸湿拭子,然后擦拭器具的接触面,再将拭子置于生理盐水或磷酸盐缓冲液中。抹布也可剪下一段置于生理盐水或磷酸盐缓冲液中。如砧板已洗过,也可用刀刮取表面木屑放入生理盐水或磷酸盐缓冲液中。

(四) 水样品

水样品的采集可参照《GB/T5750.2-2006生活饮用水标准检验方法　水样的采集与保存》,该标准包括水源水、井水、末梢水、二次供水等水样品的采集、保存和运送方法。

怀疑水被致病微生物污染时,应采集10～50 L水样,用膜过滤法处置后,将滤膜置于增菌培养基中或选择性平板上,可提高阳性检出率。

表22-8　生物标本采样记录(编号：　　)

编号	采样对象	采样地点	样本名称	数量	样本状态	拟检内容
采样单位				采样人		
采样日期						

表22-9　食品样品采样记录(编号：　　)

被采样单位						联系人		
采样地点						联系电话		
编号	名称	商标	产地	规格	批号/编号	数量	状态	贮存状况
拟检内容								
采样单位					采样人			
采样日期					被采样单位确认			

表22-10　环境样品采样记录(编号：　　)

编号	样本名称	采样地点	数量	样本状态	拟检内容	备注
采样单位					采样人	
采样日期					被采样单位确认	

检验机构应当具备相应的检验资质和能力，并在收样后24小时内进行检验。

六、相关措施

调查机构在开展食物中毒事故调查工作中，为防止食物中毒事故危害进一步扩大，可采取以下措施。

（1）查封、扣押造成或者可能造成食物中毒的食品。

（2）查封被污染的与食物中毒事故相关的生产经营场所，或者查封、扣押被污染的工具、设备，并在取证采样后责令其对现场进行清洗消毒。

（3）责令食品生产经营单位召回已售出的造成或者可能造成食物中毒的食品。

（4）其他法律、法规规定的措施。

采取查封、扣押等行政强制措施的，应当符合《中华人民共和国行政强制法》的相关规定。

（郑雷军）

第五节　食物中毒的处理

一、食物中毒病例确认

食物中毒事故中的病例确认，由事故调查员负责。对符合病例定义的病人，调查组应当结合其诊疗资料、个案调查表和相关实验室检验结果，确认是否与食物中毒事故相关。

二、食物中毒事故认定

食物中毒事故的认定，由调查机构负责。调查机构派出的调查组应当综合分析人群流行病学调查、卫生学调查和实验室检验结果，依据食物中毒诊断标准（GB 14938）和相关要求（见表22－1～10，附件22－1～11），作出食物中毒事故调查结论，并按照相关规定撰写调查终结报告。

附件22－11　食物中毒事故作出调查结论的有关要求

一、作出调查结论的依据

调查组应当在综合分析人群流行病学调查、食品卫生学调查和实验室检验三方面结果基础上做出调查结论。上级部门认为需要开展补充调查时，调查机构应当根据上级部门要求开展补充调查，结合补充调查结果，再做出调查结论。

在确定致病因子、致病食品或污染原因等时，应当参照相关诊断标准或规范，并参考以下推论原则。

（1）人群流行病学调查结果、食品卫生学调查结果和实验室检验结果相互支持的，调查组可以做出调查结论。

（2）人群流行病学调查结果得到食品卫生学调查或实验室检验结果之一支持的，如结果具有合理性且能够解释大部分病例的，调查组可以做出调查结论。

（3）人群流行病学调查结果未得到食品卫生学调查和实验室检验结果支持，但人群流行病学调查结果可以判定致病因子范围、致病餐次或致病食品，经调查机构专家组3名以上具有高级职称的专家审定，可以做出调查结论。

（4）人群流行病学调查、食品卫生学调查和实验室检验结果不能支持事故定性的，应当做出相应调查结论并说明原因。

二、调查结论中因果推论应当考虑的因素

（1）关联的时间顺序：可疑食品进食在前，发病在后；

（2）关联的特异性：病例均进食过可疑食品，未进食者均未发病；

（3）关联的强度：OR值或RR值越大，可疑食品与事故的因果关联性越大；

（4）剂量反应关系：进食可疑食品的数量越多，发病的危险性越高；

（5）关联的一致性：病例临床表现与检出的致病因子所致疾病的临床表现一致，或病例生物标本与可疑食品或相关的环境样品中检出的致病因子相同；

（6）终止效应：停止食用可疑食品或采取针对性的控制措施后，经过疾病的一个最长潜伏期后没有新发病例。

三、事故查处

食物中毒事故调查结束后，由肇事者所在地的食品药品监管部门按照《中华人民共和国食品安全法》及其实施条例和有关法规、规章的规定，对违法食品生产经营者实施行政处罚。

四、行政责任追究

食品安全监管部门隐瞒、谎报、缓报食品安全事故，未按规定查处食品安全事故，接到食品安全事故报告未及时处理，不履行食品安全监督管理职责导致发生食品安全事故的，将对地方政府及食品安全监管部门的主要负责人、直接负责的主管人员和其他直接责任人员依法实施问责。

（郑雷军）

第二十三章 药品、医疗器械安全突发事件处置

《中华人民共和国突发事件应对法》规定，突发事件是指突然发生，造成或者可能造成严重社会危害，需要采取应急处置措施予以应对的自然灾害、事故灾难、公共卫生事件和社会安全事件，药品、医疗器械安全突发事件属于《突发事件应对法》中公共卫生事件的范畴。

为有效防范和妥善应对各类药品、医疗器械安全突发事件，高效有序地组织应急反应行动，控制应急事态发展，最大程度地减少突发药品、医疗器械安全事件造成的人员伤亡和财产损失，根据国家食品药品监管总局《药品和医疗器械安全突发事件应急预案（试行）》《食品药品安全事件防范应对规程（试行）》和《上海市突发公共事件总体应急预案》《上海市处置药品安全突发事件应急预案》《上海市食品药品监督管理局药品安全突发事件应急处置规程（试行）》等有关规定，本章节对各级食品药品监管部门处理生产、经营和使用等各环节发生的药品、医疗器械安全突发事件的应急处置进行详细的介绍。

第一节　药品、医疗器械安全突发事件概述

一、药品、医疗器械安全突发事件概念

国家食品药品监督管理总局《药品和医疗器械安全突发事件应急预案（试行）》规定，药品（含医疗器械，下同）安全突发事件，是指突然发生，对社会公众健康造成或可能造成严重损害，需要采取应急处置措施予以应对的药品群体不良事件、重大药品质量事件，以及其他严重影响公众健康的药品安全事件。

二、药品、医疗器械安全突发事件特点

（一）存在领域的广泛性

药品安全突发事件存在于药品的生产、流通、使用等各个环节中。

（二）发生的突然性

药品安全突发事件的发生具有突然性、急促性和不可预料性。

（三）波及的地域性

药品安全突发事件的波及具有广泛性、跨地域性。现在社会发展中经济的相互融合、跨地域

性发展日趋广泛。

（四）涉及人群的高危性

药品安全突发事件涉及的人群往往生命体征具有高危险性。药品突发事件的暴发通常是在对患者进行药物治疗的过程中发生的，而病患由于自身已经存在问题或处于高危险期，因此在用药后发生的反应往往是致命的。

（五）后果严重性

药品安全突发事件产生的后果严重，它的发生往往会造成或可能造成对公民生命财产安全的威胁，同时对公民的心理造成长期的影响，也是社会不安定因素。

（六）应对措施的紧急性

针对药品安全突发事件的发生，药品生产企业、医疗机构、药品监管部门需要采取应急措施予以应对。

三、药品、医疗器械安全突发事件分级

按照《药品和医疗器械安全突发事件应急预案（试行）》的相关规定，根据事件的危害程度和影响范围等因素，药品安全突发事件分为四级：Ⅰ级（特别重大）、Ⅱ级（重大）、Ⅲ级（较大）和Ⅳ级（一般）。

（一）Ⅰ级（特别重大）药品安全突发事件

（1）在相对集中的时间和（或）区域内，批号相对集中的同一药品引起临床表现相似的，且罕见的或非预期的不良事件的人数超过50人（含）；或者引起特别严重不良事件（可能对人体造成永久性伤残、对器官功能造成永久性损伤或危及生命）的人数超过10人（含）。

（2）同一批号药品短期内引起3例（含）以上患者死亡。

（3）短期内2个以上省（区、市）因同一药品发生Ⅱ级药品安全突发事件。

（4）其他危害特别严重的药品安全突发事件。

（二）Ⅱ级（重大）药品安全突发事件

（1）在相对集中的时间和（或）区域内，批号相对集中的同一药品引起临床表现相似的，且罕见的或非预期的不良事件的人数超过30人（含），少于50人；或者引起特别严重不良事件（可能对人体造成永久性伤残、对器官功能造成永久性损伤或危及生命），涉及人数超过5人（含）。

（2）同一批号药品短期内引起1～2例患者死亡，且在同一区域内同时出现其他类似病例。

（3）短期内1个省（区、市）内2个以上市（地）因同一药品发生Ⅲ级药品安全突发事件。

（4）其他危害严重的重大药品安全突发事件。

（三）Ⅲ级（较大）药品安全突发事件

（1）在相对集中的时间和（或）区域内，批号相对集中的同一药品引起临床表现相似的，且罕见的或非预期的不良事件的人数超过20人（含），少于30人；或者引起特别严重不良事件（可能对人体造成永久性伤残、对器官功能造成永久性损伤或危及生命），涉及人数超过3人（含）。

（2）短期内1个市（地）内2个以上县（市）因同一药品发生Ⅳ级药品安全突发事件。

（3）其他危害较大的药品安全突发事件。

（四）Ⅳ级（一般）药品安全突发事件

（1）在相对集中的时间和（或）区域内，批号相对集中的同一药品引起临床表现相似的，且罕

见的或非预期的不良事件的人数超过 10 人(含),少于 20 人;或者引起特别严重不良事件(可能对人体造成永久性伤残、对器官功能造成永久性损伤或危及生命),涉及人数超过 2 人(含)。

(2) 其他一般药品安全突发事件。

四、药品、医疗器械安全突发事件处置原则

(一) 统一领导、分级负责

在国家食品药品监督管理总局和市政府的统一领导下,全面落实地方政府的属地管理责任,根据事件等级,分级组织应对工作。

(二) 快速反应、协同应对

各有关部门和单位建立协调联动机制,按照职责分工,第一时间开展应急处置,最大程度减少损失和影响。

(三) 预防为主、防治并重

突出预防在应急管理工作中的地位和作用,着力加强风险监测和防范,提升预警防范效率,及时发现安全事件苗头,防患于未然。

(四) 科学严谨、依法处置

充分利用科学手段和技术装备,依照有关法律法规和制度,推进应急装备的配备,加快推进应急管理信息化建设,实现应急工作的标准化、规范化和制式化,做好药品安全突发事件防范应对工作。

五、药品、医疗器械安全突发事件应急管理现状

药品、医疗器械应急管理是指政府及其他公共机构在药品、医疗器械安全突发事件的事前预防、事发应对、事中处置和善后管理过程中,通过建立必要的应对机制,采取一系列必要措施,保障公众生命财产安全的有关活动。

(一) 药品、医疗器械安全突发事件应急管理法律制度

目前,我国已陆续颁布了《突发事件应对法》《药品管理法》《药品管理法实施条例》《医疗器械监督管理条例》《突发公共卫生事件应急条例》等一系列法律法规,为药品、医疗器械安全突发事件应急处置工作提供了强大的法律法规保障。

(二) 药品、医疗器械安全突发事件应急预案体系

2006 年,国务院颁布了《国家突发公共事件总体应急预案》,在此基础上,国家食品药品监督管理局先后制订了《药品和医疗器械安全突发事件应急预案(试行)》、《国家食品药品监督管理总局食品药品安全事件防范应对规程(试行)》,本市也出台了《上海市处置药品安全突发事件应急预案》《上海市食品药品监督管理局药品安全突发事件应急处置规程》。药品、医疗器械安全应急预案体系的制定完善,加强了药品、医疗器械应急管理工作的组织领导,为有效防范和妥善应对各类药品、医疗器械安全突发事件,维护社会正常秩序,保障经济持续稳定发展,打下了很好的基础。

(三) 药品、医疗器械安全突发事件应急管理制度

2006 年起,国家食品药品监督管理局先后印发了《药品和医疗器械不良事件稽查应急处理办法》《药品安全性紧急事件工作程序》《国家食品药品监督管理局应急管理工作规定》《突发公共

事件统计报告工作规定》等管理制度，为应急管理工作提供了有力的制度保障。

（四）应急管理组织体系

2006年，国家食品药品监督管理局成立应急办，主要承担国内食品药品应急管理的综合协调、信息汇总、决策的辅助服务等工作。2008年，国家食品药品监督管理总局在局办公室设立应急管理处，配备专门编制和人员，承担应急日常管理、拟定应急预案、组织应急演练和应急队伍培训等职责。2013年，国家食品药品监督管理总局设应急管理司，负责推动食品药品安全应急体系建设，组织编制应急预案并开展演练，承担重大食品药品安全事故应急处置和调查处理工作，指导协调地方食品安全事件应急处置工作。各省级食品药品监管部门也结合自身实际，成立或明确了应急管理机构。

（黄　静）

第二节　药品、医疗器械安全突发事件处置

一、药品、医疗器械安全突发事件应急组织机构

（一）领导机构

《药品和医疗器械安全突发事件应急预案（试行）》明确，国家食品药品监督管理总局负责组织、协调Ⅰ级药品安全突发事件的应急处置工作，对Ⅱ级、Ⅲ级、Ⅳ级药品安全突发事件的应急处置工作进行指导。地方各级食品药品监督管理部门负责组织、协调本行政区域内药品安全突发事件应急处置工作。

《上海市突发公共事件总体应急预案》明确，本市突发事件管理由市委、市政府统一领导；市政府是突发事件应急管理工作的行政领导机构；市应急委决定和部署突发事件应急管理工作，其日常事务由市应急办负责。

（二）指挥机构

一旦发生特别重大、重大药品安全突发事件，市政府可根据市食品药品监管局的建议和应急处置需要，视情成立市处置药品安全突发事件应急指挥部，实施对本市重大药品安全突发事件应急处置的统一指挥。总指挥由市领导确定，成员由相关部门和单位领导组成，开设位置根据应急处置需要确定。

根据特别重大、重大药品安全突发事件的发展态势和处置需要，由事发地区县政府和市食品药品监管局负责设立现场指挥部。在市应急处置指挥部的统一指挥下，具体组织实施现场应急处置。

（三）联动机构

《上海市突发公共事件总体应急预案》明确，市应急联动中心设在市公安局，作为本市突发公共事件应急联动先期处置的职能机构和指挥平台，履行应急联动处置较大和一般突发公共事件、组织联动单位对特大或重大突发事件进行先期处置等职责。各联动单位在各自职责范围内，负责突发事件应急联动先期处置。

（四）工作机构

市食品药品监管局是市政府主管药品安全的直属机构，也是应急管理工作机构之一。作为

处置药品安全突发事件的责任单位，市食品药品监管局在市政府的统一领导下，在国家食品药品监管总局的指导下，负责组织领导全市药品监督管理系统应急体系建设和突发事件防范、应对工作。负责开展Ⅱ级药品安全突发事件应急指挥工作，组织Ⅱ级及以上药品安全突发事件、社会影响较大的药品安全突发事件的应急处置工作。

市食品药品监管局承担药品安全突发事件的常态管理，履行以下职责。

(1) 负责组织突发药品安全事件的监测、预警预防，及时收集和研判有关信息，并向市委、市政府及市有关部门报告和通报。

(2) 负责组织编制、修订突发药品安全事件应急预案，组建专家组，制订应急处置有关技术方案。

(3) 负责组织突发药品安全事件相关应急知识的宣传和培训，并组织应急演练。

(4) 负责突发药品安全事件的调查处理，对疑似不安全药品抽样并及时送检。

(五) 专家机构

市食品药品监管局负责组建药品安全事件专家库，并与市卫生计生委等其他专家机构建立联络机制。在药品安全事件发生后，从药品安全事件专家库中确定相关专家，负责提供应对药品安全突发事件的决策咨询建议和技术支持。

二、药品、医疗器械安全突发事件的监测、报告与预警

各级食品药品监管部门会同卫生行政部门建立健全药品安全突发事件监测、预警与报告制度，构建各部门间信息沟通平台，实现互联互通和资源共享。积极开展药品安全风险分析评估，做到早发现、早报告、早预警、早处置，有效控制事态发展。

(一) 药品安全突发事件信息

药品安全突发事件信息主要包括：①上级领导对药品安全突发事件的批示；②各级食品药品监管部门(市场监管局)上报的药品安全突发事件信息；③有关部门通报的药品安全突发事件信息；④市药品不良反应监测中心监测到的或市食品药品监管局投诉举报中心收到的药品安全突发事件信息；⑤日常监督检查和风险监测中发现的药品安全事件信息；⑥其他渠道获取的药品安全突发事件信息。

(二) 报告

1 报告的责任主体

药品安全突发事件信息报告的责任主体有：①发生药品安全突发事件的医疗卫生机构，生产、经营企业；②市药品不良反应监测中心；③各级食品药品监管部门(市场监管局)；④药品检验检测机构。鼓励其他单位和个人向各级食品药品监管部门(市场监管局)报告。

2 报告方式

由下至上逐级报告的原则，各责任主体应及时报告药品安全突发事件，紧急情况可同时越级报告。

(1) 生产经营企业在发现或获知药品安全突发事件发生后，应当立即向当地市场监管局和市不良反应监测中心报告，医疗机构在发现或获知药品安全突发事件发生后，应当立即向当地卫生行政部门报告，同时向当地市场监管局报告。最迟不得超过 2 小时。

(2) 各区县市场监管局接到报告后，应在 2 小时内向市局和区县政府报告，并立即组织人员，赴现场对事件进行调查核实。情况紧急时可同时向市食品药品监督管理局和国家食品药品

监督管理总局报告。

(3) 市食品药品监督管理局在接到报告后，对于Ⅱ级及以上药品安全突发事件，应在1小时内向市委、市政府值班室口头报告，在2小时内向市委、市政府值班室和国家食品药品监督管理总局书面报告。同时应立即组织对事件进行必要的核实和初步研判，核实情况和初步研判结果要及时上报市政府和国家食品药品监督管理总局。必要时，将药品安全突发事件情况通报相关省级食品药品监督管理部门。

③ 报告分类

按照事件发生、发展、控制过程，突发事件信息报告分为初次报告、进展报告和总结报告。

(1) 初次报告：事发地市场监管局在发生或获知突发事件后报告初始报告，内容包括：事件名称，事件性质，所涉药品的生产经营企业名称、产品名称、规格、包装、批号、数量等信息，事件的发生时间、地点、影响范围，受害者基本信息、主要症状与体征，已经采取的措施，对事件原因的初步判断，事件的发展趋势和潜在危害程度，下一步工作计划以及报告单位、联络员和通讯方式。

(2) 进展报告：事发地市场监管局根据收集到的事件进展信息报告事件进展情况，主要内容包括：事件调查情况和原因分析结果、产品控制情况、事件影响评估、采取的控制措施等，对初次报告的内容进行补充。

Ⅰ级、Ⅱ级药品安全突发事件应每日报告事件进展报告，重要情况随时上报；Ⅲ级、Ⅳ级药品安全突发事件应每72小时报告，重要情况随时上报。

(3) 总结报告：事发地市场监管局在事件结束后，应报送总结报告。主要内容包括：对事件的起因、性质、影响、责任、应对等进行全面分析，对事件应对过程中的经验和存在的问题进行及时总结，并提出今后对类似事件的防范和处置建议。总结报告应在事件应急响应终止后2周内报送。

初始报告和进展报告一般可通过网络、电话或传真等方式报告，总结报告应采用书面或电子文档形式；涉及国家秘密的，应选择符合保密规定的方式报告。

全市各级食品药品监管部门(市场监管局)根据监测信息，对行政区域内药品安全突发事件相关危险因素进行分析，对可能危害公众健康的风险因素、风险级别、影响范围、紧急程度和可能存在的危害提出分析评估意见，及时向地方政府和上一级食品药品监管部门(市场监管局)报告。

(三) 预警

① 预警级别与发布

对可以预警的药品安全突发事件，根据风险评估结果进行分级预警，一般划分为一级(特别严重)、二级(严重)、三级(较重)和四级(一般)，依次用红色、橙色、黄色和蓝色表示。

红色预警(一级)：有可能发生Ⅰ级药品安全突发事件；发生Ⅱ级药品安全突发事件。

橙色预警(二级)：有可能发生Ⅱ级药品安全突发事件；发生Ⅲ级药品安全突发事件。

黄色预警(三级)：有可能发生Ⅲ级药品安全突发事件；发生Ⅳ级药品安全突发事件。

蓝色预警(四级)：有可能发生Ⅳ级药品安全突发事件。

全市各级食品药品监管部门(市场监管局)根据监测信息，对行政区域内药品安全突发事件相关危险因素进行分析，对可能危害公众健康的风险因素、风险级别、影响范围、紧急程度和可能存在的危害提出分析评估意见，及时向上级报告，并根据对药品安全突发事件的管理权限适时发布预警信息。

信息的发布、调整和解除，可通过广播、电视、报刊、手机短信、信息网络、宣传车或其他方式进行。一级预警由国家食品药品监管总局确定发布，二级预警由市食品药品监管局确定发布并采取相应措施；三级、四级预警由各区县市场监管局确定发布并采取相应措施。

②预警措施

进入预警期后，市食品药品监管局、市应急联动中心、市卫生计生委和事发地区县政府及其他有关部门和单位可视情采取相关预防措施，并及时向市政府总值班室报告。

全市各级食品药品监管部门（市场监管局）可视情采取以下预警措施：①强化药品安全日常监管，加强对本行政区域内相关药品的监测；②加强信息沟通，及时掌握相关信息；③发生突发事件的地区，做好应对处置工作，根据情况，及时报请上级食品药品监管部门予以支持和指导；④按照上级食品药品监管部门的部署和要求，做好相关工作，相关情况及时报告上级食品药品监管部门。

③预警级别调整和解除

根据药品安全突发事件的发展态势和处置情况，预警信息发布部门可视情对预警级别作出调整。其中，涉及跨省市、跨行业、跨部门的特别严重或严重预警信息的发布、调整和解除，须报上级批准。

一级预警级别调整与解除由国家食品药品监管总局负责。

二级预警级别调整与解除由市食品药品监管局负责，市食品药品监管局应根据评估结果、事件发生地区对事件的处置情况，认为预警可能发生的突发事件趋势好转或可能性消除，应及时宣布降低或解除预警。决定降为三级预警的，应同时通知相关区县市场监管局继续采取相关预警措施。

三级、四级预警级别调整与解除由各区县市场监管局负责，各区县市场监管局根据评估结果、事件的处置情况，认为预警可能发生的突发事件趋势好转或可能性消除，应及时宣布降低或解除预警。

各级食品药品监管部门（市场监管局）加强对监测工作的管理和监督，主动组织开展药品安全突发事件的监测，对可能引发药品安全突发事件相关信息，及时进行监控和分析。

三、药品、医疗器械安全突发事件的应急处置程序

应急处置是应急管理工作的核心内容，处置措施是否得当、处置责任是否明确是决定应急效果的关键。

（一）先期处置

发生药品安全突发事件，市食品药品监管局、市应急联动中心及有关部门接警后，要立即予以核实，通过组织、指挥、调度相关应急力量实施先期处置，迅速控制事态。在处置过程中，市食品药品监管局负责收集、汇总事件有关信息，根据现场实际或征询有关部门意见进行研判，确定药品安全突发事件等级，掌握现场动态并及时上报。

相关责任单位要按照应急预案，迅速指挥、调度本单位应急处置队伍、专家队伍和资源，相互协同、密切配合，快速高效处置。

事发地区县政府要在保护好事发现场的同时，及时组织群众开展自救互救，上报现场动态信息。事发地区县市场监管局在接到Ⅱ级药品安全突发事件通报或报告后，要迅速采取先期处置措施，赴事发现场进行调查核实、对相关药品进行封存，根据情况可在本行政辖区内对相关药品采取暂停销售、使用等紧急控制措施，并对相关药品进行抽验，对相关药品生产经营企业进行现

场调查，药品生产企业不在本行政区域的，应立即通知企业所在地区县市场监管局，由其组织对企业进行现场调查。

一旦发生先期处置仍不能控制的紧急情况，市食品药品监管局、市应急联动中心报请或由市政府直接决定应急响应等级和范围，启动相应等级的应急响应并实施应急处置。

（二）分级响应

按照统一领导、分级负责的原则，根据药品安全突发事件的级别，药品安全突发事件的应急响应分为Ⅰ级、Ⅱ级、Ⅲ级、Ⅳ级。

1. Ⅲ级、Ⅳ级应急响应

发生较大和一般药品安全事件，由事发地区县政府或食品药品监管部门决定响应等级，启动Ⅲ级、Ⅳ级响应，组织、指挥、协调、调度相关应急力量和资源实施应急处置。

各区县食品药品监管部门（市场监管局）在本辖区内发生Ⅲ级、Ⅳ级药品安全突发事件后，应立即启动应急响应或报请地方政府启动应急响应，对事件进行调查评估，根据评估结果，按规定向市食品药品监管局报告事件情况，并提出应急处置工作方案；及时向有关部门通报情况；及时组织实施相关应急处置措施，按规定向市食品药品监管局报告有关处置情况。

各级食品药品监管、公安、卫生等有关单位要按照各自职责和分工，密切配合，共同实施应急处置，及时将处置情况向本级政府和上级主管部门报告。市食品药品监管局可根据具体情况指定应急响应。

市食品药品监管局对于Ⅲ级、Ⅳ级药品安全突发事件进行密切跟踪，对处置工作给予指导和支持。

2. Ⅱ级应急响应

发生重大药品安全事件，启动Ⅱ级应急响应。

Ⅱ级应急响应由市政府或市食品药品监管局启动。当事件达到Ⅱ级标准，或经分析研判认为事件有进一步升级为Ⅱ级趋势时，市食品药品监管局应启动Ⅱ级应急响应或报请市政府启动应急响应，设立相关工作组，开展应急处置工作，及时按规定程序将事件发生、处置情况向市政府和国家总局报告，并视情派员赴事发地现场指导处置工作。

市政府根据市食品药品监管局建议，视情成立市应急处置指挥部，负责统一组织、指挥、协调、调度相关应急力量和资源实施应急处置等工作。

事发地各区县政府要认真落实属地责任，按要求做好相关调查处置工作。事发地区县市场监管局应协调相关部门，按照市食品药品监管局的部署和要求开展现场核实、病例统计、产品控制、检验检测等工作。相关信息及时报告市局。

生产企业所在地的区县市场监管局立即组织对相关药品的生产环节开展现场调查，监督企业召回相关药品，组织对相关药品进行抽样检测。相关信息及时报告市食品药品监管局。

其他区县市场监管局收到市局通知或通报后，第一时间通知本行政区域内的相关药品经营、使用单位，组织对相关药品进行封存、溯源、流向追踪并汇总统计。相关信息及时报告市食品药品监管局。

3. Ⅰ级应急响应

发生特别重大药品安全事件，启动Ⅰ级应急响应。Ⅰ级应急响应由国家食品药品监督管理总局启动和终止，国家食品药品监督管理总局负责组织、协调事件的应急处置工作，市应急处置指挥部在国家有关部门的领导下，组织开展开展危害控制、事件调查、信息汇总、工作例会、工作指导、新闻宣传等应急处置工作。

（三）响应等级调整

响应等级一般由低向高递升，出现紧急情况和严重态势时，可直接提高响应等级。当药品安全突发事件发生在重要区域、重大节假日、重大活动和重要会议期间，其应急响应等级视情相应提高。事件危害得到有效控制，且经研判认为事件危害降低到原级别评估标准以下或无进一步扩散趋势的，可降低应急响应级别。

（四）信息发布

Ⅲ级、Ⅳ级药品安全突发事件信息的发布，在市政府新闻办指导下，由市食品药品监管局按照有关规定进行发布。

Ⅰ级、Ⅱ级药品安全突发事件信息的发布，在市有关部门、单位或事发地区县政府的配合下，由市政府按照有关规定发布。信息发布要及时、准确、客观、全面。

（五）应急结束

重大药品安全事件处置结束后，由市应急处置指挥部或市食品药品监管局组织专家进行分析论证，经现场检测、评估和鉴定，确定事件已得到有效控制时，报市政府批准后，终止Ⅱ级应急响应，并通报有关部门。

较大、一般药品安全事件应急处置结束后，由事发地区县政府或市场监管局决定和公布Ⅲ级、Ⅳ级应急响应终止，并及时通报有关部门。

（六）后期处置

应急响应结束后，各级食品药品监管部门要会同公安、卫生部门对药品安全突发事件的起因、性质、影响、责任、教训等进行调查评估，督促事发单位进行整改，依法对相关责任单位和责任人员采取处理措施，涉嫌构成犯罪的，及时移交公安机关并协助开展案件调查工作，并向本级政府和上级食品药品监管部门提交书面调查报告。

各区县政府、各有关主管部门具体负责善后处置工作，尽快消除事件影响，妥善安置和慰问受害和受影响人员，尽快恢复正常秩序，保证社会稳定。按照有关规定，造成药品安全突发事件的责任单位和责任人要对受害人给予赔偿或补偿。

药品安全突发事件发生后，保险公司及时开展相关人员的保险理赔工作。

（七）应急保障

1 医疗保障

市卫生计生委、区县政府和有关单位应当按照实际情况和事发地区县政府的需求，及时为受害地区提供药品、器械等卫生用品和医疗设备。必要时，组织动员红十字会等社会卫生力量参与医疗卫生救助。

2 通信保障

市经济信息化委、市通信管理局、市文广影视局等有关部门负责建立健全应急通信、应急广播电视保障工作体系，完善公用通信网，建立有线和无线相结合、基础电信网络与机动通信系统相配套的应急通信系统，确保应急处置通信畅通。

3 交通保障

市交通委员会、上海铁路局、民航华东地区管理局等部门在紧急情况下负责应急交通工具的优先安排、优先调度、优先放行，确保运输安全畅通。根据需要，依法组织运输工具的应急征用。必要时，对现场及相关道路实行交通管制，开设应急救援“绿色通道”，保证应急救援行动顺利开展。

④ 治安保障

市公安局、武警上海市总队按照有关规定，参与现场处置和治安维护工作。加强对重点地区、重点场所、重点人群、重要物资和设备的安全保护，依法采取有效管制措施，严厉打击违法犯罪活动。

⑤ 队伍保障

市、区县分别建立药品安全事件应急处置专业队伍，为药品安全事件应急处置提供队伍保障。

⑥ 物资与经费保障

根据“分级负责”的原则，各级政府负责药品安全突发事件应急处置所需要的设施、设备、物资（包括控制药品安全事件所需药品、试剂、检测设施等）的储备、调拨与经费保障，按照有关规定，使应急物资的储备、调用与补充得到保障。

⑦ 技术保障

建立和完善应急指挥决策支持系统，加强系统集成与信息共享，为科学决策提供支撑。药品安全突发事件应急处置重大决策和行动要进行科学论证，必要时，设立药品安全事件应急处置首席专家。药品安全突发事件的技术鉴定工作，由药品检测机构承担，一旦发生药品安全事件，根据需要，立即进行药品抽样（采样）检测。

（八）监督管理

对在参加处置药品突发事件过程中作出贡献的单位和个人，由市政府或者该单位上级主管部门、个人所在单位，按照有关规定，给予表彰和奖励。对单位和个人未按预案要求履行职责，造成重、特大损失的，由上级主管部门或监察机关、所在单位给予行政处分；构成犯罪的，依法追究刑事责任。

（黄　静）

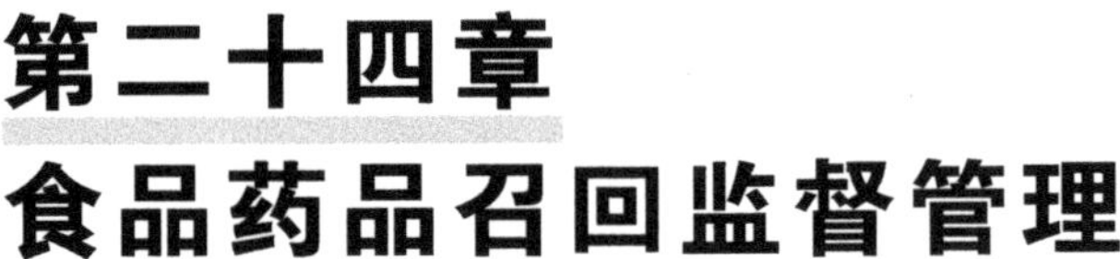

第二十四章 食品药品召回监督管理

第一节 食品召回监督管理

一、食品召回监督管理的目的

食品召回监督管理的目的是要进一步落实食品生产经营者食品安全第一责任，强化食品安全监管，提高食品安全风险防控水平，进一步规范不安全食品的停止生产经营、召回和处置工作，保障公众身体健康和生命安全。

二、食品召回监督管理的依据

《中华人民共和国食品安全法》《中华人民共和国食品安全法实施条例》《食品召回管理办法》等法律、法规及相关规定。

三、食品召回的相关概念

食品召回是指食品生产经营者按照法定要求和程序，对由其原因造成的某一批次或某一类别的不安全食品，通过停止经营、召回已经上市销售的食品、通知相关生产经营者和消费者等方式及时消除或减少食品安全的危害，并采取补救措施、销毁、无害化处理等措施妥善处置不安全食品的过程。

不安全食品是指食品安全法律法规规定禁止生产经营的食品以及有证据证明可能危害人体健康的食品。

四、食品召回适用对象

食品召回适用于食品（含特殊食品）、食品添加剂及进入批发、零售市场或者生产加工企业后的食用农产品。

五、食品召回的主体和信息来源

食品召回的主体应当是食品生产经营者。

食品生产者发现其生产经营的食品属于不安全食品的，应当立即停止生产经营，采取通知或者公告的方式告知相关食品生产经营者停止生产经营、消费者停止食用，并采取必要的措施防控食品安全风险。

食品经营者发现其经营的食品属于不安全食品的，应当立即停止经营，通知相关生产经营者和消费者，并记录停止经营和通知情况。食品生产者认为应当召回的，应当立即召回。由于食品经营者的原因造成的，应当由食品经营者召回。

食品集中交易市场的开办者、食品经营柜台的出租者、食品展销会的举办者、网络食品交易第三方平台提供者发现食品经营者经营的食品属于不安全食品，应当采取有效措施，包括依法采取停止网络交易平台服务等措施，确保相关经营者停止经营不安全食品。

食品生产经营者未依法停止生产经营不安全食品的，县级以上食品药品监督管理部门可以责令其停止生产经营不安全食品。

不安全食品信息的来源包括：生产者自查发现，公众投诉举报发现，食品经营者告知，食品监督管理部门告知，其他渠道发现的。

六、食品召回计划和公告

食品生产者应当制订食品召回计划，并报告所在地的食品监管部门。

（一）食品召回计划的内容

（1）是否明确食品生产者的名称、住所、法定代表人、具体负责人、联系方式等基本情况。

（2）是否明确具体的食品名称、商标、规格、生产日期、批次、数量以及召回的区域范围。

（3）是否说明召回原因及危害后果。

（4）是否明确召回等级、流程及时限。

（5）是否有召回通知或者公告的内容及发布方式。

（6）是否包含相关食品生产经营者的义务和责任。

（7）是否明确召回食品的处置措施、费用承担情况。

（8）是否预估召回的预期效果。

（二）食品召回公告的内容

（1）食品生产者的名称、住所、法定代表人、具体负责人、联系电话、电子邮箱等。

（2）食品名称、商标、规格、生产日期、批次等。

（3）召回原因、等级、起止日期、区域范围。

（4）相关食品生产经营者的义务和消费者退货及赔偿的流程。

此外，对不跨省市销售的不安全食品应当在省级食品药品监督管理部门网站和省级主要媒体上发布。省级食品药品监督管理部门网站发布的召回公告应当与国家食品药品监督管理总局网站链接；对两个以上省、自治区、直辖市销售的不安全食品，食品召回公告应当在国家食品药品监督管理总局网站和中央主要媒体上发布。

食品监督管理部门收到食品生产经营者上报的食品召回计划后，必要时可以组织专家进行评估。对于评估结论认为召回计划应当修改的，督促食品生产者立即修改，并按照修改后的召回计划实施召回。

七、食品召回工作的时限

不安全食品的召回时限按照食品安全风险的严重和紧急程度分三级，具体见表 24－1。

表 24－1 不安全食品三级召回时限

级别	启动时间	是否需要报告	完成时间
一级召回	24 小时内启动	报告召回计划	公告发布之日起 10 个工作日内完成召回工作
二级召回	48 小时内启动	报告召回计划	公告发布之日起 20 个工作日内完成召回工作
三级召回	72 小时内启动	报告召回计划	公告发布之日起 30 个工作日内完成召回工作

(1) 对于食用后已经或者可能导致严重健康损害甚至死亡的，应按照一级召回的要求督促食品生产者履行召回义务。

(2) 对于食用后已经或者可能导致一般健康损害，应按照二级召回的要求督促食品生产者履行召回义务。

(3) 对于标签、标识存在虚假标注的食品，应按照三级召回的要求督促食品生产者履行召回义务。

(4) 对标签、标识存在瑕疵，食用后不会造成健康损害的食品，食品生产者可自愿召回，应监督相关食品生产经营者改正相关行为。

八、食品召回监督管理要求

(1) 调查分析：发现食品生产经营者生产经营的食品可能属于不安全食品的，可以开展调查分析。

(2) 责令履行义务：对发现的不安全食品，可依法责令相关的食品生产经营者停止生产经营或者召回，同时要求采取相关措施消除食品安全风险，依法处置不安全食品。

(3) 开展指导工作：可以对食品生产经营者停止生产经营、召回和处置不安全食品进行指导。

(4) 要求报告召回和处置情况：可以要求食品生产经营者定期或者不定期报告不安全食品停止生产经营、召回和处置情况。

(5) 现场监督检查：可以对食品生产经营者停止生产经营、召回和处置不安全食品等情况进行现场监督检查。

(6) 对召回和处置报告进行评价：可以对食品生产经营者提交的不安全食品停止生产经营、召回和处置报告进行评价。对于评价结果认为食品生产经营者采取的措施不足以控制食品安全风险的，还应责令食品生产经营者采取更为有效的措施停止生产经营、召回和处置不安全食品。

(7) 对食品生产经营企业违反《中华人民共和国食品安全法》《中华人民共和国食品安全法实施条例》《食品召回管理办法》等法律、法规及相关规定，并在食品药品监督管理部门责令其召回或者停止经营后，仍拒绝履行召回或者停止经营义务的，应根据相应法规，对相关食品生产经营者作进一步处罚。

(8) 可以发布预警信息：要求相关食品生产经营者停止生产经营不安全食品，提示消费者停止食用不安全食品，以预防和控制食品安全风险。

(9) 记录信用档案：可以将不安全食品停止生产经营、召回和处置情况记入食品生产经营者信用档案。

九、不安全食品的处置方式和措施

食品生产经营者应当依据法律法规的规定，对因停止生产经营、召回等原因退出市场的不安全食品采取补救、无害化处理、销毁等处置措施。对于食品生产经营者未依法处置不安全食品的，可以责令其依法处置不安全食品。

(1) 集中存放：检查食品生产经营企业对不安全食品是否立即停止销售或使用，待售食品是否立即下架，并集中存放在相对独立的区域。

(2) 专人专管：督促食品生产经营企业采取毁形染色的方式进行专人销毁，并有专门的销毁记录，留存 2 年以上。同时，鼓励食品生产经营者采用电子化手段保留记录。

(3) 就地销毁：对违法添加非食用物质、腐败变质、病死畜禽等严重危害人体健康和生命安全的不安全食品，应当督促食品生产经营者立即就地销毁。

(4) 集中销毁：不具备就地销毁条件的，可督促不安全食品的生产经营者采用集中销毁的方式处理。同时，食品生产经营者在集中销毁处理前，应当向食品药品监督管理部门报告。

(5) 补救措施：对于对食品因标签、标识等不符合食品安全标准而被召回的食品，可以督促食品生产者在采取补救措施且能保证食品安全的情况下继续销售，销售时应当向消费者明示补救措施。

(6) 无害化处理：督促食品生产经营者对不安全食品进行无害化处理，能够实现资源循环利用的，食品生产经营者可以按照国家有关规定进行处理。

十、鼓励和支持第三方监督

鼓励和支持食品生产经营者之外的第三方开展食品召回的监督。应当鼓励和支持食品行业协会加强行业的自律，制定相对应的行业规范，引导和促进食品生产经营者依法履行不安全食品的停止生产经营、召回和处置义务。同时，也应当鼓励和支持社会公众对不安全食品的停止生产经营、召回和处置等活动进行社会监督，使食品召回透明化。

（应重华）

第二节　药品、医疗器械、化妆品召回监督管理

为加强对已上市药品、医疗器械、化妆品的安全监管，强化生产企业第一责任人意识，保障公众用药、用械等安全健康利益，根据《中华人民共和国药品管理法》《医疗器械监督管理条例》《国务院关于加强食品等产品安全监督管理的特别规定》《药品召回管理办法》《医疗器械召回管理办法(试行)》《化妆品生产企业卫生规范(2007 年版)》等有关规定，本章节对全市各级食品药品监管部门(市场监管局)处理药品、医疗器械、化妆品召回的监督管理进行介绍。

一、药品召回的监督管理

药品召回，是指药品生产企业，包括进口药品的境外制药厂商，按照规定程序收回已上市销

售的存在安全隐患的药品。安全隐患，是指由于研发、生产等原因可能使药品具有的危及人体健康和生命安全的不合理危险。对发现有可能对健康带来危害的药品及时采取召回措施，有利于保护公众用药安全。药品召回分为两类、三级，有利于风险控制。两类即主动召回和责令召回。其中，责令召回是指药品监管部门经过调查评估，认为存在安全隐患，药品生产企业应当召回药品而未主动召回的，应当责令药品生产企业召回药品。三级是根据药品安全隐患的严重程度来进行区分。其中，一级召回的严重程度最高，二级召回则是可能引起暂时的或者可逆的健康危害；三级召回则为一般不会引起健康危害，但因其他原因需要收回。我国对药品召回管理进行明确规定，目的是进一步强化企业责任，充分体现药品安全企业第一责任人意识。食品药品监管部门执法人员应当监督企业全面认真落实药品召回管理的各项规定和要求，以确保及时有效地控制和排除药品安全隐患。食品药品监管部门应当建立药品召回信息公开制度，采用有效途径向社会公布存在安全隐患的药品信息和药品召回的情况。

（一）药品召回制度的建立与完善

药品生产企业是药品召回的主体，药品生产企业应当建立和完善药品召回制度，建立健全药品质量保证体系和药品不良反应监测系统。食品药品监管人员对药品生产企业开展日常监管时，应当加强对企业药品召回管理工作的监督和指导，并对企业药品召回制度的建立完善、人员组成与制度实施情况进行检查。

1 召回体系的建立

食品药品监管人员开展药品生产企业日常检查时，应当核实企业是否建立了召回体系，包括召回人员的组成、召回记录等，企业所建立的召回体系是否与《药品召回管理办法》内容一致，以及企业能否定期对召回系统的有效性进行评估。

2 召回操作规程

食品药品监管人员开展药品生产企业日常检查时，应现场核实企业是否严格按照新修订药品 GMP（2010 年修订）规定，建立了企业的召回操作规程，确保其召回工作的有效性。召回规程中应当明确，召回负责人应独立于销售和市场部门，由企业质量受权人担任，如不是质量受权人，应向质量受权人通报召回处理情况。此外，召回规程应当规定企业对已召回产品应当进行标识，并单独、妥善贮存，等待最终处理决定。

（二）药品安全隐患调查与评估

药品生产企业根据建立的药品质量保证体系和药品不良反应监测系统，应当收集、记录药品的质量问题与药品不良反应信息，按规定及时向食品药品监管部门报告。药品生产企业应当对药品可能存在的安全隐患进行调查。食品药品监管部门对药品可能存在的安全隐患开展调查时，应当要求药品生产企业及时给予协助。同时，食品药品监管部门执法人员可要求所涉及的药品经营企业、使用单位配合药品生产企业或者监管部门开展有关药品安全隐患的调查，并提供有关资料。食品药品监管人员应督促药品生产企业、药品经营企业和使用单位应建立和保存完整的购销记录，以保证产品的可溯源性。

1 药品安全隐患调查

食品药品监管部门自行或督促药品生产企业开展药品安全隐患调查时，调查内容应当根据实际情况确定，可以包括：①已发生药品不良事件的种类、范围及原因；②药品使用是否符合药品说明书、标签规定的适应证、用法用量的要求；③药品质量是否符合国家标准，药品生产过程是否符合 GMP 等规定，药品生产与批准的工艺是否一致；④药品储存、运输是否符合要求；⑤药品主要使用人群的构成及比例；⑥可能存在安全隐患的药品批次、数量及流通区域和范围；⑦其他可能影响药品安全的因素。

药品安全隐患评估

食品药品监管部门自行或督促药品生产企业实施药品安全隐患评估时，评估的主要内容应包括：①该药品引发危害的可能性，以及是否已经对人体健康造成了危害；②对主要使用人群的危害影响；③对特殊人群，尤其是高危人群的危害影响，如老年、儿童、孕妇、肝肾功能不全者、外科病人等；④危害的严重与紧急程度；⑤危害导致的后果。

药品召回分级

根据药品安全隐患的严重程度，药品召回应分为三级：①一级召回，指使用该药品可能引起严重健康危害的；②二级召回，指使用该药品可能引起暂时的或者可逆的健康危害的；③三级召回，指使用该药品一般不会引起健康危害，但由于其他原因需要收回的。食品药品监管部门应督促并监督药品生产企业根据召回分级与药品销售和使用情况，科学设计药品召回计划并组织实施。

（三）药品主动召回

食品药品监管部门执法人员在药品生产企业日常监管中，应当督促药品生产企业加强对收集的信息进行分析。要求企业对可能存在安全隐患的药品，按照上述药品安全隐患调查与评估的相关要求开展工作，例如偏差、质量投诉、药品不良反应等，发现药品存在安全隐患的，企业应当决定召回。同时，食品药品监管部门应当对药品进口单位加大宣传，对于进口药品的境外制药厂商在境外实施药品召回的，进口药品的境外制药厂商应当及时报告国家食品药品监督管理局。在境内进行召回的，由进口单位按照我国相关规定，负责具体实施。

药品召回通知时限

药品生产企业在作出药品召回决定后，应当制订召回计划并组织实施，一级召回在24小时内，二级召回在48小时内，三级召回在72小时内，通知到有关药品经营企业、使用单位停止销售和使用，同时向所在地省级食品药品监管部门报告。

企业启动召回报告时限

药品生产企业在启动药品召回后，一级召回在1日内，二级召回在3日内，三级召回在7日内，应当将调查评估报告和召回计划提交给所在地省级食品药品监管部门备案，例如上海地区应当报告上海市食品药品监管局。其中，对于一级药品召回的调查评估报告和召回计划，省级食品药品监管部门收到后，应当及时报告国家食品药品监管局。

企业评估报告与召回计划

药品生产企业的调查评估报告应包括如下内容：①召回药品的具体情况，包括名称、批次等基本信息；②实施召回的原因；③调查评估结果；④召回分级。召回计划应包括内容：①药品生产销售情况及拟召回的数量；②召回措施的具体内容，包括实施的组织、范围和时限等；③召回信息的公布途径与范围；④召回的预期效果；⑤药品召回后的处理措施；⑥联系人的姓名及联系方式。

监管部门评估确认

省级食品药品监管部门可以根据实际情况组织专家对药品生产企业提交的召回计划进行评估，认为药品生产企业所采取的措施不能有效消除安全隐患的，可以要求药品生产企业采取扩大召回范围、缩短召回时间等更为有效的措施。药品生产企业对上报的召回计划进行变更的，应当及时报省级食品药品监管部门备案，并可建议企业同时抄送所在辖区的食品药品监管部门。

⑤ 企业过程报告与记录

药品生产企业在实施召回的过程中，一级召回每日，二级召回每3日，三级召回每7日，向所在地省级食品药品监管部门报告药品召回进展情况。药品生产企业对召回药品的处理应当有详细的记录，并向药品生产企业所在地省级食品药品监管部门报告。必须销毁的药品，应当在企业所在辖区食品药品监管部门的监督下销毁。相关召回过程进展，可建议企业同时抄送所在辖区的食品药品监管部门。

⑥ 企业总结报告

药品生产企业在召回完成后，应当对召回效果进行评价，向所在地省级食品药品监督管理部门提交药品召回总结报告，并可建议企业同时抄送所在辖区的食品药品监管部门。

⑦ 监管部门审查和评价

省级食品药品监管部门应当自收到总结报告之日起10日内对报告进行审查，并对召回效果进行评价，必要时组织专家进行审查和评价。审查和评价结论应当以书面形式通知药品生产企业。经过审查和评价，认为召回不彻底或者需要采取更为有效的措施的，企业所在地的省级或辖区食品药品监管部门应当要求药品生产企业重新召回或者扩大召回范围。

⑧ 经营使用单位的协助义务

在药品生产企业实施召回过程中，根据规定要求，药品经营企业、使用单位应当协助药品生产企业履行召回义务，按照召回计划的要求及时传达、反馈药品召回信息，控制和收回存在安全隐患的药品。药品经营企业、使用单位发现其经营、使用的药品存在安全隐患的，应当立即停止销售或者使用该药品，通知药品生产企业或者供货商，并向食品药品监督管理部门报告。对于经营使用单位的上述召回协助义务，食品药品监督人员应在日常监管中加强督促和指导。

（四）药品责令召回

① 责令召回的启动

食品药品监督管理部门经过调查评估，认为存在药品安全隐患的，药品生产企业应当召回药品而未主动召回的，应当责令药品生产企业召回药品。必要时，省级或企业所在辖区的食品药品监管部门可以要求药品生产企业、经营企业和使用单位立即停止销售和使用该药品。

② 监管部门责令召回通知

企业所在的省级或辖区食品药品监管部门作出责令召回决定，应当将责令召回通知书送达药品生产企业，通知书包括以下内容：①召回药品的具体情况，包括名称、批次等基本信息；②实施召回的原因；③调查评估结果；④召回要求，包括范围和时限等。

③ 企业实施责令召回

药品生产企业在收到责令召回通知书后，应当按照主要召回的时限要求，通知药品经营企业和使用单位，制订、提交召回计划，并组织实施。同时，药品生产企业应当按照主要召回的时限和程序要求，向企业所在的省级或辖区的食品药品监管部门报告药品召回的相关情况，进行召回药品的后续处理。

④ 监管部门审查确认

食品药品监督管理部门应当按照相关规定对药品生产企业提交的药品召回总结报告进行审查，并对召回效果进行评价。经过审查和评价，认为召回不彻底或者需要采取更为有效的措施的，企业所在地的省级或辖区食品药品监管部门应当要求药品生产企业重新召回或者扩大召回范围。

二、医疗器械的召回监督管理

医疗器械召回，是指医疗器械生产企业按照规定的程序对其已上市销售的存在缺陷的某一类别、型号或者批次的产品，采取警示、检查、修理、重新标签、修改并完善说明书、软件升级、替换、收回、销毁等方式消除缺陷的行为。根据我国相关规定，医疗器械缺陷是指医疗器械在正常使用情况下存在可能危及人体健康和生命安全的不合理的风险。医疗器械生产企业是控制与消除产品缺陷的主体，应当对其生产的产品安全负责。食品药品监督管理部门应当建立医疗器械召回信息通报和公开制度，及时通报同级卫生行政部门，并采取有效途径向社会公布存在缺陷的医疗器械信息和医疗器械召回的情况。

（一）医疗器械召回制度的建立与完善

食品药品监管部门执法人员在日常监管中，应当督促医疗器械生产企业建立并完善医疗器械召回制度，并可检查其已建立的制度是否与有关规定相符。

（二）医疗器械缺陷的调查与评估

食品药品监管部门应督促医疗器械生产企业建立健全医疗器械质量管理体系和医疗器械不良事件监测系统，要求企业收集、记录医疗器械的质量问题与医疗器械不良事件信息，对收集的信息进行分析，对医疗器械可能存在的缺陷进行调查和评估。医疗器械经营企业、使用单位应当配合医疗器械生产企业开展有关医疗器械缺陷的调查，并提供有关资料。

1 医疗器械缺陷调查

医疗器械生产企业应当按照规定及时将收集的医疗器械不良事件信息向食品药品监管部门报告。食品药品监管部门也可自行对医疗器械不良事件信息或者可能存在的缺陷进行分析和调查，并要求医疗器械生产企业、经营企业、使用单位予以协助。

2 医疗器械缺陷评估

对医疗器械缺陷进行评估的主要内容包括：①在使用医疗器械过程中是否发生过故障或者伤害；②在现有使用环境下是否会造成伤害，是否有科学文献、研究、相关试验或者验证能够解释伤害发生的原因；③伤害所涉及的地区范围和人群特点；④对人体健康造成的伤害程度；⑤伤害发生的概率；⑥发生伤害的短期和长期后果；⑦其他可能对人体造成伤害的因素。

3 医疗器械召回分级

根据医疗器械缺陷的严重程度，医疗器械召回分为：①一级召回：使用该医疗器械可能或者已经引起严重健康危害的；②二级召回：使用该医疗器械可能或者已经引起暂时的或者可逆的健康危害的；③三级召回：使用该医疗器械引起危害的可能性较小但仍需要召回的。医疗器械生产企业应当根据召回分级与医疗器械销售和使用情况，科学设计召回计划并组织实施。

（三）医疗器械主动召回

食品药品监管部门执法人员在医疗器械生产企业日常监管中，应当督促生产企业加强对收集的信息进行分析。要求企业对可能存在缺陷的医疗器械，按照上述调查与评估的相关要求开展工作，发现医疗器械存在缺陷的，企业应当决定召回。同时，食品药品监管部门应当对医疗器械进口单位加大宣传，督促进口医疗器械的境外制造厂商在境外实施医疗器械召回的，应及时通知其在中国境内指定的代理人及时报告国家食品药品监督管理局；在境内进行召回的，由其在中国境内指定的代理人按照本办法的规定负责具体实施。

❶ 医疗器械通知召回时限

医疗器械生产企业做出医疗器械召回决定的，一级召回在1日内，二级召回在3日内，三级召回在7日内，通知到有关医疗器械经营企业、使用单位或者告知使用者。

❷ 召回通知内容

召回通知至少应当包括以下内容：①召回医疗器械名称、批次等基本信息；②召回的原因；③召回的要求：如立即暂停销售和使用该产品、将召回通知转发到相关经营企业或者使用单位等；④召回医疗器械的处理方式。

❸ 企业启动召回报告时限

医疗器械生产企业做出医疗器械召回决定的，应当立即书面告知所在地省级食品药品监督管理部门，并且在5日内填写国家食品药品监管总局规定的《医疗器械召回事件报告表》，将调查评估报告和召回计划同时提交给所在地省级食品药品监管部门备案，并可建议企业同时抄送所在辖区的食品药品监管部门。省、自治区、直辖市药品监督管理部门应当将一级召回的有关情况及时报告国家食品药品监督管理局。

❹ 调查评估报告

医疗器械生产企业的调查评估报告应当包括以下内容：①召回医疗器械的具体情况，包括名称、批次等基本信息；②实施召回的原因；③调查评估结果；④召回分级。

❺ 召回计划

医疗器械生产企业制订的召回计划应当包括以下内容：①医疗器械生产销售情况及拟召回的数量；②召回措施的具体内容，包括实施的组织、范围和时限等；③召回信息的公布途径与范围；④召回的预期效果；⑤医疗器械召回后的处理措施。医疗器械生产企业对上报的召回计划进行变更的，应当及时报药品监督管理部门备案。医疗器械生产企业在实施召回的过程中，应当根据召回计划定期向药品监督管理部门提交国家食品药品监管总局规定的《召回计划实施情况报告》，报告召回计划实施情况。

❻ 监管部门评估确认

食品药品监督管理部门可以根据实际情况组织专家对医疗器械生产企业提交的召回计划进行评估，认为医疗器械生产企业所采取的措施不能有效消除缺陷的，应当要求医疗器械生产企业采取提高召回等级、扩大召回范围、缩短召回时间或者改变召回产品的处理方式等更为有效的措施。

❼ 企业记录与消除缺陷措施

医疗器械生产企业对召回医疗器械的处理应当有详细的记录，并向医疗器械生产企业所在地省、自治区、直辖市药品监督管理部门报告。对通过警示、检查、修理、重新标签、修改并完善说明书、软件升级、替换、销毁等方式能够消除产品缺陷的，可以在产品所在地完成上述行为。需要销毁的，应当在销毁地药品监督管理部门监督下销毁。

❽ 企业总结报告

医疗器械生产企业在召回完成后，应当对召回效果进行评价，并在召回完成后10日内向食品药品监管部门提交医疗器械召回总结报告。

❾ 监管部门审查评价

食品药品监督管理部门应当自收到总结报告之日起10日内对报告进行审查，并对召回效果进行评价。审查和评价结论应当以书面形式通知医疗器械生产企业并抄送同级卫生行政部门。

经过审查和评价，认为召回不彻底，尚未有效消除缺陷的，药品监督管理部门应当要求医疗器械生产企业重新召回。

经营使用单位的协助义务

医疗器械经营企业、使用单位应当协助医疗器械生产企业履行召回义务，按照召回计划的要求及时传达、反馈医疗器械召回信息，控制和收回存在缺陷的医疗器械。医疗器械经营企业、使用单位发现其经营、使用的医疗器械存在缺陷的，应当立即暂停销售或者使用该医疗器械，及时通知医疗器械生产企业或者供货商，并向所在地省级食品药品监督管理部门报告，并可建议抄送所在地辖区食品药品监管部门；使用单位为医疗机构的，还应当同时向所在地省级卫生行政部门报告。医疗器械经营企业、使用单位所在地省级食品药品监管部门收到报告后，应当及时通报医疗器械生产企业所在地省级食品药品监管部门。

（四）医疗器械责令召回

责令召回的启动

企业所在地的省级或辖区食品药品监管部门经过调查评估，认为存在规定缺陷的，医疗器械生产企业应当召回医疗器械而未主动召回的，应当责令医疗器械生产企业召回医疗器械。必要时，食品药品监管部门应当要求医疗器械生产企业、经营企业和使用单位立即暂停销售或者使用、告知使用者立即暂停使用该医疗器械。

监管部门责令召回通知

食品药品监督管理部门做出责令召回决定，应当将责令召回通知书送达医疗器械生产企业或者进口医疗器械生产企业的国内代理商，通知书包括以下内容：①召回医疗器械的具体情况，包括名称、批次等基本信息；②实施召回的原因；③调查评估结果；④召回要求，包括范围和时限等。

企业实施责令召回

医疗器械生产企业收到责令召回通知书后，应当按照医疗器械主动召回的规定要求，通知医疗器械经营企业和使用单位或者告知使用者，制订、提交召回计划，并组织实施。医疗器械生产企业应当按照主动召回的规定要求向食品药品监管部门报告医疗器械召回的相关情况，进行召回医疗器械的后续处理。食品药品监管部门应当规定对医疗器械生产企业提交的医疗器械召回总结报告进行审查，并对召回效果进行评价，及时通报同级卫生行政部门。经过审查和评价，认为召回不彻底，尚未有效消除缺陷的，食品药品监管部门应当要求医疗器械生产企业重新召回。

三、化妆品的召回监督管理

关于化妆品的召回监督管理，国家尚未通过部门规章或规范性文件形式制订单行的召回管理办法。但有关化妆品的召回监管要求，国务院《国务院关于加强食品等产品安全监督管理的特别规定》、卫生部《化妆品生产企业卫生规范（2007 年版）》已有相关规定，食品药品监管部门应当监督和指导化妆品生产企业认真贯彻实施。

化妆品召回启动

化妆品生产企业发现其生产的化妆品卫生质量问题、缺陷或存在安全隐患，可能对人体健康和生命安全造成损害或危害的，化妆品生产企业应该迅速、及时采取召回行动。应当向社会公布有关信息，通知销售者停止销售，告知消费者停止使用，主动召回产品，并向食品药品监督管理部门报告。

② 化妆品卫生管理员的职责

日常监管中，食品药品监管人员应当督促化妆品生产企业设置专职的化妆品卫生管理员。化妆品卫生管理员承担本单位化妆品生产活动卫生管理的职能，主要职责包括配合企业产品召回、不良反应投诉处理等相关工作。

③ 召回产品注明和处理要求

召回的产品应被注明，内容包括品名、批号、规格、数量、召回单位及地址、召回原因及日期、处理意见，并单独保存在一个安全的场所，等待处理决定。因卫生质量原因召回的化妆品，应及时处理。

④ 召回程序和记录

化妆品生产企业应制订化妆品退货和召回的书面程序，并有记录，包括品名、批号、规格、数量、退货和召回单位及地址、召回原因、处理意见和日期。

⑤ 销售者的配合义务

销售者应当立即停止销售该产品。销售者发现其销售的产品存在安全隐患，可能对人体健康和生命安全造成损害的，应当立即停止销售该产品，通知生产企业或者供货商，并向有关监督管理部门报告。

此外，对化妆品召回监管要求尚未作出具体规定的，食品药品监管部门可建议化妆品生产企业及经营使用单位参照或适当参照药品、医疗器械召回管理的有关规定执行操作，以确保公众的健康安全利益。

（孟琪瑛）

第七篇

行政管理

第二十五章 食品药品安全现场执法装备与档案管理

第一节 食品药品安全现场执法装备

本章所称执法装备是指直接用于保障食品药品监管执法工作的相关装备、设备和工具。配置执法装备目的是，进一步适应食品药品监管体制改革和职能调整，保证食品药品监管基本需要，提高发现能力、提高监管效能、提高权威形象、提高依法行政水平。

依据《食品药品监管总局关于印发食品药品监管乡镇(街道)派出机构办公业务用房建设指导意见的通知》(食药监财〔2014〕218 号)，提出食药监系统日常监管的装备配置原则以及建议配置的主要装备。

一、装备配备的主要原则

(一) 满足基本监管需要

根据国家食品药品监督管理总局关于实施装备配备标准化建设的要求，按照满足食品(生产、流通、消费环节)、药品日常监管以及应急处置基本需要的原则确定装备配备种类和数量，加强执法装备的标准化和体系化建设。

(二) 分级分类配置

按市局、执法总队、区县分局、执法大队、基层食品药品监督管理机构分别进行配置。根据装备用途，分为基本装备、取证工具、快速检测和应急处置等 4 类装备。根据装备特点和使用频率，按每个基层监管所、每个监管小组或每个人为单位进行定量配置。

(三) 注重向基层倾斜

考虑街道乡镇设立派出机构的实际情况，突出了基层食品药品监督管理机构的执法装备，重点配备执法交通、取证、快检等装备，提高基层一线执法和应急处置能力。

(四) 突出共享使用

对食品、药品监督执法能够共享的装备以及日常执法和应急处置能够共享的装备不分别列出，注重技术装备综合性运用，提高装备使用效率，如执法车辆、照相机、摄像机等。

二、装备配备的主要内容

按照"优化配置、提升效能、有效监管"的要求，整体设计、分步实施，整合现有资源，加强薄弱环节，突出便捷高效，提升全程监管水平。参照国家总局的指导标准，我局的基本装备、取证工具、快速检测和应急处置等4类装备，约66种，分为三个层级：

（一）个人执法装备包

含执法用手机或平板电脑、便携式测温仪、测距仪、执法取证仪、手电筒及充电器，手套、镊子、密实袋、条码识别仪器（电子监管码识别终端）等。

（二）小组执法装备包

含追溯系统IC查询卡、平板电脑、上网卡、便携打印机、执法文书夹、快捷检测试剂盒（瘦肉精、农药残留、有效氯等），无菌袋、无菌衣、温湿度计等。

（三）移动快速检验箱

含食物中毒检测箱[4大类27个指标，32种方法（其中仪器法8种、试剂法24种）]，食物中毒调查箱（手套、口罩、取样相关工具、肛试、酒精灯、有关文档表单夹等），现场快速检测箱（根据任务临时组配）和基层监督所固定快检设备。

三、配备执法装备的有关要求

（1）标准所列装备是满足监管需要的基本和通用装备。各区县食品药品监管机构应当集中招标采购执法装备，优先配备基层和一线执法机构，提升监管能力。

（2）鼓励充分利用信息化手段搭建共享平台，获取执法、快检等数据，统一开发使用具有集成功能的执法装备和快检产品，创新监管方式，提高监管效率。

（3）考虑科技进步和产品发展，鼓励使用具备本标准所列相应功能的新技术、新产品，切实满足监管工作需要。

（4）各区县食品药品监管机构要加强装备维护、管理，落实安全责任，规范使用，达到报废年限的装备要及时进行更新。

四、执法装备标准配置建议

根据国家食品药品监督管理总局下发的要求，执法装备配置建议见表25-1。

表25-1 食品药品监督管理机构执法基本装备配备标准建议表

类别	序号		名称	计量单位	市局	执法总队	区县分局	执法大队	街镇监管所
	国家意见	建议							
基本装备类	1	1	执法专用车辆	辆	每个小组1辆				
	2	2	药品快速检验车（含车载装备）	辆		2	1	1	
	3	3	食品快速检测车（含车载装备）	辆		2	1	1	
	4	4	抽样专用车	辆		2	1	1	1
	5	5	计算机[办公]	台	每人1台				
	6	/	打印机	台	每人1台				
	7	/	传真机	台	每个小组1台				
	8	6	复印机[办公]	台	4	5	3	2	1

（续表）

类别	序号		名称	计量单位	市局	执法总队	区县分局	执法大队	街镇监管所
	国家意见	建议							
基本装备类	9	7	投影仪[办公]	台	2	5	2	1	1
	10	8	电视机[办公]	台	3	5	2	1	1
	11	9	扫描仪（传真、打印）三合一	台	4	5	2	1	1
	12	10	冰箱（冰柜）	个	2	5	1	1	1
	13	/	笔记本电脑[办公]（PAD替代）	台	每人1台				
	14	11	便携式打印机	台	每个小组1台				
	15	/	便携式小型复印机（手机替代）	台	每个小组1台				
	16	/	便携式快速扫描仪（手机替代）	台	每个小组1台				
	17	/	对讲机（手机替代）	台	每人1台				
	18	12	食品药品稽查移动执法工具（手机）	个	每人1个				
		13	食品药品稽查移动执法工具（PAD）	个	每个小组1台				
	19	14	条码识别仪器（电子监管码识别终端）	台	每人1个				
		15	追溯系统IC查询卡	个	每个小组1个				
	20	16	执法箱	个	每个小组1个				
	21	17	执法包	个	每人1个				
	22	18	12331投诉举报电话接听专用设备	套	1				
取证工具类	23	19	抽样工具包（手电筒、剪刀、镊子、放大镜等）	套	每个人（小组）1套				
	24	20	便携式冷藏箱（车载）	个	每辆车（每个小组）1台				
	25	/	无菌采样袋、采样袋、一次性医用橡胶手套、一次性工作服	个	根据实际需要配备并及时补充				
	26	21	电视（广播）广告自动监测系统	套	1		1	1	
	27	22	暗访取证设备（无线手机取证仪或其他）	套	每个小组1套				
	28	/	照相机（现场执法音像记录仪或手机、PAD替代）	台	每个小组1台				
	29	/	摄像机（现场执法音像记录仪或手机、PAD替代）	台	每个小组1台				
	30	/	录音笔（现场执法音像记录仪或手机、PAD替代）	个	每人1个				
	31	23	现场执法音像记录仪	套	每人1套				
	32	24	中心温度计	支	每个小组1支				
	33	25	（连续）环境温湿度测量仪（温控记录仪）	台	每个小组1台				
	34	26	红外测温仪	台	每个小组1台				
	35	27	温湿度计	个	每个小组1台				
	36	28	紫外照度仪	台	每个小组1台				
	37	29	紫外线辐射照度计	台	每个小组1台				
	38	30	照度计	台	每个小组1台				
	39	31	（红外线）测距仪	台	每个小组1台				

（续表）

类别	序号		名称	计量单位	市局	执法总队	区县分局	执法大队	街镇监管所
	国家意见	建议							
快检装备类	40	32	超声波清洗机	台	每个小组1台				
	41	33	样品粉碎机（便携式）	台	每个小组1台				
	42	34	微型离心机（手掌型）	台	每个小组1台				
	43	35	电子天平	台	每个小组1台				
	44	36	便携式水浴锅	台	每个小组1台				
	45	37	加热板	台	每个小组1台				
	46	38	移液器	支	根据实际需要配备				
快检装备类	47	39	激光尘埃计数器	台	每个小组1台				
	48	40	微差压计	台	每个小组1台				
	49	41	双通道计时定时器	台	每个小组1台				
	50	42	电导率仪	台	每个小组1台				
	51	43	酸度仪	支	每个小组1支				
	52	44	药品、化妆品快速检验箱	套	每个小组1套				
	53	45	食品安全快速检验箱	套	每个小组1套				
	54	46	食品微生物采样检测箱	套	每个小组1套				
	55	47	微生物-致病菌检测箱	套	每个小组1套				
	56	48	农药残留快速检测仪	台	每个小组1台				
	57	49	畜肉或水产品变质检测设备	台	每个小组1台				
	58	50	肉类水分快速测定仪	台	每个小组1台				
	59	51	甲醛快速测定仪	台	每个小组1台				
	60	52	水质净度检测设备	台	每个小组1台				
	61	53	水质速测箱	台	每个小组1台				
	62	54	ATP 测量仪	台	每个小组1台				
	63	55	食用油品质检测仪	台	每个小组1台				
	64	56	余氯测量仪	台	每个小组1台				
	65	57	亚硝酸盐检测仪	台	每个小组1台				
	66	58	亚硫酸盐检测仪	台	每个小组1台				
	67	59	吊白块检测仪	台	每个小组1台				
	68	60	甲醇检测仪	台	每个小组1台				
	69	61	抗生素残留检测仪	台	每个小组1台				
	70	/	现场快速检测盒、检测卡、试剂、试纸类（酸价、过氧化值、碘含量、有效氯和余氯、有机磷农药、亚硝酸盐、亚硫酸盐、甲醛、过氧化氢、吊白块、苏丹红、瘦肉精、砷、汞、大肠菌群、加拉非类、那非类、西布曲明、酚酞、双胍类、噻唑烷酮类等）	套	根据实际工作需要配备并及时补充				

（续表）

类别	序号		名称	计量单位	市局	执法总队	区县分局	执法大队	街镇监管所
	国家意见	建议							
应急专用类	71	/	便携式卫星电话	台	1		1	1	
	72	62	移动存储器	个	每人1个				
	73	63	无线上网卡	个	每台PAD(笔记本)1个				
	74	64	车载电源转换器	台	每辆执法专用车或快速检测车1个				
	75	65	手持扩音器	台	2	2	2	2	2
	76	/	个人携行装备(救生用品、专业防护用品、户外用品等)	套	每人1套				
	77	/	应急保障装备(应急帐篷、冷暖风机、防水配电盘、防水接线板、电灯、汽油桶、净水装置、便携炊具、电热水壶、警示标志等)	套	每个小组1套				
		66	谈话室装备(录音、录像、监控等)	套	1	2	1	2	1

备注：1. 以上装备均适用于食品药品执法及应急处置工作；
2. 每个小组按2人计算；
3. 因我市非高原、山区、沙漠等特殊地区，国家总局标准中个别特殊装备不予考虑。

（李青云）

第二节　食品生产单位档案管理

一、管理对象

主要适用于本行政区域内持证“四品一械”生产单位监管信息档案。

二、管理目的

建立完善企业监管信息档案，充分发挥档案促进管理、指导执法的作用，落实监管责任，提高监管效能。

三、管理职责

各单位基层执法科室应指定管理人员对企业监管信息档案进行全面管理。

四、管理要求

（一）建档原则

按照“一户一档”原则，建立本行政区域内持证“四品一械”生产单位监管信息档案。

（二）档案内容

1. 企业基本信息

企业名称、地址、法定代表人（负责人或业主）、联系人、联系电话、注册资金等。

2. 许可（备案）信息

企业营业执照和许可证资料、产品许可（备案）名录、批准证书、批准文号（备案登记凭证号）

及企业标准资料等。

③ 日常监管资料

现场检查笔录、监督检查表、询问笔录、责令改正通知书、行政指导书、企业整改报告等。

④ 监督监测抽检

采样单、检验样品信息、检验报告、检验结果告知书等。

⑤ 专项检查整治工作

根据工作需要或上级部门部署开展的专项检查中形成的各类材料。

⑥ 投诉举报

企业被投诉举报的相关信息及调查处理结果。

⑦ 违法违规查处

对违法违规行为立案查处的相关材料和记录及违法行为记分情况。

⑧ 事故调查处理

企业在事故报告、调查处理和批复结案过程中形成的全部文件材料。

(三) 建档要求

(1) 对本行政区域内持证“四品一械”生产单位应按照“一户一档”原则，落实专业科室(人)负责监管文件材料的收集、积累、保管和整理归档工作，保证归档文件材料完整、准确、系统。

(2) 对企业监管信息档案应实施动态管理，及时更新监管档案信息，对资料不完整的要及时进行补充。

(3) 对企业监管信息档案应坚持平时整理，制定案卷类目，合理分类存放，便于利用和归档。

(四) 归档要求

(1) 各单位应在年度末对企业监管信息档案进行归档，归档案卷做到页号编写准确，案卷目录清楚，案卷标题简明扼要。对涉及企业机密的信息应注意文件资料的安全和保密。

(2) 应按要求对档案进行分类、整理、编目，并编制检索工具，能应要求快速、准确地查询所需档案。

(彭　浩)

第三节　食品药品经营企业监管信息档案管理

一、管理的对象

主要适用于本行政区域内持证(照)“四品一械”经营单位监管信息档案。

二、管理目的

建立完善企业监管信息档案，充分发挥档案促进管理、指导执法的作用，落实监管责任，提高监管效能。

三、管理职责

各单位基层执法科室应指定管理人员对企业监管信息档案进行全面管理。

四、管理要求

（一）建档原则

（1）对本行政区域内持证（照）“四品一械”经营单位根据安全风险等级进行划分，应将餐饮单位、大型超市、卖场及药房、三类医疗器械经营单位、农贸批发市场、大型网络购物平台、连锁企业总部及配送中心作为重点经营单位，按照“一户一档”原则，建立监管信息档案，具体管理要求同本章第二节《食品药品生产单位档案管理》。

（2）对本行政区域内普通持证（照）“四品一械”经营单位，可根据本区域特点，按企业经营类别或者地域分布，分条块建立监管信息档案。

（二）分条块建档的档案内容

1 档案目录

对普通经营单位分条块建档，应建立档案总目录，列出该档案所含经营单位的名称。

2 企业基本信息

企业营业执照和许可证资料、联系人、联系电话等。

3 日常监管资料

监督检查表（现场检查笔录）、责令改正通知书、行政指导书、企业整改报告等。

4 监督监测抽检

采样单、检验样品信息、检验报告、检验结果告知书等。

5 专项检查整治工作

根据工作需要或上级部门部署开展的专项检查中形成的各类材料。

6 投诉举报

企业被投诉举报的相关信息及调查处理结果。

7 违法违规查处

对违法违规行为立案查处的相关材料和记录及违法行为记分情况。

8 事故调查处理

企业在事故报告、调查处理和批复结案过程中形成的全部文件材料。

（三）建档要求

（1）对本行政区域内持证（照）“四品一械”经营单位建立监管信息档案，应落实专业科室（人）负责监管文件材料的收集、积累、保管和整理归档工作，保证归档文件材料完整、准确、系统。

（2）对企业监管信息档案应实施动态管理，及时更新监管档案信息，对资料不完整的要及时进行补充。

（3）对企业监管信息档案应坚持平时整理，制定案卷类目，合理分类存放，便于利用和归档。

（四）归档要求

（1）各单位应在年度末对企业监管信息档案进行归档，重点单位按照“一户一档”管理要求归档，普通单位可分条块进行归档，归档案卷做到页号编写准确，案卷目录清楚，案卷标题简明扼要。对涉及企业机密的信息应注意文件资料的安全和保密。

（2）应按要求对档案进行分类、整理、编目，并编制检索工具，能应要求快速、准确地查询所需档案。

表 25-2 监管档案样稿

<table>
<tr><td>________食品药品监督管理局
（单位）</td></tr>
<tr><td>（科室）</td></tr>
<tr><td>××公司监管档案</td></tr>
<tr><td>年 月至 年 月</td></tr>
<tr><td>本卷共 页</td></tr>
</table>

卷 内 目 录

序号	日期	文 书 名 称	页 码	归档人	备 注
1	/	企业基本信息			
2	/	营业执照复印件			
3	/	许可证复印件			
4	/	产品许可(备案)情况			
5		现场检查笔录			
6		监督检查表			
7		监督抽检记录			
8		检验报告			
9		行政处罚决定书(复印件)			
10		餐饮服务违法行为记分告知书			
12		责令改正通知书			
13		行政指导书			
14		企业整改报告			

企业基本信息

企业名称					
企业地址		企业性质		注册资金	
所属街道		邮 编		电子邮箱	
法定代表人		联系人		联系电话	
证照情况	营业执照(编号:)				
	许可证(编号:)				
生产品种					
行政处罚	行政处罚决定书(案号:)				
违法记分					
年度评级	A、B、C 级				
备 注					

(彭 浩)

www.ingramcontent.com/pod-product-compliance
Ingram Content Group UK Ltd.
Pitfield, Milton Keynes, MK11 3LW, UK
UKHW062005290726
14090UKWH00022B/1408

9 787547 832929